산전·산후 마사지 치료

산전, 분만, 산후 관리에 대한 종합 가이드

산전·산후 마사지 치료에 대한 칭찬

"완전 기쁨! *Pre- and Perinatal Massage Therapy*(*산전 산후 마사지 치료*)는 보석 같은 책이다. 저자들은 다년간의 임상 경험과 연구 결과를 유쾌하게 읽을 수 있는 원고로 엮어냈다. 독자 여러분도 책을 내려놓지 못해 잠을 설치게 될지도 모른다! 레이아웃은 세심하게 디자인되었고 내용은 훌륭하며, 이 모든 것이 가슴을 따뜻하게 하는 경이로움과 열정으로 완성되었다. 마사지 치료 분야에 중요한 공헌을 한 책이다."

Douglas Nelson LMT, BCTMB, President, Massage Therapy Foundation

"이 책에는 모든 것이 담겨 있다. 정확한 지침. 현명한 조언. 합리적이고 효과적인 실습 접근법. 그리고 큰 마음. 저자들은 영감과 격려를 제공하고, 임신, 분만 또는 산후 고객이 겪고 있는 모든 상황을 고려했다. 임상적 사고, 의사소통, 마사지 주의사항, 효과적인 기법 등을 다루었다. 지침은 명확하고 합리적이며 철저한 연구를 바탕으로 작성되었다. 이 종합판은 앞으로 수년 동안 마사지 업계와 고객에게 도움이 될 것이다. 모든 마사지 치료사들의 서재에 꼭 필요한 책이다."

Tracy Walton MS, LMT

"어떤 주제, 어떤 형태로든 저자가 추가 설명, 특정 이미지 또는 정신적 우회가 필요할 수 있는 부분을 예상해 주는 독서 경험을 좋아한다. 이 책이 나에게 그런 역할을 해 주었다. *Pre- and Perinatal Massage Therapy*는 내가 생각하는 교육용 교재의 세 가지 필수 요소인 가독성이 뛰어나고, 찾기 쉬우며, 경험이 풍부하고 자비로운 목소리를 지니고 있다. 학생과 실무자가 이 책을 곁에 두면 매우 유용하게 사용할 수 있을 것이다."

Andrew Biel, author of *Trail Guide to the Body: A hands-on guide to locating muscles*, bones, and more

"Carole이 이전에 출간한 두 권의 책에 대한 반가운 업데이트이다. 보조 생식 기술, 다양한 고객층, 기타 새로운 주제와 관련하여 점점 더 중요해지는 문제를 다루기 위해 범위를 넓혔다. 나는 끊임없이 자신의 작업을 검토하고 Michele, David와 같은 다른 사람들과 협력하려는 Carole의 의지에 존경을 표한다. 산모 마사지 분야에서 일하는 모든 사람들에게 중요한 책이 될 것이다."

Suzanne Yates, Shiatsu and massage therapist, childbirth educator and founder of Wellmother, UK

"마사지는 임신한 사람들에게 훌륭한 선물이 될 수 있지만, 이 주제는 선의는 좋지만 부정확한 신화와 전통으로 가득 차 있다. 이 책은 이 중요한 고객 그룹을 위해 최신의 증거에 기반한 모범 사례를 제공함으로써 이런 잘못된 통념을 불식시켰다. 산전 산후 마사지 치료에 관심이 있는 사람이라면 누구나 이 아름답게 쓰여지고 제작된 교재에서 가치를 찾을 수 있을 것이다."

Ruth Werner, author of *A Massage Therapist's Guide to Pathology*

"임산부에게 즉각적인 혜택뿐만 아니라 아기와 앞으로 태어날 손자녀의 세대를 초월한 건강과 회복력을 위해 스트레스 관리와 치료적 손길에 적절한 초점을 맞춘, 모든 최적화된 임신의 필수적인 부분인 힘을 주는 교재이다."

Leslie Stone MD, IFMCP, co-founder growbabyhealth.com and growbabylifeproject.org, and international lecturer in Developmental Programming of Health and Disease

"*Pre- and Perinatal Massage*는 풍부하고 복잡한 분야를 포괄적이면서도 쉽게 접근할 수 있는 훌륭한 가이드이다. 이 책은 광범위한 경험을 바탕으로 한 실용적인 팁과 진지한 과학적 참고 자료로 가득 차 있다. 이 책은 논리적 순서, 연구 문헌과의 깊은 상관관계, 실용적인 그림과 다이어그램을 통해 단순한 일화나 스토리를 훨씬 뛰어넘는다. 학생과 실무자 모두에게 이 책을 강력히 추천한다."

Daniel J. Bressler MD, FACP

"임산부 및 산후 고객과 함께 일하고자 하는 치료사에게 이 책은 이 집단의 모든 복잡성을 더 잘 이해하는 데 도움이 되는 필독서이다. 역동적인 글은 개념을 실습 기술과 통합하는 데 도움이 될 것이다. 이 종합적인 책은 도수치료사들이 임산부 및 산모에게 편안하게 마사지하는 데 필요한 모든 정보를 제공한다."

Lynn Schulte PT, Institute for Birth Healing

"이 책은 마사지 치료사 및 모든 바디워커를 위한 상세한 설명으로 어느 것 하나 놓치지 않고 있다. 3판에서 공유한 정보는 예비 엄마들에게도 도움이 될 것이다. 내 환자들 중 상당수가

이 책을 참고했다면, 스트레스가 많은 상황에서 "편안함"을 찾았을 것이라고 생각한다. 해부학, 생리학, 환자 기반 정보 및 기능적 접근 방식과 함께 세포적 관점에서 정서적 관점에 이르기까지 터치의 중요성에 대한 압도적인 증거는 이 책을 산전 및 주산기 건강을 연구하는 사람들에게 필수적인 책으로 만들어 준다."

Gail Wetzler PT, DPT, EDO, BI-D

"이 책은 임신, 출산, 산후 기간 동안 터치를 활용하는 방법에 대한 놀라운 가이드이다. 많은 출산 관련 전문가들이 환자를 만질 때 이 책의 통찰력과 기술을 활용할 수 있을 것이다. 공동 저자인 Carole, Michele과 David는 이 분야의 최고 권위자이다. 그들은 안전하고 효과적인 업무에 필요한 기술과 따뜻한 이해를 가르치고 모범을 보여준다. 이 잊을 수 없는 인생의 시기에 마사지 치료를 제공하는 기쁨과 만족감을 발견할 수 있도록 여러분을 안내해 주고 있다."

Penny Simkin PT, CD(DONA), author of *The Birth Partner: A Complete Guide to Childbirth for Dads, Partners, Doulas, and Other Labor Companions*(5th Edition, with Katie Rohs)

"면허를 소지한 조산사이자 전직 마사지 치료사로서 나는 이 교재를 만드는 데 쏟은 노력을 정말 소중하게 생각한다. 노련한 마사지 치료사인 저자들은 포괄적인 산전, 분만 및 산후 마사지 기술 외에도 읽기 쉽고 즐거운 형식으로 연구 자료와 추가 온라인 리소스를 제공해 주고 있다. 이 모든 것은 임산부의 심리 상태와 특수한 상황에 대한 깊은 이해와 세심한 배려로 완성되었다. 마사지 학생, 마사지 치료사, 둘라, 조산사, 파트너 및 임산부 지원에 관심이 있는 모든 분께 이 책을 적극 추천한다. 결국, 지구상의 평화가 출산에서 시작된다면, 이를 촉진하는 더 좋은 방법이 있을까?"

Andrea Diamond MSN, CNM, LMT retired

"이 책은 주산기 전반에 걸쳐 적용되는 마사지와 이완 기술의 이점을 설명하고 그 역할을 검증하는 생각을 자극하는 협력 교과서이다. 산모와 아기 모두 스트레스와 불안을 줄이기 위해 사람의 손길이 중요하다는 점을 강조한다. 마사지 기법을 시연하는 다양한 사진을 통해 각 주산기 단계마다 마사지 치료의 안전성을 강조한다. "*치료실로부터*", "*당신은 어떻게 할 것인가?*" 등의 기능은 독자의 사려 깊은 답변을 유도한다. 이런 기능은 마사지 직무와 서비스를 제공하는 고객을 연결해 준다. 매우 인상적인 책이다!"

Susan Ricci, author of *Essentials of Maternity, Newborn & Women's Health Nursing*(5th edition) and (with T. Kyle) *Maternity & Pediatric Nursing*(4th edition)

"경험이 풍부하고 잘 알려진 전문가들이 훌륭하게 집필한 이 우아한 책은 산전 및 주산기 마사지 치료 실무자에게 명확하고 합리적이며 잘 문서화된 접근법을 제공한다. 저자들의 헌신과 배려, 연민은 모든 페이지에서 분명하게 잘 드러나는 책이다."

Raymond J. Hruby DO, MS, FAAO (Dist), author of *Exploring Osteopathy in the Cranial Field*

"건강한 임신과 산후 운동 복귀에 있어 현명한 움직임은 필수적인 도구이며, 마사지 치료는 이런 구조와 근육의 변화를 최적화하는 데 필수적이라고 생각한다. *Pre- and Perinatal Massage Therapy*는 산전 및 주산기 고객을 마사지할 때 알아야 할 내용을 자세히 설명하고 있다. 이 책은 산전 및 산후 전문가라면 누구나 큰 도움을 받을 수 있는 매우 심오한 수준의 교육과 정보를 제공한다. 산전 및 주산기 고객을 치료하는 모든 마사지 치료사들은 이 시기에 고객의 몸을 다루는 방법을 진정으로 이해하기 위해 이 책을 반드시 읽어야 한다."

Brooke Cates, Founder/CEO of The Bloom Method, Pre + Postnatal Health + Wellness Expert, Movement Content Creator for *Becoming Mama*, a Mother.ly book

"주산기 교육자이자 LMT로서 나는 이 책이 놀라운 도구라는 것을 알았다! 이 책은 마사지 치료사, 의료 전문가 또는 주산기 바디워크에 관심이 있는 모든 사람에게 훌륭하고 유익한 자료이다. 이 책은 주산기 생리와 바디워크의 실용적인 도구가 아름답고 간결한 형태로 균형을 이루고 있다."

Lara Kohn Thompson LMT, certified yoga teacher

Lara Kohn Thompson LMT, certified yoga teacher (ERYT-500/ PRYT), perinatal trainer, educator and mentor

제3판

산전·산후 마사지 치료

산전, 분만, 산후 관리에 대한 종합 가이드

김우성 옮김

Pre- and Perinatal Massage Therapy

A comprehensive guide to prenatal, labor and postpartum practice

Carole Osborne
Michele Kolakowski
David M Lobenstine

Forewords
Penny Simkin
Linda Hickey

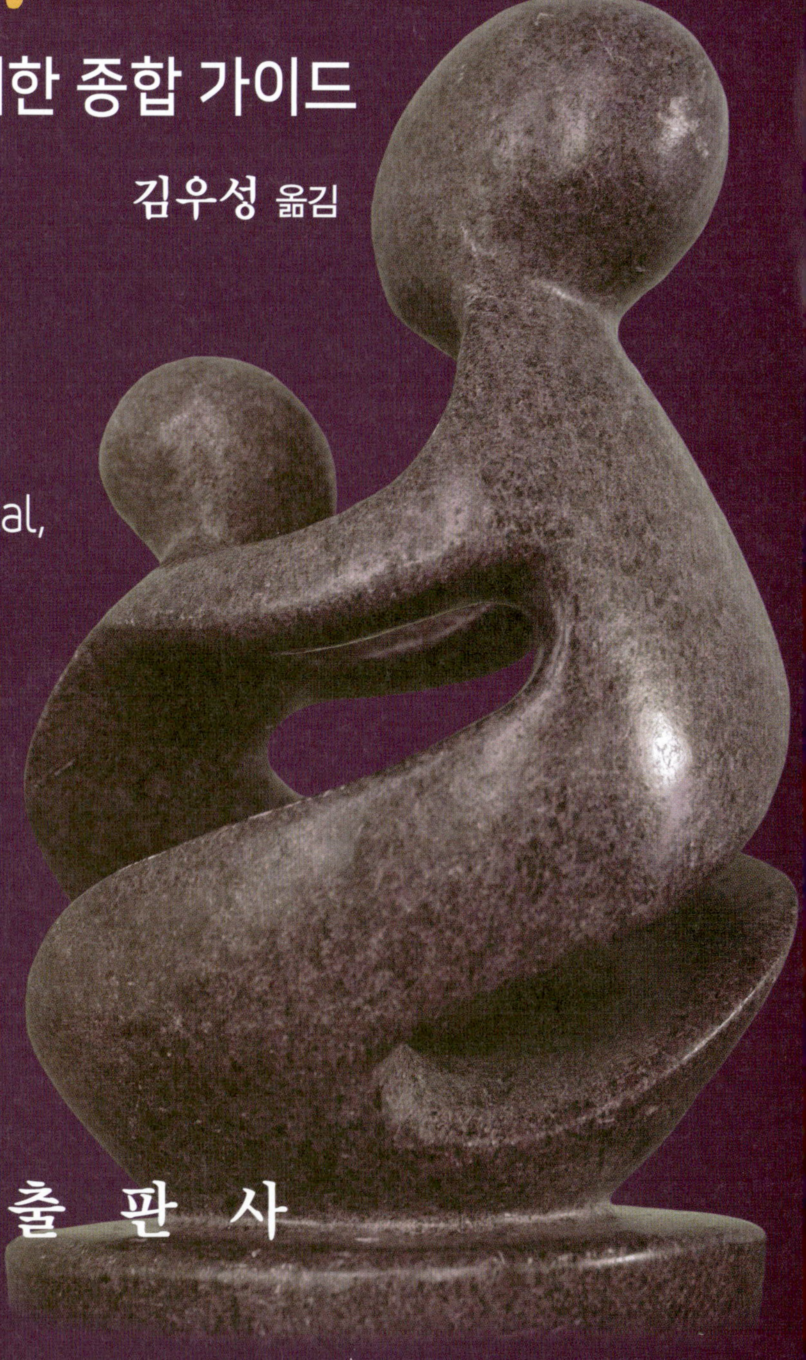

영 문 출 판 사

■ 역자

김우성

현) 임산부 스포츠의학센터 맘스바디케어 대표
경희대학교 스포츠의학 전공
서울대학교, 연세대학교, 경희대학교, 단국대학교 초빙강사
삼육대학교 물리치료과 산후재활 공동 연구원
임산부 운동 처방사 PEC 디렉터

Pre- and Perinatal Massage Therapy - A comprehensive guide to prenatal, labor and postpartum practice, third edition, by **Carole Osborne, Michele Kolakowski and David M Lobenstine**

The original English language work has been published by Handspring Publishing Limited, part of Jessica Kingsley Publishers, London, United Kingdom.

산전 • 산후 마사지 치료 – 제3판 –

2026년 1월 5일 초판 인쇄
2026년 1월 16일 초판 발행

지 은 이 : Carole Osborne, David M Lobenstine, Michele Kolakowski
옮 긴 이 : 김 우 성
발 행 인 : 박 병 조
발 행 처 : 도서출판 영문출판사
등 록 : 1987년 12월 21일 제2-419호
주 소 : 서울시 강남구 삼성로 118길 8
전 화 : (02) 514-5590, 776-5590
팩 스 : (02) 756-8943
E-mail : yeongmunsa@empas.com
홈페이지 : www.ymsbook.net
정 가 : 40,000원
ISBN 978-89-7224-575-9 93510

※ 파본은 교환해 드립니다.

차례

헌신

가족, 고객, 학생, 여러분이 가르쳐주신 모든 것에 깊은 존경과 감사를 표한다. 우리가 함께 일함으로써 우리 모두가 번영할 수 있는 더 평화롭고 연결된 세상을 만드는 데 도움이 되기를 바란다.

역자 서문

여성에게 임신 · 출산 시기는 삶의 가장 중요한 전환점 중 하나이다.

이 과정에서 여성들은 급격한 신체적 변화와 심리적 변화를 동시에 경험하며, 이러한 변화는 때때로 예상치 못한 위기나 불편함을 동반하기도 한다. 특히 임신 중 나타나는 다양한 통증은 많은 산모들에게 가장 큰 어려움으로 다가온다.

임산부 운동처방사로서 지난 14년간 수많은 임산부를 만나오면서, 예기치 못한 통증으로 힘들어하는 산모들을 마주할 때마다 마음이 아팠다. 실제로 연구에 따르면, 호주 임산부의 44%, 미국 임산부의 43.3%가 허리 · 골반 통증을 경험하는 것으로 보고되어 있다. 더나아가 국내 산모의 경우 67.3%가 이러한 통증을 겪는 것으로 나타나, 해외와 비교할 때 더 높은 비율로 어려움을 겪고 있음이 통계적으로 확인된다.

그동안 임상 현장에서 많은 산모들을 돕는 과정에서, 신뢰할 만한 자료나 참고 서적이 부족해 아쉬움을 느낄 때가 많았다. 그런 의미에서 이 책은 임산부의 통증과 운동을 이해하고 지도하는 데 큰 도움을 주는 매우 유용한 자료이다. 이 책은 나와 같은 임산부 전문 운동 지도자들에게도 든든한 참고서가 되어줄 것이라 확신한다.

국내에는 임산부의 통증을 전문적으로 다룬 서적이 많지 않은 상황에서, 본서를 번역한 역자로서 이처럼 훌륭한 책을 국내에 소개할 수 있게 되어 개인적으로 매우 기쁘고 영광스럽게 생각한다. 이 책이 더 많은 임산부와 이들을 돕는 전문가들에게 널리 읽혀 건강하고 행복한 임신 여정을 돕는 데 의미 있는 역할을 하기를 바란다.

역자 김 우 성

감사의 글

교과서의 모든 판에서 "임신"과 "출산"은 언제나 겸손함과 설렘을 불러일으켜 왔으며, 이번 3판을 준비하는 과정 역시 분명 그러했을 뿐 아니라 그 이상이었다. 우리는 이 책을 완성하는데 필요한 "마을"과도 같은 모든 분들께 깊은 감사를 표한다. 특히 다음의 분들께:

임신, 출산, 산후 경험을 나누어 준 우리의 고객들은 우리에게 이 분야의 가능성을 탐구하고 확인할 수 있는 맥락을 제공해 주었다.

우리의 열성적인 학생이었던 5,000명 이상의 치료사들은 우리에게 수많은 가르침을 전해 주었고, 우리의 교육 방식과 표현을 더욱 정교하게 다듬는 데 큰 도움을 주었다.

아울러 이 책의 초기 공동 작업자들과 동료들, 그리고 이 책의 토대를 만드는 데 도움을 준 모든 분들께 감사드린다. 더불어 우리의 경력 전반과 산모를 돌보는 일에 대한 깊은 관심과 열정을 가능하게 해 준 모든 인연에도 진심으로 감사의 뜻을 전한다.

Carole은 개인적으로 Sandy Sara Karst, Ed Maupin, James Stewart, Bill Helm, Kate Jordan, Diana Panara, Ray Hruby DO, Barry Green, 그리고 자신의 아들의 아버지인 Andy Sheets에게 감사를 전한다. 그리고 이제 그녀에게 Michele과 David만큼 안정감과 힘을 분명하고도 필수적으로 주는 존재는 거의 없다. 두 사람에게 깊이 감사한다. 앞으로 수십 년 동안 이 일을 굳건히 이어 갈 것이다.

Michele은 개인적으로 친절한 공동저자인 Carole과 David를 비롯하여 Sanctuary Healing Arts, Joy Collective, Boulder College of Massage Therapy, Cortiva Institute, Longmont United Hospital's Health Center of Integrated Therapies, Birth Assistants of Boulder에 있는 나의 동료들, 그리고 Christine Caldwell, Rosita Arvigo, Suzanne Yates, Kate Jordan, Elaine Stillerman, Deanna Elliott, Carolyn Guenther-Molloy, Penny Stansfield and Melinda Ferguson에게 감사의 뜻을 전한다.

David는 개인적으로 Linda Hickey에게 감사드린다. 그녀는 산전 마사지를 나에게 소개했고, 그녀의 열정은 깊은 영감을 주었을 뿐 아니라 전염성이 있을 만큼 강력했다.

우리의 이전 및 현재 공동 작업자와 산전 및 주산기 마사지 치료 전문화 워크샵의 강사인 Marjeanne Estes, Pam Guldi, Margi Hadorn 및 Sparrow Harrington에게 감사드린다. 그들은 ACKNOWLEDGMENTS가 활기차고 최신 상태로 유지하도록 도와주었다. 우리의 존경받는 전임 강사 Linda Hickey, Liz Ellis 및 Jennifer Hicks에게도 감사드린다.

관련 최신 연구를 위해 자료를 샅샅이 뒤지며 열정과 인내심을 발휘해 준 우리의 든든하고 유쾌한 연구 보조원 Margi Hadorn에게 감사드린다.

다른 분들께도 무한한 감사를 드린다. 그분들은 다음과 같다:
Penny Simkin, 그는 현명하고 관대한 서문, 활기찬 산책과 여유로운 식사 시간 동안의 활발한 토론, 수십 년 동안의 지원, 현명하고 겸손하며 훌륭한 전문가이자 어머니의 모범을 보여 주었다.

Linda Hickey, 그녀는 활기찬 서문, 훌륭한 리뷰어의 제안, 제2판의 일부 섹션 집필, 깊고 변함없는 우정, 스승의 손길이 닿지 않는 곳까지 배움을 전수해 준 최고의 선물에 대해 감사드린다.

Marjeanne Estes, 그녀는 Body Therapy Education's instructional projects의 꾸준한 존재감과 숙련된 관리, 교실에서의 뛰어난 지원, 그리고 진정한 우정에 감사드린다.

Karen Lavelle, 그녀의 다양한 Body Therapy Education 운영에 수년간 행정적 지원을 제공한 공로에 감사드린다.

비즈니스 컨설팅을 통해 여러 차례 수익 기반을 다지고 성장시키는 데 도움을 준 Cherie Sohnen-Moe에게도 감사드린다.

이 책의 초판에 기술 및 사실의 정확성을 보장하고 긍정적인 관점을 불어넣어 준 다양한 주산기 전문가들, 특히 James Webber, MD; 조산사 Diane Smith; 물리치료사이자 둘라 교육가인 Penny Simkin; 산전 해부학 및 생리학 강사인 Liz Smith; 침술자인 Ana de Vedia; 시아추 강사인 Pamela Ferguson에게 감사드린다.

전문 주제 검토자 Faith Davis, Yeliz Çakır Koçak, Penny Bussell Stansfield, Linda Hickey, Marjorie Johnson, Lynn Schulte, Ruth Werner, 그리고 다른 컨설턴트인 Elizabeth

감사의 글 – 계속

Shrader, Frances Reed, Dave Nimmons가 참여했다. 이분들의 풍부한 지식과 지속적인 개선이 없었다면, 이 책은 그저 한낱 어린아이에 불과했을 것이다.

이번 제3판 개정 작업을 위해 우리는 수많은 과학자, 연구자, 학자들의 연구를 검토하고 인용하며 그 성과에 의존하였다. 우리가 가르치는 근거중심 기법은 여러분의 작업의 토대 위에 놓여 있으며, 우리가 손으로 느끼는 감각을 명확히 이해하고 발전시키는 데 필수적인 역할을 한다.

이 작업의 사실과 감각을 매력적인 빛과 이미지로 포착하고 흥미롭게 촬영해 준 사진작가이자 비디오그래퍼인 Al Gardner와 사진작가인 Zachary Schulman에게 감사의 마음을 전한다. 표지 조형물 사진을 촬영한 Rick Raney와 창의력과 집중력으로 스틸 이미지를 효과적으로 보완해 준 비디오그래퍼 Julius Evans에게도 감사의 인사를 전한다.

다른 사진 기고자들, 특히 Ronnie Allan, Nanci Newton 및 Anne Gilbert는 출산 주기 내내 고객과의 훌륭한 세션을 촬영하여 작업의 진행 상황을 전달하기 위해 아낌없이 안내해 주었다.

Beckmann, Botting, Corwin, Dove-Alvarez, Lobenstine, Stumpf와 Winter의 가족들은 가족의 탄생, 호흡, 죽음과 같은 성스러운 순간을 기꺼이 공유함으로써 때로는 기억이나 스크랩북, 닫힌 문 뒤나 그림자 속에 남아 있는 이러한 심오한 퍼소닉 경험을 조명해 주었다.

사진 및 비디오의 모든 생동감 넘치는 모델, 특히 "마라토너": Elizabeth, Nick and Penelope Beckmann, Kenya Carmichael, Marjeanne Estes, Yazel Gerwe, Sparrow Harrington, Nicole Trombley, Angelica Villarruel, and Jenna Zamohi에게 감사드린다.

그리고 2009년 비디오 촬영을 위해 San Diego에 있는 International Professional School of Bodywork(IPSB)에서 촬영 공간을 제공해주었다.

전 세계적인 팬데믹이라는 상상할 수 없는 경험 속에서 우리가 감히 상상할 수 없는 방식으로 이 책에 새로운 생명을 불어넣어준 Handspring Publishing의 놀라운 팀도 있었다. Andrew Stevenson과 Mary Law는 뛰어난 저자 집단에 우리를 환영해 주었고, 모든 단계에서 은혜와 지침을 제공하면서 집과 같은 편안함을 느끼게 해 주었다. Wendy Lee와 Catherine Aitken은 세심한 배려와 인상적인 표현으로 글을 다듬어 주었다. Bruce Hogarth는 이전 판보다 기하급수적으로 개선된 디자인 안에서 일러스트와 사진에 생생한 생동감을 불어넣었다. 언제나 평온한 Morven Dean은 우리와 우리의 "책"을 (여러 번의) 최종 제작 단계까지 안내해 주었다. 그리고 Stephanie Ricks과 Hilary Brown은 이 책의 탄생이 탄탄한 판매로 제대로 인정받을 수 있도록 도와주었다.

마지막으로, 이 책이 나오지 않았다면 공허한 성취에 그쳤을 가족과 친구들에게 공식적으로 깊은 감사를 표하고 싶다. 그들의 사랑과 진리를 일깨워준 덕분에 각 판이 완성되기까지, 특히 이번 세 번째 판이 완성되기까지 혼란과 변화를 겪을 수 있었다. 위에서 언급한 친구와 가족 외에도 다음과 같은 분들께 감사드린다:

Carole — 마땅히 받아야 할 것보다 더 많은 소홀함을 참으면서도 사랑으로 나를 지지해 주었다: Josh, Elizabeth, Brandon, Connor and Penelope, Irene, Nick B and Nick G; Lee, Beth, Adam, Diana, Maela, Roger, Kate N, Lynn, Thom, Al, Peter, Marjeanne, 나의 딸 Lynn과 그녀의 가족. 그리고 언제나 편안한 안식처가 되어 준 나의 어머니와 아버지에게 감사드린다. 나의 마음은 여러분의 마음이고, 우리는 하나이다.

미셸 — 너무 일찍 어머니를 여의고 힘든 상황 속에서도 "그녀의 지도 없이" 나를 낳고 키워주신 사랑하는 어머니 Sarah Ann에게 감사드린다. 그리고 남편 Kyle과 아들 Kyle과 Jackson에게, 지금 이 순간에도 변함없이 이어지는 사랑을 전하고 싶다.

David — 나를 낳아주셨고 지금도 나에게 많은 것을 주시는 어머니 Amy March, 변함없는 사랑과 보살핌에서 나오는 가능성을 보여주신 세 분의 부모님, 그리고 내 마음이자 집인 아내 Miranda Beverly-Whittemore, 매일 매 순간에 목적과 즐거움을 주는 자녀 Quentin과 Kitsune에게 감사를 전한다.

저자에 대하여

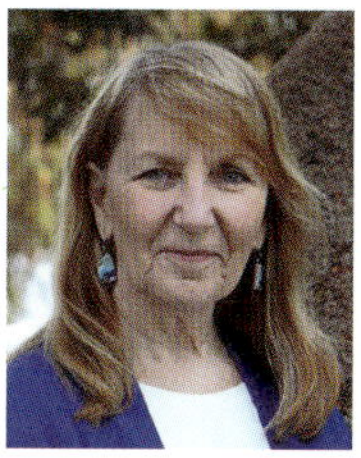

Carole Osborne BA, CMT, BCTMB는 임산부를 위한 치료적 마사지와 바디워크의 선구자이다. 이 책의 이전 버전과 그녀의 강좌는 5,000명 이상의 치료사들이 임산부와 일할 수 있는 길을 열었다. Carole은 거의 50년 동안 다양한 시설에서 개인 마사지를 해 왔다. 그녀는 미국 마사지 치료 협회의 2008년 올해의 전국 교수 상을 수상했다. Carole에 대한 자세한 내용은 www.bodytherapyeducation.com을 참고하기를 바란다.

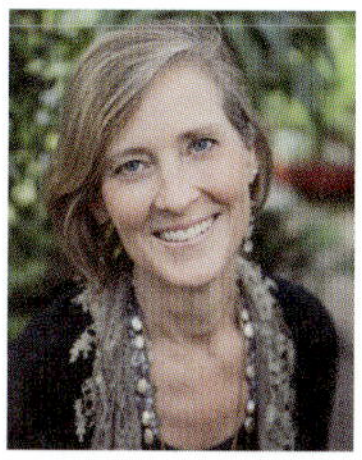

Michele Kolakowski LMT, CD and CPD(DONA), CLC는 1992년부터 가임 여성과 아기를 대상으로 다양한 서비스를 제공한 경험이 있다. Pre- and Perinatal Massage Therapy workshops의 공인 강사이며 전국의 마사지 학교, 스파, 휴양지 리조트, 병원 및 컨퍼런스에서 임산부 마사지를 가르치고 있다. 병원 중심 산모 마사지와 가정, 출산 센터, 병원에서 출산에 참석한 경험이 있다. 그녀의 개인 클리닉은 Sanctuary Healing Arts이다. Michele에 대한 자세한 내용은 www.sanctuaryhealingartsllc.com을 참고하기를 바란다.

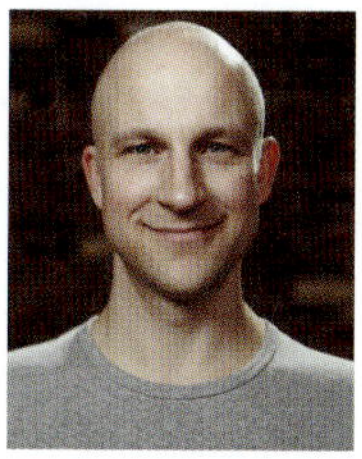

David M Lobenstine BA, LMT, BCTMB는 뉴욕에서 15년 이상 마사지 치료, 교육, 집필 및 편집 활동을 해 왔으며, 특히 임신 전·중·후 전 과정의 고객을 대상으로 한 치료에 중점을 두고 있다. Pre- and Perinatal Massage Therapy workshops의 공인 강사이며, 미국 전역과 온라인에서 Body Brain Breath에서 직접 평생 교육 워크숍을 기획·운영하고 있다. David에 대한 자세한 내용은 www.bodybrainbreath.com을 참고하기를 바란다.

리뷰어

본문 리뷰어 Comprehensive Reviewers

Linda Hickey
Registered Massage Therapist
Founder and Director Calgary Maternity Massage Therapy
Calgary, Alberta, Canada

Yeliz Çakır Koçak, Midwife, Research Assistant, M.Sc., Ph.D.
Pregnancy Massage Therapist
Ege University Faculty of Health Sciences Midwifery Department
Izmir/Turkey

챕터 리뷰어 Chapter Reviewers

Faith Davis LMT, Certified Yoga Teacher and Certified Postpartum Doula
Mountain Mama Massage LLC
Boulder, Colorado, USA
(1장과 3장)

Marjorie Johnson LMT
(1장과 3장)

Lynn Schulte PT
Birth Healing Expert, Institute for Birth Healing Founder
(1장과 6장)

Penny Bussell Stansfield BA(Hons), AdvCD(DONA), BDT(DONA), LCCE, CLC, BCLMT
Author of *Labors of Love: A Doula's Birth Stories*
(5장)

Ruth Werner, Board Certified in Therapeutic Massage and Bodywork
Author of A *Massage Therapist's Guide to Pathology, Disease Handbook for Massage Therapists and Scheumann's The Balanced Body*
(2장)

PENNY SIMKIN의 서문

"아기를 낳으려면 온 마을이 필요하다."*

임신과 출산은 출산 당사자에게는 부모로, 태아에게는 유아기로의 영구적인 변화를 의미한다. 또한 아버지, 공동 부모, 조부모, 형제자매들에게 새로운 역할이 생긴다. 실제로 모든 출산은 출신 가족에서 지역사회와 그 너머로 파급되는 파급 효과를 일으킨다. 모든 문화권에서 출산하는 사람들은 현명하고 돌보는 전문가들로 구성된 "마을"의 안내와 조언을 통해 이런 변화를 겪는다. 북미에서 "마을"에는 가족과 친구뿐만 아니라 의료진이나 조산사, 출산 교육자, 영양사, 요가 교사, 둘라, 수유 상담사, 정신 건강 전문가, 또래 그룹 촉진자, 카이로프랙터, 물리치료사, 침술사, 심지어 임신, 산후 및 육아에 관한 수많은 책, 영화, 정보 웹사이트까지 포함된다.

이 책의 주요 독자층인 산전 및 주산기 마사지 치료사도 매우 중요한 산모 전문가 그룹이다. 이 세 번째 버전의 *Pre- and Perinatal Massage Therapy*에는 이전 판의 저자인 Carole Osborne과 함께 두 명의 숙련된 마사지 치료사인 Michele Kolakowski와 David M Lobenstine의 지식과 경험이 추가로 수록되었다. 그 결과 임신, 출산, 산후 기간 동안 터치를 사용하는 방법에 대한 놀라운 가이드가 탄생했다. 이 책을 통해 산모와 아기의 탄생을 돌보는 마을의 일원이 될 수 있다.

많은 출산 전문가들은 이 책의 통찰력과 기술을 통해 돌보는 사람들을 터치할 때 도움을 받을 수 있다. 특히 마사지 치료는 치료사의 의도와 특정 기술에 따라 손, 머리, 마음을 사용하여 고객을 돌보고, 치유하고, 위로하고, 진정시키고, 이완시키는데, 고객이 마사지 치료사를 신뢰하면 정서적, 육체적으로 혜택을 받을 수 있다. 연구에 따르면 마사지 치료가 제공하는 긴장 완화 및 통증 완화뿐만 아니라 더 큰 평온함과 행복감도 아기에게 도움이 되는 것으로 나타났다.

모든 임산부와 초보 부모에게 특히 취약한 시기인 가임기에 겪는 몇 가지 변화와 어려움에 대해 잠시 생각해 보자. 체중 증가, 신체적 불편, 자세와 균형의 변화, 정서적 불안정, 의존감, 자신과 세상에 대한 새로운 인식, 자신의 어린 시절과 양육 방식에 대한 반성 등 모든 종류의 급격한 변화로 인해 몸과 마음이 영향을 받는다. 뱃속의 태아와 태아의 안전한 출산이 부모의 주요 관심사가 된다. 산모는 진통과 출산을 겪으며 흥분, 기대, 고된 분만, 피로, 두려움, 불안, 취약성, 고통, 불확실성, 알몸, 노출, 주변 환경과 의료진에 대한 낯 설움, 신체 손상 가능성 등 가장 깊고 강렬한 감각과 감정을 경험하게 된다. 기쁨과 승리감에서부터 실망과 고통까지 모든 것이 잠재적으로 존재한다. 출산의 긍정적인 정서적 결과를 위해서는 숙련된 산모 관리와 함께 위로, 안심, 안내가 필요하다.

출산 후 몸은 임신하지 않은 상태로 돌아가지만, 이제는 매우 이상하게 느껴지고 일부 부위에 통증이 있거나 치유가 필요할 수 있다. "새로운" 몸은 모유를 생산하고 아기를 계속 돌봐야 하기 때문에 훨씬 적은 수면으로 기능한다. 새로운 몸은 육체적, 정서적으로 취약하며 자신을 위한 시간이 거의 없다. 자신을 위한 시간이 부족하고, 심리적으로 어려움을 겪거나, 육아 능력에 대한 자신감이 부족할 수 있다.

이 기간 동안 무엇이 이들을 버티게 할까? 이런 특별한 도전에 어떻게 대처할까? 답은 어떤 사람들은 다른 사람들보다 이 시기를 더 잘 견뎌낸다는 것이다. 건강한 아기, 적절한 지원 체계, 자신감을 가진 회복력 있고 정서적, 신체적으로 건강한 사람은 즐거운 추억, 성취감, 향상된 자존감으로 이 시기를 잘 견뎌낸다. 출산 후 "이제는 무엇이든 할 수 있다는 것을 알게 되었다!"라는 한 사람의 말처럼, 출산 경험은 커다란 자산이 되기도 한다. 그러나 이러한 자산 중 일부가 결여된 경우, 출산 경험을 슬픔과 죄책감, 수치심 또는 분노의 감정으로 되돌아볼수도 있다. 또한 패배감과 소외감, 무능력감, 나아가 트라우마를 경험하기도 한다.

* "한 아이를 키우려면 온 마을이 필요하다"는 아프리카 속담에서 영감을 얻어 출산에 초점을 맞추도록 문구를 수정했다.

PENNY SIMKIN의 서문 – 계속

내가 직접 진행한 연구인 "여성의 삶에서 또 다른 하루?"** 에 따르면, 출산하는 사람들이 출산 중 의료 전문가로부터 충분한 보살핌을 받았다고 느낄 때, 존중받거나 충분한 보살핌을 받지 못한 사람들에 비해 20년 후(그리고 아마도 그 이상) 출산 경험에 대해 더 큰 성취감과 높은 자존감을 느끼고 만족도가 더 높은 것으로 나타났다. 그들은 모두 자녀의 출생과 자녀를 돌봐 준 전문가들에 대해 생생하고 정확하며 가슴 아픈 기억을 가지고 있었다. 자녀의 출산에 대한 만족도가 낮다고 답한 사람들은 간병인이 자녀에게 한 말과 행동에 대해 부정적인 기억을 가지고 있었으며, 개인적인 성취감을 거의 또는 전혀 느끼지 못했다.

마사지 치료사는 출산 기간 동안 위로와 치유 기법을 사용함으로써 산모가 임신과 출산, 산후 기간을 겪으면서 느끼는 감정뿐만 아니라 향후에 그 기간을 되돌아보는 방식도 개선할 수 있는 완벽한 위치에 있다. 마사지 치료사는 당장은 깨닫지 못할 수도 있지만, 출산 당사자는 오랫동안 기억할 것이다. 나는 모든 마사지 치료사가 임산부를 치료하면서 고객이 각 기술, 각 세션, 각 상호 작용을 어떻게 기억할지 스스로에게 물어봐야 한다고 생각한다. 이 책은 행복한 몸과 좋은 추억을 만드는 데 도움이 되는 말과 행동에 대한 지침서이다.

숙련되고 자비롭고 섬세한 마사지 전문가와 다른 터치 전문가들이 인생의 중요한 단계에 있는 임산부에게 자신의 재능을 제공할 수 있다는 것은 얼마나 큰 특권인가! 이 서비스를 받을 수 있다는 것은 임신부들에게 얼마나 큰 행운인가! Carole, Michele 및 David는 이 분야의 최고 권위자들이다. 그들은 안전하고 효과적인 작업에 필요한 기술과 자비로운 이해를 가르치고 모범을 보여 준다. 이 잊을 수 없는 인생의 시기에 마사지를 제공하는 기쁨과 만족감을 발견할 수 있도록 여러분을 안내할 것이다. 최고의 소원을 담아.

With best wishes.

Penny Simkin PT, CD(DONA)

Author of *The Birth Partner: A Complete Guide to Childbirth for Dads, Partners, Doulas, and All Other Labor Companions*

Kenmore, WA, USA

November 2020

** Simkin P. (1991) Just Another Day in a Woman's Life? Women's Long-term Perceptions of Their First Birth Experience. Part 1. Birth 18 (4):203-210.

LINDA HICKEY의 서문

*Pre- and Perinatal Massage Therapy*의 세 번째 판을 여러분께 소개하게 되어, 그리고 이 글을 쓰게 되어 얼마나 기쁜지 여러분이 알아주셨으면 한다: "*당신의 손에...*" 나는 서문이 이렇게 시작되어 앞으로의 경이로움과 설렘을 위한 무대를 마련하는 것을 항상 좋아했다. 이제 내 차례이다.

여러분은 산모 마사지 치료의 세계로 들어가 나처럼 Carole Osborne은 작품과 지혜, 그리고 이번 버전에 참여한 David M Lobenstine와 Michele Kolakowski의 말에 영감을 받고 매혹되는 초대장을 손에 쥐고 있다.

지난 40년 동안 Carole의 업무는 임신을 앞두고 있거나, 아기를 키우고 있거나, 분만 중이거나, 아기를 품에 안고 있는 고객을 위한 효과적인 연조직 치료와 지원을 구현하는 근거중심의 여성 중심 바디워크에 종사하는 치료사들에게 존경받는 표준이 되어 왔다.

Carole의 지혜와 말, 마술에 David의 레이저처럼 날카로운 집중력과 디테일에 대한 관심이 더해지고, 치료실과 그 너머에서 병원과 전국의 마사지 교실로 책을 가져간 Michele의 방대한 경험이 더해진 것을 상상해 보자.

세 번째 버전에서는 이런 역동적인 트리오가 다양한 시설 환경에서 임산부 및 산후 고객을 위한 마사지와 바디워크의 사례를 다시 살펴보자. 이들은 산모뿐만 아니라 아기, 가족, 전 세계를 위한 마사지의 중요성을 뒷받침하는 지속적이고 증가하는 증거를 탐구하고 있다. 이 책은 점점 더 복잡해지는 세상에서 우리가 왜 이 효과적이고 사려 깊고 지원적인 일을 계속해야 하는지, 그리고 앞으로도 계속해야 하는지에 대한 근거를 제시하고 있다.

이 책은 산전과 산후에 흔히 경험하는 신체 정렬과 생리를 고려할 때 필수 개념을 개괄적으로 설명하고 있다. 임산부의 골반과 정렬에 특화된 기법을 소개하며, 모두 예술적인 그림과 효과적인 설명을 곁들였다.

이런 중요한 과제에서 여러분 자신을 돌보는 방법을 여러분께 안내한다. 기초적인 신체역학은 여러분이 성장하고 강하고 유연한 상태를 유지하는 데 도움이 될 것이다. 앞으로 오랫동안 치료실 테이블 옆에서 강하고 유연하게 지낼 수 있도록 도와줄 것이다.

나는 경험에서 우러나오는 말을 한다. 나는 학생, 멘티, 조교 및 강사, 동료이자 소중한 친구로서 Carole과 함께 할 특권을 누렸다. Carole과 나는 1995년 캐나다에서 온 신참 마사지 치료사였던 내가 Carole의 초기 "가임기 여성을 위한 바디워크" 프로그램에 등록하면서 처음 만났다. 그 만남은 이 책의 초판(1998년 출판)이 나오기 전이었고, 우리는 "그 시절에" 과제의 기간을 설명하기 위해 그 낭만적인 단어를 사용했다. 그 단어를 쓰는 것만으로도 지금도 저절로 미소가 지어진다.

당시 Carole에게 배운 치료 접근법과 기법은 변화하는 임신부의 신체에 신중하게 접근하고, 진행 중인 과정과 산모의 경험을 존중하고 지원하는 방식으로 조직과 관절을 탐색하고 상호작용하는 데 자신감을 주었다. 이런 기술 중 많은 부분이 이번 판에 아름답게 설명되어 있으며, 20년이 지난 지금도 임상 및 출산 지원 업무의 기초로 남아 있다.

이 과제의 목적, 효과 및 안전성에 관한 이번 개정판의 결론은 David의 뛰어난 문장력 중 하나인 문헌 검토와 업데이트를 통해 잘 뒷받침되고 있다. 우리 모두는 여러분께 감사한다.

분만, 산후 및 특수 요구 사항 챕터의 확장 및 개선은 출산 과정과 산모, 그리고 가장 도움이 필요한 사람들에게 우리의 업무를 확장하는 것에 대한 Michele의 방대한 경험과 전염성 있는 열정을 반영한다. 우리 모두 미셸에게 감사의 마음을 가진다.

그리고 텍스트와 환상 속에는 전 세계의 치료사들과 고객들이 공유한 사려 깊은 성찰이 담겨 있다. 이런 통찰력과 새롭고 아름다운 컬러 사진 그림이 추가되어 독자는 다음에 나오는 풍부한 정보를 탐색하면서 잠시 멈추고서 성찰하고 영감을 얻을 수 있다.

LINDA HICKEY의 서문 – 계속

이 모든 것이 "*여러분의 손 안에*" 있다.

2판의 서문에서 Michele은 Carole의 초판본이 자신의 커리어 내내 신뢰할 수 있는 친구처럼 곁에 있었다고 회고했다. 나도 이에 동의한다.

이제 다음 글에서 새로운 친구를 만날 준비를 해 보자. 그리고 그 새로운 친구를 곁에 꼭 붙잡고 *산전 산후 마사지 치료*의 세계에 오신 것을 환영한다.

Linda Hickey
Registered Massage Therapist
Pre- and Perinatal Massage Therapist
Calgary, Alberta, Canada
November 2020

서문

*Pre- and Perinatal Massage Therapy*의 세 번째 판에 오신 것을 환영한다! 이 책은 마사지 치료사나 물리치료사, 출산 또는 산후 둘라, 조산사, 간호사 등을 위해 집필되었다. 이들은 임신, 출산, 산후 고객을 돌보거나 돌보기를 희망하는 분들이다. 그리고 여러분의 업무에서 터치는 필수적인 부분이다. 보다 효과적인 터치를 위한 본 여정에 여러분과 함께 하게 되어 매우 기쁘다.

이 책은 이론과 실무를 겸비한 종합적인 전문 지침서로서, 여러분의 숙련된 터치를 활용하여 건강한 출산을 돕기 위한 기초를 다지는 책이다. 임신 중이거나 분만 중이거나 육아에 전념하고 있는 고객과 자신감 있고, 안전하고, 효과적으로 일할 수 있도록 여러분에게 힘을 실어주고자 한다. 우리의 목표는 머리와 마음, 손, 과학과 예술을 통합하여 여러분이 더 큰 이해와 공감, 기술을 가지고 일할 수 있도록 하는 것이다. 우리는 관련 연구(대부분 새로운 연구)를 강조하고, 진화하는 과학적 데이터를 가임기의 해부학적, 생리적, 기능적 변화에 대해 우리가 알고 있는 것과 결합한다. 또한 임신과 출산에 대해 아직 과학적으로 밝혀지지 않은 부분이 많다는 점을 인정하며, 명확한 혜택이나 가이드라인을 제시하기에 충분한 증거가 없는 경우에는 이런 모호함을 겸허히 인정한다. 또한 모든 사람과 모든 세션의 원초적 고유성을 인정하면서 여러분의 업무에 정보를 제공하기 위해 자신감 있는 근거중심 지침의 균형을 위해 노력한다. *산전 및 주산기 마사지 치료*에 대한 철저한 학습을 통해 비판적으로 사고하고, 입각한 결정을 내릴 준비가 되어 있으며, 임산부 고객을 풍요롭게 할 수 있게 될 것이다. 또한 산모와 아기, 지역사회의 삶을 개선하기 위해 함께 일하는 산전 건강 관리 분야의 다른 전문가들과 협력할 준비가 되어 있을 것이다.

누구에게 배우는가 Who You Are Learning From

최근 몇 년 동안 관련 연구와 사회적 인식이 크게 성장한 것처럼, 산모 마사지 치료에 대한 이해와 이 책에 대한 이해도 크게 성장했다. 이 책은 1998년 Carole이 처음 구상하고, 집필하고 출판했다. Carole의 2012년 판은 교재 출판사와 David의 광범위한 학술 연구와 Michele의 세심하고 애정 어린 원고 검토를 통해 성장했다. 이번 3판에서는 이제 3명의 저자가 함께 집필하게 되었다! 우리 세 사람이 모두 소중히 여기는 전문 분야에 대해 더 깊이 있고 독특한 통찰력과 다양한 전문 지식을 함께 제공한다. 우리는 함께 이 책의 모든 면을 업데이트하고 확장하고 개선하여 더욱 좋은 책으로 만들었다. 새로운 출판사 Handspring은 이번 3판에 새로운 디자인, 풀 컬러 및 기타 뛰어난 기능을 제공했다. 출산에도 서로를 배려하는 공동 작업이 필요한 것처럼, 여러분이 지금 손에 들고 있는 이 책의 창의적인 작업도 마찬가지이다.

이 책의 전반에 걸쳐 실무자, 교사, 저자로서의 세 사람의 목소리를 들을 수 있다. 또한 여러 대륙에서 온 노련한 산전 및 주산기 마사지 치료사와 그들의 고객들의 경험도 소개한다. 이런 개인적인 이야기를 통해 산전 및 주산기 마사지 치료의 치유력을 조명하고 만족스러운 경력을 쌓고 키울 수 있는 방법을 제시한다. 또한 전 세계 과학자 및 연구자들의 데이터를 통합하여 우리의 연구에 영감을 주고, 우리의 기술을 알리고, 아직 밝혀지지 않은 부분을 상기시켜 준다. 이 모든 정보에 입각한 가이드를 활용하여 이 업무에서 여러분 자신만의 목소리를 찾아야 한다.

무엇을 배울 것인가 What You Will Learn

임신, 출산, 산후는 끝없이 흥미롭고 복잡한 주제이며 마사지 치료의 기전도 마찬가지이다. 이 책은 출산과 마사지라는 두 가지 주제를 간단하고 읽기 쉽고, 정기적으로 참고할 수 있는 자료로 통합하는 노력의 결과물이다. 이런 복잡성을 관리하기 위해 확장된 3판에서 배울 수 있는 주요 내용은 다음과 같다.

서문 — 계속

기법 Techniques

모든 산모 마사지 고객의 요구를 충족하기 위해 산전, 분만, 출산 및 산후 마사지를 위한 약 70가지 기법을 소개한다. 간단한 것부터 복잡한 것까지, 표층 기법에서 심층 기법까지, 생리적, 기능적, 활력적, 정서적 의도를 가진 다양한 마사지 기법이 준비되어 있다.

4장, 5장, 6장의 핵심을 이루는 기법 매뉴얼에는 각각의 목적과 단계별 절차, 힌트 및 주의사항이 자세히 설명되어 있다. 각 기법은 가능한 경우에는 그림으로 설명되어 있으며, 온라인 리소스에는 일부 기법의 동영상 데모를 포함하고 있다. 치료 회기 전후에 쉽게 찾아볼 수 있도록 특별히 녹색 테두리로 표시된 페이지를 찾아 기법 매뉴얼을 찾아본다.

이 모든 기법은 수많은 연구와 연습, 개선의 결과물이다. 대부분은 90년 이상의 경험을 통해 탄생한 것이고, 일부는 우리가 연구한 관련 양식을 산모에게 맞게 수정한 것이며, 몇몇 "검증된" 분만 및 출산 지원 기법은 해당 기법의 창시자에게 정식으로 그 공로를 인정받았다.

4장에서는 이런 기법을 고객의 가장 일반적인 불만 사항과 임신 시기별 고유한 고민에 적용하는 방법을 배운다. 5장에서는 고객의 자세에 접근하는 방법과 분만 및 질 분만과 제왕절개 분만에 대한 기술을 배운다. 6장에서는 산전 기법을 산후에 적용하는 방법과 질 출산과 제왕절개 출산 이후의 즉각적이고 장기적인 산후 문제를 효과적으로 해결하기 위한 구체적인 기법을 다룬다. 7장은 고위험 요인과 의학적 합병증이 있는 고객을 파악하고, 마사지하는 방법을 포함하여 특별한 도움이 필요할 때 산전 및 산후 회기를 조정하는 방법에 대해 안내하고 있다.

이런 특별 요구 사항을 다룬 챕터를 마무리하면서 새로운 고위험 요인이 등장했다. 코로나19 팬데믹은 이번 세 번째 개정판은 물론, 우리의 모든 삶에 큰 영향을 미쳤다. 이런 새로운 감염은 이제 막 그 실체가 드러나기 시작했으며, 이 책이 출간된 후에도 계속 진화할 것이다.

효과적인 사고 Effective Thinking

산전 산후 마사지 치료에 대한 잘못된 통념과 오해는 비생산적인 만큼이나 많으며, 이것은 잠재적 고객에게는 걱정과 치료사에게는 불안을 야기시킨다. 이 책은 현재 이용 가능한 마사지 치료 연구, 다양한 관련 분야의 추가 연구, 산모의 해부학 및 생리학에 관한 세부 정보를 종합하여 이런 잘못된 통념을 파악하고 탐구한다. 1장과 2장에서는 이런 마사지 속설을 직접적으로 다루며, 모든 장은 사실을 전달하고, 자신감을 키우고, 두려움을 줄이고, 효과를 높이도록 설계되었다.

우리의 목표는 여러분이 고객의 강점과 능력을 인식하고 잠재적인 문제를 평가한 다음, 고객의 요구를 가장 잘 충족시킬 수 있도록 자신의 작업을 변경하도록 돕는 것이다. 이를 위해서는 지식뿐만 아니라 업무에 빠르게 적용할 수 있는 건전한 추론도 필요하다. 책 곳곳에 있는 "당신은 어떻게 할 것인가?"라는 질문을 통해 여러분이 직면할 수 있는 간단하고 현실적인 시나리오를 살펴보자. 자신만의 임상적 추론을 적용한 다음 온라인 리소스에서 이런 질문에 대한 샘플 답변을 확인해 보자.

"관점" 상자에서는 현재 진행 중인 논쟁과 대조되는 의견, 더 많은 연구가 필요한 분야에 대해 균형 잡힌 시각을 제시하며, 업계에서 보기 드물게 균형 잡힌 투명한 관점을 제공하고 있다. 이런 풍부한 데이터와 정직한 정보를 바탕으로 가이드라인을 수립했다. 권장 사항과 그 이유를 모두 학습하여 사려 깊고 근거에 기반한 관행을 구축할 수 있다. 또한 산전 산후 마사지 치료의 진화를 이끌어 내어 앞으로의 대화와 연구에 여러분만의 호기심, 겸손, 열정을 더할 수 있는 역량을 갖추게 될 것이다.

확장된 포용력 Expanded Embrace

산전 산후 마사지 치료의 평생교육 워크샵을 수강한 5,000여 명의 치료사 대부분이 그러하듯, 여러분도 임산부 고객 마사지에 관심이 있고, 어쩌면 조금은 두려운 마음으로 이 책을 읽

으셨을 것이다. 우리의 바람은 이런 두려움을 없애고 산전 마사지 기술을 향상시키는 것이다. 또한, 여러분의 관점을 넓히고, 더 나아가 고객의 임신을 넘어 출산과 산후에 이르기까지 보다 폭넓은 관리의 연속성을 수용하도록 여러분을 초대하는 것을 목표로 한다.

"모두를 위한 케어" 상자에는 잠재적 고객의 다양성에 대한 다양한 측면을 파악하고 있다. 이런 그룹에 대한 더 많은 리소스를 안내하고 모든 사람에게 양질의 서비스를 제공하는 데 있어서 윤리적, 전문적, 실용적인 측면에 대한 사려 깊은 성찰을 초대한다.

직무의 세부 사항 *Practical Details*

산전 산후 마사지 치료를 포함해 만족스러운 경력을 쌓기 위한 여러 가지 실질적인 고려사항을 관리하는 방법을 배운다. 3장에서는 근거 중심의 지침에 따라 선택할 수 있는 장비 옵션과 자세 지정에 사용하는 방법을 알려드린다. 쉽고 효율적으로 자신의 신체역학을 최적화하면서 고객을 우아하고 겸손하게 드레이핑하고 필요할 때 테이블 위에서 위치를 바꾸는 방법을 보여준다.

비즈니스의 세부 사항 *Business Details*

8장은 잠재적 산전 및 주산기 고객을 대상으로 마케팅, 기록 관리, 다른 출산 전후 전문가와의 상호 작용 등에 대해 알아볼 것이다. 일반적인 업무상 어려움과 윤리적 문제를 파악하고 이런 장애물을 극복하는 방법을 살펴볼 것이다. 또한 일반적이거나 독특한 고객의 다양한 고민에 비판적 사고를 적용하는 방법도 알려줄 것이다.

어떻게 배울 것인가 How You Will Learn

위에서 언급한 특징 이외에도, 학습에 도움이 되는 다른 보조 자료가 제공된다:

- "명심하자" 상자는 중요한 안전 고려 사항과 핵심 개념을 강조한다.
- 주요 용어는 처음 사용할 때 녹색 굵은 글씨로 눈에 띄게 표시되며, 책 말미에 용어해설 단락에서 정의가 정리되어 있다.
- 책 곳곳에 온라인 리소스에 대한 참고를 통해 추가 학습을 위한 많은 기회가 표시되어 있다. 온라인 자료에는 추가 콘텐츠의 PDF, 고객과 여러분을 위한 의뢰와 권장, 더 많은 성공 사례, 고객 교육을 위한 수업 계획, 다양한 비즈니스 목적에 맞는 양식 및 템플릿 샘플, 여러 치료사의 고객를 위한 제안 회기 순서와 치료 진행 과정, 기법 매뉴얼에서 선택한 기법에 대한 동영상 요약이 포함되어 있다. 이것은 이해를 넓힐 수 있는 온라인 리소스 자료 중의 일부에 불과하다. 각 장의 결론에 있는 QR 코드를 통해 접근할 수 있는 자료를 표시하는 지구본 아이콘이 책 전반에 걸쳐 표시되어 있다.
- 1988년부터 자체 산전 및 주산기 마사지 치료 전문화 워크샵에서 교육한 수천 명의 치료사들의 실제 경험을 바탕으로 우리의 제안을 보강했다. "치료실로부터"라는 상자 이외에도 8장의 직무 프로필에서 우리 각자와 이 작업의 공인 강사이기도 한 다른 성공적인 산전 및 주산기 마사지 치료사들의 사례를 통해 이런 전문화가 어떻게 나타나는지를 확인할 수 있다. 이런 논의는 모든 마사지 치료사가 직면하는 근본적인 문제, 즉 고객을 돌볼 때 우리 자신을 돌보는 것에 대한 여러 가지 가능한 해결책을 보여준다. 그 결과 산전 및 주산기 마사지 치료의 대상, 방법, 이유에 대한 관점은 타의 추종을 불허하고 있다.

서문 — 계속

여러분의 배움에 대한 우리의 목표
Our Goals for Your Learning

이 책은 치료적 마사지와 바디워크의 심화 학생들뿐만 아니라 노련한 치료사와 기타 산전 및 주산기 전문가들의 손에 쥐어질 것이다. 우리는 마사지 치료사들이 이번 새 버전의 *Pre- and Perinatal Massage Therapy*를 강의에서 인용, 권장 또는 필수 전문 참고 자료로 활용할 것으로 기대하며, 저희의 평생교육 워크샵에서도 계속 그렇게 할 것이다. 또한 이 책이 고용주, 관리자 및 기타 의료 서비스 제공자가 의미 있는 산전 및 주산기 마사지 치료를 업무 환경에 통합하는 데 도움이 될 것으로 믿는다.

다행히도 우리의 세상은 끊임없이 변화하고 있다. 우리가 "전형적인" 산부인과 고객이 누구인지 알고 있다고 생각하기 쉽다. 그러나 현실은 훨씬 더 복잡하다. 다양한 성 정체성과 인종, 문화, 종교, 가족 구성에 대한 인식과 수용이 증가함에 따라 여러분이 치료실에서 만날 수 있는 고객의 범위를 함께 고민해 보시기 바란다. 이 책을 통해 다양한 종교, 전통 또는 출신 국가를 가진 사람들, 이성애 커플, 한부모 가족, 부모가 둘 이상인 가족, 재혼으로 구성된 혼합 가족, 게이, 레즈비언 또는 트랜스젠더 파트너 및 동반자가 있는 가족, 아기를 임신하고 출산하는 비이성애자 및 젠더퀴어 부모 등 여러분이 봉사할 특권을 가진 모든 사람들을 인정할 수 있도록 여러분을 이 책에 함께 초대한다. 이 책에서는 다양성을 존중하고 모든 가족에 대한 지원을 강화하기 위해 모든 가족을 어떻게 돌볼 수 있는지, 그리고 돌볼 수 없을 때는 어떻게 인정할 수 있는지 생각해 보도록 여러분을 초대한다.

이런 다양성에 대해 출판사와 논의한 결과, 단순성과 표현의 경제성, 그리고 혼란을 피하기 위해 성별에 따른 표현을 유지하기로 결정했다. 따라서 임신, 출산 또는 산후에 있는 사람을 "여성" 또는 "산모"로 지칭하기도 한다. 그러나 다양한 성 정체성이 삶의 다른 모든 측면과 마찬가지로 출산에 영향을 미친다는 점을 인정하기 위해 "사람", "개인"을 사용하기도 한다. 배우자, 파트너 및 중요한 타인을 일반적으로 "파트너"라고 부르며 남성 단수 대명사를 사용하는 경우가 많지만, 모든 성 정체성을 가진 사람들과 고객과 다양한 관계를 맺고 있는 사람들을 포함하기 위해 파트너를 의미한다. 우리는 모든 개인을 "고객"이라고 부른다. 우리는 모두를 존중하고, 모두를 돌보기 위해 노력하며, 문법과 대명사의 한계를 넘어서는 정체성을 가진 모든 개인과 가족을 인정한다.

또한 이 책에서 자세히 다루지 않는 부분에 대해서도 분명히 말씀드리고 싶다. 트랜스젠더 및 성별 불일치 고객과의 출산에 대해서는 의미 있게 다루지 않았다. 또한 암의 추가적인 복잡성과 암의 여러 치료가 출산에 미치는 영향, 신체적 장애가 있는 임신 및 출산 후 고객 수용, 그리고 특수 인구에 대한 이 작업의 기타 적용에 대해서도 적절하게 제시하지 못했다. 관심있는 치료사는 이런 분야에 대한 심화 교육을 이수하여 돌봄의 의도를 정보에 입각한 치료에 적용할 것을 강력히 권장한다.

우리의 초대 Our Invitation

여러분이 어디에 있든, 이 책을 어떻게 사용하든, 이 책이 여러분의 교육 및 비즈니스 목표를 강력하게 강화하는 데 도움이 되기를 바란다. 이런 산전 및 주산기 전문 분야에서 만족스러운 경력을 쌓기를 바라며, 더 중요한 것은 이 책이 세상의 긍정적인 변화에 대한 여러분의 열정을 키우는 데 도움이 되기를 바란다.

우리는 아동을 대상으로 한 숙련된 치료적 터치가 개인과 그 가족에게 긍정적인 영향을 미칠 수 있는 잠재력을 가지고 있다는 것을 알고 있다. 여러분의 업무는 가족, 더 나아가 지역사회와 전 세계로 확대되는 양육의 손길을 엮어 폭력적이고 접촉을 기피하는 우리 사회를 통합하고 변화시키는 데 도움이 될 수 있다. 인류의 역사를 통틀어 사람은 손을 통해 직물을 짜고, 그릇을 만들고, 식량을 재배하고, 다른 사람을 돌봐왔다. 수천 년 동안 대부분의 문화권에서 양육과 지식에 기반한 촉각적 의사소통은 자녀 양육에 필수적이었다. 각자의 기원이 무엇이든 수천 년 동안 어떤 형태의 접촉은 애정어린 지지를 제공하고 출산의 불편을 덜어주었다.

현대적이고 전문적인 산전 및 주산기 마사지 치료를 통해 그 전통을 이어가기 바란다. 우리와 함께 인류의 연못에 던져진 또 하나의 조약돌이 되어 개인과 가족, 그리고 다음 세대를 위한 치유 지원의 파문을 일으켜 보자. 대담하고 정확한 정보를 바탕으로 세심하고 효과적으로 고객에게 필요하고 마땅히 받아야 할 편안함, 통증 완화, 성장을 제공한다.

Carole Osborne
San Diego, CA, USA

Michele Kolakowski
Longmont, CO, USA

David M Lobenstine
Brooklyn, NY, USA

October 2020

표지 이미지 Cover image

이 동석 조각품인 "엄마와 아이"는 Zimbabwe에서 제작되어 아들이 Carole에게 선물한 작품이다. 이 조각품은 엄마와 아기 사이의 지속적이고 역동적이며 유동적인 연결을 상징한다. 자궁에서부터 초기 육아에 이르기까지, 각 개인과 인류라는 가족 전체를 위해 이런 연결을 강화하는 것이 우리의 업무에 힘을 부여하는 사명이다.

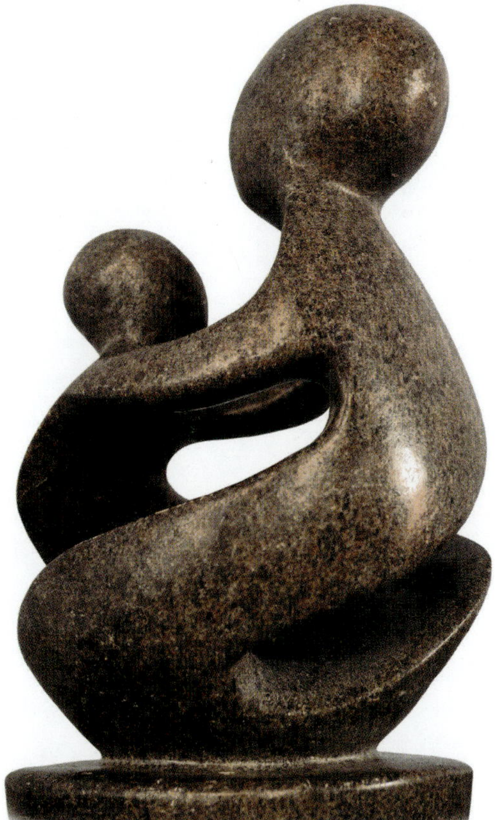

본 장을 공부하면 다음과 같은 준비를 할 수 있다:

1. 산모 마사지 치료의 사회적 이점을 설명할 수 있다.

2. 산전, 진통 및 산후 마사지 치료의 개별 고객에 대한 6-8가지 잠재적인 유익한 결과를 나열할 수 있다.

3. 가임기 동안 마사지 치료의 긍정적인 효과를 제안하는 연구 데이터에 대해 토론할 수 있다.

4. 고객과 그 가족, 의료진에게 여러분과 함께 일할 때 얻을 수 있는 잠재적 이점을 설명해 줄 수 있다.

이점:
산모와 아기를 돕는다.

Benefits:
Helping Our Clients and Their Babies

1

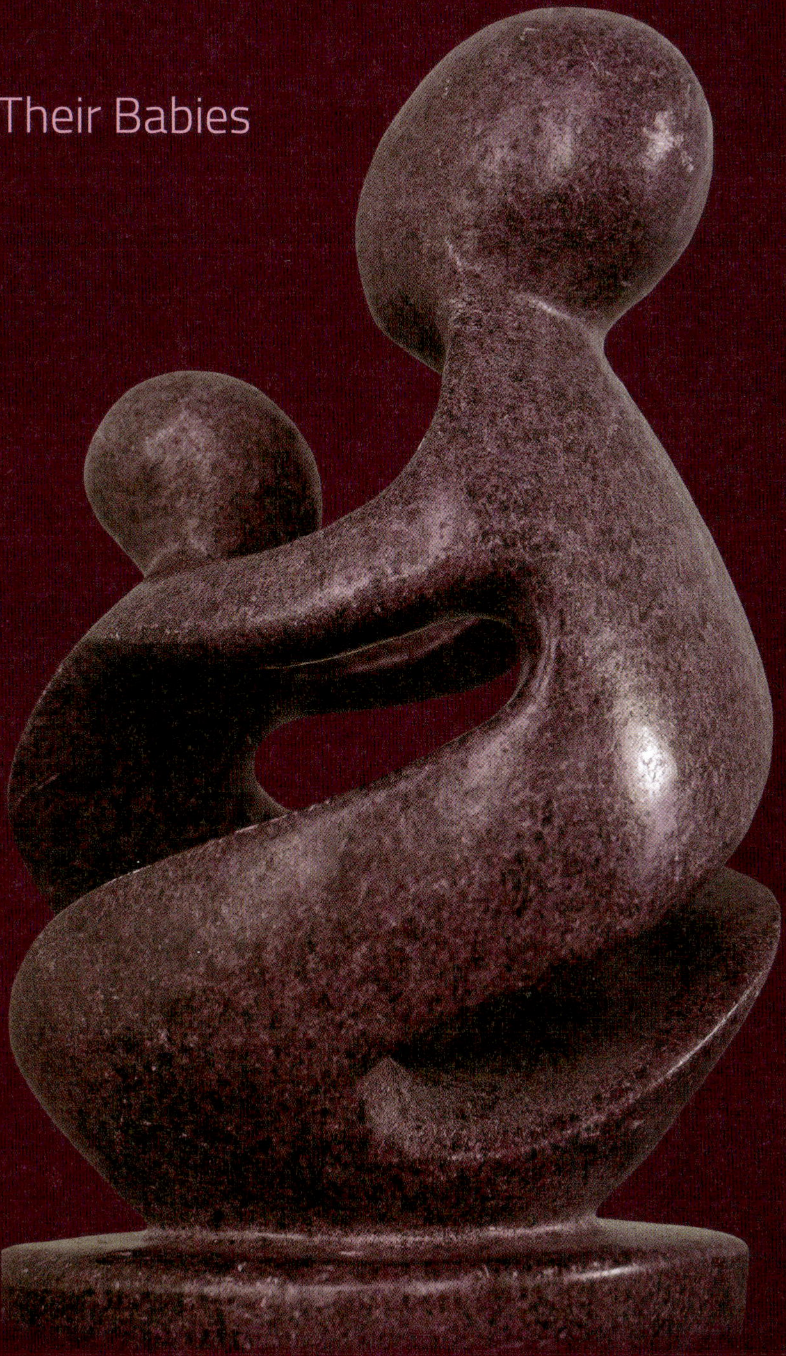

제1장

본장 개요 Chapter Overview

마사지 치료사가 된 것이 너무나 행복하다! 계속 성장되고 있는 연구는 우리가 오랫동안 손과 마음으로 느껴왔던 것들을 지적으로 확장시켜 준다. 우리는 마사지가 얼마나 효과적인지 그리고 왜 효과적인지, 또 언제 그리고 왜 효과가 없는지에 대해 그 어느 때보다 많이 알고 있다. 동시에, 새로운 지식들은 추가적인 질문들을 우리에게 던져주고, 인체의 놀라운 복잡성과 경이로움을 우리에게 상기시켜 준다.

이런 지식과 경이로움을 함께 가지고, 우리는 인체에서 가장 놀라운 변화 중의 하나인 임신, 출산, 산후에 접근하고자 한다. 우리는 준비된 마사지 치료사로서 이런 변화를 촉진하는데 도움을 줄 수 있는 강력한 잠재력을 가지고 있다.

숙련되고 양육적인 터치가 산모와 아기에게 좋다는 것을 잘 알고 있다. 어떻게 알 수 있을까? 우리는 느낌과 고객의 이야기, 객관적인 데이터를 통해 알 수 있다. 또다른 마사지 치료사들은 임산부 고객의 긴장이 완화되고 호흡이 깊어지는 것을 매일 느낀다. 치료사는 예리한 눈을 통해 고객의 배가 커져 있음에도 자세가 향상되는 것을 관찰할 수 있다. 임산부는 일반적으로 테이블을 내려오면서 편안해졌다고 말한다. 그들은 연속 치료를 통해 기분, 수면 및 인식이 향상되었다고 이야기한다. 여러분은 이들 페이지에서 이런 효과와 기타 긍정적인 효과에 대한 고객들의 이야기를 확인할 수 있을 것이다. 또한 많은 사람들이 일화적으로 느낀 것에 대한 과학적 증거를 제공하는 데이터들도 점점 더 많이 발견되고 있다. 우리의 탐구는 개인적인 이야기, 관련 해부학과 생리학, 고전적 연구, 보완적 건강관리에 대한 최신 연구 기반을 결합하여 다른 형태의 케어와 함께, 마사지 치료가 산모, 아기 및 그들 가족의 결과를 개선한다는 점을 강조한다.

고객, 마사지 치료사, 기타 의료서비스 종사자 등 우리 모두는 산모 마사지 치료가 단순히 사람을 소중히 생각하는 것 이상의 역할을 한다는 사실을 알고 있어야 한다(물론 마사지 자체로도 가치가 있긴 하지만!). 마사지는 산모와 아기 모두의 웰빙을 향상시킬 수 있다. 정확한 해부학과 생리학, 근거 있는 이론과 입증된 데이터를 사용하고, 아직 우리가 모르는 모든 것을 인정하면서 산모 마사지 치료에 대해 명확하고 정직하게 설명할 수 있는 능력은 고객은 물론, 다른 의료 전문가와의 신뢰, 소통, 협력을 향상시킬 수 있다. 여러분은 우리들의 업무를 넘어 과학을 더 깊이 이해함으로써 거의 모든 상황에서 마사지 치료의 어떤 형태가 안전하고 도움이 된다는 사실을 모든 관련자에게 안심시킬 수 있다. 여러분은 스킬, 예술성, 직관력을 보완하는 이런 깊은 이해를 통해 보다 효과적인 일을 제공할 수 있다.

본 장은 여성의 정상 생식 생활(reproductive life) 중 **태아기**, **산전**, **산후** 단계에서 마사지 치료를 통해 얻을 수 있는 광범위한 이점을 강조할 것이다. **산부인과**, 간호학, **조산학**, 물리치료, **출산 교육**, 동물 연구 및 터치 테라피 등 다양한 분야의 연구를 종합적으로 검토하여 본 장의 기초를 다졌다. 이런 데이터에 심도 있는 해부학적, 생리적, 논리적 이해를 더해 실무 이론과 지침을 마련했다. 그리고 30년 이상 산모 마사지 치료 분야에서 일해 온 마사지 치료사의 광범위한 실제 임상 경험을 추가했다. 우리는 이런 끊임없이 진화하는 지식을 산전 및 주산기 마사지 치료의 근거중심 전문화의 기초로 자신 있게 활용하고 있다. 그래서 우리는 임산부 고객에게 전체적으로 혹은 각 신체 계통에 터치가 주는 이점을 살펴보도록 하겠다.

모두를 위한 케어

인류 역사상 많은 사회의 경우, 임신과 출산, 그리고 엄마가 되는 능력은 누군가를 여성으로 정의하는 기준이었다. 그들 경험은 많은 여성에게 있어 큰 기쁨과 자부심의 원천이다. 그러나 일부 여성에게는 그에 수반되는 기대가 부담스럽기도 하다. 임신한 일부 여성들은 스스로를 여성으로 인식하지 않는다. 또 다른 임산부들은 여성으로 인식하지만, 성별화된 언어와 정체성이 만들어 낼 수 있는 제한을 피하고 싶어한다. 이처럼 엄청나게 복잡한 정체성에 대한 질문을 여러분 자신의 업무에서 생각해 보기 바란다.

첫 번째 단계는 각 고객의 성 정체성이나 대명사 사용에 대한 가정을 피하는 것이다. 여러분의 접수 양식, 홍보 자료, 소셜 미디어에 포용적인 표현을 사용하면 모두에게 열린 분위기를 조성할 수 있다. 트랜스젠더 또는 성불일치 사람과 함께 일하고 싶다면, 트랜스젠더 건강에 대한 전문 교육을 받는 것을 강력히 권장한다. 모든 사람들이 여러분의 터치에 안전과 편안함을 찾을 수 있도록 어떻게 업무를 조정할 수 있을까? 서문에서 설명했듯이 이 책을 집필한 의도는 모든 독자와 우리가 서비스를 제공하는 고객에게 비슷한 환영을 제공하기 위함이다.

사랑의 터치 — 한 번에 두 사람을 마사지한다.

Touching Humanity, Two Bodies at a Time

임신, **진통** 및 산후 기간 동안의 양육적 터치는 새로운 개념이 아니다. 출산 경험 동안 마사지와 움직임은 오랫동안 많은 문화권에서 건강 관리의 중요한 부분이었다. 인도의 고대 아유르베다 의학 매뉴얼은 임산부의 늘어진 복부 피부에 특별한 오일로 마사지하는 방법을 제시했다. 전통 조각 작품들은 에스키모 남편이 진통하는 아내의 등을 지지하고 사랑스럽게 문지르는 모습을 묘사하고 있다(Goldsmith 1984). 전 세계의 최신 병원에서는, 필요할 때 **출산을 돕는 사람** 혹은 조산사가 임산부를 잡고 마사지를 해 준다(Bohren 등 2019; Klaus 등 2012). 수세기 동안 세계의 산모 관리의 대부분을 제공해 왔던 조산사들은 고도로 발달된 핸드-온(실무) 기술을 가지고 있다. 수천 년 동안 수십억 명의 여성들에게 터치는 사랑의 지원, 풍부한 지적 도움과 충분한 용이함을 제공해 왔다.

인류학 연구에 따르면, 세계의 평화로운 문화에서는 임신과 유아기 때 터치가 두드러진다고 했다(Prescott 2005). 49개 사회에서 확인된 80%의 상관관계가 유아의 신체적 관심(산모에 안겨 있는 아기를 만지는 것을 포함해)과 낮은 범죄율과 폭력(절도, 고문, 장애 및 예속 등을 포함한) 사이에 존재한다(Prescott 2005).

같은 연구자들은 주로 Harry Harlow의 유명한 연구용 원숭이를 대상으로 어미와 떨어져 **유대감**을 형성할 기회를 잃은 새끼 원숭이를 연구했다. 이들 어린 원숭이들은 어미와 떨어져 뇌가 성장하는 형성기를 보냈다. 그들은 애정과 쾌락을 덜 할 수 있었고 우울증, 고립, 그리고 자기 자신과 다른 사람들에 대한 폭력에 더 기울어졌다. 어미가 만지고 흔들어 주는 감각 입력의 부족은 애정을 조절하고 폭력적인 행동을 중재하는 신경계의 발달에 손상을 주는 것으로 보인다(Voltolini 등 2014; Prescott 2005).

전 세계적으로 우리는 정치적, 종교적, 문화적 갈등을 목격하고 있다. 이들 중 많은 것들이 대화보다는 분열, 연결보다는 고립, 접촉보다는 거리감으로 정의되는 것 같다.

우리의 일은 전 세계적 딜레마에 비하면 미미하지만, 의미있는 변화를 가져올 수 있다. 개인적인 이야기와 계속 늘어나는 데이터는 마사지 치료가 터치의 광범위한 이점을 확산시킬 수 있는 잠재력을 가지고 있음을 시사한다. 우리는 마사지 치료사가 더 평화로운 세상에 기여하고 있다고 믿는다. 마사지를 통해 산모를 돌봄으로서 우리는 임신, 출산 및 육아의 중대한 과정을 돕는다. 우리는 엄마들이 아기를 더 잘 키울 수 있도록 해 준다. 우리는 임산부와의 마사지가 산전 및 주산기 우울증, 미숙아 및 **저체중**의 감소, 수면 패턴의 개선, **코티솔** 수치의 감소, 임신과 진통 도중의 통증 감소 등 여러 가지 긍정적인 효과가 있다고 제안하는 여러 연구를 수행하고 있다(Field 등 2010a). 그 결과는 우리에게 확신을 주었다. 치료적 터치는 여러 신체 계통과 산모와 아기 모두에게 영향을 미치는 유익한 측면에서 세계적으로 입증되었다. 그리고 그 결과는 지속적이다: 진통 시 **합병증**이 거의 없고, **조산**이 거의 없을 때(Field 등 1999), 산모와 아기의 분리가 없게 되고 평화, 사랑, 행복이 가능한 문화에 통합되는 것처럼 보이는 유대감에 더 많은 시간을 보내고 기울게 된다.

터치와 폭력 감소 사이의 이런 연관성을 감안할 때, 마사지 치료사는 물론, 산모를 돌보는 여러 사람들은 현재와 미래 세대에 걸쳐 더 사랑하는 가족, 지역 사회 및 세계에 기여하고 있다는 자부심을 가져야 한다.

임신 스트레스 Pregnant with Stress

대부분의 여성들은 엄마가 되는 것을 인생에서 가장 소중한 기회 중 하나로 여긴다. 그러나 종종 이런 강렬한 감정적 투자는 임신 동안에 스트레스가 될 수 있다. 아기를 위해 최선을 다하는 엄마들은 완벽해지기 위해 여러 가지 방법으로 스스로를 압박할 수 있다. 특히 임신으로 인한 일반적인 불편함이 제대로 먹고, 충분히 운동하고, 직업을 유지하기 어렵게 만든다. 임신을 망설이는 사람들에게는 이런 어려움이 더욱 가중된다. 즉, 거의 모든 사람에게 임신과 스트레스는 어떤 식으로든 떼려야 뗄 수 없는 관계이다. 임산부의 스트레스는 어디에서 비롯되는가? 임신 결과에 어떤 영향을 미치는가? 특히 마사지를 통한 이완은 스트레스의 부정적인 영향을 어떻게 줄일 수 있는가? 이들은 아래에서 우리가 해결하는 궁금증이다.

변화와 기대의 시간
A Time of Transitions and Expectations

임신은 대부분의 여성에게 환영받는 축복이지만, 임신은 관련된 모든 사람에게 많은 변화를 가져온다(그림 1.1). 신체가 변화함에 따라 여성은 변화된 생리 기능에 적응해야 한다. 임신한 몸의 형태가 바뀌고 걸음걸이와 기타 움직임 패턴도 달라진다. 머리카락과 피부, 호르몬이 변화하고, 더 이상 이전의 신체적, 정서적 자아가 아닌 것처럼 느껴질 수도 있다.

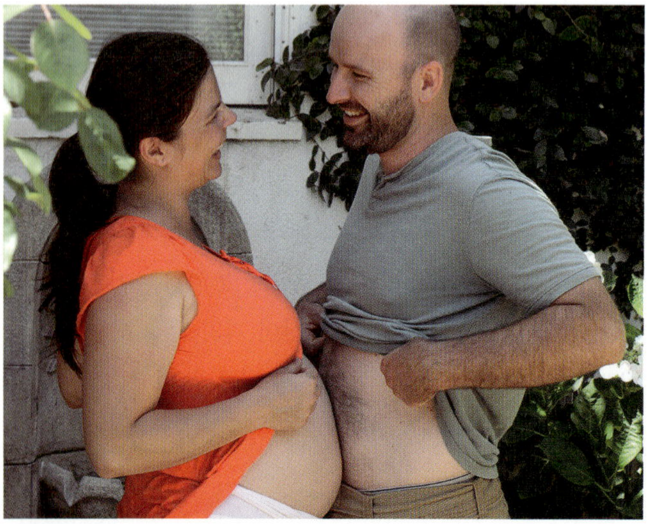

그림 1.1
즐거운 환영. 임신은 스트레스가 될 수 있지만, 아기를 맞이할 준비를 하면서 가족과의 관계는 더욱 친밀해질 수 있다.

임신은 종종 격변과 불안의 시기이기도 하지만, 행복감과 기쁨의 시기이기도 하다. 임산부의 감정은 하루에도 수십 번씩 변한다. 파트너, 부모, 친구, 동료와의 관계도 모두 달라질 수 있다. 신체적, 정서적 학대의 유산을 포함하여 억눌렸던 문제가 다시 떠오를 수도 있다. 임신으로 인해 평소보다 다른 사람에게 더 의존해야 하는 경우가 많고, 일부에게는 불편한 사회적 역할과 기대에 부응해야 하는 경우도 있다. 새로 태어난 아기는 감정, 재정, 경력을 확장시킬 수도 있고, 특히 자원이 적은 가족에게는 큰 부담을 줄 수도 있다.

놀랍게도 많은 임산부들이 파트너로부터 학대를 당하고 있다(Alhusen 등 2015). 또한, 임산부의 4분의 1은 생명을 위협하는 심각한 의학적 합병증의 발생 위험이 높다(7장 참고). 미혼, 레즈비언, 비이성애자, 장애인, 대리모 등의 임산부는 전통적이지 않은 상황으로 인해 부가적 어려움을 겪는 경우도 많다. 모든 사람이 지원을 필요로 하는 이 시기에, 많은 사람들이 이전 시대나 친족 중심의 문화 공동체와 가족 지원없이 고립된다.

또한 임신은 기대감으로 가득 차 있다. 많은 여성들은 임신 여부, 시기, 방법에 대해 그 어느 때보다 분명한 통제권을 갖게 되었다. 그들은 임신을 늦추고 자녀를 적게 낳을 가능성이 점점 더 커지고 있다(Mathews와 Hamilton 2014, Ely와 Hamilton 2018). 그 결과 의도적으로 임신 시기를 늦추거나 **보조 생식 기술** 치료에 수년의 시간과 수천 달러를 투자한 후에 임신하는 사람들이 점점 늘어나고 있다. 이런 임신은 더 큰 의미와 정서적 투자를 필요로 한다.

대중문화는 출산을 낭만적이고 행복한 시간으로 기대하게 만들지만, 많은 사람들에게 현실은 더 복잡하다. 어떤 사람들은 임신이라는 느낌을 싫어하고, 또 어떤 사람들은 풍부한 출산 교육과 다양한 선택지에 압도되어 잘못될 수 있는 모든 일에 대해 걱정하기도 한다. 어떤 사람들은 “이상적인” 출산을 계획하고 부족한 것에 괴로움을 느낀다. 또 어떤 사람들은 다가오는 출산에 대한 두려움을 없애기 위해 기술과 의약품을 통해 고통스럽지 않고 위험이 적은 진통을 할 수 있다는 실제 상황과 상상의 약속에 집착한다. 나머지 시기의 스트레스는 말할 것도 없고, 건강 문제도 일부 여성에게 산모와 태아의 위험을 증가시켜 임신 결과에 대한 불안감을 가중시킨다(Ricci 2017).

명심하자

임신에 대한 다양한 감정을 가진 고객과 다양한 사회경제적 지원과 가족 지원 시스템에서 온 고객을 지원하고 돌볼 준비를 해야 한다.

산모와 태아에게 미치는 영향
Maternal and Fetal Consequences

이런 모든 우려로 인해 임신 중 스트레스가 증가하는 시기가 종종 있다는 것은 놀라운 일이 아니다. 스트레스는 **교감신경**을 활성화시킨다. 이것은 스트레스 호르몬의 부신 생성을 증가시켜 투쟁, 도피 또는 동결 반응을 일으킨다. 이런 활성화는 생존에 필수적인데, 사고를 피하기 위해 자동차 브레이크를 밟는 것을 생각해 보자. 그러나 지속적인 걱정과 불안에 의해 유발되는 급성 스트레스 요인과 만성 교감신경의 자극은 산모와 아기에게 부정적인 영향을 미칠 수 있다(Spradley 2019; Reyes 등 2018).

오늘날 스트레스라는 주제는 어디에나 존재하는 것처럼 보인다. 그러나 우리가 얼마나 스트레스를 받고 있는지, 또는 얼마나 스트레스를 받는지에 대한 불만이 계속되는 가운데, 스트레스가 건강에 미치는 매우 구체적이고 광범위한 영향을 고려하는 것도 유용하다. 빠르게 성장하는 태아와 급변하는 산모에게 스트레스의 증상은 여러 가지로 나타날 수 있다.

한 연구에 따르면 임신 초기에 산모의 스트레스(심리사회적 스트레스와 코티솔 수치 모두)가 높으면, 아기가 한 살이 되었을 때 인지 능력이 저하되는 것으로 나타났다(Davis와 Sandman 2010). 또한 다양한 사회적, 생리적 스트레스 요인으로 인해 발생하고 이들 스트레스 요인을 가중시키는 산전 우울증은 미숙아 및 저체중아 출산과 관련이 있는 것으로 나타났다(Field 2017).

여러 체계적 문헌고찰을 통해 산전 스트레스로 인한 여러 가지 결과가 밝혀졌다. 임신과 출산 중에는 산전 스트레스와 아래의 사항과 연관성이 존재한다:

- **조기 진통**
- 조산
- 저체중아 출산
- 태아 성장 제한
- **자간전증**(pre-eclampsia)
- **임신성 당뇨병**(Field 2017, Coussons-Read 2013)

이런 부정적인 결과는 아기의 일생 동안 계속되어 다음과 같이 나타날 수 있다:

- 스트레스에 대한 과민 반응
- 천식
- 알레르기
- 기질적 어려움
- 정서 장애
- **애착 장애**(Coussons-Read 2013)

태아가 *자궁 내*에서 노출되는 환경적 요인뿐만 아니라 심리사회적 요인도 아기의 "일생 동안 지속적인 영향을 미칠 수 있다"는 "태아 기원 가설"을 뒷받침하는 증거들이 점점 늘어나고 있다(Kinsella와 Monk 2009, Monk 등 2016). 실제로 한 문헌고찰은 "태아기 스트레스가 여러 세대에 걸쳐 영향을 미칠 수 있다"고 주장했다(Coussons-Read 2013).

치료실로부터

마사지 치료는 매우 편안하다. 임신 후 내 자신을 위해 해본 적이 별로 없었는데, 근육을 풀어주고 긴장을 풀어주어 나와 아기에게 어떤 도움이 되는지를 확실히 알 수 있었다.

– **Melissa**, 임산부

우리가 할 수 있는 것 What We Can Do

임신으로 인한 잠재적 부담은 너무나 많다. 그러나 긴장을 풀고 내면에 집중하는 방법을 배우는 것만으로도 이런 부담을 줄이는데 도움이 될 수 있다. 이완과 자기 인식은 산모와 아기의 웰빙을 증진하고 긍정적인 출산 경험의 기회를 증가시키는 경향이 있다. 이완 기법을 배우는 것은 여러 가지 이점과 관련이 있다: "병원 입원 횟수 감소, 산과적 합병증 감소, **임신 기간 연장**, 제왕절개 감소, 산후 합병증 감소"(Fink 등. 2012) 등이 있다. 이완 기법을 배운 여성과 파트너는 임신과 진통 동안, 그리고 육아 기간 동안 스트레스와 통증에 더 잘 적응할 수 있게 된다(ACOG 2019, Ricci 2017, Hetherington 2007, Nichols와 Humenick 2000).

마사지 치료사들은 모든 임산부 고객에게 독특하고 강력한 지지와 이완의 경험을 제공할 수 있다. 마사지 치료는 일반적으로 임산부의 기분을 좋게 하고, 보다 효과적으로 기능하며, 보다 낙관적으로 느끼기 때문에 임산부 고객에게 도움이 된다. 마사지는 종종 본질적으로 긴장을 풀어주며, 고객이 내면으로 시선을 돌리고 외부 사건보다는 자신의 몸과 마음에 집중시켜 이완하는 능력을 키우는데 도움이 된다(Samuels와 Samuels 1996). 이것은 진통과 출산의 요구에 대처하기 위한 완벽한 준비 과정이다.

실제로 많은 주산기 전문가들은 진통을 준비할 때(특히 임신 마지막 6–8주 동안), 잠을 자지 않고 대부분의 마사지 치료 시간인 45–60분 동안 깊고 지속적인 수준의 이완을 연습하라

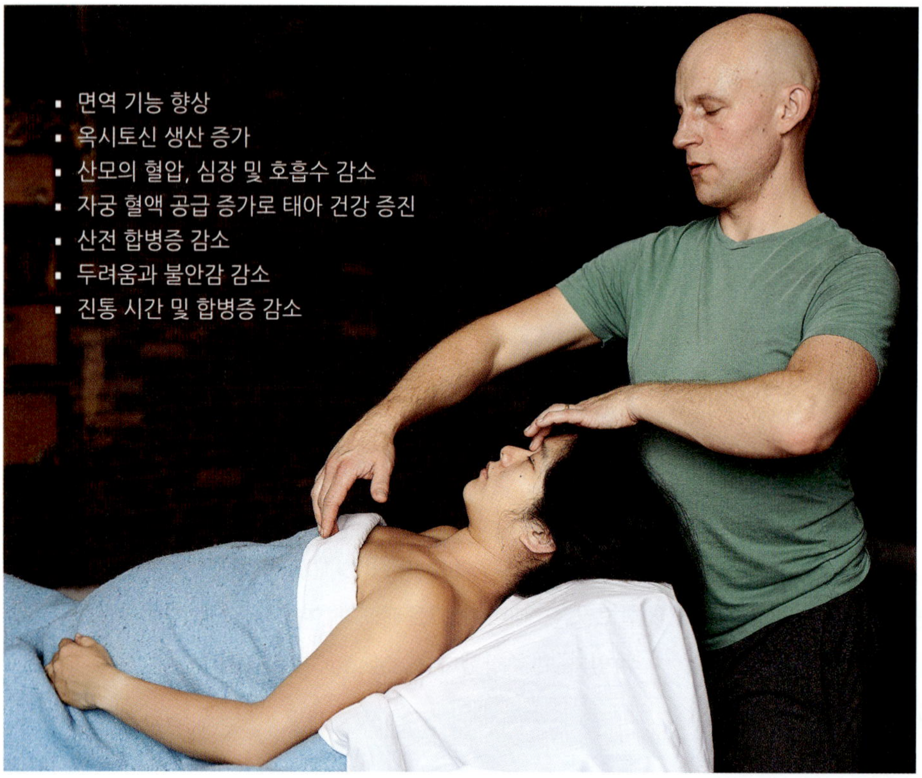

그림 1.2
산전 이완이 산모와 태아에 미치는 이점

고 권장한다(Simkin 2018)! 마사지 치료사는 양육적 분위기를 조성하고 방해받지 않는 조용한 시간을 제공하며, 느리고 규칙적인 호흡을 유도하여 깊은 이완을 유도할 수 있다.

스트레스의 "투쟁 또는 도피" 효과와는 달리, 지지와 이완은 **부교감신경**을 활성화한다. 이런 "이완과 소화"의 효과는 균형을 제공하고 평온을 촉진한다. 긴장을 풀면 임산부는 혈압, 맥박, 호흡수가 안정되고, 자궁, **태반**, 태아로 가는 혈류가 규칙적으로 흐르고 면역 체계 기능, 감정 상태, 스트레스 자극에 대한 반응이 더 건강해진다. 태아의 최적 자세가 일어날 가능성도 높아진다(Nichols와 Humenick 2000; Guan 등 2014; Lee 등 2011; Tully 2020).

명심하자

이완이 증가하면 자궁의 건강한 혈액 순환이 촉진되어 태아의 건강이 개선된다.

단 한 번의 마사지 치료로도 측정가능한 생물학적 효과가 나타날 수 있고, 고객의 통증을 줄이고 광범위한 변화를 일으킨다. 여러 번의 치료는 잠재적으로 통증을 줄이고 불안과 우울증을 감소시키는 데 훨씬 더 강력하다(Rapaport 등 2010; Moyer 등 2004). 우리는 Samueli Institute and Tiffany Field로부터 손상, 질병, 피할 수 없는 삶의 변화를 겪고 있는 사람들에게 이런 이점을 명확히 보여주는 수 많은 체계적 문헌 고찰을 가지고 있다(Crawford 등 2016; Boyd 등 2016a; Boyd 등 2016b; Field 2016).

임신 기간 동안 마사지의 이점에 대한 연구는 드물지만, 그 가치 또한 점차 입증되고 있다. 한 연구에 따르면, 우울한 임산부에게 12주 동안 20분 마사지를 제공했는데, 표준 치료를 받은 대조군에 비해 마사지를 받은 여성은 우울증, 불안 및 통증 척도가 감소했고, 중요한 사람과의 관계도 개선되었다고 보고했다(Field 2017).

마사지는 명상과 동일한 긍정적인 생리 상태와 알파 뇌파 활동을 증가시킬 수 있다. 마사지는 압박, 리듬, 위치의 변화를 통해 감각신경 경로에 정보를 넘치게 하여 신체 인식을 높이고 통증과 스트레스의 징후를 이겨낸다(Benjamin 2016; Juhan 2003).

마사지 치료사는 안정과 보살핌의 터치를 제공할 뿐만 아니라 고객의 특정 관심사에 주의를 집중한다. 이런 조직화된 돌봄의 터치는 특히 가족과 친구가 임산부에게 도움을 제공하지 않을 때 중요한 구성 요소가 될 수 있다. 임산부의 격변하는 감정과 엄청난 변화를 고려할 때 모든 치료사는 판단없이 주의 깊게 경청해야 하며, 상담과 감정 처리에 대한 보완적인 기법과 훈련을 배워 임산부에게 추가적인 도움을 제공할 수 있어야 한다. 필요한 경우 마사지 치료사는 다른 전문가에게 임산부를 의뢰할 수 있다. 또한 임산부에게 스트레스를 관리하고 줄이는 데 도움이 되는 몸과 마음을 다스리는 방법을 교육할 수도 있다. 실제로 임산부와 대화하는 방식은 치료 기법만큼이나 중요할 수 있다(Fogarty 등 2020).

스트레스의 부정적인 영향이 아무리 광범위하더라도 적절한 지원을 통해 이런 영향을 상쇄시킬 수 있다(상자 1.1). 많은 임산부 고객들은 마사지 치료가 만삭까지 출산하는 데 도움이 되었으며, 합병증이 적고 평온함을 느꼈다고 주장한다(Osborne 2009). 한 연구는 임신 동안이나 출산 후 2년 동안 여러 가지 어려운 삶의 변화를 겪은 수백 명의 임산부를 대상으로 연구했다. 강력한 지원 체계를 가진 임산부는 지원 없이 비슷한 스트

상자 1.1
산전 마사지 치료가 스트레스를 줄이는 방법

- 보살피는 숙련된 터치
- 개별 고객의 요구에 관심
- 정서적 지원, 특히 지원해 줄 가족과 친구가 없는 경우
- 비-판단 경청과 감정 처리
- 스트레스 해소 활동에 대한 교육 및 격려
- 다른 전문가에게 적절한 의뢰

레스를 경험한 임산부에 비해 임신 동안이나 산후 기간 모두에서 합병증이 현저히 적었다(Giesbrecht 등 2013; Lancaster 등 2010; Hobel과 Colhane 2003; Nuckolls 등 1972). 그리고 진통 동안 "지속적인 지원"을 받은 임산부는 **제왕절개** 및 **경막외마취** 적용의 감소에서부터 높은 만족도까지 다양한 이점을 얻었다(Kozhimannil 2013).

또한 연구자들은 대부분의 사람들이 직관적으로 알고 있는 것을 기록한다. 투쟁, 도피, 동결 반응만이 스트레스의 반응이 아니다; 여성은 "돌봄받고 친구되기를 원하는" 반응을 보이기도 한다(Taylor 2012). 힘든 시기의 여성들은 본능적으로 다른 사람들을 돌보고 그들을 지지하는 사람들로 둘러싸여 있다. 흥미롭게도 이런 반응의 신경내분비적 핵심은 여성 생식 호르몬, 특히 임신 발달과 모성 반응을 담당하는 호르몬인 **옥시토신**으로 보이고, 마사지 치료를 받으면 이 호르몬이 증가하는 것으로 나타난다(Morhenn 등 2012; Uvnäs-Moberg 2019; Taylor 등 2000)! 그래서 많은 사람들은 스트레스와 기쁨의 과도기에 숙련되고 지원적인 마사지 치료사의 돌봄 관리를 찾는 것은 얼마나 적절한 일인지 알 수 있다.

당신은 어떻게 할 것인가?

새로운 고객이 마사지 치료 내내 자신의 임신에 대한 자세한 내용을 생동감 있게 이야기했다. 그 고객은 많은 질문도 했다. 당신은 그녀의 흥분을 공유하지만, 그녀가 치료의 중요한 이점을 놓치고 있다는 것도 알고 있어야 한다. 그녀가 내면으로 시선을 돌려 치료에 "집중"하는 것이 왜 중요할까? 어떻게 하면 말과 손, 그리고 환경을 통해 그녀의 공유 의사를 존중하면서 이를 장려할 수 있을까?

생리적 이점 Physiological Benefits

대부분의 사람이 임신 사실을 인지하기 훨씬 전부터 내분비계는 모든 신체 계통에서 일어나는 변화를 조율하기 시작한다. 복잡한 일련의 호르몬 작용이 즉각적으로 시작하여 임신한 신체가 앞으로 9개월 동안의 창조적 활동을 준비하도록 한다(그림 1.3). 가정용 소변 임신 테스트에서 검출되는 호르몬인 **인간 융모성 성선자극호르몬(hCG)**은 **임신 초기**에 적절한 호르몬 수치를 보장한다. 수정란 자체는 처음 몇 주 동안 임신을 관리하고 태반은 12주까지 완전히 기능하는데, 이것은 일반적으로 임신을 위해 신체가 얼마나 잘 작용하는지를 보여주는 하나의 예시이다(Ricci 2017).

산모의 내분비계와 난소가 커지고 호르몬의 생산이 가속화되어 광범위한 생리적 적응이 이루어진다. 내분비계 기관으로서 태반은 **에스트로겐**, **프로게스테론** 및 기타 임신 관련 호르몬을 추가로 생성한다. 이런 강력한 화학 물질은 연료와 비타민 및 미네랄 공급을 증가시켜 산모의 에너지 수준을 충분히 유지하고 태아의 성장을 촉진하는 긍정적인 변화를 촉진한다. 이들 변화는 허벅지, 엉덩이, 복부에 지방 형태의 에너지 저장 증가를 포함하고 있다.

프로게스테론은 또한 다음과 같은 평활근 내벽을 이완시킨다: (1) 소화관, 따라서 철분, 칼슘 및 기타 영양소의 장내 흡수 시간과 흡수를 최대화한다. (2) 자궁 근육의 과도한 조기 수축을 방지하고 (3) 혈관벽을 건강하고 낮은 혈압으로 유지한다. 프로게스테론의 또 다른 효과는 호흡 효율을 높이는 것으로서 폐의 **조석 용적**이 커지고 호흡 속도가 빨라져 심박출량 증가를 처리하는 것이다(Ricci 2017).

한편 에스트로겐은 다음과 같은 자극을 한다: (1) 자궁의 성장과 혈액 공급, (2) 균형 잡힌 염분, 수분 및 인슐린 수치, (3) 당과 탄수화물 사용의 대사 효율 증가. 또 다른 호르몬인 **릴렉신**은 프로게스테론이나 에스트로겐과 함께 작용하여 결합조직을 부드럽게 만들고, 임신이 진행됨에 따라 호르몬 수치가 변동하여 관절과 연부조직이 자궁과 태아의 성장에 적응할 수 있도록 한다. 이런 중요한 호르몬의 적응은 건강한 임신을 유지하기 위한 신체의 "지혜"의 증거이다. 또한 부분적으로는 산모의 초기 몇 달 동안에 발생하는 피로, 빈뇨 및 **입덧**의 원인이 되기도 한다(Ricci 2017).

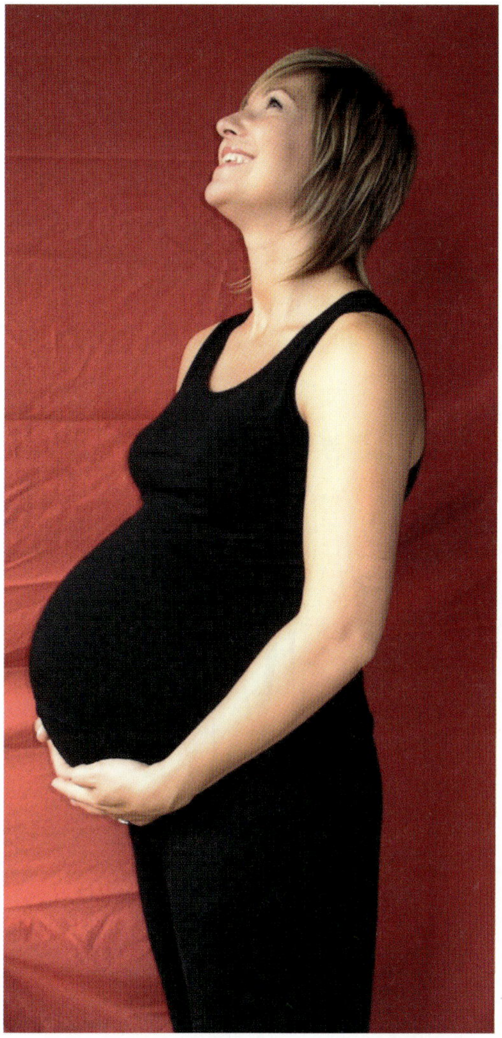

선	생성되는 호르몬: 호르몬의 기능
태반	• 에스트로겐: 태반 생존력, 태아 혈액 순환 및 건강 보장; 인대, 결합조직 및 자궁경부의 이완; 평활근 이완. • 프로게스테론: 자궁내막 지지; 자궁 가동성 진정; 호흡 변화 조절 • 4가지 융모막 호르몬: 자궁내막, 유방 발달 및 포도당 대사 지지; 갑상선 생산 증가
난소	• 에스트로겐, 릴렉신: 인대와 결합조직의 이완; 자궁경부 확장의 증가 • 프로게스테론: 자궁내막 지지
영양막세포와 태아 부신	• 2가지 융모막 호르몬, 에스트로겐: 진통 시작
뇌하수체	• 프로랙틴: 젖 생산 자극 • 옥시토신: 자궁수축 자극
부신	• 에스트로겐 • 프로게스테론
갑상선	• 칼시토닌 • 티록신(T4) • 트리요오드티로닌(T3) 함께 작용하여, 이들 호르몬은 체온, 대사 및 심박동을 조절한다.
부갑상선	• 부갑상선호르몬(PTH): 칼슘과 인산 자극

그림 1.3
산전 내분비 활동. 많은 기관에서 산모와 태아에게 광범위한 영향을 미치는 수많은 호르몬이 생성된다.

소수의 과학적 근거와 많은 일화적 근거에 따르면, 마사지 치료는 임신에 꼭 필요한 생리적 변화를 촉진하는 동시에, 그로 인한 여러 가지 불편함을 최소화하는 데 도움이 된다(일부 고객은 이런 이차적인 증상 때문에 의학적, 약학적, 비약물적 치료를 받기도 한다. 마사지 치료는 이런 증상의 강도를 줄이거나 기간을 단축하고 증상을 완화하는 데 도움이 될 수 있지만, 고객에게 의학적 치료나 약물 복용을 중단하도록 지시하는 것은 마사지 치료사의 권한 밖이다).

이제 마사지 치료사로서 관련성이 높은 순환계, 호흡계, 위장계, 내장계, 비뇨기계 등 이런 전신적 변화에 대해 내림차순으로 설명하겠다. 근골격계의 광범위한 변화에 대한 우리의 일은 매우 효과적이기 때문에 별도의 단락에서 살펴볼 것이다.

순환계의 이점 Circulatory System Benefits

순환계는 성장하는 태아의 요구를 충족시키기 위해 놀라운 적응력을 발휘한다. 빠르면 임신 10-12주부터 에스트로겐과 프로게스테론 생산량이 증가하여 총 혈액량이 증가한다. 임신 이전보다 50% 더 많은 혈액을 생산하는 32-34주차에 최고조에 달한다. 백혈구, 혈장, 혈청 단백질, 혈청 효소 등 모든 혈액 성분의 수치가 높아진다. 적혈구는 이들 다른 요소보다 낮은 비율로 증가하기 때문에, 많은 여성이 생리적 빈혈을 겪게 된다. 이런 변화들의 긍정적인 결과는 산소와 이산화탄소의 교환량이 증가하고, 영양분과 수분 공급량이 증가하고, 산모와 아기에게서 더 나은 노폐물 제거로 이어진다(Ricci 2017).

심장은 이런 증가된 부하를 수용하기 위해 실제로 약간 커지고, 32주째에는 심박출량(일회 박출량)이 임신 이전보다 30-50% 증가한다. 심박수는 분당 10-15회씩 증가하고, 임신 후반기에 시작되어 임신 기간 내내 지속된다. 프로게스테론은 **말초혈관 확장**을 유발하여 혈관이 증가된 부하를 수용하도록 도와주고, 그 결과 임신 동안에 혈압이 실제로 약간 감소한다. 혈압은 임신 중기에 가장 낮지만, 정상적인 임신인 경우, 임신 1기와 3기에는 임신 이전 수준으로 유지된다. 산전 혈압이 크게 상승하면 산모와 아기 모두에게 심각한 위험이 발생할 수 있는 합병증인 **임신성 고혈압 질환**을 겪게 될 수 있어(Ricci 2017), 면밀한 모니터링이 요구된다(7장 참고).

이들 정상적인 순환계 변화의 대부분은 임산부에게는 상대적으로 눈에 띄지 않는다. 임신하지 않았을 때보다 간질액 용적이 40% 증가하는 것이 훨씬 더 뚜렷하다. 임신 3개월이 되면 이런 증가는 종종 **부종**으로 이어지고, 팔과 다리에서 가장 두드러지게 나타난다. 자궁의 무게와 골반 주변의 근막 제한이 이런 부종에 기여하여 병 속의 코르크처럼 작용하여 대퇴부 체액의 리턴을 제한한다(그림 1.4). 그 결과, 약 75%의 사람들은 임신 후반기 또는 3분기에 하지에서 임신으로 인한 정상적인(비함몰성) 부종을 경험하게 된다. 일부 사람들은 여분의 체액이 족저신경을 압박하여 **족근관 증후군**을 일으켜 발과 다리에 저림, 따끔거림, 작열감이 나타날 수 있다. 이런 체액 증가가 흉대(pectoral girdle)에 퍼지면, **수근관 증후군**이 발생하여 팔과 손, 특히 중지와 검지에 중등도 통증에서부터 심한 통증까지 유발할 수 있다(Zyluk 2013).

이런 혈관 변화는 **하지정맥류**와 **거미정맥**을 유발할 수 있

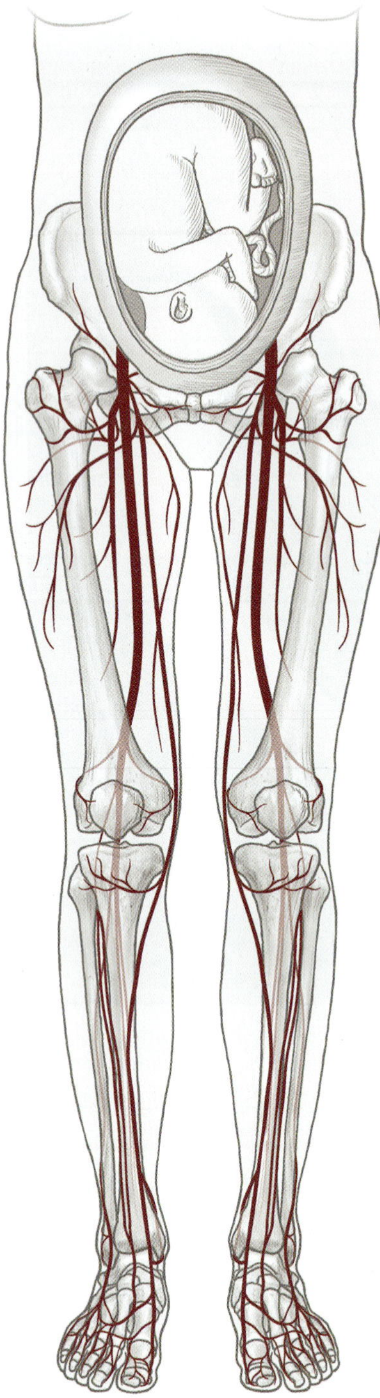

그림 1.4 하지의 동맥과 정맥.

다. 여성은 이런 증상에 대해 자각할 수 있지만, 이것은 프로게스테론이 모든 혈관의 평활근벽을 현명하게 이완시킨 결과이며, 특히 대퇴정맥, 복재정맥 및 기타 하지 정맥의 온전성에 문제가 생긴다. 자궁이 장골 정맥과 하대정맥을 압박하여 하지의 혈류가 제한되면, **대퇴정맥성 혈압**이 상승하고 혈관이 확장되어 하지정맥류가 발생한다. 유전과 식습관, 오래 앉아 있거나 서 있는 시간, 아기의 위치와 크기 등이 부종과 정맥류의 정도를 결정하는 데 도움이 된다. 일부 여성은 외음부와 항문에 정맥류가 발생하여 **치질**을 유발하기도 한다. 거미정맥은 이런 확장된 말초혈관이 터지면서 하지, 얼굴, 상체에 주로 붉은색의 모세혈관이 파괴된 부위가 생기는 것을 말한다(Ricci 2017).

임신 중에는 혈액의 응고 능력이 증가하고, 응고 용해 능력(**섬유소 용해**)이 급격히 감소한다. 이런 변화로 인해 출산 시 **출혈**이 발생할 가능성은 줄어들지만, 특히 하지와 사타구니에 **혈전**이라는 혈병이 생길 가능성은 높아진다. 혈전은 자궁이 커지면서 장골과 대퇴부의 순환이 제한되어 혈류가 느려지고, 프로게스테론 수치가 높아져 혈관의 평활근이 이완되며, 신진대사 요구량이 증가하여 혈액 및 간질액의 양이 증가하기 때문에 발생한다(Devis와 Knuttinen 2017, Jefferies와 Bochner 1991). 이런 변화는 임산부에게서 눈에 잘 띄지 않지만, 혈전 위험이 증가한다는 사실을 잘 알고 치료를 하는 동안에 특별한 예방 조치를 취해야 한다(2장 참고).

치료실로부터

마사지를 받기 전에는 종아리와 발에 물이 차 있었다. 마사지 후에는 붓기가 가라앉고 온몸이 매우 편안해져서 편안하게 낮잠을 잘 수 있었다.

\- **Aletha**, 임산부

이제 마사지가 순환계에 어떤 영향을 미치는지, 또는 어떤 영향을 미치지 않는지에 대해 알아보겠다. 스웨덴식 마사지가 혈액 순환을 증가시킨다는 것은 오랜 주장으로, 어떤 식으로든 "혈액을 움직인다"는 것이다. 이 개념은 자주 언급되지만 충분히 입증되거나 반증된 적은 없었다. 최근 몇 가지 아주 소규모 실험에서 마사지 후 혈류의 다양한 변화가 입증되었지만(Sefton 등 2010; Munk 등 2012), 다른 연구에서는 마사지가 혈액 순환에 영향을 미치지 않는다는 반대의 결론을 내리기도 했다(Hinds 등 2004; Shoemaker 등 1997; Wiltshire 등 2010).

림프 마사지 기법(일반적으로 수동 림프 배액 또는 림프 배액 치료로 가르침)이 임신의 과도한 체액에 유용할 수 있는지 여부에 대해서도 비슷한 불확실성이 존재한다. 첫째, 대부분의 림프 연구는 림프절이 제거되었거나 다른 방식으로 손상된 수술 후 환자를 대상으로 이루어졌다. 둘째, 일부 연구에서는 분명한 이점이 입증되었지만(Zimmerman 등 2012), 적어도 하나의 체계적 문헌고찰에서는 아무런 영향이 없는 것으로 나타났다(Huang 등 2013). 림프 배액이 임신 동안과 임신 이후에 도움이 될 수 있다는 일화적인 근거 이외에(6장 참고), 과학적인 합의나 권장 사항은 없었다.

지난 반세기 동안 여러 이론이 스웨덴식 마사지(및 림프 배액술)가 임신으로 인한 혈액 및 간질액의 증가와 그로 인한 부종에 어떻게 대응할 수 있는지를 설명하려고 노력해 왔다. 리드미컬하게 수행되는 림프 마사지는 유압식 펌프처럼 작동하여 조직에서 혈관과 림프관으로 과도한 체액을 이동시킬 수 있다(Zanolla 등 1984). 압박 마사지의 기계적 효과는 이론적으로 모세혈관의 혈류를 증가시키고 히스타민 방출의 증가를 통해 국소 혈관 확장을 일으킨다. 이런 효과는 산소와 영양분의 전달과 노폐물 제거를 촉진하는 자율 혈관 반사를 통해서도 유발될 수 있다는 이론이 있다(Arkko 등 1983; Linde 1989). 그러나 이런 이론은 추측에 불과하며, 점점 더 시대에 뒤떨어지고 있다.

이런 불확실성 속에서 마사지가 몸에서 독소를 "방출"하거나 "씻어낸다"는 마사지 업계의 또 다른 주장 중 하나를 고려하는 것도 도움이 될 수 있다. 이것은 신화에 불과하며, 마사지가 기분이 좋아지는 이유에 대한 광범위하고 근거 없는 설명이 우리나 고객에게 얼마나 도움이 되지 않는지를 보여주는 좋은 예시이다(Walton 2016). 이런 우려로 인해 일부 마사지 치료사들은 모유 수유 중인 엄마가 마사지 치료 이후에 "모유를 펌핑한 후 버려야 한다"고 제안하기도 하는데, 이것은 근거가 없는 조치로서 우리는 이것을 지지하지 않는다.

근거없는 믿음을 고집하는 대신, 고객에게 우리가 알고 있는 사실을 교육하고, 우리가 모르는 사실에 대해서는 솔직하게 알려주어야 한다. 마사지가 실제로 임신 중 혈액이나 림프액의 순환에 영향을 미치지 않는다면 여러분의 업무 가치가 떨어지는가? 아니다. 따라서 "혈액 순환을 증가시킨다"는 광범위하지만 검증되지 않은 주장 대신, 마사지 치료가 순환계에 도움이 될 수 있는 다른 두 가지 방법을 살펴보자.

마사지가 혈액 순환에 영향을 미치는지(또는 어떻게 영향을 미치는지)는 알 수는 없지만, 마사지가 부교감신경 활동, 즉 "이완과 소화" 반응을 촉진함으로써 자율신경계에 영향을 미친다는 연구 결과가 늘어나고 있다(Diego와 Field 2009; Field 2016). 마사지는 심박수 변동성(HRV) 개선과 혈압 조절이라는 두 가지 방식으로 순환계에 영향을 미칠 수 있다(Guan 등 2014; Lee 등 2011). 느리고 율동적인 마사지는 부교감신경 활동을 자극한다는 두 개의 소규모이며 오래된 연구(Longworth 1982; Fakouri와 Jones 1987)도 심박수와 혈압을 정상화할 수 있음을 시사했다. 4장에 자세히 설명될 자율신경 진정 시퀀스 3-1-1 기법은 임신성 고혈압 장애의 관리 또는 예방에 기여하면서 이완을 증가시킬 수 있기 때문에 더 많은 연구가 요구된다. 마사지가 자율신경계에 미치는 영향은 단순히 혈액을 "이동"시키는 것뿐만 아니라, 순환계와 다른 신체 계통에 이점을 가져올 수 있음을 시사했다. 임산부가 산전 마사지를 받은 후, 기분이 훨씬 좋아졌다고 말하는 이유도 이런 자율신경계의 반응 때문일 수 있다.

또한 순환계는 근육 및 근막과 불가분의 관계에 있으며, 이것에 의해 제한될 수 있다는 사실도 알고 있다. 그리고 혈액과 림프 모두 근육의 움직임에 의존하여 움직일 수 있다는 사실도 잘 알고 있다. 근막이나 연부조직의 제한은 상지와 하지 모두에 국소 순환을 감소시킬 수 있다. 대흉근과 소흉근 및 기타 흉대 구조에 대한 **심부조직 마사지**가 수근관 증후군증상을 줄이는 데 도움이 될 수 있다(Zyluk 2013). 골반의 제한이 발견되면, 이런 제한을 줄이는 특정 근막 기법이나 수동운동 기법이 부종을 완화하는 데 도움이 될 수 있다(Benjamin 2016). 고객은 다리와 골반을 부드럽게 움직이면 큰 이점을 얻을 수 있지만, 안전하게 마사지하기 위해 주의를 기울여야 한다(2장 참고).

새로운 연구 결과가 마사지의 이점에 대한 우리의 원대한 주장을 최소화하는 것처럼 보일 수 있지만, 이런 진화하는 이해가 우리를 낙담시켜서는 안된다. 실제로 새로운 연구는 종종 인체의 놀라운 적응 능력과 마사지가 신체를 변화시키는 것이 아니라, 신체 고유의 과정을 촉진하는 것으로 볼 때 우리의 마사지가 가장 유익하다는 사실을 상기시켜 준다.

호흡계의 이점 Respiratory System Benefits

프로게스테론 분비가 증가하면 호흡할 때마다 가스 교환량이 30-40% 증가하지만, 대부분의 임산부는 여전히 숨이 가쁘고 과호흡을 하는 경향이 있다. 빠르고 얕고 상흉부에서 이루어지는 전형적인 임산부 호흡 패턴은 성장하는 자궁이 횡격막의 움직임과 흉부의 확장을 제한하는 결과이다(Ricci 2017). 복부와 흉부가 커진 것을 보완하기 위해, 많은 여성들은 몸을 뒤로 젖혀 앞으로 넘어지는 것을 방지한다. 이렇게 하면 상흉부가 후방으로 이동하고 하부 늑곽이 앞쪽으로 압박된다. 동시에 흉대가 앞쪽으로 회전하여 늑곽의 팽창을 더욱 제한한다.

임산부에게 횡격막 호흡(복식 호흡)을 지도하여 얕은 호흡, 빠른 호흡, **기이호흡** 등 **잘못된 호흡** 패턴을 교정하도록 도울 수 있다. 횡격막 호흡은 이완을 촉진하고 스트레스를 줄이며, 경부, 흉부, 상부 등의 비효율적인 호흡으로 인한 근골격계 긴장을 완화시킨다(Xiao, Zi-Qi 등 2017). 하부 흉곽 둘레는 자궁에 의해 확장되지만, 더 쉽고 효과적인 호흡을 촉진하기 위해 흉곽의 측면과 후방을 확장시키는 교육을 실시하여 고객에게 도움을 줄 수 있다.

심부조직 마사지, 구조 재정렬 교육, 수동운동, 능동 운동, 그리고 **통증유발점치료** 등도 제한성 자세 편위를 교정하고, 경부, 복부 및 흉부의 가동성을 개선하여 호흡을 개선할 수 있다(Thompson과 Brooks 2016). 또한 마사지는 부교감신경의 활동을 증가시켜 커지는 자궁이 흉곽과 폐를 압박할 때 느리고 쉬운 호흡을 유도하는 것으로 보인다. 사각근, 흉쇄유돌근, 늑간근, 대흉근 및 소흉근, 견갑거근, 능형근, 승모근 및 전거근 등의 근막 제한, 압통점 및 습관성 유지 패턴은 특별한 주의를 필요로 한다(Allen과 Pounds 2016).

치료실로부터

나는 몇 주 동안 옆구리에서 꿰매는 듯한 통증을 느꼈다. 지난 치료 때의 깊은 호흡과 갈비뼈 부위의 마사지를 받은 이후에, 통증이 사라졌다. 내 아기를 이완시키고 호흡하게 하는 것이 나에게도 이 모든 것을 더 현실적으로 만드는 것 같다.

\- **Kim**, 임산부

많은 임산부는 에스트로겐으로 인한 호흡계의 혈관 증가로 인해 코와 부비동에서 코막힘의 불편함을 경험한다. 감기에 걸렸거나 호흡기 알레르기나 천식에 대한 일반적인 약을 복용할 수 없는 경우라면 증상이 악화되기도 한다. 이럴 때 부비동 완화를 일으키는 얼굴 마사지와 지압법은 도움이 될 수 있다. 또한 부비동의 불편함을 완화하는 데 도움이 되는 자가 마사지를 가르쳐 줄 수도 있다(Ferguson 1995, Stillerman 2013).

위장계의 이점 Gastrointestinal System Benefits

프로게스테론의 소화기 계통에 대한 한 가지 목적은 아기를 건강하게 성장시키기 위해 모든 영양분을 추출하는 것이다. 이것을 위해 프로게스테론은 대부분의 소화기관의 평활근 내벽을 이완시킨다. 이런 이완은 연동운동을 감소시켜 장내의 음식물 이동을 느리게 만들지만 최대한의 음식물 흡수를 가능하게 한다. 불행하게도 변비, **위 역류**, 때로는 담낭 질환 등과 같은 다음에 설명되는 이차적인 영향이 임산부에게 두드러지게 나타날 수 있다.

전체 임산부의 25%가 자주 변비를 겪는다(Ricci 2017). 연동운동이 감소하고 자궁이 커지면서 장이 압박을 받게 되고, 장내의 음식물이 느리게 이동한다. 특히 철분 보충제, 저섬유질 식품 및 활동량 감소와 함께, 수분 흡수가 증가하면 복부 팽만감과 긴장성 배변 활동을 유발할 수 있다. 종종 치질도 발생한다.

커진 자궁은 위와 담낭도 압박한다. 이완된 식도 괄약근과 함께, 위산이 상부 식도로 역류하여 흉부 정중앙과 목에서 타는 듯한 통증이 유발될 수 있다. 모든 여성의 70%가 이런 속쓰림을 경험하게 되며, 특히 임신 후기와 누워 있을 때 더 심해진다(Ricci 2017).

에스트로겐, 프로게스테론 및 hCG는 입덧으로 알려진 메스꺼움과 구토라는 또 다른 일반적인 위장 증상을 일으킬 수 있다. hCG는 임신 초기에 여성의 에스트로겐 수치를 유지하고, 배아에 대한 모체의 이물질 거부 반응을 억제하며, 기초 체온을 상승시킨다. 에스트로겐 수치가 높으면, 입덧, 특히 임신 6–12주차에 입덧이 심해지는 것으로 의심된다. 그러나 일부 여성은 임신기간 내내 계속 아프고, 다른 일부 여성은 밤낮으로 메스꺼움을 느끼기도 한다(Ricci 2017).

치료사가 변비 완화를 위해 사용하는 많은 직접적인 마사지 기법은 임신 동안에는 안전하지 않을 가능성도 있다(2장 참고). 그 대안으로 **지압**과 **반사 기법**이 위장계의 기능에 도움이 될 수 있다. 현재 지압의 효과를 입증하는 데이터는 다양하지만, 많은 치료사와 고객들은 발과 손의 특정 부위(그림 4.13 및 7.3 참조), 특정 침술 경락을 따라(Flocco 1993; Enzer 2004; Wang 등 2008), 지압을 사용하여 좋은 결과를 보고했다(Steel 등 2015). 여러 연구에 따르면, 전완에 위치하는 심회 6(PC–6) 경혈을 매일 지압하면, 메스꺼움과 구토를 줄일 수 있다고 보고했다(그림 7.3 참고)(Ozgoli와 Saei Ghare Naz 2018).

이런 위장계 불편함을 해결할 수는 없지만, 마사지 치료가 구토로 인한 부정적인 영향을 상쇄하는 데 도움이 될 수 있다. 여러 연구에 따르면, 마사지로 인해 미숙아의 체중이 크게 증가한 것으로 나타났다. 연구자들은 마사지가 미주신경 활동을 증가시켜 음식물 흡수 호르몬의 생성을 자극한다고 주장했다(Diego 등 2005; Wheeden 등 1993). 이런 유아 연구로부터 추론해 볼 때, 스웨덴의 마사지는 임산부의 영양소 사용 능력을 향상시킬 수 있음을 알 수 있다.

피부계의 이점 Integumentary System Benefits

산전 마사지기법의 가장 중요한 이점 중 하나는 아마도 단순하지만, 피부 자극의 심오한 효과일 것이다. 인류학자이자 "피부학자"인 Ashley Montagu는 뇌를 "피부의 안쪽층, 피부는 뇌의 바깥층"이라고 이야기했다(Montagu 1978). 피부는 신체에서 가장 큰 기관일 뿐만 아니라, "내분비, 면역, 중추신경계와 활발한 상호작용"을 한다는 연구 결과도 있다(Thompson과 Brooks 2016).

부드럽게 쓰다듬어 준 쥐와 그렇지 않은 쥐를 비교한 여러 고전 동물연구에서는 터치를 통한 피부자극의 광범위한 중요성에 대해 설명하고 있다. 부드럽게 쓰다듬은 쥐와 그들의 새끼는 출생 후 더 빨리 눈을 뜨고, 더 활동적이며, 운동 협응력이 더 일찍 발달하고, 젖을 뗄 때 몸무게가 더 많이 나갔다. 쓰다듬어 준 동물은 면역체계가 더 강하고 시냅스 연접이 50%나 더 많았다. 성적으로도 더 활동적이었다. 더 호기심이 많고 침착하며, 문제해결 능력이 뛰어나고, 모성애가 뛰어났다.

이들 쥐의 우수한 운동, 정신 및 사회성 발달은 평생동안 지속되었다. 촉감자극의 긍정적인 효과는 성숙기 내내 사육사가 쥐를 쓰다듬어 주었을 때 더욱 증가했다. 반면, 이 연구에서 부드러운 자극을 받지 않은 대조군의 쥐들은 더욱 흥분적이고 소심하며 두려움이 많았고, 좌절에 대한 분노 반응을 보이는 경향이 있었으며, 종종 서로나 어미 쥐를 물어뜯었다(Meaney 등 1989; Pauk 등 1986; Meaney 등 1985; Weininger 등 1954; Rosen 1957; Denenberg와 Karas 1960; Tapp과 Markowitz 1963; Juraska 등. 1980). 앞서 논의한 데이터에 이런 연구 결과를 더하면, "전문적인 피부자극"으로서 산전 마사지 치료사의 평화 증진 잠재력에 대한 주장은 더욱 강력해진다.

임산부 마사지 치료와 더욱 직접적으로 관련된 연구로서, 임신한 쥐가 자가 자극(핥기)을 할 수 없을 때 관찰된 많은 부정적인 효과를 생각해 보자. 임신한 쥐의 실험군에게는 복부와 유두를 핥을 수 없게 만드는 큰 목줄을 착용시켰다. 이런 목줄을 착용한 쥐의 유선 발달은 대조군 쥐에 비해 50% 더 적었다. 이들 어미 쥐는 둥지를 무작위로 비효율적으로 지었고, 대조군의 어미 쥐보다 새끼를 더 적게 낳았다. 그들은 출산 후 청소와 새끼 핥기를 소홀히 했다. 이렇게 방치된 상태에서 살아남은 새끼의 숫자는 더 적었고, 어미들은 새끼를 돌보는 데 어려움을 겪었다. 심지어 태반도 제대로 발달하지 못했는데, 선구적인 연구자들은 핥기를 통한 피부 자극이 건강한 임신에 필수적인 호르몬의 분비를 촉진한다고 가정했다(그림 1.3 참고)(Roth와 Rosenblatt 1996).

이런 연구는 다음과 같은 사실을 시사한다:

- 피부 자극은 뇌를 자극하여 산모와 아기의 모든 신체 계통에 긍정적인 영향을 미친다.
- 임신 동안의 터치는 호르몬, 특히 프로게스테론, 에스트로겐, 옥시토신, **인간 태반 락토겐** 및 **프로락틴**의 생성을 촉진하여 임신 결과를 개선하고 적절한 모성 행동을 장려하는 것으로 보인다.
- 마사지나 기타 터치 치료법은 본질적으로 임산부(산전 혹은 산후 모두)에게 이런 광범위한 생리적 이점을 제공한다.

명심하자

피부 자극 = 뇌 자극 = 태반 기능 개선 = 호르몬 생성 향상

임신은 피부의 질감, 유분, 색소 침착에 변화를 가져온다. 팽창된 자궁 위의 복부 피부가 늘어나면서 건조하고 가렵고 팽팽해질 수 있다. 임산부는 복부, 흉부 및 체중과 크기가 가장 극적으로 증가하는 기타 부위에 **튼살**이 생길 수 있다. 뺨과 코에

어두운 반점(기미)이 생길 수 있으며, 치골에서 검상돌기까지 검은 선이 생길 수도 있다. 마사지를 할 때 오일이나 기타 윤활제를 사용하면 진정 효과를 느낄 수 있다.

임산부의 통증을 치료하다 보면, 피부의 터치가 주는 다양한 이점을 놓치기 쉽다. 그러나 "촉각은 가장 먼저 발달하는 감각으로서, 우리의 몸과 자아를 인식하는 감각적 발판을 제공한다"는 사실을 기억해야 한다(Bremner와 Spence 2017). 그리고 "피부는 우리가 생각하고, 느끼고, 상호 작용하는 방식에 중요한 이벤트와 과정의 장소이기 때문에 자아에 대한 인식은 우리의 통합적 시스템을 통해 이루어진다"(Morrison 등 2010).

비뇨계의 이점 Urinary System Benefits

임신이 비뇨계에 미치는 영향은 많은 웃음의 소재가 되지만, 임산부에게는 농담이 아니다. 요실금 빈도는 임신 초기와 임신 마지막 주, 특히 아기의 머리(또는 둔위인 경우 발)가 골반 아래로 내려와 방광을 압박하는 임신 말기에 가장 높다. 미국 산부인과 의사협회에서 권장하는 옆으로 눕는 자세는 임신 후반기에 흔히 볼 수 있고, 하지의 혈액 순환을 촉진하여 신장 관류와 여과를 증가시키기 때문에 대부분의 임산부는 소변을 누기 위해 네 번 이상 잠에서 깨는 불편을 갖는다. 방광의 긴장감 감소와 배뇨 시간이 길어지는 것 또한 불편한 증상일 수 있다. 커진 자궁은 방광과 요관을 모두 압박하여 배뇨 속도를 늦추고 방광 공간을 감소시킨다. 프로게스테론은 동시에 신장과 요관을 확대하여 증가된 작업량을 수용한다. 소변량은 처음에는 호르몬의 변동으로 인해 40–60% 증가하며, 임신 후반기에는 체액과 노폐물 제거가 증가하기 때문에 소변량이 40–60% 증가한다. 이들 모든 요인은 임신 동안 방광과 신장의 감염 가능성을 증가시킨다(Ricci 2017).

임신이 진행됨에 따라 체중 증가도 골반저 근육에 부담을 준다(그림 1.5). 많은 여성이 웃거나 재채기 또는 기침을 할 때 소량의 소변이 새어 나온다(복압성 요실금). 출산은 골반저 근육의 불가피한 스트레칭과 외상 가능성으로 인해 이런 상황을 더욱 악화시킬 수 있다. 임신 동안과 출산 후에 골반저 근육의 근긴장도와 유연성의 균형을 유지하는 것이 중요하다.

마사지 치료사의 치료 범위 밖이지만, 골반저 근육의 자가 마사지나 파트너에 의한 마사지도 다양한 골반저(케겔) 운동을 매일 수 없이 반복하는 것과 마찬가지로 출산을 위한 준비를 할 수 있다. 이런 근육을 강화하면 요실금을 예방하고 치료하고 근육의 긴장도와 혈관을 개선할 수 있다(Ko 등 2011). 또한 "역" 케겔 운동은 임산부가 이런 중요한 근육을 풀어주고 부드럽게 하는 연습을 할 수 있도록 도와준다. 두 가지 형태의 골반저 활동도 여성의 골반저에 대한 인식과 통제력을 향상시켜 진통과 출산 시 특히 도움을 준다(Simkin 등 2018; Franklin 2003). 일부 치료사들은 발, 손 및 에너지 경락에 대한 반사 기법이 방광과 신장 기능을 향상시킬 수 있다고 보고했다(Enzer 2004).

근골격계 긴장과 통증의 감소 Reduction of Musculoskeletal Strain and Pain

산전 및 주산기 마사지 치료사를 대상으로 한 비공식 설문조사에서 근골격계 통증 완화가 고객이 치료사를 찾는 주된 이유였다. 치료사들은 허리, 상부 등/목과 어깨 통증, 엉치통증 및 골반 통증, 좌골신경통과 유사한 감각증상, 그리고 복부 통증의 순으로 고객이 자신을 찾아왔다고 보고했다(Osborne 2009). 임산부라면 누구나 자신의 배가 커지는 부담에서 벗어날 수 없다! 허리 및 골반 통증과 기타 국소적인 근골격계 통증은 어느 시점의 임신 기간에서 거의 보편적으로 느끼는 증상이다(그림 1.5 참고).

부가적으로, 통증유발점은 임신의 구조적 스트레스에 대처할 때 특히 흔하게 발생한다. 이런 과민성 지점이 활성화되면 매우 고통스럽고, 일반적으로 통증유발점에서 멀리 떨어진 다른 위치에서도 특징적인 통증이 유발한다. 임신기간 동안 외상이나 긴장된 자세, 근육 떨림, 피로, 좌상 또는 긴장으로 인해 통증유발점이 발생하거나 악화될 수 있다. 임신으로 인한 대부분의 통증유발점은 복부, 늑곽, 상체, 허리, 목, 다리 등의 근육에 나타난다(그림 1.5 참고). (통증유발점이 정확히 무엇인지, 또는 통증유발점이 존재하는지에 대한 끊임없는 논쟁이 있

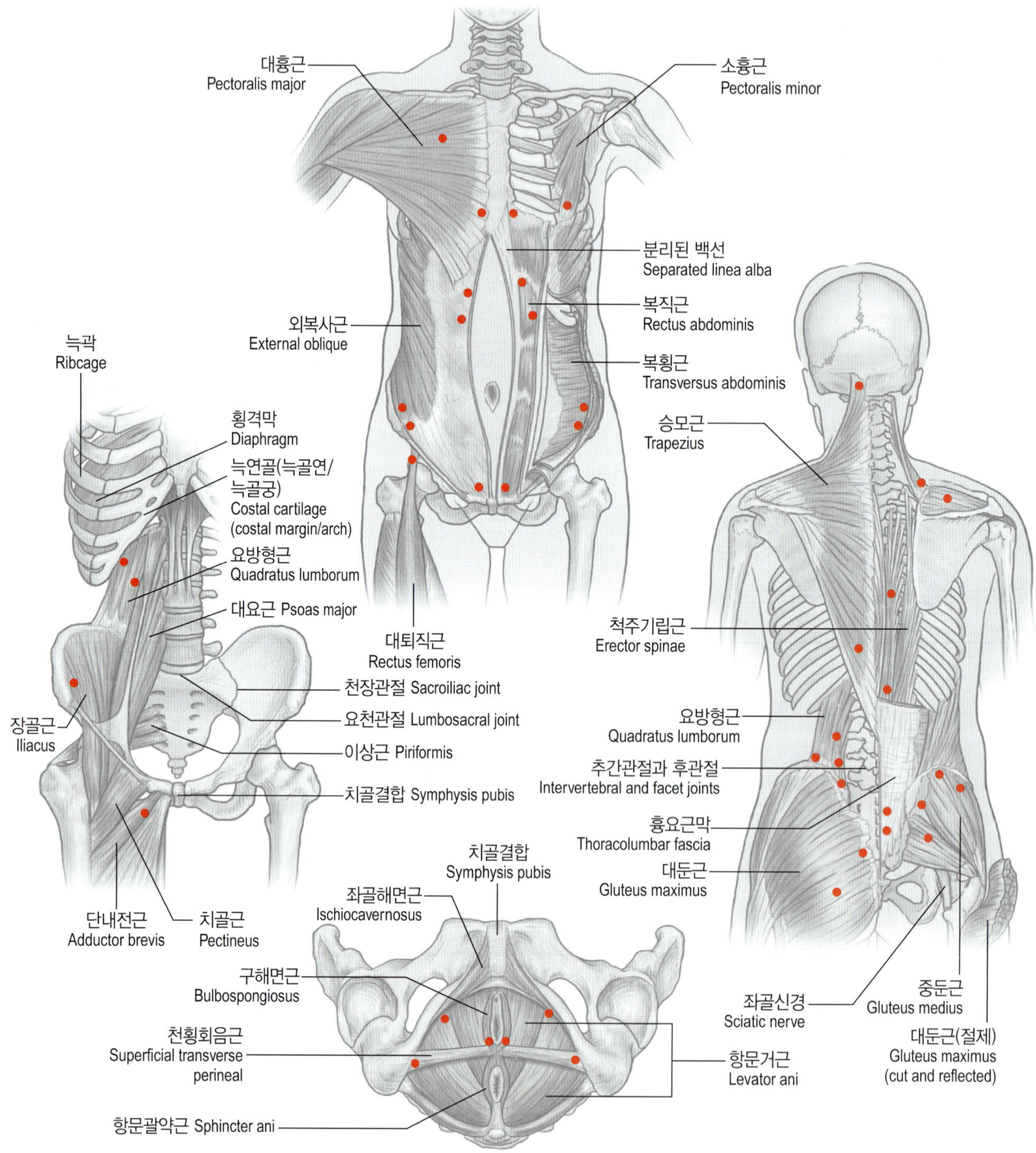

그림 1.5
관절과 근육이 임신으로부터 직접적인 영향을 받는다. 흔한 통증유발점은 빨간 점으로 표시된다(노트. 주로 통증유발점은 편측으로 나타나지만, 종종 양측으로도 나타난다.)

다는 것을 잘 알고 있다! 그리고 만약 존재한다고 해도 우리가 관여하는 생리적 기전이 무엇인지 정확히 알 수 없다. 그러나 기존의 개념은 많은 마사지 치료사들에게 유용하며, 우리는 고객들로부터 이런 "절묘한 통증"의 지점을 목격하고 있다. 더 확실한 근거가 나올 때까지 도움이 되는 경우에는 이 용어를 계속 사용할 것이다.)

통증유발점 치료를 사용하든 다른 여러 가지 방법을 사용하든, 훌륭한 산전 및 주산기 마사지는 종종 임산부의 근육과 근막, 관절에 꼭 필요한 것이다.

구조적 불균형 Structural Imbalance

임산부의 체중 증가는 일반적으로 임산부의 구조적 온전성에 문제를 일으킨다. 임신이 진행됨에 따라 골반이 앞쪽으로 회전하는 경향이 있어 자궁이 복벽을 향해 앞으로 쏠리게 된다. 요추의 만곡이 증가하고 복부 근육이 늘어난다. 그런 다음 이중 보상이 뒤따라 일어난다: 상부 늑곽이 더 후방으로 기울어지고, 머리와 목이 최적의 수직선보다 앞으로 튀어 나오게 된다. 복부의 이런 신장은 백선으로 불리는 중앙선을 따라 가장 두드러지게 나타나고, 세 번째 삼분기가 되면 복직근이 분리되는데, 이를 **복직근이개**라고 한다.

이런 보상은 후방 근육에도 부담을 주어 피로, 압박감, 유발점 및 **섬유증**을 유발한다. 과도한 **요추 전만증**은 고관절 굴곡근, 장요근 및 대퇴근막장근의 단축과 관련이 있으며, 흉요추 근막을 단축시켜 척추 유연성을 감소시킨다. 커진 유방은 그녀의 흉대를 앞쪽으로 회전시켜 흉부 근육을 팽팽하게 만들고 능형근을 신장시킨다. 자궁 무게의 증가도 골반저 근육에 부담을 준다.

임산부는 일반적으로 엉덩이를 외측으로 회전시켜 넓은 서기 자세를 취한다. 이런 자세를 취하면, 이상근과 기타 고관절 외회전근이 만성적으로 긴장하게 된다. 또한 무릎과 발이 더 이상 고관절과 정렬되지 않은 상태에서 장요근은 보행을 할 때 골반을 효율적으로 안정화하거나 굽힘할 수 없다. 이에 대한 보상으로 대둔근이 먼저 허벅지를 외회전시켜야 대퇴사두근이 보행을 완료할 수 있다. 이로 인해 많은 임산부의 특징적인 뒤뚱거리는 보행이 만들어진다. 전방 체중의 증가로 인해 앞으로 넘어지는 것을 방지하기 위해 임산부는 무릎을 과도하게 펴는 경향이 있으며, 체중이 약해진 발의 내측 족궁으로 쏠리게 된다(그림 4.6 참고)(Werner 2019).

허리통증과 골반통증 Back and Pelvic Pain

체중 증가와 함께 이런 자세 조정은 체중을 지탱하는 관절과 관련 근막 구조를 불안정하게 만들고, 긴장시키고, 압박하는 경향이 있으며(그림 1.5 참고), 통증과 기능 제한이 뒤따르는 경우가 많다. 여성 5명 중 1명은 임신 동안 또는 출산 후 첫 3개월 이내에 골반 부위에 통증을 느끼며, 임신으로 인한 수많은 변화 이외에 뚜렷한 원인이 없는 것으로 추정된다! 이것을 **임신 관련 골반대 통증**(PPGP)이라고 하며, 주산기 골반 통증

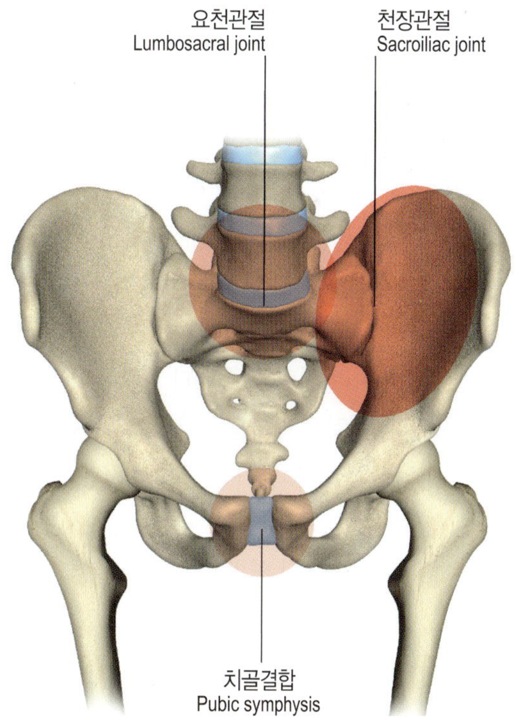

그림 1.6
임산부 골반의 관절 통증. 음영 영역은 전형적인 통증 영역이다. 음영의 밀도는 통증의 가능성과 관련이 있고, 가장 밝은 영역은 가능성이 가장 낮은 것이다.

증후군(PPPS)이라고도 한다(Katonis 등 2011). 이들 여성은 천장관절, 요천관절 및 치골결합 주위에 가장 큰 불편함을 느끼지만, 다른 골반 및 다리 영역도 때때로 통증이 일어난다(그림 1.6과 그림 1.7)(CPWHC 2014; Kanakaris 등 2011; Verstraete 등 2013; Howard 2000).

비대해진 복부가 앞쪽으로 돌출되기 때문에, 천장관절에서 각 장골과 천골 사이의 관계가 극적으로 이동한다. 골반이 전방으로 회전하면 이들 심부 골반관절의 인대가 압박과 장력을 받아 과가동이나 저가동이 발생하고, 이로 인해 통증이 발생할 수 있다. 특히 장배측 천장인대가 예민한 것 같다: 골반통증을 가진 여성의 76%가 여기에서 통증이 발생한다(CPWHC 2014; Vleeming 등 2002). 천장관절의 손상은 하부 요추 영역, 둔부와 안쪽 허벅지, 심지어 하지까지 통증이 유발할 수 있다(Kanakaris 등 2011; Slipman 등 2000).

앞서 언급한 임신 관련 골반대 통증의 증상과는 달리, 일부 사람들은 요천관절이 심하게 압박되어 신경근 충돌로 인한 통증을 가진다. 종종 이런 통증은 지속적이고 일방적이며 움직임에 민감하고 골반의 어느 부위에서나 느낄 수 있다(Katonis 등 2011, Vermani 등 2010, Howard 2000). 앞서 언급한 대퇴골의 외회전 외에도 고관절은 종종 압박감을 느끼며 자유롭게 움직일 수 있는 공간이 거의 없다. 체중 증가는 이런 모든 문제를 배가시킨다.

임신이 진행됨에 따라 릴렉신 및 기타 호르몬이 신체의 결합조직을 이완시킨다. 이것은 태아를 수용하기 위해 골반의 유연성과 공간을 더 많이 확보하고, 가장 중요한 것은 출산 시 태아가 골반을 통과할 수 있도록 하지만, 다른 신체 계통에서 보았듯이 골반만이 이들 호르몬의 연화 효과의 유일한 표적은 아니다. 인대, 힘줄, 연골 및 근막의 이완은 모든 관절, 특히 요추와 골반과 같이 체중을 지탱하는 구조물의 관절 불안정성과 좌상을 유발한다. 임신을 하게 되면 어떤 사람들은 *오즈의 마법사*에 나오는 허수아비처럼 걷는 "맥이 풀린 거위"처럼 느껴진다.

많은 사람들은 임신기간 중에 만성 요통을 처음 경험한다고 말했다. 한 연구에 따르면, 그중 50%는 천장관절 부위, 25%는 상부 요추, 25%는 하부 요추에서 통증을 느낀다고 했다. 둔부와 허벅지 뒤쪽에서 통증이 발생할 수 있지만, 약 1%만이 진짜 좌골신경통(척추 이외의 제한으로 인한 통증이 아닌)을 겪는다(Riczo 2020; Katonis 등 2011; Ostgaard 등 1992). 임산부의 3분의 2 이상이 요통을 경험하고 거의 5분의 1이 골반 통증을 경험한다(Liddle과 Pennick 2015). 골반 통증의 발병은 임신 후기에 가장 흔하지만, 산후 첫 3개월 동안도 거의 모든 임산부가 골반 통증에 취약하다.

위에서 설명했듯이, 허리 통증은 후부 근육과 인대의 자세 유발 좌상, 후방 통증유발점과 전방 통증유발점으로 인한 연관통에 의해 발생된다. 나쁜 복부 긴장과 복직근이개도 요통의 원인이 될 수 있다. 종종 태아가 선호하는 자세를 취하고 있어도 등의 측면에 부담을 줄 수 있고, 불균형한 체중 하중으로 인해 피곤해지고 아플 수 있다.

임산부는 종종 임신으로 인한 일반적인 허리 통증을 피로, 압박감 및 통증으로 설명한다. 천장관절 통증은 둔부의 위안쪽 사분면, 장골능 골반의 후방 장골에서 만성 통증으로 느껴지며, 어느 방향으로든 몇 인치 정도의 방사통이 일어날 수 있다. 장시간 서 있거나 앉는 경우, 하이힐을 신는 경우, 앉은 상태에서 등받이가 충분하지 않은 경우, 이들 모두는 릴렉신 및 기타 호르몬에 의해 이완되고 골반 회전으로 인해 스트레스를 받게 되는 천장관절에 무리를 줄 수 있다. 때때로 한쪽 천장관절은 과가동성이고 다른 쪽은 저가동성인 경우도 있다. 이로 인해 **누운 자세**에서 일어날 때 날카롭고 찌르는 듯한 후방 골반 통증이 발생할 수 있다.

다른 골반 관절의 통증은 원인에 따라 다양하다(그림 1.6). 천골과 허리의 중앙 영역 통증은 요천관절의 좌상과 압박을 의미할 수 있다. 골반 중앙의 날카롭고 찌르는 듯한 전방 통증은 **치골결합의 기능장애**나 골반대의 불안정으로 알려진 치골결합의 불안정을 의미한다. 릴렉신 및 기타 호르몬에 의해 부드러워진 이 관절은 수평 전단 변형에 취약하고, 골반의 한쪽을 올리거나 내리는 움직임이 극심한 통증을 유발할 수 있다. 중둔근의 통증유발점과 피로도 허리 통증과 골반 통증의 원인이 된다(그림 1.6 참고)(CPWHC 2014; Jeffcoat 2009; Noble 2003).

자궁 자체의 성장도 골반 통증의 한 원인이다. 임신 동안 자궁은 작은 배(과일) 크기에서 수박 크기로 변한다. 이런 엄청난 변화를 가능하게 하는 8개의 **자궁 인대**가 골반강에서 자궁을 매달고 받쳐주는 역할을 한다(그림 1.7). 외자궁 복막 결합조직의 두꺼운 층으로 형성되고 복강내 근막의 거대한 그물망과 얽혀 있는 이들 인대는 다음과 같다:

- 자궁에서 측면으로 주행하여 앞쪽과 안쪽의 하부 장골영역에 부착하는 2개의 광인대(난소와 나팔관을 지지한다)
- 광인대 근처의 전방과 상부의 자궁 표면에서 뻗어 나온 2개의 자궁원삭은 서혜인대를 통과하거나 그 근처에서 계속되고 대음순의 결합조직에 부착된다.
- 하행결장 주변의 후방 자궁에서 뻗어 나온 골반 후벽과 전방에 부착되는 S2와 S3에 위치하는 2개의 천골자궁인대
- 방광에 부착되는 작은 전방인대
- 직장에 부착되는 작은 후방인대

자궁의 성장은 필연적으로 이들 인대를 신장시키고, 그들 근막 연속의 왜곡과 당김은 거의 불가피하다(Tully 2020). 이들 변화는 통증을 유발할 수 있다(그림 1.7 참고):

- 광인대: 허리, 둔부 및 좌골 유사 통증
- 자궁원삭: 자궁 위쪽에서 사타구니까지의 대각선 통증, **태아의 위치**에 따라 대개 한 방향으로 외음부와 허벅지 위쪽까지 뻗을 수 있다.
- 천골자궁인대: 천골의 바로 측면이나 아래쪽과 허리에서 통증이 발생한다.

이외에도 허리와 골반에 통증을 유발할 수 있는 몇 가지 다른 원인이 존재한다. 요추의 자세 불균형이 심하면, 둔부와 다리 뒤쪽으로 방사통이 발생할 수 있다. 더 흔하게는 이상근의 만성 문제는 좌골신경을 감싸고 압박하는 **이상근 증후군**으로 알려져 있다. 어느 원인이든 이 통증은 타는 듯한 통증으로 나타나며, 때로는 다리의 저림, 무감각 및 약화로 악화되기도 한다. 4장에서 자세히 설명한 다른 신경도 압박되어 골반 통증을 유발할 수 있다. 일부 임산부는 미골통이나 기타 골반저 통증을 호소하기도 한다(그림 1.5 참고). 다시 말해, 요통과 골반통의 원인은 다양하다!

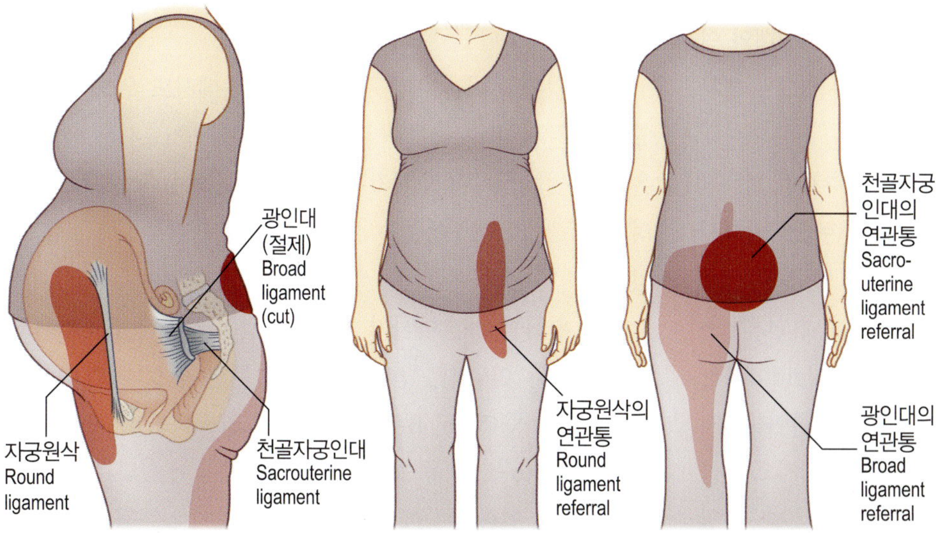

그림 1.7
자궁 인대에서 나온 연관통. 천골자궁인대(*가장 어두운 음영*)는 제3 삼분기에 더 문제가 되는 반면, 자궁원삭(*중간 음영*)은 제2 삼분기에 더 흔하다. 광인대 연관통(*가장 밝은 음영*)은 6개월째부터 많이 발생하며, 허벅지 측면으로 퍼질 수 있다.

> **명심하자**
>
> 임신과 관련된 골반대 통증을 성공적으로 해결하려면, 여러 가지 가능한 통증 원인에 대해 다각적인 접근 방식을 사용해야 한다: 관절 구조와 움직임, 자궁 인대, 통증유발점, 긴장과 섬유화, 근막 뭉침과 탈구조화 및 호르몬 영향 등

다른 근골격계 문제
Other Musculoskeletal Complaints

허리나 골반의 통증만큼 흔하지는 않지만, 발, 종아리, 무릎, 허벅지, 엉덩이의 통증도 많은 임산부들이 경험하는 증상이다. 부종도 발과 종아리의 근육과 관절 손상과 마찬가지로, 아프고 쑤시며 긴장된 느낌을 유발한다. 부종이 경골신경을 압박하면 내측과와 발바닥 안쪽면에 둔감이 발생하는데, 이것은 종종 족근관 증후군이라 불린다. 비복근, 가자미근 및 비골근의 경련은 **하지불안증후군**의 진동과 자극과 마찬가지로, 일부 여성의 수면을 방해한다. 슬관절과 족관절의 압박은 통증과 피로를 유발한다. 압박과 만성적인 대퇴골 외회전으로 인한 고관절의 불편함과 경직은 옆으로 눕거나 **반쯤 기댄 자세**로 수면을 취하는 임신 후기 때 더욱 심해지는 경우가 많다. 임산부는 허벅지 전외측에 통증과 무감각이 있는데, 이는 서혜인대와 인근 근막이 외측대퇴피부신경을 압박하여 발생하는 것으로 생각된다(Patijn 등 2011; Harney와 Patijn 2007).

임신은 요추 및 경추의 전만증, 척추 측만증, 추간판 기능장애, **흉곽출구 증후군** 등 과거의 자세 불균형과 손상을 악화시키는 경우가 많다. 긴장된 자세가 상완신경총을 압박하면, 손 전체와 팔에 특징적인 통증, 저림 혹은 따끔거림이 나타나지만, 부종에 따른 수근관 증후군이 더 자주 발생한다(Klein 2013, Werner 2019). 임신 후기에는 복부장기의 공간이 줄어들면서 늑곽 통증이 발생할 수 있다. 늑곽 하부 둘레가 넓어지고 늑골이 옆으로 벌어지면서 복부 부착점과 늑간근에 무리를 줄 수 있다. 통증유발점이 발생하여 중간 등과 하부 등, 그리고 때로는 늑곽 전체로 연관통을 일으킨다. 태아가 자주 발로 차거나 신장을 하면, 이런 불편이 더 심해질 수 있다(그림 1.5 참고).

두통은 흔하게 발생하고, 종종 근골격계가 원인일 수 있다. 즉, 두통은 목과 상부 등의 긴장, 좌상 및 통증유발점으로 인해 초래된다. 임산부가 과호흡을 하면 두통이 더 심하고 자주 발생할 수 있는데, 이것은 과도하게 사용된 사각근이 경추를 잡아당기기 때문이다. 혈관 확장과 부비동 점액 생성 증가에 대한 다른 호르몬 효과도 부비동성 두통을 더 흔하게 발생시킨다(Ricci 2017; Gibbs 등 2003).

> **치료실로부터**
>
> 머리가 쪼개지는 듯한 두통이 있었는데, 마사지를 받는 동안 긴장된 줄도 몰랐던 목과 어깨가 이완되는 것을 느낄 수 있었다. 시각화 연습도 도움이 되었다. 치료사가 내 배를 잠시 들어 올려 척추의 무게를 덜어주었을 때 정말 좋았다.
>
> – **Tiffany**, 임산부

통증조절에서의 우리의 역할
Our Role in Pain Control

끝이 없어 보이는 이런 구조적 변화 속에서도 우리가 할 수 있는 일은 많다. 지식이 풍부한 산모 마사지 치료사는 이런 많은 근막 및 고유수용성 감각에 대한 신체의 적응을 지원하고 장려함으로써 고객이 통증을 예방, 감소 및 관리하도록 도울 수 있다.

통증 완화를 위한 마사지 치료의 효과는 개별 연구(Cherkin 2011)뿐만 아니라, 점점 더 많은 문헌 검토와 메타분석(Crawford 등 2016, Boyd 등 2016a, Boyd 등 2016b, Field 2016, Miake-Lye 등 2019)에 의해 검증되어 왔다.

임신으로 인한 통증에 대한 마사지 효과의 일화적 근거는 너

무 많지만, 구체적인 연구는 거의 없었다(Oswald 등 2013). 마사지와 임신에 대한 몇 안 되는 체계적인 연구 중 하나에서 마사지를 받은 고객은 동일한 양의 이완 치료를 받은 고객과 비교했을 때 허리 통증이 감소했고 다리 통증은 비슷한 수준으로 감소했다고 보고했다(Field 등 1999). 우울증이 심한 임신 제 2 삼분기의 여성은 이완 치료나 일반적인 산전 관리만 받은 경우보다 마사지 치료를 받았을 때 통증이 비슷하게 감소했다(Field 등 2004; Field 2017).

타당도 수준은 다르지만, 여러 가지 이론이 이런 이완을 설명해 주고 있다. 오랫동안 설명되어 온 **통증의 관문조절 이론**에 따르면, 마사지가 고통스러운 자극을 완화하고 고통스러운 입력의 처리를 변화시킨다고 한다(5장 참고). 뉴로매트릭스 이론은 우리 각자가 통증 인식을 생성하는 정보 출력을 생성한다는 점을 강조하고 있다. 보다 정교한 버전인 생물심리사회적 모델에서는 해부학, 생리학, 통증 경험, 통증에 대한 개인의 판단 또는 평가, 그로 인한 행동, 그리고 개인의 환경이 상호 작용한다고 가정하고 있다(Thompson과 Brooks 2016).

일부 연구에 따르면, 마사지가 신체의 압력 수용기를 자극하여 미주신경 활동을 강화하고 코티솔 수치를 감소시킨다는 것이다(Field 2016). 또 다른 연구들에 따르면, 마사지가 이완 반응을 일으킨다고 제안했고, 기능적 자기공명영상 연구에 따르면 마사지가 스트레스와 감정조절을 담당하는 뇌의 영역에 영향을 미친다고 했다(Buckenmaier 등 2016).

아직 그 효과가 정확히 밝혀지지는 않았지만, 우리는 산전 고객의 통증을 예방하고 줄이는 데 도움이 되는 다양한 기법들을 가지고 있다(Çakır 2018). 작은 진폭의 **통증유발점** 운동을 포함한 율동적 수동운동과 오스테오패쓰 기법인 **스트레인-카운터스트레인 기법**은 통증 관리에 효과적이다(Thompson과 Brooks 2016). 심부조직 마사지와 다른 형태의 **근막이완술**도 단축된 상태의 뭉친 결합조직을 신장시켜 통증을 줄일 수 있으며(Ajimsha 등 2015), 그리고 심부 **횡마찰기법**은 통증과 섬유증으로 제한된 가동범위를 증가시킬 수 있다(Thompson과 Brooks 2016; Cyriax와 Coldham 1984). 스웨덴식 마사지를 비롯한 기타 주의 깊은 마사지 기법도 고객의 부교감신경의 활성화를 촉진할 수 있다(Guan 등 2014, Lee 등 2011).

통증유발점 기법, 혹은 통증유발점 주변에 집중적으로 압력을 가하고 적절한 신장을 적용하는 것만으로도 조직 허혈을 완화하고 정상적인 조직 혈액 공급이 회복되도록 하여 통증유발점과 관련된 통증을 줄일 수 있다고 과학자들은 추측한다(Liddle과 Pennick 2015; Howard 2000)(복부 주의사항에 대한 2장과 4장 참고).

우리의 임산부 고객들은 이들 기법을 통해 통증이 완화되는 것을 좋아한다(Steel 등 2015).

도수 기법 이외에, 교육도 통증을 줄이고 구조물에 가해지는 스트레스를 줄이는 데 도움이 된다. 걷기, 앉기, 수면, 운반 및 기타 일상 활동에 대한 올바른(그리고 안전한) 복부 강화 활동과 신체 사용 지침도 목, 허리 및 골반의 긴장을 줄여줄 수 있다. 이런 효율적인 운동 패턴은 결과적으로 도수치료의 효과를 좋게 만든다(Simkin 등 2018).

진통 준비 Labor Preparation

신체 유연성과 **근운동감각 인식**은 출산 과정에 보다 적극적으로 참여할 수 있도록 도와준다. 근육과 관절의 유연성은 능동적 출산에 중요한 움직임과 자세의 가능성을 더 많이 제공해 준다(Ricci 2017). 많은 진통 여성은 다양한 진통 과정 동안 걷고, 쭈그려 앉고, 흔들고, 런지하고, 무릎을 꿇거나 서기를 원한다. 열린 고관절, 유연한 내전근, 슬괵근 및 장딴지 근육, 그리고 탄력적인 자세 근육이 이런 욕구를 가능하게 해 준다. 골반에 연결된 모든 구조물은 길이와 유연성을 필요로 한다. 적어도 질을 통한 진통은 산도를 허용하기 위해 임산부는 자신의 허벅지를 벌릴 수 있어야 한다.

통증 조절에 유용한 동일한 마사지 치료, 특히 수동 신장과 보조저항 신장, 심부조직 마사지와 오스테오패쓰 연부조직 치료 등이 유연성을 증가시키는 데 효과적일 수 있다(Thompson과 Brooks 2016). 임산부는 전문화된 산전 훈련을 받은 강사가 진행하는 피트니스 프로그램이나 요가 프로그램에도 참여할 수 있다. 근력강화 운동과 유산소 운동을 포함하면, 진통과 출산의 긴 시간 과정에 대비할 수 있다(Simkin 등 2018; Jorge 등 2015). 물론, 산전 운동의 권장 여부에 대해서는 산부인과 의사와 상담해야 한다.

자신의 몸에 대한 인식을 깊게 만드는 것은 산전 운동과 신체 운동의 많은 잠재적 이점 중의 하나이다. 감각-운동 시스템의 "피드백 루프"의 결과로 신체 인식이 증가하면, 감각 인식과 근육 조절 능력이 향상된다(Juhan 2003). 자신의 내부 환경에 대한 친숙도가 높아진다는 것은 임산부가 더 쉽게, 더 적은 고통과 모험심을 가지고 진통 과정을 스스로 만들어질 수 있음을 의미한다(Tully 2020).

치료실로부터

마사지 치료가 임신 기간 동안 많은 도움이 되었다고 생각한다. 몸이 이완되고 내면의 중심을 잡고 집중할 수 있었기 때문에 진통 동안에 큰 변화를 가져왔다.

– **Ileana**, 임산부

바디워크 기법의 다양한 자극은 이런 피드백 루프를 활성화시키는 한 가지의 방법이다. 특히 스웨덴식 마사지, 심부조직 마사지 및 반사 마사지 등은 터치의 깊이, 방향 및 지속 시간의 변조를 기반으로 한다. 근운동감각 입력은 수동운동과 능동운동의 속도, 리듬, 강도의 변화에 따라 달라진다. 어떤 기법은 임산부가 수동적으로 받아들이고, 어떤 기법은 임산부의 능동적인 참여를 필요로 한다. 이들 모든 경험은 임산부의 몸과 마음에 풍부한 정보를 제공하고 그에 상응하는 반응을 불러일으킨다. 그 결과, 지각력이 향상되고 신체를 새롭게 이해하며, 보다 구체적으로 인식할 수 있게 된다.

산전 마사지 치료 동안, 임산부가 신체적, 정서적 인식과 연결되고 표현할 수 있도록 도울 수 있는 수많은 기회가 제공된다. 임산부로서 자신의 감각과 요구를 더 완벽하게 표현하는 법을 배우면, 가족이나 진통을 돕는 전문가와 더 효과적으로 소통하는 능력을 향상시킬 수 있다. 이렇게 되면 진통 동안 자신의 감정에 접근하고 자신의 요구를 주장할 수 있는 가능성이 높아진다. 과거에 외상성 출산을 경험했거나 신체적, 정서적 외상 병력이 있는 임산부의 경우는 자신을 효과적으로 표현하기 위해 특히 세심한 도움이 요구되는 경우가 많다(7장 참고).

등, 복부 및 골반저의 근육이 이완되면, 자궁은 저항 없이 진통할 수 있고, 아기는 자궁경부를 더욱 견고하게 압박할 수 있어 쉽게 출산이 이루어질 수 있다. 진통하는 여성은 몸 전체의 긴장을 감지할 수 있어야 한다. 상상, 최면 또는 의식적 조절을 통해 긴장을 완화하는 방법을 알고 있다면, 진통이 더 쉬워질 수 있다(Smith 등 2018a). 또한 진통은 특정 근육을 정밀하고 통제된 방식으로 사용해야 한다. 임산부는 산전 바디워크를 통해 이들 능력을 발달시킬 수 있다. 횡격막 호흡, 복부 및 골반저 강화, 회음부 자가 마사지에 대한 교육도 중요한 이들 출산 근육에 대한 인식과 통제력을 개발하는 데 유용하다(5장 참고)(Simkin 등 2018; Jorge 등 2015).

대부분의 임산부들은 임신 동안 치료적 바디워크를 받음으로써 자기 인식, 이완, 정서적 지원을 얻을 수 있다. 이것은 인류의 존재와 수 천년의 출산 경험에 걸쳐 진화해 온 선천적 기법과 직감에 더 많이 접근할 수 있는 사람으로 성장하는데 기여한다(Together 2017; Samuels와 Samuels 1996).

남편이나 출산에 함께 할 다른 사람들에게 마사지를 가르치면, 모든 사람의 진통 준비에 도움이 된다. 가족이나 친구는 임산부와 함께 마사지 치료에 참여하여 간단하면서도 효과적인 마사지를 배우고 익힐 수 있다. 일부 치료사들은 출산 교육의 한 부분으로 마사지를 가르치거나 소수의 여성과 그 가족들이 진통 마사지를 배울 수 있도록 별도의 마사지 강좌를 구성하기도 한다. 정교한 촉진 기법과 고급 해부학적 지식이 필요한 치료 절차는 전문가에게 맡기는 것이 가장 좋지만, 비전문가도 중요한 안전 예방 조치를 교육에 포함한다면 가족 구성원을 안전하게 마사지할 수 있다(5장 참고와 온라인 자료 참고).

진통 촉진 Labor Facilitation

마사지는 진통 시에도 강력한 힘을 발휘한다. 마사지를 받으면 진통 시간이 짧아지고 고통이 적으며 합병증이 적고, 약물 사용과 의료 개입이 줄어드는 데 기여할 수 있다. 물론 진통 시 마사지를 받는다는 보장은 없지만, 적어도 마사지는 산모와 아기의 신체적, 정서적 웰빙을 개선하는 데 도움이 된다. 이들 여성이 본능적으로 그리고 개인적으로 알고 있는 것은 현대의 연구들에 의해 검증되기 시작했다. 이들 강력한 비약물적 통증 관리 옵션을 제공하는 것은 산모 친화적 산후조리 모델이라는 목표를 향한 중요한 단계이다(Budin 2007, Olsen과 Clausen 2012). 5장은 진통의 세부 사항과 이를 촉진하기 위해 사용할 수 있는 구체적인 기법을 제시하고 있다. 여기에서는 놀라운 진통 여정에 대한 터치의 가치를 간략하게 제시할 것이다.

시대를 초월한 터치 Timeless Touch

출산의 역사나 인류의 연구를 훑어보면(많은 예시 중 2가지에 대한 Cassidy 2006 혹은 Goldsmith 1984 참조), 숙련되고 애정 어린 터치로 임산부의 진통을 달래고 힘을 주는 경우가 넘쳐난다. 고통이나 스트레스가 심해지면, 출산 중인 사람에게 손을 내밀어 도움을 주고 싶은 충동이 자연스럽게 생긴다. 물론 진통 중인 모든 여성이 터치를 원하지 않지만, 대부분의 임산부는 진통 도중 어느 시점에 안심할 수 있는 터치를 원한다.

이런 원초적인 본능은 지난 2세기 동안 “하이-터치(high-touch)”에서 “하이테크” 출산으로 진화되고 있는 서양의학과는 뚜렷하게 대조된다. 현대의 모니터링, 약리학 및 수술 절차는 많은 여성과 그 가족에게 혜택을 주어 왔다. 그러나 이런 기술은 비인격적이고 권한을 박탈당하는 느낌을 줄 수 있으며, 통계적으로도 많은 사람들이 생각하는 것만큼 안전하지 않은 출산 환경을 만들었다(Olsen과 Clausen 2012; Budin 2007; Behruzi 등 2013).

진통시 터치에 대한 연구 Research on Touch in Labor

더 많은 연구와 몇 가지 체계적 문헌고찰은 여성들이 오랫동안 알고 있었던 마사지 치료가 엄청난 진통 기간 동안 다양한 이점을 가질 수 있음을 확증했다. 많은 마사지 연구와 마찬가지로, 진통 연구의 표본 크기가 작고 방법론도 불완전한 편이다. 그러나 데이터의 양이 증가함에 따라 마사지의 다양한 효능에 대한 확신이 증가하고 있다. 다양한 환경에서 수백 명의 여성을 대상으로 한 수 많은 연구를 바탕으로 마사지는 다음과 같은 효과가 있음을 자신있게 말할 수 있다:

- 진통 통증의 지각 감소
- 진통 요구에 대처하는 능력 향상
- 진통 시간 단축
- 이완 제공
- 불안감 감소
- 약물 치료의 필요성 감소
- 통제 감각 향상
- 진통의 정서적 경험 향상(Smith 등 2018b, Unalmis Erdogan 등 2017, Field 2016, Gallo 등 2013, Simkin과 O'Hara 2002).

우리는 이런 강력한 지식의 실체에 기뻐해야 한다!

전문적인 진통 지원과 관련된 연구는 신뢰할 수 있는 데이터의 추가 출처를 제공한다. 출산 도우미는 진통 내내 마사지를 제공하고, 기타 신체적, 언어적, 정서적 위안을 제공하는 등 지속적인 지원을 제공한다. 전 세계에서 수행된 6개의 연구에 대한 메타 분석에 따르면, 이런 지속적인 신체 접촉과 정서적 지지는 대조군에 비해 다음과 같은 이점을 제공했다:

- 진통 시간 25% 단축
- **피토신** 사용 40% 감소

- 경막외마취제 요청 60% 감소를 포함한, 모든 진통제 사용 30% 감소
- **겸자** 사용 40% 감소
- 제왕절개 출산 50% 감소
- 신생아 **Apgar 점수** 향상
- 산후 가족 적응력 향상(Klaus 등 2012)

최근의 수많은 연구에서 배려심 있고 지원적이며 잘 훈련된 진통 도우미의 풍부한 이점이 입증되었다(Bohren 등 2019; Gruber 등 2013). 한편, 산전 마사지 치료사의 치료 파일에는 출산 팀과 함께 할 때 더 쉽고, 더 만족스럽고, 더 건강한 출산을 할 수 있다는 자세한 일화들이 가득하다(그림 1.8).

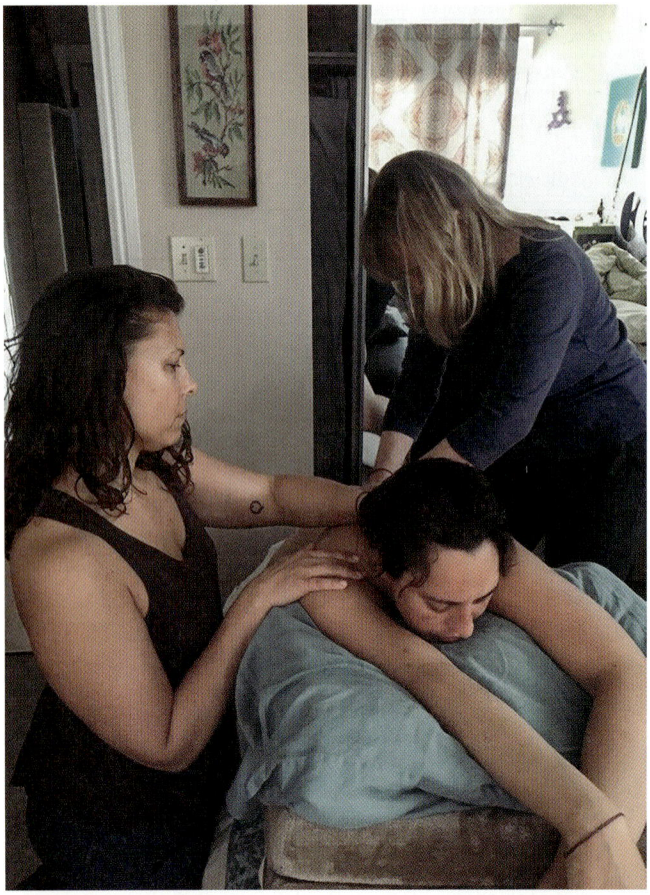

그림 1.8
진통 마사지. 마사지 치료사와 진통 도우미의 숙련된 터치는 진통을 완화하는데 도움을 줄 수 있다.

적절한 진통 마사지 치료의 장기적인 가치는 강력하다. 진통할 때 정서적 지지를 받으면, 출산 경험과 출산이 삶에 미치는 영향에 대해 더 많은 임산부들이 만족감을 표현했다. 부가적으로 산부인과 의사와의 관계의 질과 의사 결정에 참여하는 정도는 진통 고통 관리를 훨씬 뛰어 넘는 장기적인 영향을 미친다. 실제로, 길고 복잡한 출산의 경우에도 진통 자체의 용이성보다 양육 치료를 받는 것이 전반적인 만족감과 더 큰 상관관계가 있다(진통의 본질과 관리 2003).

실제 치료사들은 많은 마사지 치료 기법이 산전뿐만 아니라 진통 도중에도 효과적이라는 사실을 발견했다. 일반적인 마사지 기법은 스트레스를 줄이고 이완을 촉진하는데, 이들 둘은 진통에 필수 사항이다. 심부조직 마사지와 신장은 근육 긴장, 경련 및 기타 연부조직의 불편함을 완화할 수 있다. 치료사들의 집중적이고 차분한 존재감은 진통과 출산의 신체적, 정서적 요구를 지원할 수 있다. 스트레스는 자궁으로 가는 혈류를 현저히 감소시켜 진통을 더 오래, 더 느리게, 더 고통스럽게 만들 수 있다. 마사지 치료사는 진통을 용이하게 하고 임산부가 진통 과정의 여러 측면을 탐색할 수 있도록 이완을 촉진할 수 있다(5장 참고).

치료실로부터

우리는 약물을 쓰지 않은 부드러운 출산을 원했지만, 16시간의 격렬한 진통 때문에 제왕절개로 끝날 뻔했다. 나의 치료사는 모든 마사지 기법을 사용하여 엉덩이를 이완시키고 압박하여 아기가 잘 나올 수 있도록 나를 도와주었다.

– **Pat,** 임산부

이점: 산모와 아기를 돕는다.

산모의 터치 Nurturing Maternal Touch

아기를 껴안고 쓰다듬고 안아주는 것이 얼마나 중요할까? 매우 중요하다. 한 세기 전 미국 고아원의 영아 **사망률**은 95-100%에 달했다. 고아원은 보통 음식과 쉼터를 제공했는데, 그곳의 어린 아이들은 촉각과 전정의 굶주림으로 사망했다(Montagu 1978). 최근에는 공산주의 루마니아의 고아원에서 촉각이 무시된 아이들의 발달 비극을 목격했다(Settle 1991).

포유류에 대한 연구는 이런 메시지를 뒷받침한다. 피부 자극의 필요성이 너무 커서 어미와 분리된 원숭이들은 모유가 풍부한 대리모 대신, 모유 공급이 부족하지만 부드럽고 포근한 "엄마" 대용품을 선택했다. 영양분보다 더 강력한 것은 터치이다. 유아기 때 쓰다듬을 잘 받은 쥐들은 부모가 되었을 때, 쓰다듬지 않은 대조군보다 새끼를 더 잘 간호하고, 청소하고, 돌보았다(Montagu 1978).

터치의 본능은 인간의 깊은 곳에 있지만, 모든 부모가 아이를 안고 돌보는 것은 아니다. 보살피고 존중하는 터치는 기술에 익숙하고 터치를 기피하는 우리 문화에서는 종종 부족한 경험이다. 위에서 설명한 동물연구처럼, 일부 부모는 방임, 비인격적인 터치, 신체적, 성적 또는 정서적 학대를 경험한 적이 있었다. 적절한 터치에 대한 감각이 완전히 체화되지 않은 부모는 다음 세대를 양육하는데 어려움을 느낀다(Montagu 1978; Simkin과 Klaus 2011).

마사지 치료사는 임산부의 양육 기술을 개발할 수 있는 기회를 제공한다. 우리는 임산부의 역할 모델이 될 수 있으며, 임산부가 사랑스럽고 적절한 터치를 구현하도록 도울 수 있다. 고전적 간호 연구에 따르면, 산모는 신생아를 처음에는 손가락 끝으로, 그다음에는 손으로 완전히 터치하고, 마지막으로 완전히 포옹하여 두 사람이 서로 "형성"되는 일관된 방식으로 터치를 한다. 산전 및 주산기 관리가 일상적이고 비인격적인 터치로만 이루어진 사람들은 이런 순서가 느리게 완료되거나 중단되기도 한다. 연구자들은 "임산부와 진통 여성에 대한 적절하고 의미있는 터치는 아기를 의미있고 효과적이며 배려하는 방식으로 터치하는 것으로 이어진다"는 결론을 내렸다(Rubin 1963; Rubin 1975; Rubin 1984).

또한 임신과 진통을 위해 가르치는 마사지 기법은 파트너와 다른 사랑하는 사람들이 출산 후 산모에게 의미있는 신체 터치를 제공할 수 있도록 힘을 실어줄 수 있다. 다른 사람들로부터 지지를 받고 있다고 느끼면, 새로운 가족을 지원할 수 있는 가능성이 높아진다. 한 연구에 따르면, 출산 직후 산모와 아기가 단 몇 시간만 스킨십을 해도 *1년 후* 아기의 짜증이 줄어들고 자기 조절력이 높아진다는 사실이 밝혀졌다(Bystrova 등 2009).

치료실로부터

나는 마사지를 통해 적절한 수준의 터치와 뱃속의 아기와 아기가 태어난 후에도 사용할 수 있는 많은 기법들을 배웠다.

- Sara, 임산부

많은 산모 마사지 치료사는 가족간의 스킨십을 더욱 증진하기 위해 부모에게 아기를 마사지하는 방법을 교육시킨다. 문지르기, 주무르기, 빠른 만지기 등의 간단한 동작은 모든 아기에게 상당한 건강상의 이점을 줄 수 있지만, 특히 건강이 좋지 않은 아기에게 더욱 효과적이다. 매일 3회 15분간 마사지와 동작 시퀀스를 받은 미숙아들은 마사지를 받지 않은 대조군의 미숙아들보다 체중이 47% 더 늘었고, 더 활동적이고 주의력이 높아졌고, 편안해졌으며 평균 6일 더 일찍 퇴원할 수 있었다. 이 아기들의 우수한 발달은 가정에서 마사지를 계속 받았는지의 여부와 관계없이 6개월간의 후속 연구 기간 동안 계속되었다(Field 등 2010b). 이런 연구와 수많은 다른 연구(Solkoff 등 1969; Rice 1979; Rausch 1981; Scafidi 등 1986; Scafidi 등 1990; Gunzenhauser 1990; Holst 등 2002; Feldman 등 2002; Rad 등 2016)는 영아와 보호자를 위한 마사지의 이점을 뒷받침했다.

명심하자

사람은 생존하고 번영하기 위해 양육의 손길을 필요로 한다.

산후 회복 촉진 Facilitating Postpartum Recovery

마사지의 많은 이점을 경험한 산모들도 산후 기간 동안 자기 관리에 우선순위를 두지 않는 경우가 많으며, 설문조사에 참여한 산전 마사지 치료사의 산전 고객 중 25% 미만이 출산 후 마사지를 받기 위해 재방문했다(Osborne 2009). 그러나 산후 마사지의 정서적, 생리적, 기능적 이점은 산전 마사지에 못지않게 중요한 가치를 가진다. 6장은 출산 후 나타나는 본질적인 적응과 이를 촉진하는 방법에 대한 개요를 통해 산후 이후의 독특한 요구 사항을 해결하는 다양한 기법을 소개할 것이다.

감정 조절 Emotional Adjustments

출산 후 많은 사람들은 자신의 출산 이야기를 하고 싶은 본능적인 욕구를 느낀다. 어떤 사람들은 종종 원치 않는데도 자세한 이야기를 반복하기도 한다. 이런 스토리텔링은 진통 과정이 본인의 통제 범위를 벗어났거나 결과가 예상과 달랐을 때 가장 절실하게 느껴질 수 있다. 출산 경험을 자기 감각에 심리적으로 통합하는 것은 산후 회복의 중요한 측면이다. 이것은 우울증을 겪었거나 **산후 기분 및 불안 장애**에 빠진 여성에게 특히 중요하다(7장 참고)(Simkin 등 2018; O'Connor 등 2019).

마사지 치료사는 산후 고객이 자유롭게 이야기할 수 있는 전문적이면서도 돌봄이 있는 기회를 제공할 수 있다. 치료 회기에서 많은 고객들은 자신의 성취를 축하하고 진통 중에 종종 발생하는 두려움, 슬픔, 분노의 짐을 덜어낸다. 이를 통해 근육의 긴장, 얼어붙은 표정과 몸짓, 해결되지 않은 문제를 풀어내는 데 도움이 될 수 있다. 또한 신생아의 돌봄과 육아로의 전환에 대한 좌절과 우려를 털어놓을 수 있는 기회가 되기도 한다. 동정심을 갖고 세심하게 경청할 수 있으며, 이 과정에서 정신건강 전문가의 도움이 필요한 사람을 파악하여 적절하게 전문가에게 의뢰할 수도 있다.

생리적 조절 Physiological Adjustments

산후 마사지 치료는 정서적 지원 이외에도, 지친 신체의 생리적 회복도 촉진시킨다. 진통은 일반적으로 여성의 근력과 지구력을 테스트하는 운동처럼, 다양한 근육통과 통증을 유발할 수 있다. 따라서 대부분의 마사지 기법은 산모의 회복에 도움이

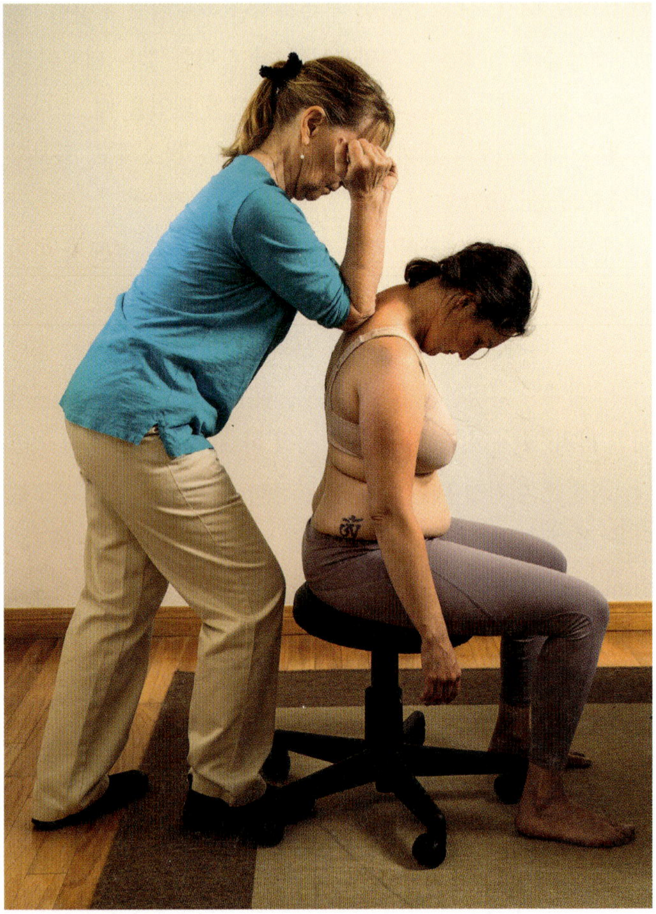

그림 1.9
산후 마사지. 신생아 관리는 종종 허리, 흉대 및 경부에 부담을 준다. 산후 마사지 치료는 이런 부담을 덜어주는 데 도움이 될 수 있다.

될 뿐만 아니라, 산모가 자신에게 집중할 수 있는 귀한 시간을 선사할 수도 있다. 이런 유형의 생리적 지원은 특히 제왕절개 수술 이후 회복 중인 산모와 임신으로 인한 긴장으로부터 회복 중인 산모에게 큰 도움이 될 수 있다. 절개 부위에 대한 순차적이고 적절한 치료는 치유 속도를 높이고 흉터 안팎에 섬유질이 축적되는 것을 줄일 수 있다(6장 참고)(Smith와 Ryan 2016, Shin과 Bordeaux 2012).

변비, 배뇨 곤란, 자궁 경련, 회음부 통증은 산후 며칠 혹은 몇 주 동안 흔히 발생한다. 스웨덴식 마사지, 피부 롤링 기법 및 통증유발점 치료는 이런 통증을 줄이고 복부 피부, 근육 및 장기의 재활을 돕는다. 발, 손, 결합조직 및 에너지 경락에 이루어지는 반사 기법도 신체 계통과 개별 장기의 대사 기능을 향상시킬 수 있다(Irani 등 2015; Enzer 2004).

자세 조절 Postural Adjustments

진통은 때때로 산전의 자세 불균형에서 오는 통증을 악화시킨다. 임산부는 허리, 복부 및 골반저에 특히 주의해야 한다. 많은 시간 동안 수유, 들어 올리기 및 기타 육아 활동을 하는 동안 추가적인 구조적 스트레스가 발생한다(Johnson 2017; Ricci 2017; Pirie와 Herman 2003). 자세 근육의 긴장을 줄이고, 골반 정렬과 효율적인 보행을 위한 장요근 사용에 대해 산모에게 재교육하고, 적절한 신체 역학을 장려함으로써 주산기 마사지 치료사는 자세나 역학적으로 유발되는 산후 통증을 완화할 수 있다. 최적의 산후 회복을 위해 대부분의 산모들에게 출산 후 1년 동안 정기적으로 마사지 치료를 받도록 권장한다(그림 1.9).

치료실로부터

출산 후 첫 2주 동안 마사지를 받기로 한 것은 내 자신의 건강과 회복을 위해 내린 최고의 결정이었다. 아기를 데리고 집으로 너무 빨리 돌아가는 것이 겁이 났지만, Linda 클리닉은 나에게 안전한 곳임을 알 수 있었다. 마사지는 아픈 몸과 지친 초보 엄마에게 꼭 필요한 것이다. 중간에 아기에게 모유 수유를 해야 했는데, Linda는 내가 편안하게 수유할 수 있도록 도와주고 수유하는 동안 발을 마사지해 주었다.

– Andrea, 임산부

당신은 어떻게 할 것인가?

당신은 지역사회 공중보건 간호사를 위한 평생교육 프로그램의 일환인 컨퍼런스에 초대받았다. 이 그룹에게 임신 기간과 임신 후에 실시되는 마사지 치료의 이점에 대해 어떻게 설명할 수 있는가?

치료실로부터

나는 제왕절개 수술 후 일주일만에 마사지를 받았다. 과거 두 번의 제왕절개 수술 때보다 이번에는 회복이 더 빨랐다. 이후 마사지 치료 회기에서 절개 부위를 마사지한 덕분에 흉터 조직이 최소화되었다. 수유에 관한 모든 내용을 털어놓을 수 있는 사람이 있다는 것도 나에게는 큰 힘이 되었다.

– Maria, 임산부

본장 요약 Chapter Summary

부모, 의료진, 마사지 치료사는 산전 및 주산기 마사지 치료의 긍정적인 효과에 대해 자신감과 열정을 느낄 수 있다. 숙련되고 공감적인 터치 치료사는 임신부, 사랑하는 사람, 가족에게 광범위하고 다차원적인 이점을 제공할 수 있다. 연구, 관찰, 고객들의 증언에 따르면, 터치가 도움이 될 수 있는 다양한 방

법이 있음을 알 수 있다:

임신 기간:

- 스트레스를 줄이고 이완을 촉진하며 정서적 지원과 육체적 양육을 통해 전환을 촉진한다.
- 부종, 정맥류, 혈압 상승 등을 포함한 순환계 변화의 부정적 영향을 감소한다.
- 임신으로 인한 호르몬, 호흡계, 위장계, 비뇨계 및 기타 생리적 적응의 불편함을 최소화한다.
- 근골격계의 긴장과 통증을 줄여 준다.
- 출산 과정에 적극적으로 참여하는 데 필요한 유연성과 근운동감각을 발달시킨다.
- 모성애를 키우고 건강한 유대감을 형성한다.

진통 시:

- 더 짧고 덜 고통스러운 진통에 기여한다.
- 진통 합병증, 약물 및 중재를 줄여 준다.
- 신생아의 웰빙, 출산 및 가족 형성에 대한 산모의 만족도를 향상시킨다.

산후 기간:

- 산후의 정서적, 생리적, 가족 적응을 촉진한다.
- 근골격계와 장기의 통증을 감소시킨다.
- 척추와 골반의 구조적 재조정과 움직임의 재구성을 촉진한다.
- 복부 피부, 근육 및 장기의 재활에 기여한다.
- 절개 부위의 치유를 포함해 제왕절개 출산 이후의 회복을 촉진한다.
- 육아 활동으로 인한 근육의 좌상과 긴장을 완화한다.

사회 전반에 걸쳐:

- 사랑과 즐거움을 더 잘 느낄 수 있도록 아기를 발달시킨다.
- 덜 폭력적이고 서로를 존중하는 문화를 조성한다.

잘 생각해 보자

여러분의 지식을 심화하려면, 온라인 리소스로 이동하여 본 장의 테스트 질문에 답하고 더 많이 자세히 살펴본다.

참고문헌과 추천 문헌

ACOG (American College of Obstetricians and Gynecologists) (2019) Approaches to limit intervention during labor and birth. Committee Opinion 766. 133(2), February.

Ajimsha MS, Al-Mudahka NR, Al-Madzhar JA (2015) Effectiveness of MFR: systematic review of randomized controlled trials. J Bodyw Mov Ther. 19(1):102–112.

Alhusen JL, Ray E, Sharps P et al. (2015) Intimate partner violence during pregnancy: maternal and neonatal outcomes. J Womens Health (Larchmt). 24(1):100–106.

Allen L and Pounds D (2016) Clay and Pounds' Basic Clinical Massage Therapy, 3rd edn. Baltimore: Wolters Kluwer.

Andrade C-K, Clifford P (2008) Outcome-Based Massage: From Evidence to Practice, 2nd edn. Baltimore: Lippincott, Williams and Wilkins.

Arkko PJ, Pakarinen AJ, Kari-Koskinen O (1983) Effects of whole-body massage on serum protein, electrolyte and hormone concentrations, enzyme activities, and hematological parameters. Int J Sports Med. 4:265–267.

Behruzi R, Hatern M, Goulet L et al. (2013) Understanding childbirth practices as an organizational cultural phenomenon: a conceptual framework. BMC Pregnancy Childbirth. 13:205.

Benjamin P (2016) Tappan's Handbook of Massage Therapy: Blending Art with Science, 6th edn. Hoboken: Pearson.

Birch E (1986) The experience of touch received during labor. J Nurse-Midwifery. 31:270–275.

Bohren MA, Berger BO, Munthe-Kaas H et al. (2019) Perceptions and experiences of labour companionship: a qualitative evidence synthesis. Cochrane Database Syst Rev. 3(3):CD012449.

Boyd C, Crawford C, Paat CF et al. (2016a) The impact of massage therapy on function in pain populations-a systematic review and meta-analysis of randomized controlled trials: Part II, Cancer pain populations. Pain Med. 17(8): 1553–1568.

Boyd C, Crawford C, Paat CF et al. (2016b) The impact of massage therapy on function in pain populations-a systematic review and meta-analysis of randomized controlled trials: Part III, Surgical pain populations. Pain Med. 17(9):1757–1772.

Bremner AJ, Spence C (2017) The development of tactile perception. Adv Child Dev Behav. 52:227–268.

Buckenmaier C, Cambron J, Werner R et al. (2016) Massage therapy for pain – call to action. Pain Med. 17:1211–1214.

Budin W, ed. (2007) Advancing normal birth. J Perinat Educ. 16:1.

Bystrova K, Ivanova V, Edhborg M et al. (2009) Early contact versus separation: effects on mother–infant interaction one year later. Birth. 36:97–109.

Çakır Koçak Y, Sevil Ü, Ergenoğlu AM (2018) The Effect of Pregnancy Massage on the General Well-Being and Satisfaction Levels of Pregnant Women: A Randomized Controlled Trial, ISS2018 3rd International Science Symposium, "New Horizons in Science," Pristine, Kosova, September 5–8, pp. 97–102 (abstract submission/oral presentation).

Cassidy T (2006) Birth: The Surprising History of How We Are Born. New York: Atlantic Monthly Press.

Chang MY, Wang SY, Chen CH (2002) Effects of massage on pain and anxiety during labour: a randomized controlled trial in Taiwan. J Adv Nurs. 38(1):68–73.

CPWHC (Chartered Physiotherapists in Women's Health and Continence and Directorate of Strategy and Clinical Programmes; Health Service Executive) (2014) Clinical Practice Guideline: Management of Pelvic Girdle Pain in Pregnancy and Post-Partum. Guideline No. 16; revised August.

Cherkin DC, Sherman KJ, Kahn J et al. (2011) A comparison of the effects of 2 types of massage and usual care on chronic low back pain: a randomized, controlled trial. Ann Intern Med. 155(1):1–9.

Chung UL, Hung LC, Kuo SC et al. (2003) Effects of LI4 and BL 67 acupressure on labor pain and uterine contractions in the first stage of labor. J Nurs Res. 11(4):251–260.

Cooper R, Goldenberg R, Das A et al. (1996) The pre-term prediction study: maternal stress is associated with spontaneous preterm birth at less than thirty-five weeks gestation. Am J Obstet Gynecol. 175:1286–1292.

Coussons-Read ME (2013) Effects of prenatal stress on pregnancy and human development: mechanisms and pathways. Obstet Med. 6(2):52–57.

Cranden A (1979) Maternal anxiety and obstetric complications. J Psychos Res. 23:109.

Crawford C, Boyd C, Paat CF et al. (2016) The impact of massage therapy on function in pain populations-a systematic review and meta-analysis of randomized controlled trials: Part I, Patients experiencing pain in the general population. Pain Med. 17(7):1353–1375.

Cyriax J, Coldham M (1984) Indications for and against deep friction, in Textbook of Orthopaedic Medicine. Volume 2 Treatment by Manipulation, Massage, and Injection, 11th edn. Toronto: Bailliere–Tindall.

Davis EP, Sandman CA (2010) The timing of prenatal exposure to maternal cortisol and psychosocial stress is associated with human infant cognitive development. Child Dev. 81(1):131–148.

Denenberg VH, Karas GG. (1960) Interactive effect of age and duration of infantile experience on adult learning. Psychol Rep. 7:313–322.

Devis P, Knuttinen MG (2017) Deep venous thrombosis in pregnancy: incidence, pathogenesis and endovascular management. Cardiovasc Diagn Ther. 7(Suppl 3):S309–S319.

Diego MA, Field T, Hernandez-Reif M (2005) Vagal activity, gastric motility, and weight gain in massaged preterm neonates. J Pediatr. 147(1):50–55.

Diego MA, Field T (2009) Moderate pressure massage elicits a parasympathetic nervous system response. Int J Neurosci. 119(5):630–638.

Ely DM, Hamilton BE (2018) Trends in fertility and mother's age at first birth among rural and metropolitan counties: United States, 2007–2017. NCHS Data Brief, no. 323. Hyattsville, MD: National Center for Health Statistics.

Enzer S (2004) Maternity Reflexology, 2nd edn. UK: Soul to Sole Reflexology.

Fakouri C, Jones P (1987) Relaxation RX: slow stroke back rub. J Gerontol Nurs. 13:32–35.

Feldman R, Eidelman A, Sirota L et al. (2002) Comparison of skin-to-skin (kangaroo) and traditional care: parenting outcomes and preterm infant development. Pediatrics. 110(1):16–26.

Ferguson P (1995) The Self-Shiatsu Handbook. New York: Berkley.

Field T (2016) Massage therapy research review. Complement Ther Clin Pract. 24:19–31.

Field T (2017) Prenatal depression risk factors, developmental effects and interventions: a review. J Pregnancy Child Health. 4(1):301.

Field T, Morrow C, Valdon C et al. (1992) Massage reduces anxiety in child and adolescent psychiatric patients. J Am Acad Child Adolesc Psychiatr. 31:125–131.

Field T, Hernandez-Reif M, Taylor S et al. (1997) Labour pain is reduced by massage therapy. J Psychos Obstet Gynecol. 18(4):286–291.

Field T, Hernandez-Reif M, Hart S et al. (1999) Pregnant women benefit from massage therapy. J Psychos Obstet Gynecol. 20:31–38.

Field T, Diego MA, Hernandez-Reif M et al. (2004) Massage therapy effects on depressed pregnant women. J Psychos Obstet Gynecol. 25:115–122.

Field T, Figueiredo B, Hernandez-Reif M et al. (2008) Massage therapy reduces pain in pregnant women, alleviates prenatal depression in both parents and improves their relationships. J Bodyw Mov Ther. 12(2):146–150.

Field T, Diego MA, Hernandez-Reif MA (2010a) Preterm infant massage therapy research: a review. Infant Behav Dev. 33(2):115–124.

Field T, Diego MA, Hernandez-Reif M (2010b) Prenatal depression effects and interventions: a review. Infant Behav Dev. 33(4):409–418.

Fink NS, Urech C, Cavelti M et al. (2012) Relaxation during pregnancy: what are the benefits for mother, fetus, and the newborn? A systematic review of the literature. J Perinat Neonatal Nurs. 26(4):296–306.

Flocco O (1993) Randomized controlled study of premenstrual symptoms treated with reflexology. Obstet Gynecol. 82:906–911.

Fogarty S, Barnett R, Hay P (2020) Safety and pregnancy massage: a qualitative thematic analysis. Int J Ther Massage Bodywork. 13(1):4–12.

Foldi M (1978) Anatomical and physiological basis for physical therapy of lymphedema. Experientia. 33(Suppl): 15–18.

Franklin E (2003) Pelvic Power: Mind/Body Exercises for Strength, Flexibility, Posture and Balance. Hightstown, NJ: Princeton Book Company.

Gallo R, Santana L, Ferreira C et al. (2013) Massage reduced severity of pain during labour: a randomised trial. J Physiother. 59(2):109–116.

Gibbs RS, Karian BY, Haney AF et al. (2003) Danforth's Obstetrics and Gynecology. Baltimore: Lippincott, Williams & Wilkins.

Giesbrecht G, Poole J, Letourneau N et al. (2013) The buffering effect of social support on hypothalamic-pituitary-adrenal axis function during pregnancy. Psychosom Med. 75(9):856–862.

Glynn L, Schetter C, Wadhwa P et al. (2004) Pregnancy affects appraisal of negative life events. J Psychos Res. 56:47–52.

Goldsmith J (1984) Childbirth Wisdom. New York: Congdon and Weed.

Goldsmith LT, Weiss G (2009) Relaxin in human pregnancy. Ann N Y Acad Sci. 1160:130–135.

Gorsuch R, Key M (1974) Abnormalities of pregnancy as a function of anxiety and life stress. Psychosom Med. 36:353.

Gruber KJ, Cupito SH, Dobson CF (2013) Impact of doulas on healthy birth outcomes. J Perinat Educ. 22(1):49–58.

Guan L, Collet JP, Yuskiv N et al. (2014) The effect of massage therapy on autonomic activity in critically ill children. Evid Based Complement Alternat Med. 2014:656750.

Gunzenhauser N (ed.) (1990) Advances in touch: new implications in human development. Pediatric Roundtable #14.

Harney D, Patijn J (2007) Meralgia paresthetica: diagnosis and management strategies. Pain Med. 8(8):669–677.

Herman H (2004) Pregnancy and Postpartum: Clinical Highlights Seminar. San Diego.

Hetherington S (2007) A controlled study of the effect of prepared childbirth classes on obstetric outcomes. Birth. 17(2):86–90.

Hinds T, McEwan I, Perkes J et al. (2004) Effects of massage on limb and skin blood flow after quadriceps exercise. Med Sci Sports Exerc. 36(8):1308–1313.

Hobel C, Colhane J (2003) Role of psychosocial and nutritional stress on poor pregnancy outcome. J Nutr. 133:1709S–1717S.

Holst S, Uvnäs-Moberg K, Petersson M (2002) Postnatal oxytocin treatment and postnatal stroking of rats reduce blood pressure in adulthood. Auton Neurosci. 99(2):85–90.

Howard F (2000) Pelvic Pain: Diagnosis and Management. Baltimore: Lippincott, Williams & Wilkins.

Huang TW, Tseng SH, Lin CC et al. (2013) Effects of manual lymphatic drainage on breast cancer-related lymphedema: a systematic review and meta-analysis of randomized controlled trials. World J Surg Oncol. 11:15.

Irani M, Kordi M, Tara F et al. (2015) The effect of hand and foot massage on post-cesarean pain and anxiety. J Midwifery Reprod Health. 3(4):465-471.

Jeffcoat H (2009) Help for pubic symphysis pain. Int J Childbirth Educ. Available at: https://feminapt.com/resources/published-articles/help-for-pubic-symphysis-pain [accessed May 27, 2020].

Jefferies W, Bochner F (1991) Thromboembolism and its management in pregnancy. Med J Aus. 155:253.

Johnson KA (2017) The Fourth Trimester: A Postpartum Guide to Healing Your Body, Balancing Your Emotions, and Restoring Your Vitality. Boulder, CO: Shambala.

Jorge C, Santos-Rocha R, Bento R (2015) Can group exercise programs improve health outcomes in pregnant women? A systematic review. Curr Women's Health Rev. 11(1):75–87.

Juhan D (2003) Job's Body: Handbook for Bodyworkers, 3rd edn. Barrytown, NY: Station Hill Press.

Juraska J, Greenough W, Elliott C et al. (1980) Plasticity in adult rat visual cortex: an examination of several cell populations after differential rearing. Behav Neural Biol. 29:157–167.

Kanakaris NK, Roberts CS, Giannoudis PV (2011) Pregnancy-related pelvic girdle pain: an update. BMC Med. 9:15.

Katonis P, Kampouroglou A, Aggelopoulos A et al. (2011) Pregnancy-related low back pain. Hippokratia. 15(3):205–210.

Kinsella MT, Monk C (2009) Impact of maternal stress, depression and anxiety on fetal neurobehavioral development. Clin Obstet Gynecol. 52(3):425–440.

Klaus M, Kennell J, Klaus P (2012) The Doula Book: How a Trained Labor Companion Can Help You Have a Shorter, Easier, and Healthier Birth, 3rd edn. New York: DeCapo Press.

Klein A (2013) Peripheral nerve disease in pregnancy, in Clinical Obstetrics and Gynecology: An Overview. Philadelphia: Lippincott, Williams & Wilkins.

Ko PC, Liang C-C, Chang S-D et al. (2011) A randomized controlled trial of antenatal pelvic floor exercises to prevent and treat urinary incontinence. Int Urogynecol J. 1:17–22.

Kozhimannil KB (2013) Use of non-medical methods of labor induction and pain management among U.S. women. Birth. 40(4):227–236.

Lancaster C, Gold K, Flynn H et al. (2010) Risk factors for depressive symptoms during pregnancy: a systematic review. Am J Obstet Gynecol. 202(1):5–14.

Lee MK, Chang SB, Kang DH (2004) Effects of SP6 acupressure on labor pain and length of delivery time in women during labor. J Altern Complement Med. 10(6):959–965.

Lee YH, Park BN, Kim SH (2011) The effects of heat and massage application on autonomic nervous system. Yonsei Med J. 52(6):982–989.

Liddle SD, Pennick V (2015) Interventions for preventing and treating low-back and pelvic pain during pregnancy. Cochrane Database Syst Rev. 2015(9):CD001130.

Linde B (1989) Dissociation of insulin absorption and blood flow during massage of a subcutaneous injection site. Diabetes Care. 6:570–574.

Longworth J (1982) Psychophysical effects of slow stroke back massage in normotensive females. Adv Nurs Sci. 4:44–61.

Mathews TJ, Hamilton BE (2014) First Births to Older Women Continue to Rise. NCHS Data Brief, no. 152. Hyattsville, MD: National Center for Health Statistics.

Mayo Clinic (n.d.) Domestic Violence Against Women: Recognize Patterns, Seek Help. Available at: http://www.mayoclinic.com/health/domestic-violence/WO00044 [accessed February 14, 2010].

McCormick MC, Siegel J (1999) Prenatal Care: Effectiveness and Implementation. Cambridge: Cambridge University Press.

Meaney, M, Aitken D, Bodnoff S et al. (1985) The effects of postnatal handling on the development of the glucocorticoid receptor systems and stress recovery on the rat. Prog Neuropsychopharmacol Biol Psychiatr. 7:731–734.

Meaney MJ, Aitken DH, Sharma S et al. (1989) Neonatal handling alters adrenocortical negative feedback sensitivity and hippocampal type II glucocorticoid receptor binding in the rat. Neuroendocrinology. 50:597–604.

Miake-Lye IM, Mak S, Lee J et al. (2019) Massage for pain: an evidence map. J Altern Complement Med. 25(5): 475-502.

Monk C, Feng T, Lee S, Krupska I et al. (2016) Distress during pregnancy: epigenetic regulation of placenta glucocorticoid-related genes and fetal neurobehavior. Am J Psychiatry. 173(7):705–713.

Montagu AM (1978) Touching: The Human Significance of the Skin. New York: Harper & Row.

Morhenn V, Beavin LE, Zak PJ (2012) Massage increases oxytocin and reduces adrenocorticotropin hormone in humans. Altern Ther Health Med. 18(6):11–18.

Morrison I, Löken LS, Olausson H (2010) The skin as a social organ. Exp Brain Res. 204:305–314.

Moyer C, Rounds J, Hannum J (2004) A meta-analysis of massage therapy research. Psychol Bull. 130:3–18.

Munk N, Symons B, Shang Y et al. (2012) Noninvasively measuring the hemodynamic effects of massage on skeletal muscle: a novel hybrid near-infrared diffuse optical instrument. J Bodyw Mov Ther. 16(1):22–28.

Nichols F, Humenick S (2000) Childbirth Education: Practice, Research and Theory, 2nd edn. Philadelphia: W.B. Saunders.

Noble E (2003) Essential Exercises for the Childbearing Year, 4th edn. Harwich: New Life Images.

Nuckolls K, Kaplan BH, Cassel J (1972) Psychosocial assets, life crises and the prognosis of pregnancy. Am J Epidemiol. 95:431.

O'Connor E, Senger CA, Henninger ML et al. (2019) Interventions to prevent perinatal depression: evidence report and systematic review for the US Preventive Services Task Force. JAMA. 321(6):588–601.

Olsen O, Clausen JA (2012) Planned hospital birth versus planned home birth. Cochrane Database Syst Rev. 9(9):CD000352.

Osborne C (2009) Pre- and perinatal massage therapy: survey of massage therapists. Available at: www.bodytherapyeducation.com [accessed June 1, 2010].

Osborne-Sheets C (2002) Deep Tissue Sculpting, 2nd edn. San Diego: Body Therapy Associates.

Ostgaard HC, Andersson GBS, Karlsson K (1992) Prevalence of back pain in pregnancy. Spine. 17:53–55.

Oswald C, Higgins CC, Assimakopoulos D (2013) Optimizing pain relief during pregnancy using manual therapy. Can Fam Physician. 59(8):841–842.

Ozgoli G, Saei Ghare Naz M (2018) Effects of complementary medicine on nausea and vomiting in pregnancy: a systematic review. Int J Prev Med. 9:75.

Patijn J, Mekhail N, Hayek S et al. (2011) Meralgia paresthetica. Pain Practice. 11(3):302–308.

Pauk J, Kuhn C, Field T et al. (1986) The positive effects of tactile versus kinesthetic or vestibular stimulation on neuroendocrine and ODC activity in maternally deprived rat pups. Life Sci. 39:2081–2087.

Pirie A, Herman H (2003) How to Raise Children Without Breaking Your Back, 2nd edn. Cambridge, MA: IBIS.

Prescott JW (2005) Prevention or therapy and the politics of trust: inspiring a new human agenda. Psychother Polit Int. 3:194–221.

Pryde M (2000) Effectiveness of massage therapy for subacute low-back pain: a randomized controlled trial. Can Med Assoc J. 162(13):1815–1820.

Quebec Task Force on Spinal Disorders (1987) Scientific approach to the assessment and management of activity-related spinal disorders. Spine. 12(Suppl 1):524.

Rad Z, Haghshenas M, Javadian Y et al. (2016) The effect of massage on weight gain in very low birth weight neonates. J Clin Neonatol. 5(2):96–99.

Rapaport MH, Schettler P, Breese C (2010) A preliminary study of the effects of a single session of Swedish massage on hypothalamic-pituitary-adrenal and immune function in normal individuals. J Altern Complement Med. 16(10):1079–1088.

Rausch PB (1981) Effects of tactile and kinesthetic stimulation on premature infants. J Obstet Gynecol Neonatal Nurs. 10:34–37.

Reyes LM, Usselman CW, Davenport MH et al. (2018) Sympathetic nervous system regulation in human normotensive and hypertensive pregnancies. Hypertension. 71(5):793–803.

Ricci SS (2017) Essentials of Maternity, Newborn, and Women's Health Nursing, 4th edn. Philadelphia: Wolters Kluwer.

Rice R (1979) The effects of the Rice sensorimotor stimulation treatment on the development of high-risk infants. Birth Defects Orig Artic Ser. 15:7–26.

Riczo D (2020) Back and Pelvic Girdle Pain in Pregnancy and Postpartum. Minneapolis: OPTP.

Rosen J (1957) Dominance behavior as a function of early gentling experience in the albino rats. MA thesis, University of Toronto.

Roth LL, Rosenblatt JS (1996) Mammary glands of pregnant rats: development stimulated by licking. Science. 264:1403–1404.

Rubin R (1963) Maternal touch. Nurs Outlook. 11:828–831.

Rubin R (1975) Maternal tasks in pregnancy. Matern Child Nurs J. 4:143–153.

Rubin R (1984) Maternal Identity and the Maternal Experience. New York: Springer.

Ruegamer B, Benjamin JD (1954) Growth, food, utilization, and thyroid activity in the albino rat as a function of extra handling. Science. 120:184–185.

Samuels M, Samuels N (1996) The New Well Pregnancy Book. New York: Fireside.

Scafidi FA, Field TM, Schanberg SM et al. (1986) Effects of tactile/kinesthetic stimulation on the clinical course and sleep/wake behavior of preterm neonates. Infant Behav Dev. 9:91–105.

Scafidi FA, Field TM, Schanberg SM et al. (1990) Massage stimulates growth in preterm infants: a replication. Infant Behav Dev. 13:167–188.

Scheumann D (2007) The Balanced Body. Baltimore: Lippincott, Williams & Wilkins.

Schneider ML, Moore CF (2003) Prenatal stress and offspring development in nonhuman primates, in Tremblay RE, Barr RG, Peters RDeV (eds), Encyclopedia on Early Childhood Development. Montreal and Quebec: Centre of Excellence for Early Childhood Development, pp. 1–5. Available at: http://www.child-encyclopedia.com/documents/Schneider-MooreANGxp.pdf [accessed October 27, 2010].

Sefton JM, Yarar C, Berry JW et al. (2010) Therapeutic massage of the neck and shoulders produces changes in peripheral blood flow when assessed with dynamic infrared thermography. J Altern Complement Med. 16(7):723–732.

Settle F (1991) Musica, da? My experience in a Romanian orphanage. Massage Ther J. 64–72.

Shin TM, Bordeaux JS (2012) The role of massage in scar management: a literature review. Dermatol Surg. 38(3):414–423.

Shoemaker JK, Tiidus PM, Mader R (1997) Failure of manual massage to alter limb blood flow: measures by Doppler ultrasound. Med Sci Sports Exerc. 29(5):610–614.

Simkin P (1996) The experience of maternity in a woman's life. J Obstet Gynecol Neonatal Nurs. 25:247–252.

Simkin P, Klaus P (2011) When Survivors Give Birth, 2nd edn. Seattle: Classic Day.

Simkin P, O'Hara M (2002) Nonpharmacologic relief of pain during labor: systematic reviews of five methods. Am J Obstet Gynecol. 5(Supp 1186):S131–S159.

Simkin P, Whalley J, Keppler A et al. (2018) Pregnancy, Childbirth and the Newborn, 5th edn. New York: Da Capo Press.

Slipman C, Jackson H, Lipetz J et al. (2000) Sacroiliac joint pain referral zones. Arch Phys Med Rehabil. 81(3):334–338.

Smith CA, Levett KM, Collins CT et al. (2018a) Relaxation techniques for pain management in labour. Cochrane Database Syst Rev. 3(3):CD009514.

Smith CA, Levett KM, Collins CT et al. (2018b) Massage, reflexology and other manual methods for pain management in labour. Cochrane Database Syst Rev. 3:CD009290.

Smith NK, Ryan K (2016) Traumatic Scar Tissue Management: Massage Therapy Principles, Practice and Protocols. Edinburgh: Handspring.

Solkoff N, Yaffe S, Weintraub D et al. (1969) Effects of handling on the subsequent development of premature infants. Develop Psychol. 1:765–768.

Spradley FT (2019) Sympathetic nervous system control of vascular function and blood pressure during pregnancy and preeclampsia. J Hypertens. 37(3):476–487. doi:10.1097/HJH.0000000000001901.

Steel A, Adams J, Sibbritt D et al. (2015) The outcomes of complementary and alternative medicine use among pregnant and birthing women: current trends and future directions. Womens Health. 11(3):309–323.

Stillerman E (2013) Mother Massage: A Handbook for Relieving the Discomforts of Pregnancy. New York: Random House.

Tanaka T, Leisman G, Hidetoshi M et al. (2002) The effect of massage on localized lumbar muscle fatigue. BMC Complem Altern Med. 2:9.

Tapp J, Markowitz H (1963) Infant handling: effects on avoidance learning, brain weight, and cholinesterase. Science. 140:486–487.

Taylor S (2012) Tend and befriend theory, in Handbook of Theories of Social Psychology: Volume 1, pp. 32–49. London: SAGE.

Taylor S, Klein L, Lewis B et al. (2000) Biobehavioral responses to stress in females: tend-and-befriend, not fight-or-flight. Psychol Rev. 107:411–429.

The Nature and Management of Labor Pain (2003) Part 1. Nonpharmacologic Pain Relief. Am Fam Physician. 68(6):1109–1112.

Thompson DL, Brooks M (2016) Integrative pain management: massage, movement, and mindfulness based approaches. Edinburgh: Handspring.

Togher KL, Treacy E, O'Keeffe GW et al. (2017) Maternal distress in late pregnancy alters obstetric outcomes and the expression of genes important for placental glucocorticoid signalling. Psychiatry Res. 255:17–26.

Tully G (2020) Changing Birth on Earth. Bloomington: Maternity House Publishing.

Unalmis Erdogan S, Yanikkerem E, Goker A (2017) Effects of low back massage on perceived birth pain and satisfaction. Complement Ther Clin Pract. 28:169–175.

Uvnäs-Moberg KU (2019) Oxytocin: The Biological Guide to Motherhood. Kindle Edition: Praeclarus Press.

Vermani E, Mittal R, Weeks A (2010) Pelvic girdle pain and low back pain in pregnancy: a review. Pain Practice. 10: 60–71.

Verstraete EH, Vanderstraeten G, Parewijck W (2013) Pelvic girdle pain during or after pregnancy: a review of recent evidence and a clinical care path proposal. Facts Views Vis Obgyn. 5(1):33–43.

Vleeming A, De Vries H, Mens J et al. (2002) Possible role of the long dorsal sacroiliac ligament in women with peripartum pelvic pain. Acta Obstet Gynecol Scand. 81(5):430–436.

Voltolini C, Petraglia F (2014) Neuroendocrinology of pregnancy and parturition. Handb Clin Neurol. 124:17–36. Available at: https://doi.org/10.1016/B978-0-444-59602-4.00002-2 [accessed July 3, 2020].

Wadhwa P, Culhane J, Rauh V (2001) Stress, infection and preterm birth: a biobehavioral perspective. Paediatr Perinat Epidemiol. 15(2):17–29.

Walton T (2016) 5 Myths and Truths about Massage Therapy: Letting Go Without Losing Heart. Massage Therapy Foundation. Available at: www.tracywalton.com [accessed December 12, 2019].

Wang MY, Tsai PS, Lee PH et al. (2008) The efficacy of reflexology: systematic review. J Adv Nurs. 62:512–520.

Weininger O, McClelland W, Arima K (1954) Gentling and weight gain in the albino rat. Can J Psychol. 8:147–151.

Werner R (2019) A Massage Therapist's Guide to Pathology, 7th edn. Boulder: Books of Discovery.

Wheeden A, Scafidi F, Field T et al. (1993) Massage effects on cocaine-exposed preterm neonates. J Develop Behav Pediatr. 14:318–322.

Wiltshire EV, Poitras V, Pak M et al. (2010) Massage impairs postexercise muscle blood flow and "lactic acid" removal. Med Sci Sports Exerc. 42(6):1062–1071.

Witt PL, MacKinnon J (1986) Trager psychophysical integration: a method to improve chest mobility of patients with chronic lung disease. Phys Ther. 66:214–217.

Xiao M, Zi-Qi et al. (2017) The Effect of Diaphragmatic Breathing on Attention, Negative Affect and Stress in Healthy Adults. Front Psychol. 8:874.

Zanolla R, Monzeglio C, Balzarini A et al. (1984) Evaluation of the results of three different methods of post-mastectomy lymphedema treatment. J Surg Oncol. 26:210–213.

Zimmermann A, Wozniewski M, Szklarska A et al. (2012) Efficacy of manual lymphatic drainage in preventing secondary lymphedema after breast cancer surgery. Lymphology. 45(3):103–112.

Zyluk A (2013) Carpal tunnel syndrome in pregnancy: a review. Pol Orthop Traumatol. 78:223–227.

본 장을 공부하면 다음과 같은 준비를 할 수 있다:

1. 임신 기간 동안의 다양한 자세의 장점과 안전 문제를 나열할 수 있다.
2. 압박의 깊이와 속도를 임산부에게 유익한 수준으로 조정할 수 있다.
3. 산전의 하지와 복부 마사지와 관련된 안전 문제를 설명할 수 있다.
4. 산전 마사지 기법을 구체적으로 조정해야 하는 다른 신체 부위를 식별할 수 있다.
5. 안전과 효과를 보장하는 데 도움이 되는 스웨덴식 마사지, 심부조직 마사지, 운동, 반사 기법 및 기타 방식에 대한 적응을 나열할 수 있다.
6. 정상적인 임신 진행의 일부가 아닌, 흔한 문제의 징후와 증상을 인식할 수 있다.
7. 합병증을 일으킬 위험이 높은 것으로 분류되는 산전 질환을 나열할 수 있다.
8. 산전 마사지 치료에 대한 추가 정보 및 적응이 필요할 수 있는 생활 습관 및 건강 이력 요인을 나열할 수 있다.

지침:
안전하고 효율적인 마사지

Guidelines:
Massaging Safely and Effectively

2

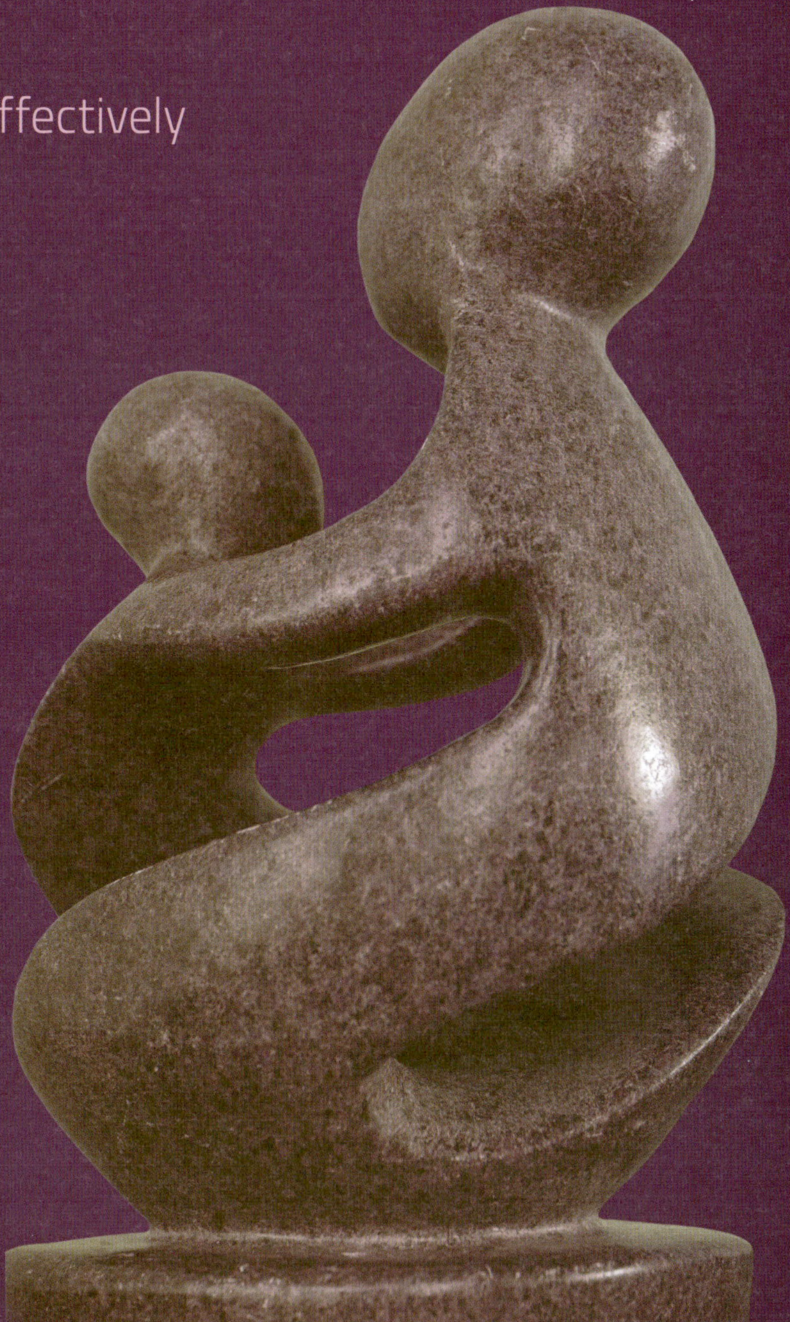

본장 개요 Chapter Overview

임신 기간 동안 마사지 치료를 받으면, 많은 잠재적 이점이 있는데 왜 정기적으로 치료받는 것을 주저할까? 재정적 고려와 하루 중 충분한 시간을 내기 어렵다는 피할 수 없는 어려움 이외에도, 임신과 관련된 모든 결정에 있어서 궁극적 요소는 나와 아기에게 안전한가이다. 임산부와 그의 파트너, 의료진들은 마사지 치료가 유익하고 안전하다는 확신을 필요로 한다. 이런 확신을 제공하려면 개별 고객에게 적합한 마사지와 그렇지 않은 마사지를 평가해야 한다. 치료 테이블과 의자에서의 다양한 자세가 안전한지 아닌지, 그리고 모든 자세를 편안하게 만드는 방법을 이해해야 한다. 다양한 유형의 적절한 치료적 마사지와 바디워크를 이해하고 숙달해야 한다. 태아의 생리와 기능에 대해 이해하고 그에 따라 터치를 조정하는 방법을 배워야 한다. 이런 적응에는 속도, 압박의 깊이 및 통증 수준의 변화, 주의해야 할 부위에 대한 인식, 특정 모달리티의 변형이 포함된다.

안전하고 효과적이기 위해서는, 기존 기법을 일반 임산부의 요구에 맞게 조정해야 한다. 본 장은 적응하는 방법을 살펴본다. 그런 다음, 4장의 구체적인 산전 기법, 5장의 진통과 출산을 위한 마사지, 6장의 산후 산모를 위한 마사지에 이런 기초를 적용한다. 또한 임신 기간과 산후 기간이 정상적으로 진행되지 않을 때를 알 수 있어야 하는데, 이에 대해서는 7장에서 자세히 설명할 것이다.

산전 마사지는 안전한가? Is Prenatal Massage Safe?

짧은 대답은 "사람에 따라 다르다"이다. 거의 모든 임산부는 어떤 종류의 치료적 마사지와 바디워크를 통해 안전하게 혜택을 받을 수 있다. 결국 임신 자체는 질병이 아니다. 임산부는 도자기 인형이 아니며, 연약하지도 않다. 실제로 많은 여성들이 임신했을 때 가장 튼튼하고 활기차고 치열하다고 느낀다. 산모가 임신의 요구에 적응함에 따라 어떤 형태의 마사지 치료가 모든 임신 기간(그리고 그 이후에도!)에도 안전할 가능성이 높다.

안전한지의 여부를 결정하는 요소는 다음과 같다: 임산부가 어느 주/임신 몇 기인지, 임산부가 어떻게 자세를 잡고 지지하는지, 그리고 어떤 신체 부위를 마사지하는지; 테크닉의 속도, 깊이, 강도, 의도, 그리고 아기의 성장과 건강 상태. 본 장에서는 대부분의 임산부에게 안전한 마사지를 제공하는 방법을 배울 것이다.

또한 모든 임산부의 특정 요구와 필요를 이해하고 그에 따라 업무를 조정하는 능력에 따라 안전과 효율성이 결정된다. 어떤 임산부는 가만히 있는 것을 선호하고, 어떤 임산부는 적극적으로 참여하기를 원할 수 있다. 예를 들어, 감염이나 손상 등 임신과 무관한 다른 질환이 있을 수 있기 때문에 그녀를 치료할지의 여부와 방법을 결정할 때 고려해야 한다는 점을 기억한다.

물론, 산전 마사지와 주산기 마사지의 치료는 의료진의 치료나 조산사의 치료를 대체할 수 없고, 산부인과 의사와 협력하는 것이 가장 좋다. 모든 업무 환경에서 특히 임신이 고위험군인 경우, 고객이 이전에 합병증을 앓았거나 앓고 있는 경우, 합병증 발생 가능성이 있는 징후가 관찰되는 경우 등 필요할 때 상담을 받는 것을 잊지 않아야 한다. 모든 임산부에 대해 임산부의 강점과 능력을 파악하고 잠재적인 문제를 평가한 다음, 임산부의 요구를 가장 잘 반영할 수 있도록 자신의 업무를 변경하는 것이 목표가 되어야 한다.

치료실로부터

박사학위 연구를 위해 임산부 마사지를 시작했을 때 내가 초대했던 400명의 임산부 중 거의 모든 여성이 산전 마사지에 대해 들어본 적이 없었다고 말했다. 그들과 그들의 가족들은 두려워했고, 마사지 치료를 원하지 않았다. 나의 지역인 터키에서 몇 명만이 연구에 참여했다. 연구가 끝난 후 나는 클리닉으로 돌아왔다. 한 임산부가 클리닉에 있는 모든 사람에게 전화를 걸어 나에게 연락을 시도했다는 사실을 알게 되었다! 나는 그녀에게 매주 산전 마사지 치료를 해 주었다. 또 다른 참가자는 산전 마사지를 받은 후 "거의 오르가즘에 가까웠다"고 말했다. 물론 성적인 접촉은 없었지만, 그녀는 분명히 마사지 치료로 옥시토신 효과를 느꼈다고 했다.

– **Yeliz Çakır Koçak**, 치료사

명심하자

안전 지침을 준수하면 어떤 형태의 마사지 치료도 거의 모든 임산부 고객에게 안전한 편이다.

관점: 제1 삼분기 때 마사지가 안전한가?

그러나 잠깐만! 마사지 학교에서 임신 제1 삼분기 때는 절대 마사지를 하지 말라고 배웠거나 고용주가 마사지를 금지했을 수도 있다. 산전 마사지를 시작하기까지 기다리는 일반적인 이유는 임신 제1 삼분기 때 유산이 더 흔하기 때문에, 임산부가 **유산과** 마사지를 연관짓는 것을 원하지 않기 때문이다.

산전 마사지 치료로 인한 치명적인 결과에 대한 실제 고발은 드물지만, 여전히 가능하다(Ernst 2003). 이런 최악의 시나리오 이외에도 경미한 손상이나 비효율적인 마사지가 발생할 수 있으며, 특히 치료사가 충분한 교육을 받지 않은 경우 더욱 그러하다. 산전 마사지의 안전성(및 효과)은 치료사의 지식과 관련이 있다. 특히 많은 학교의 산전 커리큘럼이 이해할 수 없을 정도로 짧고 깊이나 정확성이 부족한 경우에는, 제1 삼분기 마사지를 금지하는 것은 현명한 법적 예방책이 될 수 있다(제1 삼분기 마사지 안전성의 다른 요소에 대해서는 4장 참고).

하지만 적절한 지침을 준수하는 경우에는, 제1 삼분기 마사지가 안전하지 않다는 것을 입증하는 실질적인 연구는 없다. 제1 삼분기 때 마사지를 금기시하는 잘못된 이유 중 하나는 유산을 유발하거나 태반이 분리될 수 있다는 것이다. 본 장의 뒷부분에서 설명하는 것처럼 치료사가 복부의 표층만 만지고 금기 지점에 대한 매우 특정한 유형의 터치를 피한다면, 두 가지 문제가 발생할 가능성에 대한 근거는 거의 없다. 일부 강사들은 제1 삼분기 때 마사지가 메스꺼움을 악화시킨다고 주장하고, 다른 강사들은 고객이 메스꺼움을 느끼는 경우에는 마사지를 하지 말라고 말한다. 다시 말하지만, 본 장의 뒷부분과 4장에서 설명될 정보에 입각한 지침에 따라 마사지를 할 경우에는 이런 걱정할 필요가 없으며, 실제로 좋은 마사지의 부교감신경 자극은 메스꺼움을 진정시킬 수 있다. 물론 임산부가 구토를 하거나 메스꺼움을 심하게 느끼는 경우에는 마사지를 원하지 않을 가능성이 높다.

임산부의 정보를 철저히 수집하고 산부인과 의사와 충분한 소통을 유지하고, 이 책에서 제시하는 올바른 지침을 따른다면 안전한 마사지를 제공할 수 있다.

치료실로부터

내가 일하던 고급 스파에서 Sharon을 처음 만났을 때, 그녀는 아무것도 적혀 있지 않는 건강 진단서를 나에게 돌려주었다. 사실, 그녀는 우리가 자신의 사업을 캐묻는다고 느꼈으며 리셉션 직원에게 힘든 시간을 보냈는데, 결국 그녀는 마사지만 원했던 것이었다! 나는 마사지가 확실히 많은 문제를 해결할 수 있지만, 만약 내가 당신의 문제를 알고 있으면 더 나은 서비스를 제공할 수 있을 것이라고 그녀에게 설명했다. 다음 달 정기 방문 전에 의사를 만나도록 권장했다. 그녀는 산전 마사지에 이렇게 많은 정보가 들어간다는 사실에 놀라워했고, 나는 그녀를 돌볼 수 있는 지식을 가지고 있음에 사실 감사했다.

– **Mia Harper**, 치료사

명심하자

임산부가 제2 삼분기에 접어들 때까지 마사지를 미루는 것이 좋지만, 권장 사항을 따르면 제1 삼분기 마사지도 안전하게 시행할 수 있다.

안전한 자세 취하기 Safe Positioning

대부분의 치료사는 산전 마사지를 고려할 때 가장 먼저 하는 실질적인 질문은 어떻게 하면 복부를 마사지할 수 있을까 하는 것이다. 우리들 대부분은 임신하지 않은 고객을 누운 자세와 **엎드린** 자세로 마사지를 하기 때문에, 다른 가능성에 대한 확신을 갖지 못한다. 임산부의 몸은 고유한 요구 사항이 있지만 자세 취하기 옵션은 다양하다. 엎드린 자세와 누운 자세의 마사지는 일부 임산부 고객에게 여전히 효과적이다. 그러나 처음에는 어렵지만 훨씬 더 유리한 자세는 옆으로 누운 자세이다. 안전성, 편안함, 치료 효과에 따라 어떤 자세를 언제, 어떻게 취할지를 결정할 수 있다(그림 2.1). 아래 단락에서 모든 자세에 대한 근거를 살펴보겠다. 이들은 딱딱하고 빠른 규칙이 아니고, 특히 그들의 타이밍에 대해 더욱 그러하다라는 점을 기억해야 한다. 개인의 필요에 따라 권장되는 포지션의 타이밍은 달라질 수 있다. 그러나 이런 지침과 많은 연습을 통해 임신 단계와 관계없이 거의 모든 임산부 고객을 효율적으로 수용할 수 있다.

엎드린 자세 Prone

많은 사람이 엎드려 자는 습관을 가지고 있으며, 마사지를 받을 때도 이런 편안한 자세를 포기하지 않으려 한다. 그리고 마사지 치료사는 엎드린 상태에서 고객의 등을 마사지하는 데 더 익숙하다. 그러나 이런 이유로 임신 기간 내내 엎드린 자세를 사용해야 할까? 엎드린 자세는 안전하고 편안한 휴식 자세일 수 있지만(Ricci 2017), 효과적인 마사지를 위해 필요한 압박을 가하면 모든 고객에게 더 이상 안정적으로 편안하지도 안전하지도 않고, 학교에서 배운 4분의 3 엎드린 자세도 마찬가지이다. 엎드린 자세의 두 가지 문제점은 자궁 인대와 허리에 무리가 가고 자궁 내압이라는 **자궁 내부의 압력**이 증가한다는 점이다(그림 2.2). 먼저 이런 후방 구조물에 대한 문제를 고려해 보자.

평평한 치료 테이블에 엎드려 누우면 요추, 골반 및 자궁 구조에 무리가 갈 수 있다. 엎드린 자세는 후방 근육을 단축시키고, 요추와 요추-천골 이음부를 압박하고 전방으로 이동시키

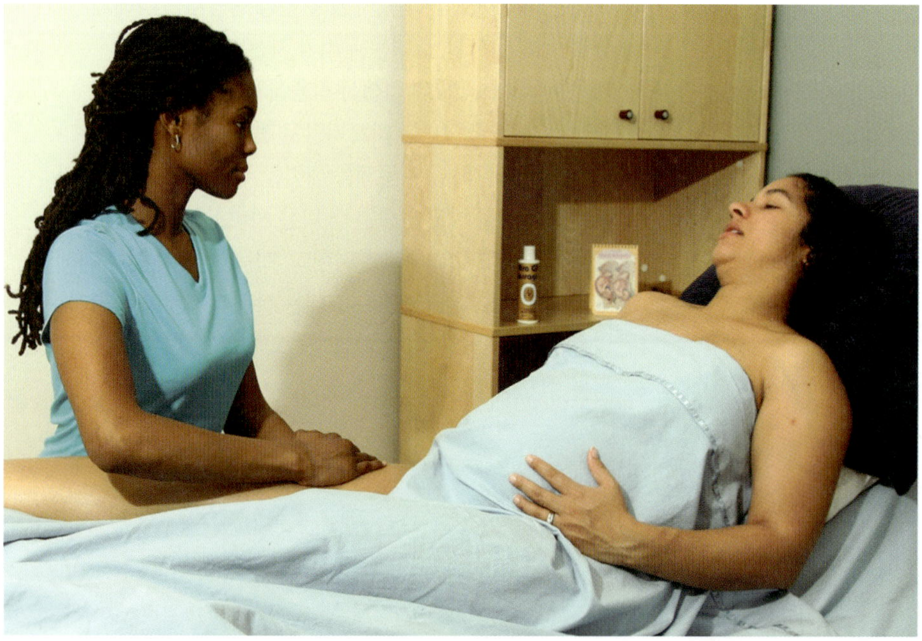

임신 1기(제1 삼분기)
- 고객의 편안함에 따라 누운 자세, 옆으로 누운 자세, 반쯤 기댄 자세, 엎드린 자세 또는 의자에 앉은 자세를 취한다.
- 특히 엎드린 자세를 이용할 경우, 가슴 압박과 기타 편안함과 안전성을 고려해 자세를 조정한다.

임신 2기(제2 삼분기)
- 특수 장비를 사용하더라도, 엎드린 자세를 권장하지 않는다.
- 누운 자세-임신 22주까지는 오른쪽 하반신 밑에 베개를 받쳐 준다. 22주 이후에는 누운 자세성 저혈압 증후군을 예방하기 위해 반쯤 기댄 자세와 옆으로 누운 자세를 취한다: 의자에 앉은 자세는 좋다.
- 가슴 압통, SI 관절 통증 및 기타 편안함과 안전성 문제를 고려해 조정한다.

임신 3기(제3 삼분기)
- 옆으로 누운 자세와 반쯤 기댄 자세만 가능하다. 의자에 앉은 자세도 괜찮다.
- 편안함과 안전성 문제를 고려하여 조정한다.

그림 2.1
산전 마사지 자세의 개요. 이들 자세는 임신 기간 내내 편안함, 안전성 및 효율성을 고려해 취한다.

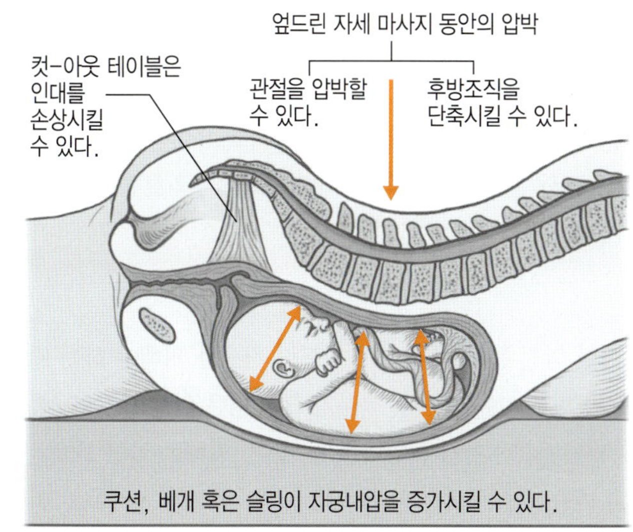

그림 2.2
엎드린 자세의 잠재적 영향. 부적절한 자세로 안전성과 편안함이 어떻게 손상될 수 있는지에 주의한다.

며, 천장관절(SI)을 회전시키고 긴장시키고, 천골자궁인대의 긴장을 증가시키는 등 여러 가지 부정적인 영향을 미칠 수 있다. 이런 영향으로 인해, 특히 임신 후반기의 엎드린 자세는 많은 사람에게 요통을 악화시키는 경우가 많다. 일부 고객은 엎드린 자세에서 편안함을 느끼지만, 많은 고객들은 가슴과 부비동의 압박은 말할 것도 없고, 긴장을 느껴 마사지의 효과가 떨어진다.

임산부용 베개나 특수 장비를 사용하면, 이들 문제를 어느 정도 완화시킬 수 있다. 그러나 한 가지 크기의 컷-아웃 테이블이나 프론 쿠션은 모든 신체에 적합하지는 않다; 특히, 여러 태아 자세에 더욱 그러하다. 베개, 쿠션, 임산부용 베개, 배를 받쳐주는 슬링이나 그물이 있거나 없는 타원형 컷아웃 테이블, 대부분의 안마의자 등 어떤 것도 엎드린 자세의 모든 문제를 완벽하게 해결할 수는 없다. 고객이 자궁에 압력을 가하지 않을 정도로 쿠션이 충분히 높으면, 전방 구조물과 천골자궁인대에 가해지는 많은 부담을 줄 수 있다. 이런 후방 구조물의 문제를 방지하려면, 배를 테이블에 기대야 하며, 특히 후방 구조물을 다루기 위해 충분한 압박을 가하면 자궁내압이 증가한다. 이것은 속담에 나오는 "진퇴양난(catch-22)"상황이다.

허리 통증과 골반 통증은 여성이 마사지를 받게 되는 가장 큰 이유 중의 하나이다(Osborne 2009). 아무리 좋은 의도로 골반과 요추의 정렬을 유지하려고 노력해도 엎드린 상태에서는 모든 통증 구조물의 긴장을 완화할 수는 없다. 3장에서 설명하겠지만, **bodyCushion™**을 적절히 사용하면 산전 및 주산기 마사지 때 유용할 수 있다. 엎드린 자세에서 사용하면 ASIS에서 골반을 지지하여 요추 만곡을 정상화하고 요추 및 SI 관절의 좌상을 예방하는 데 도움이 된다. 그러나 취약한 천골자궁인대를 긴장으로부터 보호하지는 못한다. 이런 지지대 또는 이와 유사한 지지대가 엎드린 자세의 골반을 충분히 들어 올려 자궁이 치료대에 눌리지 않도록 하면 **무거운 자궁**이 이런 인대에 매달린 상태로 남게 된다. 천골 전방에 있는 이런 인대의 근막 부착점과 골반을 감싸는 관련 결합조직은 이미 일상 활동 동안 골반의 전방 비틀림으로 인해 손상을 받게 된다. 특히 치료 회기가 길어지고 후방 구조물에 효과적으로 작용하는 데 요구되는 압박의 크기가 많아져서 더 심한 통증이 발생할 수 있다. 요컨대, 고객을 위해 엎드린 자세의 심각한 문제를 인식하고 이들 문제를 해결해 주는 소품이나 테이블이 아무리 좋은 의도로 만들어졌다고 해도 항상 주의를 기울여야 한다.

이제 자궁내압의 증가를 고려해 보자. 중력 때문에 몸통의 무게가 엎드린 고객의 복부를 테이블이나 추가 지지 장치로 누르게 된다. 이로 인해 자궁 내벽에 가해지는 태아, **양수** 및 태반의 압박 크기가 증가한다. 증가 정도는 테이블이나 소품의 단단함과 고객의 체중 및 복부 크기에 따라 달라진다. 가장 가벼운 터치로 등을 누르면 체중이 자궁내압을 더욱 증가시키게 된다. 특히 문제가 있는 요추와 골반 부위, 즉 자궁 바로 뒤쪽에 더 깊은 압박을 가하면 의도하지 않았더라도 자궁내압이 증가될 수 있다.

이 모든 것을 고려할 때 엎드린 자세는 얼마나 안전한가? 자신있게 대답할 수 있는 직접적인 데이터는 충분하지 않다. 그러나 몇 가지 고려사항은 다음과 같다.

- 현재 미국 산부인과 의사협회(ACOG)에서 권장하는 수면 자세는 임신 13주 이후에는 옆으로 누워 자는 것이 좋

다는 것이 유일한 권고사항이다.

- 임신 자체가 자궁 근육의 수축력을 강화하기 때문이다(꽉 끼는 옷, 과도한 양수 및 기타 원인으로 인한). 자궁내압의 증가는 자궁 근육을 자극한다(Ricci 2017). 이들 평활근은 자극을 받으면 수축을 하게 된다. 자궁 근육이 이미 과도한 수축 상태에 있기 때문에, 이런 수축은 조기 진통으로 오인되거나 조산이나 유산의 원인이 될 수 있다.
- 자궁내압의 증가를 피하는 것은 다중 태아, 태반 기능 장애, 양수 불균형 및 기타 **고위험 요인** 및 합병증과 밀접한 관련이 있다(7장 참고).
- 태아 혈액 공급, **자궁 수축** 및 유산 병력이 있는 경우에는, 각별한 주의가 요구된다. 이들 질환을 진단받은 사람들은 신체에 어떤 영향을 미칠 수 있는지에 대해 잘 알지 못하는 경우가 많다. 이들 문제 중 일부는 특별히 검사를 받거나 출혈, 경련 또는 기타 명백한 징후가 발생하여 추가 진단이 필요할 때까지 발견되지 않는 경우도 있다.
- 엎드린 자세를 짧은 기간 동안 취해도 특별한 해가 거의 없다는 최근의 연구 결과도 있지만, 마사지의 압박에 대한 결정적인 결과는 아직 없다(Ray와 Trikha 2018; Dennis 등 2018; Oliveira 등 2017).

한 가지 분명한 것은 대부분의 복잡하지 않고 위험도가 낮은 임신의 경우에는 자궁내압의 경미하고 일시적인 증가(예: 잠깐 엎드린 자세를 취하는 경우)를 허용할 수 있다는 것이다. 임신 첫 13주 동안에는 보통 장골의 전방이 자궁의 압력이 크게 증가하지 않도록 보호한다. 여러분이나 고객이 선호하는 경우에는 임신 1기(제1 삼분기) 때 엎드린 자세를 취할 수 있지만, 제1 삼분기라도 위에서 언급한 질환이 있거나 태아가 정상보다 크거나 임산부가 비만인 경우에는 엎드린 자세는 문제가 될 수 있음을 기억해야 한다. 엎드린 자세에 대해 알려진 것이 단편적이고 모르는 것이 너무 많기 때문에, 과도한 자궁내압의 잠재적 위험을 피하기 위해 모든 임산부에게 옆으로 누운 자세나 반쯤 기댄 자세를 권장한다.

명심하자

특히 임신 제2 삼분기와 제3 삼분기 때의 엎드린 자세는 자궁내압을 높이거나 후방 인대와 근육에 무리를 줄 수 있다.

이런 안전 문제 이외에도, 엎드린 자세를 피해야 하는 매우 설득력 있는 이유가 있다. 복부가 크지 않은 임신 1기에도 엎드린 자세는 커진 가슴을 압박할 수 있다. 실제로 임신 1기의 여성은 가슴이 매우 민감한 경우가 많다. 엎드린 자세에서 이런 통증을 최소화하는 한 가지 방법은 폼 파운데이션에 가슴 모양의 홈을 판 쿠션을 사용하는 것이다. 또 다른 대안으로는, 쇄골과 늑골 밑에 베개나 수건을 말아서 양쪽 가슴 사이에 배치하는 것이다.

임산부는 호르몬에 의한 점액 증가로 인한 울혈을 가질 수 있다. 감기, 알레르기 및 기타 부비동 질환이 있는 사람은 산부인과 전문의가 코막힘을 완화하는 약물 복용을 중단하라고 조언할 수 있기 때문에 특히 불편할 수 있다.

정서적인 측면에서 일부 고객은 "아기 위에 누워 있다"는 생각으로 불편해 한다. 마찬가지로, 페이스 크래들(face cradle)과 기타 엎드린 자세를 취하는 기구는 스트레스 감소에 중요하고 많은 사람들에게 마사지 경험의 중요한 부분인 언어적, 정서적 공유를 방해할 수 있다. 또한 고객의 표정을 관찰하여 고객의 경험을 측정할 수 있는 능력도 잃게 된다.

또한 엎드린 자세는 마사지 치료를 받기에 가장 나쁜 자세 중의 하나이다. 엎드린 자세는 종종 허리 통증, 고관절 및 경부 기능장애 및 기타 근골격계 부정 정렬을 유발하거나 악화시키는 원인이 되기도 한다(Pirie와 Herman 2003). 여러분은 좋은 대안이 있을 때 이 자세를 사용함으로써 고객의 문제에 기여하고 싶은가? 보시다시피, 엎드린 자세보다는 옆으로 누운 자세와 반쯤 기댄 자세에서 마사지를 하면, 임산부에게 가장 문제가 될 수 있는 부분인 신체 후방, 엉덩이 및 어깨를 더 잘 움직일 수 있다.

요약하면, 모든 임산부 고객의 안전성과 편안함을 보장하고, 치료 결과를 개선하기 위해 임신 첫 13주 이후에는 본인이나 고객의 선호도에 관계없이 엎드린 자세를 취하지 않는 것이 좋다. 임신 1기 때라 하더라도, 주의를 기울이고 합리적인 조절을 해야 한다.

누운 자세와 반쯤 기댄 자세

Supine and Semireclining

다른 마사지 자세는 얼굴을 위로 하고 누운 자세이다. 산전 마사지의 경우, 누운 자세의 안전성은 주로 산모와 태아의 혈액 순환에 의해 결정된다. 하대정맥은 장골정맥을 통해 하체에서 심장으로 혈액을 되돌려 보내는 신체의 주요 혈관이다. 하대정맥은 후복벽을 따라 척추의 오른쪽을 따라 올라간다. 하대정맥은 임신 1기 때 누운 자세에서는 영향을 받지 않는다; 그 이유는 자궁이 골반강을 벗어나서 커지지 않고, 자궁이 그다지 넓거나 무겁지 않기 때문이다. 임신 13주가 지나면, 임산부가 등을 대고 누웠을 때 무거운 자궁과 그 내용물이 총장골정맥과 내장골정맥, 하대정맥에 닿게 된다. 이들 혈관이 장시간 압박되면 산모의 혈압이 떨어져 산모와 태아의 혈액 순환이 감소하는데, 이것을 **누운 자세성 저혈압 증후군**이라고 한다(그림 2.3). 일부 임산부는 등을 대고 누웠을 때 불안, 현기증, 쇠약감, 메스꺼움, 호흡 곤란 또는 기타 불편함을 호소하지만, 다른 임산부들은 누운 자세를 완전히 만족하는 것처럼 보인다. 그러나 산모에게 눈에 띄는 부정적인 영향이 있든 없든 간에 태아의 혈액 순환이 감소할 수 있으며, 특히 태반이 가장 높은 위치인 후방에 위치하는 경우에는 태아의 순환이 감소할 수 있다(Ricci 2017).

일부 권위자들은 임산부에게 휴식이나 잠을 잘 때도 절대 똑바로 눕지 말라고 권고하며(Stone 등 2017; Heazell 등 2018; Callahan과 Caughey 2007), 특히 합병증으로 인해 태아의 산소 공급에 우려가 높아지는 경우에는 더욱 그러하다. 다른 사람들은 임산부에게 장시간 누운 자세로 운동하는 것을 피하라고 권고한다(ACOG 2015). 이런 변수를 고려할 때, 대부분의 고객은 임신 기간 동안 최대 5분 정도 짧게 누운 자세를 취하는 것이 안전해 보인다. 물론 산모가 불편해하거나 산부인과 의사가 누운 자세에 큰 제한을 두는 경우에는 그에 따라 조정해야 한다.

더 오래 누운 자세로 마사지할 수 있는 몇 가지 옵션이 있다. 단태아의 임신 초기에는 하반신 오른쪽 밑에 베개를 배치하여 자궁의 무게를 왼쪽으로 이동시키고 혈관 압박을 줄일 수 있다. 22주 이후에는 빠르게 팽창하는 자궁이 오른쪽 골반 아래쪽에 베개를 받쳐도 대정맥의 상당 부분이 압박된다. 따라서 우리가 아래에서 설명할 반쯤 기댄 자세가 산전 마사지를 할 수 있는 최적의 자세이다.

편안함은 장시간 누운 자세를 피해야 하는 또 다른 이유이다. 몇 분 이상 누워 있으면 임산부의 천장관절이 악화되어 요통이 발생할 수 있다. 이것은 허리가 제대로 지지되지 않거나 패딩이 부적절한 테이블 위에 눕거나 임신 말기에 요통이 발생할 가능성이 더 높아진다. 이런 상태는 특히 한쪽 천장관절이 저운동성이고 반대쪽 천장관절이 과가동성인 경우, 일반적으로 상부 둔부와 장골능에 즉각적이고 고통스러운 잠금 감각(locking sensation)을 유발할 수 있다(Riczo 2020; Noble 2003). 최소 3인치(7.6cm) 두께의 삼중 밀도 폼 패딩을 산전 마사지 테이블로 사용하는 것이 좋다.

고객을 아무리 짧은 시간 누운 자세로 두더라도, 필요한 경

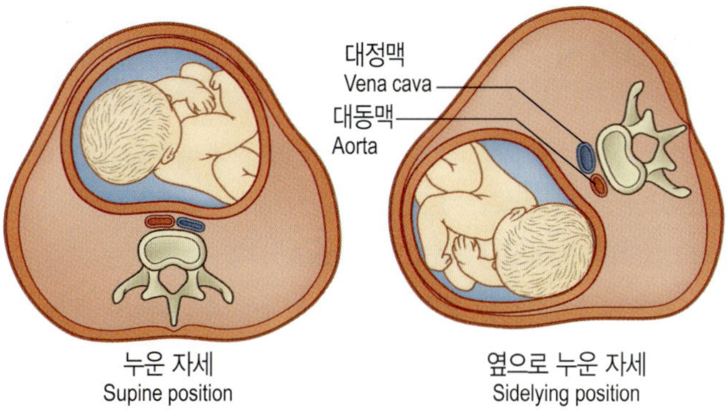

그림 2.3
누운 자세성 저혈압 증후군. 누운 자세(왼쪽)에서는 커진 자궁이 하대정맥을 압박할 수 있다. 옆으로 누운 자세(오른쪽)에서는 몸통 혈관이 자궁의 무게로부터 압박되지 않는다.

우 요추 전만을 지지하고 줄이는 데 유념한다. 이를 위해서는 무릎 받침대를 충분히 높게 하여 요추 부위를 테이블에 대고 기계적으로 이완시키는 것이 가장 좋다. 하지 부종을 완화하려면 종아리 밑에 베개를 하나 더 놓고 무릎과 발이 수평이 되도록 한다.

누운 자세에서 발생할 수 있는 거의 모든 잠재적 문제에 대한 해결책은 반쯤 기댄 자세를 누운 자세 대신에 사용하는 것이다. 3장에서는 이 자세와 모든 권장 자세를 만드는 방법에 대해 자세히 설명하겠지만, 기본은 간단하다. 고객의 몸통을 지지하여 엉덩이에서 머리까지 45–75°의 각도를 유지하는 것이다. 자신의 신체 자세를 약간만 수정하면 일반적으로 누운 자세에서 하는 동작을 반쯤 기댄 자세에서도 어렵지 않게 수행할 수 있다.

다중 태아나 과체중인 고객의 경우, 임신 1기에는 반쯤 기댄 자세로 전환하고 오른쪽 골반 밑에 베개를 전혀 사용하지 않아야 한다. 다른 고객은 임신 1기 때 누운 자세로, 임신 2기에는 오른쪽 골반 밑에 베개를 사용하고 나머지 임신 기간에는 반쯤 기댄 자세를 취해도 괜찮다. 하지만 일부 고객, 특히 비만이 있거나 숨이 차거나 속쓰림이 있는 고객은 임신 기간 내내 반쯤 기댄 자세를 선호할 수 있다는 점을 기억한다(6장에서 설명하겠지만, 반쯤 기댄 자세는 산후 기간에도 유용할 수 있다).

명심하자

환자가 누워 있을 때는 오른쪽 하복부 밑에 베개를 배치하거나(13-22주), 반쯤 기댄 자세로 받쳐주면 누운 자세성 저혈압 증후군을 예방할 수 있다.

옆으로 누운 자세 Sidelying

거의 모든 고객에게, 그리고 임신 기간 내내 안전성과 편안함을 가장 잘 조합한 자세는 **옆으로 누운 자세**이다(그림 2.4). 베개, 받침대 또는 포지셔닝 시스템으로 충분히 지지될 경우, 대부분의 고객은 이 자세에서 큰 안도감을 느끼고 만족감을 느낀다(3장 참고). 옆으로 누운 자세는 근골격계와 자궁 인대의 긴장을 최소화한다. 자궁, 부비동, 가슴에 가해지는 압박을 피하고 정서적으로 도움이 되는 대화를 할 수 있다. 이 자세는 태아의 자세(또는 이와 유사한 자세)에서 오는 심리적 편안함을 제공한다. 옆으로 편안하게 누운 고객은 얼굴 받침대(엎드린 자세)의 방해나 얼굴을 마주 보고 이야기할 때 발생하는 대면 효과(누운 자세나 반쯤 기댄 자세) 없이 자신의 흥분과 걱정거리에 대해 더 잘 이야기할 수 있다고 느낄 수 있다.

의사와 조산사는 수면과 휴식을 위해 옆으로 누운 자세를 권장한다. 옆으로 누운 자세에서는 대정맥이 압박되지 않으며, 적절한 복부 지지대를 적용하면 자궁 인대에 가해지는 부담이 줄어든다(그림 2.3 참고). 많은 고위험 임신 또는 합병증이 발생하면, 산모의 심장 기능과 태아의 산소 공급을 극대화할 수 있는 왼쪽 옆으로 누운 자세로만 수면을 취하라는 지시를 받는다(Ricci 2017).

불행하게도 이런 요구 사항은 지나치게 조심스럽고 궁극적으로 불편한 결론이다; 즉 모든 임산부는 왼쪽으로만 누워야 한다. 대부분의 임산부는 어느 쪽으로 누워도 안전할 뿐만 아니라, 양쪽으로 자는 것은 수면과 소화를 개선할 수도 있다(Silver 등 2019). 의사나 조산사가 달리 요구하지 않는 한, 고객이 선호하거나 문제가 있는 부위에 가장 잘 접근할 수 있는 쪽을 선택하거나 치료 시간에 왼쪽과 오른쪽으로 누운 자세로 나누어 자신감을 갖고 고객을 배치한다(또한 주로 왼쪽으로 누워 자는 고객은 왼쪽을 더 많이 다뤄야 하는 경우가 많다).

명심하자

옆으로 누운 자세는 고객이 적절하게 지지될 때 산전 마사지 치료를 위한 가장 안전한 자세(그리고 가장 편안한 자세)이다.

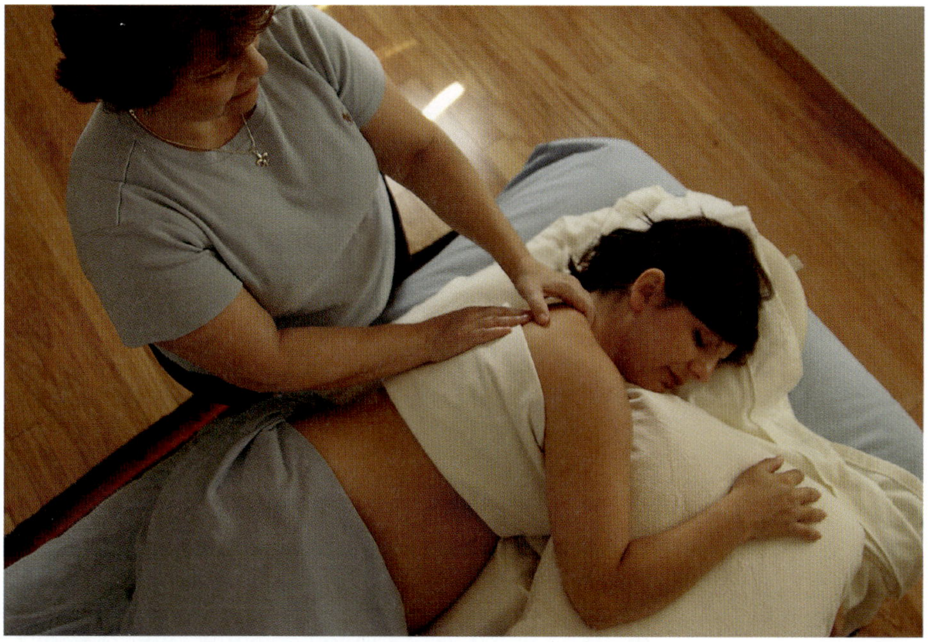

- 가슴과 골반대에 대한 치료사의 접근성을 향상시킨다.
- 자궁 압력 증가와 누운 자세성 저혈압을 방지한다.
- 부종을 감소한다.
- 산모의 심장 기능과 태아의 산소 공급을 최대화한다.
- 부비동의 울혈과 가슴 압박을 방지한다.
- 심리적으로 편안하고 진정된다.
- 공유를 촉진한다.

그림 2.4
옆으로 누운 자세의 장점. 적절히 지지될 때, 옆으로 누운 자세는 산모, 태아 및 치료사 모두에게 도움이 된다.

관점: 자세 취하기

임산부의 자세 취하기는 산전 마사지 치료에서 가장 혼란스럽고 논쟁의 여지가 있는 주제 중의 하나이다. 따라서 겹치는 부분과 의견이 일치하지 않는 부분을 명확히 하는 것이 중요하다. 산전 마사지 치료의 자세에 대한 직접적인 연구는 거의 혹은 전혀 없지만, 해부학, 생리학, 간호학 및 산부인과학의 모범 사례와 같은 다른 증거는 객관적인 지침을 제공할 수 있다.

모든 임산부 마사지 강사는 엎드린 자세의 한 가지 측면에 동의한다; 임신 1기 이후에는 어떤 종류의 보조 장비 없이 마사지 테이블에 직접 엎드린 자세로 마사지를 하지 않아야 한다는 것이다. 다른 의견이 제기되는 부분은 어떤 지지대가 임신 2기와 3기에서 실시되는 엎드린 자세의 문제, 즉 자궁내압 증가와 후방 구조물에 대한 긴장을 충분히 줄일 수 있는지에 관한 것이다. 일부 치료사들은 특수하게 제작된 쿠션이 엎드린 자세에서 발생하는 이런 문제를 예방할 수 있다고 주장한다. 이런 쿠션은 마사지 치료사나 카이로프랙터, 물리치료사 등 매우 짧은 시간 동안 엎드린 자세로 치료하거나(Stillerman 2008) 압박이 피상적으로 적용하는 기타 치료사에게 효과적일 수 있다. 안타깝게도 대부분의 마사지 치료 시간이나 더 깊은 압박에 대해 이런 안전 문제를 확인하거나 부정할 수 있는 공개된 근거는 없다.

누운 자세에 대한 권장 사항은 더 다양하다. 일부 치료사들은 임신 1기 때 누운 자세성 저혈압 증후군을 예방하기 위해 수정하지 않고는 절대로 누운 자세를 사용하지 말라고 조언한다. 임신 1기 때 태아의 작은 체중(1온스/0.03kg)과 자궁의 크기(높이 4인치/10cm, 치골보다 거의 넓지 않음)를 고려할 때 다중 태아를 제외하고 14-20주 이전에는 대정맥의 심각한 압박이 발생할 가능성이 거의 없다. 위에서 설명한 것처럼 오른쪽 밑에 지지대를 사용하라고 조언하는 치료사들 사이에서도 배치와 시기에 대해서는 약간의 차이가 존재한다. 어깨에서 장골능까지 쐐기나 담요를 배치하라고 제안하는 치료사도 있다. 하대정맥은 복부 깊숙한 곳에서 좌우 총장골정맥으로 갈라지고, 다시 내장골정맥과 외장골정맥으로 갈라진 다음 골반으로 내려가기 때문에 복부와 오른쪽 엉덩이 밑에 지지대가 있는 것이 더 정확해 보인다. 고객을 수정된 누운 자세에서 반쯤 기댄 자세로 이동시킬 시기에 대해서도 의견 차이가 있다: 14주(Stager 2010), 18-20주(Stillerman 2008) 또는 임신 마지막 2개월(Yates 2010). 태아가 평균적으로 성장하는 단태아 임신의 경우, 자궁은 20-22주에 산모의 배꼽 높이에 도달하며, 자궁은 장골정맥과 하대정맥을 충분히 누를 수 있을 만큼 넓어진다. 따라서, 반쯤 기댄 자세는 바람직한 효과를 가진다: 자궁 무게를 골반저 쪽으로 더 이동시킨다. 그러나 반쯤 기댄 자세는 오른쪽 밑에 추가 지지대를 사용하는 것은 중복적인 처지이고, 반쯤 기댄 자세의 안정성을 취약하게 만드는 것이다.

요약하자면, 이 문제에 대한 직접적인 연구가 더 많이 이루어질 때까지는 산전 마사지 치료에는 마사지 치료사의 불편함이나 선호도에 관계없이 옆으로 누운 자세를 진심으로 권장한다. 이 자세는 가장 많은 이점을 제공하며 특히 엎드린 자세의 잠재적인 불편함과 위험을 피할 수 있다(그림 2.2-그림 2.4 참고). 또 다른 안전한 옵션은 일반적으로 임산부에게 편안하지는 않지만, 가정용 의자나 의자에 앉아서 마사지를 받는 것이다. 대부분의 안마의자는 위의 엎드린 자세에 대해 설명한 것과 같은 이유로 임산부가 일반적으로 가슴 지지대로 사용되는 패드에 등을 기대고 앉는 경우에만 안전한 대안이다(3장 참고).

산전 및 주산기 마사지를 위한 효과적인 방식
Effective Modalities for Prenatal and Perinatal Massage

대부분의 기본 마사지 치료 교육 프로그램은 산모 관리에 쉽게 적용할 수 있는 한 가지 이상의 치료 방법을 가르친다. 간단한 스웨덴식 마사지와 입문용 심부조직 마사지, 신경근육 기법은 스트레스를 줄이고 관절과 근육의 통증을 완화하며 고객이 돌봄을 받는 느낌을 받을 수 있도록 도와준다. 즉, 여러분은 이미 임산부에게 도움이 되는 몇 가지 기술을 가지고 있다. 근막이완술에서부터 레이키까지, 스웨덴식 마사지에서 시아추까지 오늘날 어떤 모달리티를 사용하든 임산부에게 제공할 수 있는 것일 가능성이 높다.

이상적인 산전 치료나 산후 치료를 위한 단 하나의 방법이나 순서는 없다. 그런 식으로 자신을 제한하는 것은 전문 마사지 치료사가 제공하는 다양한 **체성 치료**의 광범위한 혜택을 고객에게 박탈하는 것과 같다. 어떤 방법이 임산부 고객에게 가장 도움이 될지를 결정하기 위해 여러분이 알고 있는 방법을 평가해 본다. 가임기에는 이런 기법 중 일부를 대폭 수정할 수도 있고, 또 다른 기법을 제거해야 할 수도 있다. 여기에 있는 지침과 주의 사항을 사용하여 사용하고자 하는 모든 방법에서 모든 기법의 생리적, 구조적 및 심리적 영향을 신중하게 평가해 본다. 상자 2.4에는 기법 선택과 수정을 위한 중요한 지침이 제시되어 있다.

후속의 장들에서, 여러분은 다양한 모달리티의 구체적인 산전 기법과 주산기 기법을 배우게 될 것이다. 이런 세부사항을 통해 창의력을 발휘하고 고객에 대한 접근 방식을 개별화해 본다. 모든 도수 기법과 마찬가지로, 임상적으로 검증된 특정 기법을 시연하고 실습과 피드백을 받는 종합적인 평생교육 프로그램에도 참여하면 더욱 완벽한 교육을 받을 수 있다.

압박, 속도, 통증 등을 조절하기
Moderating Pressure, Speed and Pain

임산부 고객을 치료할 때 가장 먼저 고려해야 할 사항이 *치료 여부*와 *방법*이라면, 그 다음은 적절한 압박, 속도, 통증 수준을 찾는 것이 보통이다. 일부 치료사에게 임산부 고객은 매우 취약해 보이지만, 특정 방법은 효과를 내기 위해 깊은 노력이 필요한 것처럼 보인다. 앞서 언급했듯이, 산전 고객은 연약하지 않지만, 선호도는 매우 다양하다. 각 고객의 요구 사항을 파악하고 신체 부위와 날짜에 따라 요구사항이 매우 다를 수 있음을 인식해야 한다. 또한 촉각적 민감성을 키우면 더욱 효과적이고, 고객의 조직에 대해 더 잘 알수록 고객의 요구에 맞게 마사지를 수정할 수 있다(Chaitow 2017).

abdominal effleurage(복부 문지르기)와 같은 특정 부위의 특정 기법은 피부와 표층 근막에만 닿는 표층적이어야 한다. 심

지침: 안전하고 효율적인 마사지

부조직 마사지와 통증유발점 기법과 같은 다른 기법들은 치료 깊이가 필요하지만, 고객이 통증의 경계선에서 쾌감을 느끼는 것보다 더 깊어서는 안된다. 그리고 신체의 특정 부위, 특히 다리 안쪽과 복부에서는 깊은 압박의 마사지가 위험할 수도 있다(아래에 자세히 설명되어 있다). 비-임산부 고객과 마찬가지로, 대부분의 영역에서 고객이 원하고 필요로 하는 만큼 깊이 마사지할 수 있으며, 특히 신체 조직의 마사지를 천천히 수행하면 그 조직을 진정시킬 수 있다.

항상 고객이 선호하는 압박, 통증에 대한 인식, 긴장 수준, 특정 신체 부위의 요구 사항을 파악한다. 고객의 일반적인 건강, 손상 또는 기타 안전 고려사항(본 장의 뒷부분에서 설명됨)에 따라 비-임산부 고객에게 사용하는 것보다 더 가벼운 적용을 할 필요가 있다. 임산부가 긴장을 풀고 통증을 덜 느끼게 되고, 출산 경험을 더 즐겁게 하는 데 가장 도움이 되는 터치의 특성과 기법이 무엇인지를 함께 찾아본다.

"괜찮아요"와 같은 일반적인 답변은 아무것도 알려주지 않기 때문에, 산모에게 자신의 압박감을 전달할 수 있는 신뢰할 수 있는 수단을 제공한다. 한 가지 옵션은 숫자 척도이다(상자 2.1).

또는 숫자 대신 이미지 척도를 사용해 본다. 임신을 하면 우뇌 기능이 활성화되기 때문에 임산부는 좌뇌의 선형 개념보다 우뇌의 은유에 더 잘 공감하는 경우가 많다(Naperstek 2007). 신호등의 일반적인 상관관계를 따르는 쾌락과 통증 피드백의 색 구성표를 도입할 수도 있다(상자 2.2). 고객의 피드백을 요청하면, 고객이 함께 하는 마사지에 대한 참여도와 통제력을 높일 수 있다.

마사지 기법과 관계없이 고객의 통증 수준은 여러분의 압박의 깊이와 속도에 크게 영향을 받는다는 점을 명심해야 한다. 여러분의 체중을 서서히 더하면, 고객의 조직이 방어하기보다는 수용하여 더 깊숙이 들어갈 수 있다. 고객의 단단한 부위를 억지로 누르거나 "고정"하는 대신, 고객이 더 편안한 자세를 취하도록 촉진하거나 격려하는 것을 생각한다. 이런 변화는 일반적으로 더 쉽고 깊게 마사지를 할 수 있게 해 주며, 종종 고객의 참여도를 높여준다. 고객의 인식이 향상되면, 치료가 더 즐겁고 유익하게 느껴질 가능성이 높다. 또한 고객이 적극적으로 참여하는 것은 여러분이 육체적, 정서적으로 덜 힘들다는 것을 의미한다.

테이블 높이, 자세 취하기와 여러분 자신의 신체 사용과 같은 역학적 고려사항도 고객의 통증 지각에 영향을 미친다. 3장은 여러분에게 많은 팁을 제공해 줄 것이다.

상자 2.1
압박과 통증을 나타내는 숫자척도 방법

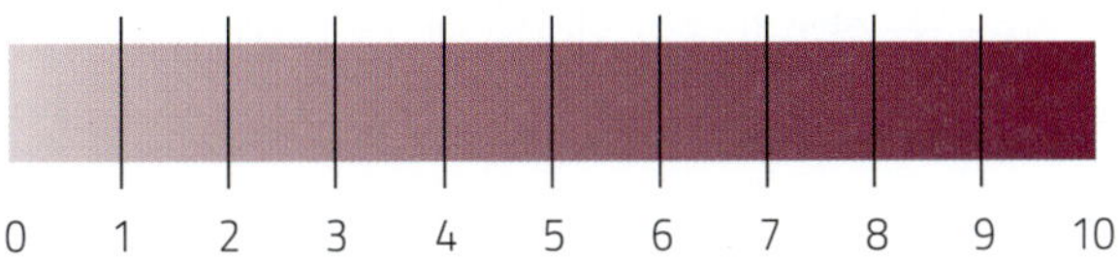

압박/통증 수준	고객의 감각
0	압박 느낌만 있다.
1–5	기분좋게 인식되는 압박
5.5–7	압박의 증가는 기분 좋은 것에서 약간 불편한 것으로 바뀌기 시작한다; 그러나 불편은 여전히 좋은 느낌이다. 기분 좋은 느낌이 아니라, 아픈 느낌.
7.5–10	10점은 참을 수 없는 통증

상자 2.2
압박과 통증을 나타내는 색깔 방법

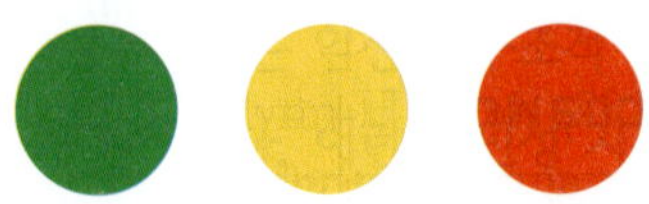

색	고객의 감각	치료사의 반응
초록색	완전히 기분 좋음	계속 진행함
노란색	약간 변한 기분 좋음	불편함에 조심하지만, 여전히 좋은 기분
빨간색	기분 좋음보다는 통증에 가까움	압박을 감소한다.

치료실로부터

나는 마사지 치료를 처음 경험할 때 정말 좋았다. 너무 아프지 않을까 걱정했는데 전혀 그렇지 않았다. 따뜻하고 세심하고 훌륭했다. 영원히 계속되었으면 좋겠다. 몸의 균형이 잡힌 느낌이 들었고, 치료사가 점점 더 깊숙이 마사지하면서 뭉친 특정 부위가 녹아내리는 것 같았다.

– **Roselle**, 임산부

고객의 쾌락과 통증에 대한 인식을 유지하면, 여러분은 마사지 도중에 의도한 이완 반응을 이끌어낼 수 있다. 반대로 고객의 인식을 무시하면 산모와 태아에게 비생산적인 교감신경 흥분이라는 반대의 결과를 초래할 위험이 있다. 통증은 혈압, 심박수, 호흡수를 높이고 면역기능과 자궁으로 가는 혈류를 낮추는 호르몬의 부신 생성을 활성화한다는 사실을 기억해야 한다. 이런 호르몬 징후는 태반을 통해 태아의 순환계로 확산되기 때문에 태아에게도 부정적인 영향을 미친다(Ricci 2017, Togher 등 2017, Monk 등 2016).

게다가 강하고 갑작스러운 움직임은 고객의 방어적인 움츠림 반사를 활성화하여 이완보다는 근육 긴장을 증가시킨다. 통증이 너무 심해지면, 몸 전체가 본능적으로 통증의 원인으로부터 멀어지게 된다. 수용적인 상태일 때만 고객은 보다 효과적인 호흡, 이완 및 자세 정렬과 같은 새로운 행동을 쉽게 탐색하고 배울 수 있다는 점을 기억해야 한다(Juhan 2003). 고객이 긴장을 풀고 여러분의 치료에서 많은 것을 배우려면, 아무리 깊은 마사지라도 부드럽게 수행해야 한다.

명심하자

산전 마사지 치료의 목표를 보다 잘 달성하기 위해 통증을 심하게 일으키는 기법을 피한다.

극심한 감정 찾기 Navigating Extreme Emotions

대부분의 임산부는 임신 기간 동안 분노, 두려움, 슬픔, 기쁨 등 격렬한 감정을 느낄 수밖에 없는데, 여러분의 테이블에서는 이런 감정을 탐색하고 표현할 수 있을 만큼 충분히 지지를 받고 있다고 느낄 것이다. 이런 감정 표현을 가능하게 하는 것은 스트레스 호르몬의 생성을 줄이고 임신한 고객이 더 안정감을 느끼게 하는 데 있어서 어떤 연부조직 기법만큼이나 강력한 힘을 발휘할 수 있다. 그러나 통찰력과 생리학에 근거하여 이런 장점과 강한 감정에 빠져들 때 발생할 수 있는 부정적인 영향을 균형있게 잡아 주어야 한다. 또한 여러분 자신의 직업적 경계를 지키는 것도 잊지 않아야 한다. 고객이 원하는 만큼 완전한 표현을 지원하는 것을 목표로 한다. 고객의 감정 폭발을 허용하지만, 항상 고객의 리드를 따르고, 절대로 감정적으로 압도될 정도로 부추기거나 밀어붙어서는 안된다(고객을 정서적으로 지원하는 데 대한 자세한 지침은 4장–7장을 참고하고, 또 온라인 자료도 참고한다).

전반적으로 심리동역학을 다루는 것은 마사지 치료사의 업무 범위와 전문성을 벗어난다는 점을 명심해야 한다. 여러분은 매우 중요한 자원이 될 수 있고, 또 그래야 하지만, 고객을 심리적으로 치료하거나 무엇을 해야 하는지를 지시해서는 안된다. 산모 마사지 치료사로서 여러분의 역량을 발전시키는 과정에서, 여러분은 산모의 정신 건강에 대한 지식과 경험이 풍부하고 신뢰할 수 있는 전문가들의 네트워크를 구축해야 한다.

주의를 요하는 영역 Areas Requiring Caution

해부학, 생리학, 연구 및 기타 증거에 대한 탄탄한 기초가 필요하다는 것은 임산부를 마사지할 때 특히 중요하다. 임신의 변화는 세포 단위에서 전신에 이르기까지 그 규모와 복잡성의 측면에서 매우 광범위하다. 따라서 임산부 마사지에 대한 접근 방식도 매우 포괄적이어야 한다. 우리의 지침은 신화나 소문이 아닌 확실한 근거를 바탕으로 해야 한다. 다음 단락의 주의 사항과 권고사항은 오늘날 이용가능한 근거에 대한 심층적 이해와 현재 우리가 알지 못하는 모든 것에 대한 존중을 반영한다. 이런 근거와 비정상적인 태아 발달에 대한 이해를 극대화한다. 이런 이해가 여러분의 선한 의도와 숙련된 기술과 결합되어 모든 고객의 치료가 사려 깊고 개별화되며 안전하고 효과적일 수 있도록 보장할 것이다.

복부 마사지 Abdominal Massage

1970년대에 마사지를 처음 시작했을 때, 기존 문헌에서는 임신을 마사지의 금기사항으로 간주했지만, 근거가 거의 또는 전혀 없는 경우가 많았다. 그래서 나를 포함한 호기심이 많고 열정적인 선구자들이 근거를 수집하기 시작했다. 그 이후로 우리는 아직은 미미하지만 점점 늘어나는 연구를 통해 엄청난 힘을 얻게 되었다. "완전 금기"라는 신화가 깨졌다. 그럼에도 불구하고, 임산부 마사지 치료와 관련된 몇 가지 논란은 계속되고 있다(이 책의 "관점" 상자 참고). 임산부 복부는 그 목록의 맨 위에 위치한다.

일부 치료사들은 유산을 유발할 수 있다는 두려움 때문에 학생들에게 절대로 복부 마사지를 하지 말라고 경고했다. 이런 우려는 아래에 설명된, 작고 결함이 있는 한 연구, 즉 복부 마사지에 관한 하나의 연구만 뒷받침하고 있다. 그러나 산전 마사지에 대한 포괄적인 교육이 부족한 학생들에게는 주의를 기울이는 것이 적절할 것이다. 산전 마사지에 대한 교육이 깊어질수록 고객과 태아의 안전을 위해 복부 마사지를 할 때 특별한 지침을 준수하는 것이 중요하다.

복부 마사지를 하는 시기와 방법
When and How to Massage the Abdomen

고객의 허락이 있다면 일반적으로 표층 복부 마사지가 유익하다. 일부 고객은 메스꺼움을 진정시킨다고 보고한다. 특정 변수 내에서 수행하면, 부교감신경의 자극을 통해 스트레스의 부정적인 영향을 감소시키는데 도움이 될 수 있다. 산모가 태아와 정서적으로 연결하여 태아와의 유대감을 강화하는 데 도움이 된다(그림 2.5)(Nichols와 Humenick 2000, Fink 등 2012, Wang 등 2015, Field 2016).

우리는 고객의 허락이 있을 때만 복부를 마사지하며, 우리의 일반적인 안전 지침은 간단하다:

- 본장의 앞부분과 3장에서 자세히 설명한 대로 임산부를 효과적으로 위치시키고 지지한다.
- 이 지침을 적용할 때 복부의 경계선을 치골, 서혜인대, 검상돌기, 원위 늑곽 및 요방형근의 외측 경계면으로 간주하고 그 경계 내에서는 모든 주의 사항을 준수한다.
- 임산부의 복부를 피부와 표층 근막 수준에서 마사지를 하고, 깊은 마사지를 피해야 한다.
- 손바닥 전체를 사용하여 표층 에플라지 기법을 적용한다. 표층 부채꼴 마사지와 같은 작은 스트로크를 할 경우에는, 엄지손가락의 넓은 가장자리로만 사용하고 지압과 같은 압박을 피해야 한다.
- 손과 복부 사이에 공간이 생기지 않도록 복부의 윤곽에 손을 완전히 붙인다. 이렇게 하면, 간지럽지도 않고 너무 깊지 않으면서도 진정 효과가 있는 완전하고 편안한 터치가 이루어진다(구체적인 방법은 4장의 기법 매뉴얼을 참고하길 바란다).

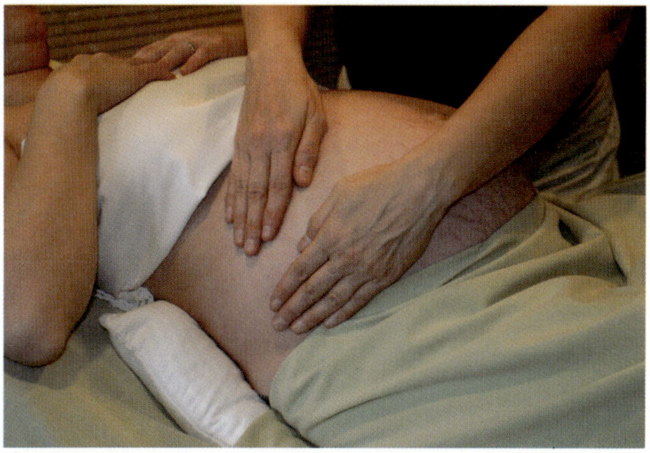

그림 2.5
복부 마사지. 부드럽지만 연결된 스트로크는 산모를 진정시키고, 산모와 태아를 연결시킨다.

- 고관절을 굴곡하거나, 굴곡한 상태에서 내회전을 하거나, 혹은 척추/늑곽의 측방굴곡과 굴곡을 할 때와 같이, 복부에 깊은 압박을 피할 수 있도록 신장과 기타 가동술을 수정한다.

위 지침의 중요성을 강조하기 위해 이런 지침을 무시할 경우 어떤 일이 발생할 수 있는지에 대해 생각해 보자. 정확히 말하자면, 아래의 내용은 모두 가정을 전제로 한 것이지만, 도움이 되지 않고 두려움을 유발하는 모든 복부 마사지의 금기사항을 넘어서기 위해 고려해야 할 중요한 사항이다. 적절한 주의없이 복부 마사지를 받으면 다음과 같은 문제가 발생할 수 있다:

- 자궁벽 평활근의 과민성, 조기 수축
- 태반의 박리 또는 손상(태반이 이미 약하거나 후방 자궁벽이 이상적인 위치에 있지 않을 때 특히 우려된다)
- 자궁 인대, 특히 광인대에 매립되어 자궁을 지지하는 자궁 혈관 공급 손상(장골 전방 부위에 장시간의 깊고 뾰족한 압력을 가해)
- 장골정맥의 혈전 제거(본장의 뒷부분에 있는 혈전에 대한 자세한 설명 참고)

다시 말하지만, 이 모든 것은 이론적인 것이다. 위의 지침을 사용한 복부 마사지를 통한 외상의 근거를 발견한 좋은 연구는 없다. 그러나 많은 두려움을 불러일으킨 한 연구가 있다. 이 연구는 나이지리아 남부의 전통적인 복부 마사지 관행을 조사했는데, 이 마사지는 전방 복부 근육을 쓰다듬고 주무르고, 복부의 연부조직을 부드럽게 들어 올리는 것으로 구성되었다(허벅지를 주무르는 것도 포함되어 있지만, 연구의 세부사항은 모호하다. 복부 마사지와는 별개로 혈전 위험으로 인해 문제가 될 수 있다). 이 연구에 참여한 284명의 임산부 중 15%가 이런 유형의 복부 마사지를 받았다. 마사지를 받은 임산부의 사망률은 5%, 신생아의 사망률은 14.3%에 달했다. 이 수치는 매우 높아 보이지만, 그 의미를 해석하기는 어렵다. 연구에 참여한 여성과 마사지를 받은 여성의 표본 규모가 작았고, 연구자는 마사지를 받지 않은 여성과 비교한 대조군을 포함하지 않았기 때문이다. 그럼에도 불구하고 연구자는 임산부에게 이런 유형의 복부 마사지를 중단할 것을 권장했다(Ugboma와 Akani 2004).

주의는 유용하지만, 우리는 두려움으로 인한 회피는 유용하지 않다고 믿는다. 여기서의 주의 사항은 심부조직 마사지, 통증유발점 기법 및 지압을 포함한 모든 체성 기법에 적용하여 안전하고 편안한 복부 마사지를 보장할 수 있다. 안전성을 강화하려면 연동운동을 개선하는 심부 복부 마사지의 대안을 찾아보자. 임신 2기 또는 3기에는 자궁이 여러분의 터치와 장기 사이에 위치하기 때문에 이런 기술을 통해 영향을 주려고 하는 장기들은 대부분 효과가 없다. 발과 손의 영역과 같은 반사 요법을 사용하면 더 많은 성공을 거둘 수 있다. 장요근의 긴장과 비활동성을 해결할 때는 이 근육과 그 부착점의 어디든 기계적 압력을 가해서는 안된다. 신장, 수동운동 및 기타 인식 및 교육 기법을 시도해 본다(복부 심부마사지에 대한 자세한 내용은 온라인 자료를 참고하길 바란다. 안전하고 효과적인 복부 기법은 4장을 참고한다).

고객의 복부를 마사지할지의 여부와 방법을 결정할 때는 많은 산부인과 의사와 조산사의 주의 사항을 따르는 것이 합리적이다. 치료사의 교육 또는 전통적 직무를 알지 못하면 일반적으로 복부 마사지를 금함으로써 환자에게 마사지 치료를 승인할 수 있는데, 특히 유산, 합병증 또는 고위험 상태에 대한 우려가 증가할 경우 더욱 그러하다. 물론 여러분은 여러분의 고객을 위해 특별히 이슈가 되었을 때 이들 지시사항을 따라야 한다.

복부를 터치하려면 고객의 허락이 필요하다는 점을 다시 한번 강조한다. 여러 가지 이유로 일부 고객은 복부 마사지를 건너뛰는 것을 선호한다. 다른 고객들은 파트너와 함께 아기와 친밀하고 유대감을 형성하는 시간을 즐기면서 배를 마사지하는 방법을 배우고 싶어 할 수도 있다. 복부 마사지가 유용한 이유

명심하자

임산부의 복부에 적용되는 표층의 스트로크(문지르기)는 대개 진정과 안정을 일으킨다.

를 설명하고 질문에 답하며, 고객의 선호를 존중해야 한다.

복부 마사지를 하지 않아야 할 때와 그 이유
When and Why Not to Massage the Abdomen

위의 지침에 따라 부드럽게 복부를 마사지하는 것은 대부분의 임산부에게는 안전하지만, 일부 치료사들은 자신과 고객이 마사지의 안전성에 의문을 갖지 않도록 임신 1기까지는 고객의 복부를 완전히 터치하지 않는 것을 선호한다. 부가적으로 고객이 유산, 조기 진통 또는 기타 합병증의 위험이 높은 경우에는 책임상의 이유로 임신 기간 내내 복부 마사지를 피하는 것이 좋다(상자 2.3). 고객이 이런 합병증의 징후를 보이는 경우(상자 2.5와 상자 7.2 참고)에는, 복부 마사지를 진행하기 전에 산부인과 전문의와 상담을 해야 한다.

> **상자 2.3**
> 책임에 대한 고려사항
>
> 미국 산모 관리의 냉정한 현실은 특히 마사지 치료사와 기타 체성 치료사와 관련이 있다. 산부인과 의사 90%가 소송을 당하고(Riley 등 2016), 간호사 및 기타 산모 관리제공자도 점점 자주 소송의 대상자로 포함되고 있다(Gilbert 2011). 우리는 이런 출산 관련 소송 분위기를 알고 있어야 하지만, 동시에 경각심을 가질 필요는 없다. 이런 소송 증가 속에서도 임산부는 마사지 치료사를 상대로 제기하는 소송은 1% 미만이며, 임신 손실에 대한 책임이 있는 것으로 밝혀진 치료사는 전혀 없다(Higdon 2019). 특히 아래와 같은 경우에는 법적 처벌을 받을 가능성이 적다:
>
> - 부교감신경의 자극을 장려한다.
> - 본 책의 안전 권고 사항과 고객의 건강관리 제공자가 제시하는 안전 권고 사항을 따른다.
> - 첫 치료 시 모든 고객에게 서면 건강 이력 양식을 작성하도록 요구하고, 각 치료의 진행 상황을 철저히 기록한다(자세한 지침은 8장을 참고한다).
> - 여러분의 전문분야 범위 내에서 보수적으로, 윤리적으로, 양심적으로 마사지한다.
> - 산전 및 주산기 마사지 치료에 대한 포괄적인 도수 교육을 받는다.

유산(**자연유산**이라고도 함)은 태아가 생존 가능성에 도달하기 전에 자연적으로 임신이 종료되는 것으로써, 임신 1기에 약 80%의 비율로 발생한다. 이것은 가장 흔한 임신 합병증으로써 임상적으로 확인된 임신의 최소 10%에서 발생한다(ACOG 2018b). 20-37주 사이에 진통이 시작되는 조산은 미국 임신의 12%에서 산모와 태아의 건강과 생명을 위험에 빠뜨린다 Ricci 2017).

잠재적인 문제를 인식하는 방법은 다음과 같다. 조산과 유산의 가장 흔한 증상 중의 하나는 자궁 수축으로 인한 허리 통증, 허벅지 통증 및 골반 통증이다. 그러나 출혈, 양수 누출, 복부 경련 또는 규칙적인 자궁 수축과 같은 다른 식별 증상도 일반적으로 나타난다(상자 7.2 참고).

마사지 치료를 시작하거나 계속하기 전에 유산, 진통 또는 요로 감염, 기타 장기 기능장애 및 신경 기능장애 또는 이전에 해결되지 않은 손상과 같은 요통의 다른 원인을 배제시키기 위해 고객의 의사나 조산사에게 물어본다. 이런 상담이 불가능한 경우에는, 근골격계 요통은 일반적으로 자세나 활동을 바꾸면 완화되는 반면, 장기 관련 요통은 그렇지 않다는 점을 기억해야 한다. 산전 이력이나 과거 병력을 모두 파악하고, 마사지 치료 회기마다 고객의 진행 상황을 철저히 평가한다(8장 참고).

특정 산모 질환, 고위험 요인 및 임신 합병증은 유산이나 조산의 발생을 증가시킬 수 있다. 가장 흔한 것은 과거 유산 또는 조산의 이력, 태아의 유전적 또는 발달적 이상, 급성 및 만성 스트레스 등이다. 고위험 요인 및 주의해야 할 징후와 증상 등에 대한 전체 목록은 상자 7.1과 상자 7.2를 참고하길 바란다.

분명히 말하지만, 위의 문제들은 마사지를 배제시키는 것은 아니다. 실제로 이런 문제 중 하나 이상을 겪고 있는 고객들은 마사지를 더욱 필요로 할 수 있다. 이런 목록은 여러분이 적절히 주의를 기울이고, 상담을 받고, 고객에게 도움이 되는 마사지 기술을 어디서 어떻게 사용할 수 있는지를 파악하는 데 도움을 주기 위함이다.

명심하자

고위험 요인이나 합병증으로 인해 일부 고객에게는 복부 마사지를 적용하지 않는 것이 더 현명하다.

치료실로부터

자궁에 이상이 있어도 의사는 마사지 치료를 권장했다. 그는 그것이 안전하다고 느꼈다. 조산이나 유산의 위험이 있는 나에게 마사지 치료는 신체적, 정서적으로 큰 도움이 되었다. 나는 아기와 나를 위해 편안하고 차분한 상태를 유지할 수 있었다.

– **Jennifer**, 임산부

다리 마사지 Leg Massage

많은 사람들은 복부 마사지에 대해 불필요한 걱정을 한다. 그러나 동시에 다리 마사지의 잠재적 중요성에 대해서는 잘 모르는 경우가 많다. 1장에서 설명한 순환계의 모든 변화를 기억하는가? 이런 효과는 다리에서 가장 뚜렷하게 나타난다. 다양한 종아리 경련과 다리 긴장, 발 통증과 부종 등 다양한 통증 때문에, 임산부 고객들은 여러분의 도움을 필요로 한다. 배려심 있고 반응이 빠른 치료사로서 여러분은 고객의 요구를 충족하고 싶지만, 다리에 필요한 수정도 존중해야 한다.

혈병 *Blood Clots*

1장에서 설명했듯이, 정상 순환계 적응은 임신 동안 몇 가지 잠재적 문제가 될 수 있는 변화를 일으킨다. 장골 혈관의 자궁 제한과 함께 혈액 및 간질액의 증가가 일어나면 대퇴정맥압이 증가할 것으로 예상된다. 프로게스테론 수치가 높아지면 대정맥과 심부 다리정맥의 평활근이 이완되기 때문에 정맥류가 발생하고 혈류 정체가 일어나기 쉽다. 이들 영역은 혈병이 생성할 가능성이 높고, 혈병용해성 요소가 감소하여 쉽게 용해되지 않는다.

임신 동안에 모든 정맥에서 혈병이 생길 수 있지만, **혈전성 정맥염**과 **심부정맥 혈전증(DVT)**은 혈액이 정체된 정맥에서 발생할 가능성이 가장 높고, 가장 위험하다. 따라서 임신 동안 혈전이 생길 가능성이 가장 높은 다리 정맥은 심장골정맥, 대퇴정맥, 천복재정맥과 심복재정맥이며, 정도는 덜하지만 슬와정맥과 후경골정맥과 같은 표층 관통정맥이다(그림 2.6)(Walton 2011). 이런 혈관에 혈전이 축적되면 약간의 불편함을 유발할 수 있지만, 염증이 심하거나 감염이 발생하지 않는 한 크게 위험하지 않다. 더 크고 깊은 정맥의 혈전은 더 심각하다. 혈전이 이탈하면 혈류를 따라 이동하기 시작하여 결국 폐의 작은 혈관에 끼어 폐색전증을 일으킬 수 있다(폐동맥 색전증 유발). 이런 막힘은 더 큰 범주의 혈전성 색전의 한 유형으로, 비-임산부보다는 임산부에게서 4–5배나 더 자주 발생하며, 치명적일 수 있다(ACOG 2018a).

DVT의 주요 원인은 에스트로겐과 프로게스테론의 높은 수치이기 때문에, 대부분의 임산부는 혈병이 발생할 가능성이 높은 편이다. 또한 앉아서 생활하는 시간이 많을수록 혈병 발생의 가능성이 높아진다. 특히 침상 안정을 취하는 사람은 흡연자, 35세 이상, 최근에 피임약을 복용한 사람, 비만자, 루푸스, 과거에 여러 번 임신했거나 다중 태아를 임신한 경우와 마찬가지로, 혈병의 생성에 취약하다(Devis와 Knuttinen 2017)(DVT는 산후에 더 흔하기 때문에 이 주제를 다룬 6장도 참고하기 바란다). 다시 말하지만, 혈병은 일반적으로 그 자체로서는 문제가 되지 않지만, 혈병이 혈관으로부터 떨어져서 혈액을 타고 돌아다니다가 혈관을 막을 가능성이 있기 때문에 문제가 된다.

다리 혈전의 특징적인 증상으로는 발 또는 다리의 부종 증가(일반적으로 편측성), 국소 부종, 발열, 발적, 통증, 다리가 아프고 쑤시는 증상(만져지는 실핏줄로 압통이 있을 수 있음) 등이 있다. 이들 증상은 특히 임산부가 걸을 때 증상이 심해지는 경우에는 걱정스러운 증상이다. 그러나 다리가 아프거나 쑤시는 것이 임신의 특징이기 때문에 이런 증상만으로는 혈병이 있

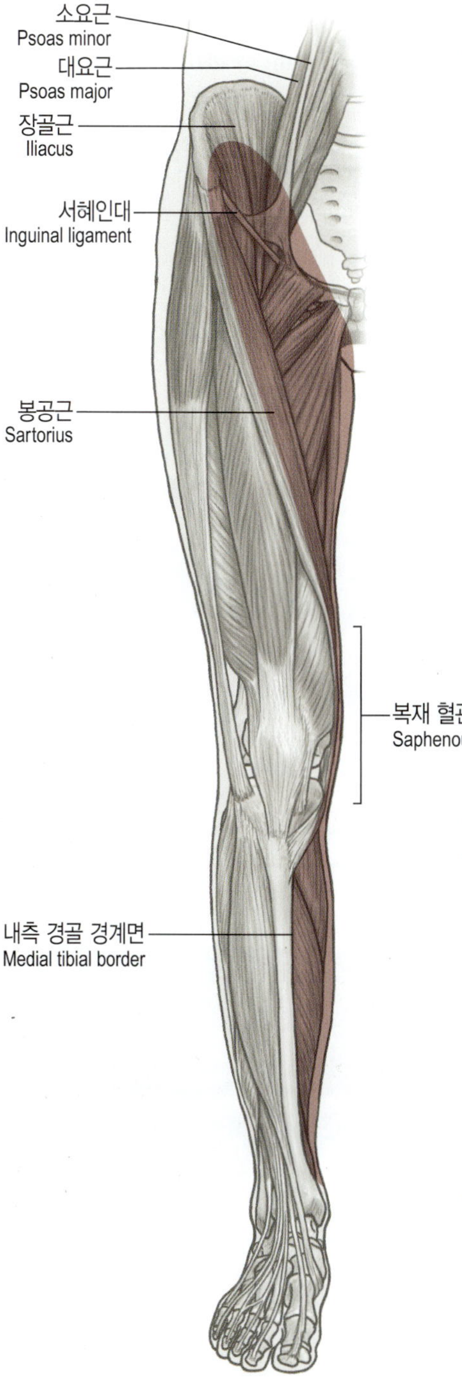

넓은 표층 스트로크를 내측으로 사용한다. 다음을 피한다:

- 횡섬유마찰
- 심부조직 마사지
- 지압
- 허혈성 압박

하지에 금기시되는 다른 기법:

- 타진법(Percussion)
- 심한 진동
- 굴리기(Rolling)
- 비틀기(Wringing)
- 흔들기(Shaking)

정맥류와 거미정맥 위에 가벼운 터치

혈전의 가능성을 나타내는 하지 불편:

- 부종
- 발열
- 발적
- 선 자세나 보행 때 악화되는 통증이나 압통
- 촉지되는 혈전

일부 혈전은 무증상이다.

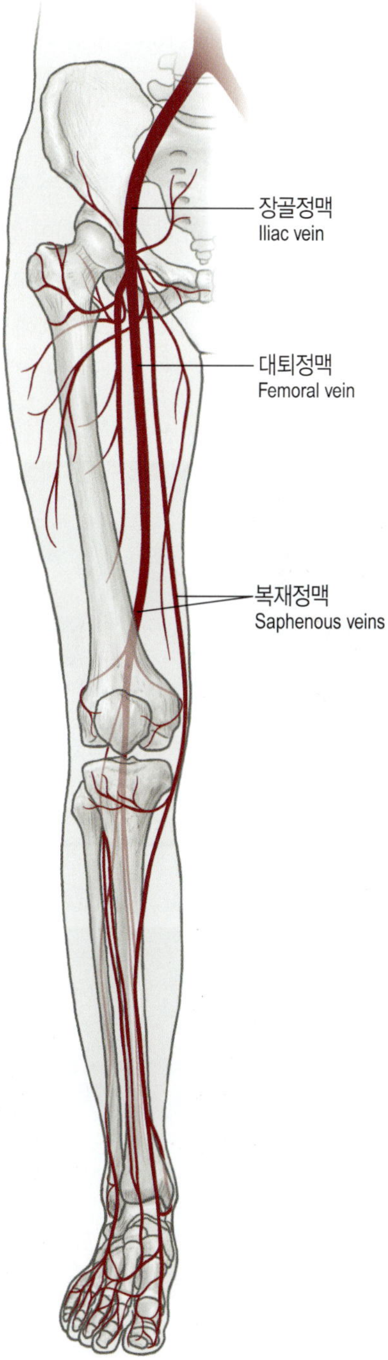

가장 큰 주의를 요하는 영역의 표식점

심부정맥 혈전증이 잘 생기는 부위

그림 2.6
하지 주의 사항의 요약.

음을 알 수 없다. 혈병은 증상이 없는 경우가 많기 때문에, 혈병의 존재를 명확하게 판단하는 것도 어려운 일이다(Callahan과 Caughey 2007).

임신 동안 혈액이 응고될 가능성이 증가하고, 혈병의 유무를 판단하기가 어렵고, 자유롭게 순환하는 혈병의 잠재적 위험을 고려할 때, 모든 임산부의 하지에 혈병이 있는 것으로 취급하는 것이 현명하다. 이런 가정을 바탕으로 우리는 분명하게 대응해야 한다. 완전한 안전을 위해 다리 정맥에 혈전이 있을 가능성이 있는 곳에서는 혈전을 이동시킬 가능성이 있는 마사지 기법을 적용해서는 안된다(Sutham 등 2020). 아래에 나열된 터치 유형과 이런 국소 순환이나 전신 순환의 효과를 유발하는지의 여부에 대한 데이터는 결정적이지 못하다. 그럼에도 불구하고, 다음의 주의 사항을 준수하는 것이 가장 현명한 일이다.

- 장골정맥이 골반을 가로지르는 부위인 하부 골반이나 사타구니 부위를 깊게 누르거나 오랫동안 압박을 하지 않는다.

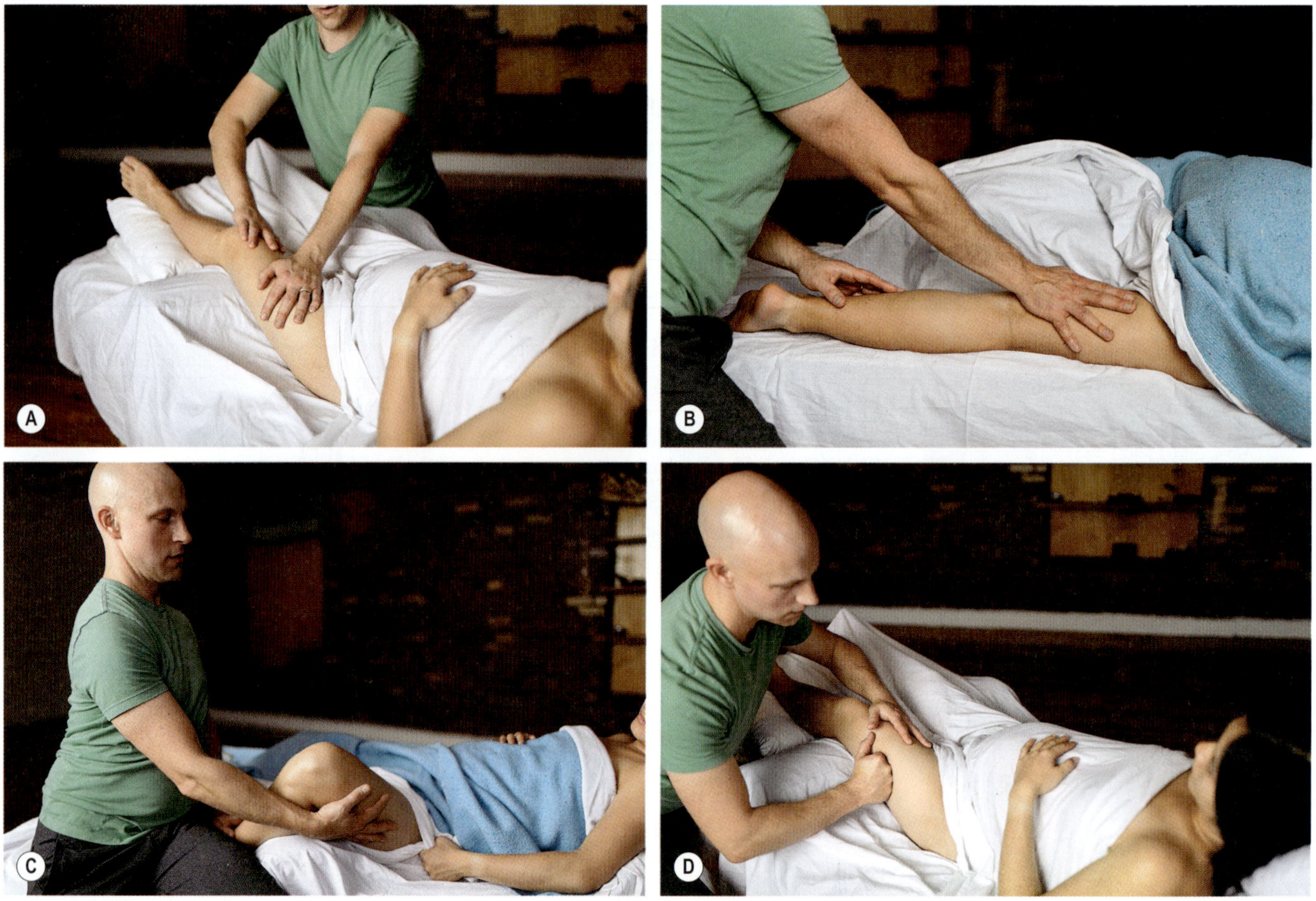

그림 2.7 A-D
하지 내측을 마사지할 가능성. 조심스럽지만 효과적인 마사지 기법이 몇 가지 있다. (**A**) 얼터네이팅 스트로크, (**B**) 옆으로 누운 자세에서 수행되는 부드러운 에플라지 기법, (**C**) 내전근의 수동 이완 기법, (**D**) 다리 외측의 깊은 스트로크에 함께 수행되는 다리 내측의 가벼운 스트로크.

- 문제가 있는 정맥이 주행하는 부위, 즉 하지의 내측면 전체, 특히 봉공근을 따라 몇 인치 후방, 내측 슬관절보다 원위 부위, 그리고 내측 경골 경계면을 따라 손바닥 전체를 이용해 가벼운 압박을 사용한다.
- 이들 부위의 국소 혈류(허혈성 압력)를 제한할 수 있는 지압과 같은 깊고 뾰족하거나 고정된 압박은 기법의 유형과 잠재적인 이점에 관계없이 하지 않는 것이 좋다. 압박을 해제했을 때 추진되는 것처럼 보이는 혈액의 움직임은 혈병을 더 근위 쪽으로 이동시킬 수 있다. 횡섬유 마찰기법, 통증유발점 기법, 심부조직 마사지 및 지압 등을 포함한 깊은 압박은 압박력의 벡터가 내측으로 향하지 않는 경우에 다리의 측면, 전방 및 후방 다리에만 사용하고 정맥류와 거미정맥이 없는 경우에만 사용한다.
- 활동량이 적은 고객에게는 타포테먼트(퍼큐션)는 물론, 다리 조직을 롤링하거나 비틀기 등 흔들기를 유발하는 모든 기법을 피한다. 다리 혈관에서 혈병이 떨어지지 않도록 고관절, 슬관절 및 족관절의 운동과 하지 스트로크를 부드럽고 천천히 해야 한다.
- 고객이 침상 안정 중이거나 혈병 위험을 높이는 다른 질환이 있는 경우에는, 고정식 마사지, 에너지 기법이나 가장 표층의 스트로크(피부에 윤활유를 바르기 위한 것)를 제외하고는, 다리 마사지를 완전히 중단한다. 의사의 직접적인 감독 하에 마사지를 하는 경우에는 고객의 하지를 더 안전하게 마사지할 수 있다. 의사의 지침을 준수해야 한다(침상 안정에 대한 자세한 내용은 7장을 참고한다).
- 적절한 하지 테크닉에 대한 강사로부터 직접 검증을 받지 않은 마사지 치료사는 혈전증 형성 가능성이 높은 고위험군이나 합병증을 가진 임산부의 다리를 마사지하지 않는 것이 현명하다.

이런 주의 사항은 필수 사항이지만, 반쯤 기댄 자세(그림 2.7A)와 옆으로 누운 자세(그림 2.7B)에서 이루어지는 가벼운 얼터네이팅 에플라지에서부터 내전근의 수동 신장(그림 2.7C)과 깊은 외측 스트로크를 함께 실시하는 가벼운 내측 스트로크까지 여러분이 하지에 할 수 있는 많은 마사지 기법이 존재한다(다른 특별한 하지 기법에 대해 더 많이 알고 싶으면, 4장을 참고하길 바란다). 그러나 주의하는 것이 마사지를 하지 않는 것과 동일하지 않음을 명심한다.

정맥류와 거미정맥 *Varicose and Spider Veins*

위의 지침을 따르면 프로게스테론으로 인해 일반적으로 약해진 혈관 부위를 보호할 수 있다. 이때 약해진 혈관은 일반적으로 거미정맥과 정맥류로 나타난다. 다리가 여러 개 달린 거미처럼 보이는 붉고 끊어진 표층 모세혈관은 모세혈관이 약해졌음을 의미한다. 구불구불하고 튀어나온 정맥류는 혈병이 있는 혈관에서 발생하는 경우가 많다. 이런 정맥류는 표층 정맥에서 더 눈에 잘 띄지만, 심부 정맥성 혈전증은 육안으로 확인이 불가능하다. 정맥류 또는 거미정맥이 있는 모든 부위는 상태의 심각도에 따라 마사지 치료 기법을 추가로 수정해야 한다. 만져지고, 튀어나오고, 돌돌 말리고, 종종 주변 조직이 변색되는 극심한 정맥류의 경우에는 깃털처럼 가벼운 터치와 활기찬(즉, 비접촉) 모달리티만을 사용한다(Werner 2015).

정맥류의 심각도에 관계없이 골반 울혈을 완화하는 데 도움이 되는 기법(4장에서 설명)을 사용하면, 약해진 혈관의 압박을 줄이고 혈액과 부종을 근위쪽으로 이동하는 데 도움이 될 수 있다. 그러나 만약 정맥에서 혈병이 확인되면, 직접적인 의학적 감독 없이는 해당 하지를 마사지하지 말고, 침범되지 않은 반대쪽 하지에 마사지를 하는 것이 바람직한지 고객의 의사나 조산사와 상의를 한다. 만약 병변, 궤양, 염증(정맥염) 또는 감염이 있는 경우에는, 해당 부위를 직접 마사지를 해서는 안된다. 해당 부위의 근처 부위를 부드럽게 마사지하는 것이 효과적이고 안전할 수 있다.

관점: 임신 중 다리 마사지에 어떤 적응이 중요하는가?

오늘날 대부분의 학자와 강사들은 정상 임신 동안 하지 마사지를 완전히 금기시하는 것은 불필요하다고 생각하고 보수적이고 구식적인 사고라고 생각한다. 그러나 정상 여부를 판단하는 방법과 다리를 안전하게 마사지하는 방법에는 상당한 차이가 있다(예: Jordan 2009, Stager 2010, Stillerman 2008, Yates 2010 참고).

몇몇 전문가들은 안전한 시행을 결정하기 위해 혈전의 유무를 확인할 수 있는 SLR 검사를 제안한다(Stillerman 2008). Homan 징후로 알려진 이 검사의 문제점은 이런 동작으로 다리 통증을 유발하는 다른 많은 이유가 있어 정확한 평가가 어렵다는 것이다. 이런 이유로 이 검사는 간호사들도 더 이상 권장하지 않는다(Ricci 2017).

다리 마사지를 위한 안전한 스트로크와 관련하여 다리를 깊고 오랫동안 스트로크하는 것은 권장하지 않는 경우가 많다. 이것은 불필요한 제한이며, 특히 긴 뼈가 그런 마사지의 가능한 정맥 박리 효과로부터 상당히 보호를 제공하는 다리의 외측를 마사지할 때 더욱 그러하다. 손이 더 내측으로 움직일수록 스트로크를 가볍게 하고 짧게 하는 것이 좋다. 마찬가지로 혈전의 위험 요인이 증가하거나 전신 부종이 발생하면, 주의를 기울여야 하고, 필요에 따라 다리의 내측에 대한 모든 기법에 대한 압박의 크기를 크게 낮추는 것이 좋다(예시를 위해 그림 2.7 참고하기 바란다).

반사 요법과 지압 Reflex and Acupuncture Points

반사 요법 전문가와 영역 치료사(zone therapists)는 발과 손의 특정 부위를 깊게 지압하면 이완을 촉진하고 임신을 지원하는 신진대사 기능을 촉진하며 일반적인 산전 불쾌감을 줄이는 데 도움이 된다고 주장한다. 그러나 이런 긍정적인 효과에 대한 광범위한 주장에도 불구하고, 임신 동안에 몇 가지 주의해야 할 사항이 있다(Enzer 2004).

발, 종아리와 손 Feet, Legs and Hands

반사 **영역 요법**에서, 종골의 내측과 외측의 중심은 각각 자궁과 난소에 연결된다. 일반적인 이야기에 따르면, 이들 부위에 깊은 뼈-뼈 압박을 가하면 진통을 시작하거나 약한 진통 수축을 강화할 수 있다고 한다. 발반사 요법에 대한 이런 주장을 확인하거나 반박할 수 있는 데이터는 거의 없거나 전혀 존재하지 않는다. 그러나 안전을 위해 임신 동안에 종골의 내측이나 외측의 중앙에 허혈성 압박이나 깊은 압박을 가해서는 안된다. 특히 임신 1기때에 유산이나 조산이 발생하기 쉬운 고객에는 이들 부위를 조심스럽게 만져야 한다(Enzer 2004). 이들 부위에 적용되는 다른 유형의 터치(발과 발목의 에플라지, 패닝(fanning), 혹은 가동술 등)는 해당 장기의 반사 반응을 자극하지 않는다.

일부 치료사는 반사영역 요법에 대한 종합적인 교육을 받지 않은 치료사들에게 고위험 요인이나 심각한 합병증(예: 유산, 조산 또는 자간전증, DVT 가능성이 높은 경우)을 가진 고객의 발에 광범위한 반사적 터치(뼈-뼈 압박, 율동적 압박)를 피하도록 주의를 준다.

중의학과 기 철학에 뿌리를 둔 아시아 바디워크 치료는 여성의 임신을 향상시키기 위한 많은 프로토콜을 가지고 있다(Citkovitz 2019; Jin 1998). 시아추(Shiatsu), 지압 또는 기타 여러 형태의 치료사들도 에너지 중심의 압박을 억제해야 하는 지점을 배운다. 이런 경혈 지점이 실제로 임신에 영향을 미치거나 조산을 유발하는지에 대해서는 다양한 의견이 있지만(Simkin 등 2018; Schlaeger 등 2017), 자궁 수축을 촉진하기 위해 경혈 지점(그림 2.8과 그림 2.9)에 침을 놓는 것은 피하는 것이 가장 현명하다(Smith 등 2017; Jin 1998).

이들은 다음을 포함한다:

- 비장 6(SP-6), 내측 경골 경계를 따라 내측과의 4개 손가락 너비 정도의 떨어진 근위에 위치한다.
- 신장 3(KI-3), 내측과의 상부 경계와 바로 후방에 위치한다.

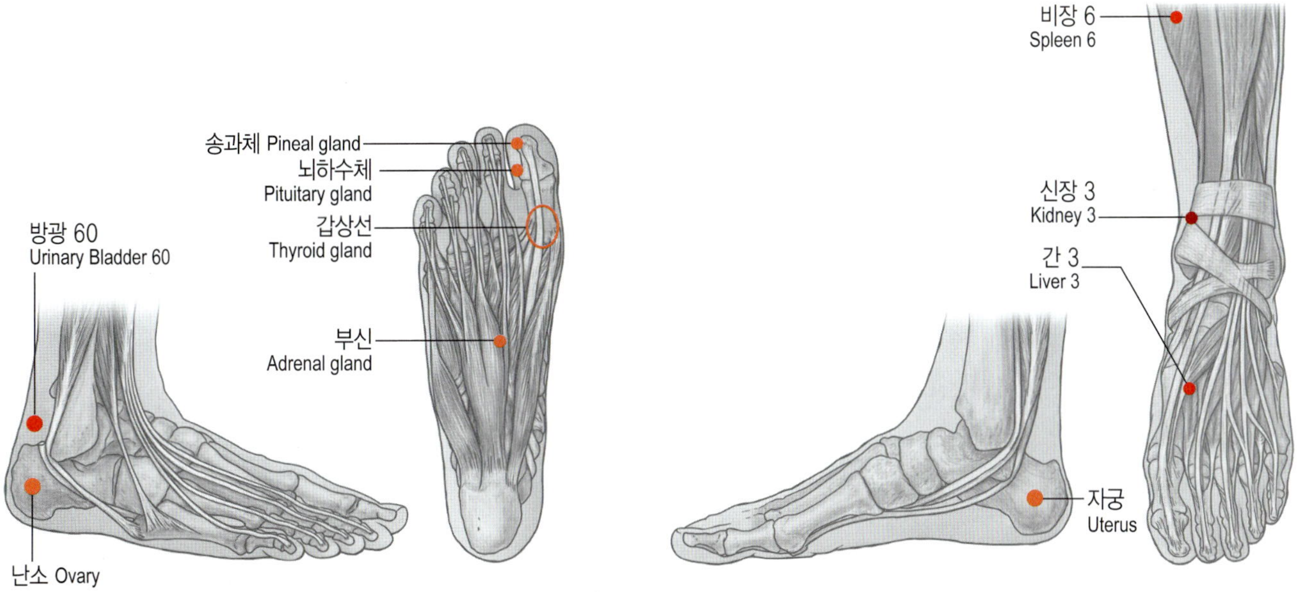

그림 2.8
하체의 금기 지점과 주의 영역. 반사 영역(*오렌지색 점으로 표시됨*)과 경혈점(*빨간색 점으로 표시됨*)에 깊은 압박을 피한다.

- 방광 60(BL-60), 족관절의 후방에 위치하고, 외측과와 아킬레스건 사이의 함몰 부위에 위치한다.
- 방광 67(BL-67), 새끼발가락의 배측면에 위치하고, 발톱의 측면 경계를 따라 그려진 선과 발톱 바닥쪽의 교차점, 발톱 모서리 바로 옆에 위치한다.
- 간 3(LV-3), 첫 번째 및 두 번째 중족골의 근위 경계에 위치한다.
- 대장 4(LI-4), 엄지와 검지의 접합부에 있는 보완 호쿠 손 지점(complementary Hoku hand point)이다.

이전 단락에 나열된 혈전과 관련된 주의 사항을 준수하면, 여러분은 이들 다리 경혈점을 대부분 활성화하지 않을 것이다.

몸통 *Torso*

몸통에 있는 반사 지점은 일반적으로 덜 강력하다고 여겨지지만, 다음 영역의 연부조직을 국소적인 뾰족한 압박보다는 넓은 전반적인 압박을 가한다(그림 2.9 참고):

- 방광 31~34(BL-31~BL-34), 천골의 각 천골구멍에 위치한다.
- 담낭 21(GB-21) 목덜미와 승모근 정점의 견봉 중간 지점에 위치한다(Deadman 등 2016).

근처 어디든 깊고 뾰족한 압박을 정확하게 적용하여 실수로 이 경혈점을 건드리지 않도록 주의해야 한다.

그러나 정확성이 회피를 의미해서는 안된다! 일부 고객은 발목이나 발의 마사지가 유산이나 조산을 유발할까 봐 걱정할 수밖에 없다. 이런 오해는 안타깝게도 지압이나 반사 요법에 대한 교육을 받지 않은 학자들에 의해 전파되었다. 물론 임신을 보호하려는 그들의 열망은 이해할 수 있지만, 경고의 수준이 너무 지나치다. 실제로 최근의 한 리뷰에 따르면, 주의가 필요하지 않다고 한다. 이 연구에서는 임신 동안 일반적으로 "금지된 경혈"에 침술을 적용해도 유산이나 조산을 유발하거나 출산 결과를 바꾸지 않는다는 사실을 발견했다(Carr 2015). 이 연구의 결과는 대체 의학의 효과에 대한 명확한 데이터가 부족하다는

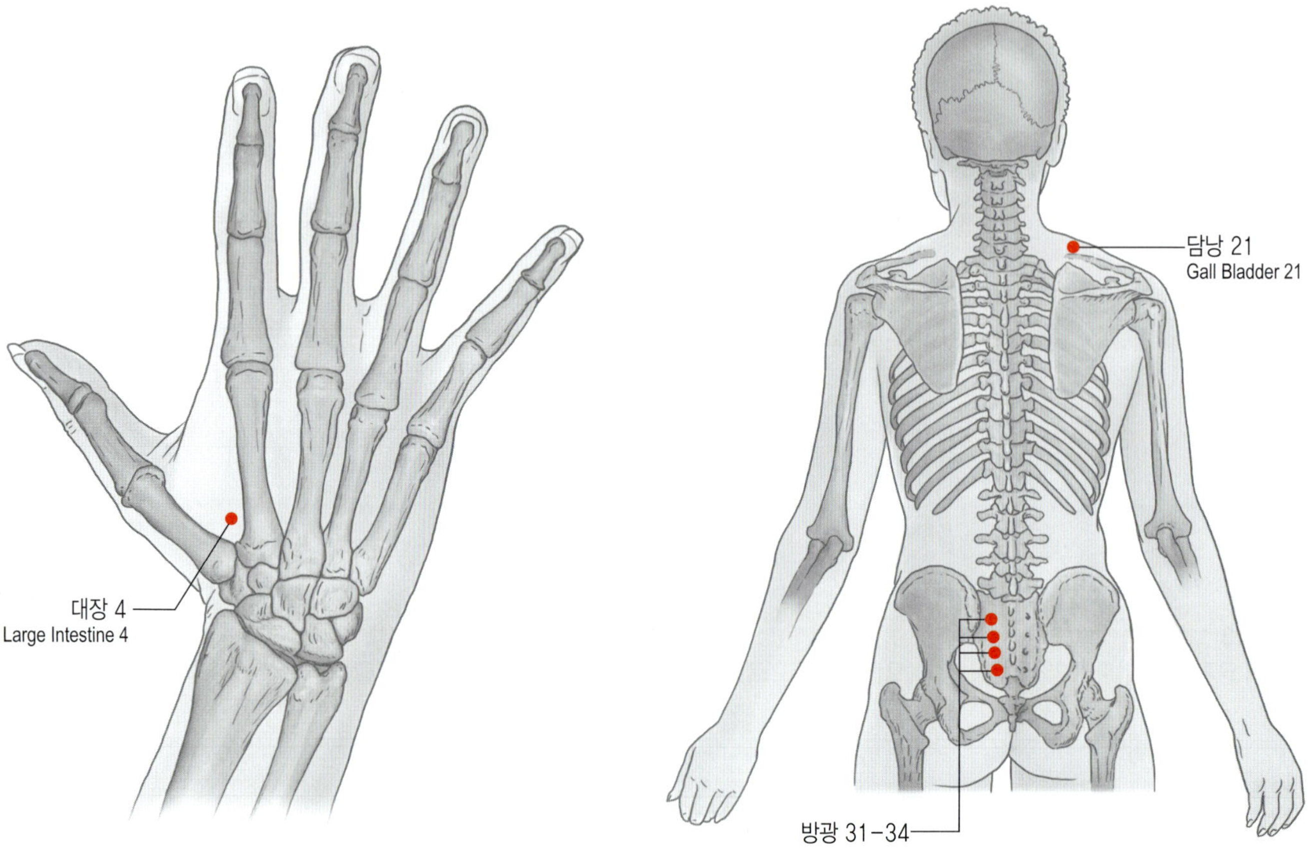

그림 2.9
상체의 금기 지점. 손과 등의 이들 경혈점에 넓게 적용되는 기법을 사용한다.

점을 상기시켜 주며, 연구를 계속 추적하고 두려움이 아닌 주의에 따라 업무를 진행해야 할 필요성을 일깨워 준다. 준수해야 할 안전 지침은 이런 정확한 반사 영역에 뼈–뼈 압박, 에너지 집중 압박을 가하는 것(일반적으로 정해진 순서대로 반복)만이 이런 자극 효과를 일으킬 *가능성*이 있다는 것이다. 이런 주의 사항을 임산부의 발꿈치나 발바닥을 터치하는 것을 완전히 금기시하는 것으로 오해하면, 다른 마사지 기법으로 얻을 수 있는 진정 효과와 안정감을 잃어 버리게 된다.

당신은 어떻게 할 것인가?

새로운 임산부 고객의 발에 오일을 발라주자 갑자기 놀라 눈을 크게 뜨며 "발 마사지를 받으면 유산할 수 있다고 들었다"라고 말한다. 고객의 우려에 어떻게 대응하고 고객의 걱정을 덜어주고 적절한 치료를 진행할 수 있는가?

적어도 일화적인 근거에 따르면, 이런 경혈 자리에는 진통을 자극하는 잠재력이 있지만, 임산부가 진통 중이거나 진통 직전에 있을 때, 그리고 에너지 경로와 상호 작용하도록 훈련된 사람이 모든 경혈 지점을 반복적으로 자극할 때만 완전한 효능에 도달한다(**진통 유도** 및 **진통 증강**에 대한 논의는 5장을 참고한다). 이런 경혈점을 넓게 압박하거나 쓸어내리듯이 마사지를 하면 원치 않는 반사 반응을 일으키지 않는다.

명심하자

혈병, 정맥류 및 반사점과 관련된 위험을 위해 다리의 마사지를 수정한다.

관절 주의 사항과 수동운동

Joint Precautions and Passive Movements

릴렉신과 기타 호르몬이 결합조직을 부드럽게 만들기 때문에 모든 관절을 정상 가동범위 내로 유지하고 과도한 신장을 하지 말아야 한다. 인대가 늘어나면 관절이 불안정해질 수 있으며, 산전이나 장기적으로 더 많은 통증을 유발할 수 있다. 보조 저항 신장, 자세 이완술, 스웨덴식 체조 운동, 가동범위운동, 그리고 스포츠와 태국 마사지와 같은 기타 수동운동과 능동운동 등 인대를 늘리는 데 초점을 맞추는 모든 기법을 수정한다.

치골결합 기능장애(그림 2.10)는 임신으로 인한 관절 불안정성 중 가장 약해진 증상일 수 있다. 4장에 자세히 설명된 몇 가지 방법으로 골반의 앞쪽에서 발생하는 날카로운 중앙 통증을 피할 수 있도록 도울 수 있다.

비복근과 비골근 모두에서 특히 임신이 진행됨에 따라 경련이 발생할 가능성이 높아진다. 고객의 발을 마사지할 때, 경련의 발생을 줄이기 위해 발목을 중립위나 배측굴곡 자세로 유지한다.

메스꺼움을 느끼는 고객은 입덧을 악화시킬 수 있는 율동적인 흔들기 동작을 좋아하지 않는다. 다리를 부드럽고 느린 동작으로 움직이고, 몸통을 흔들지 않도록 주의한다. 메스꺼움이 사라진 후에는 모든 수동운동을 작은 진폭과 느리고 율동적인 빈도로 수행한다.

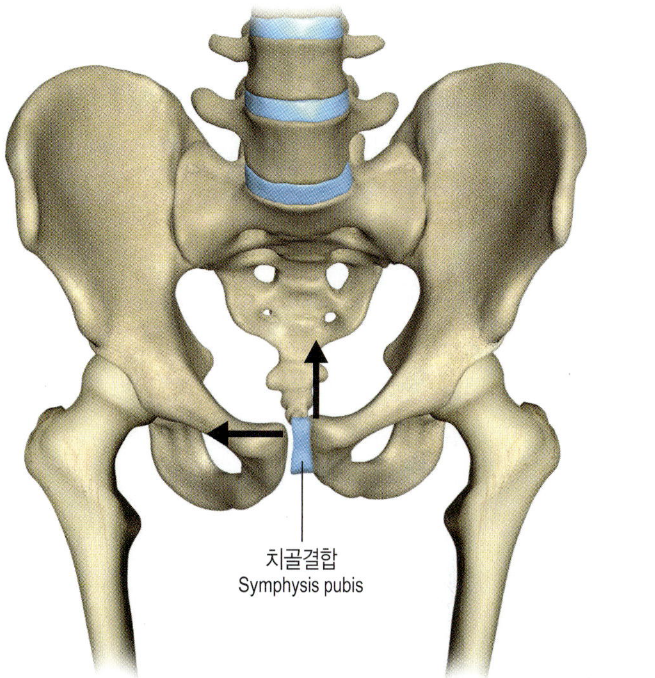

그림 2.10
치골결합 기능장애. 호르몬에 의해 이완된 치골결합은 수평으로 벌어지거나 수직으로 전단되거나, 양쪽 모두가 일어날 수 있다.

수동운동이나 능동운동이 자궁내압을 증가시키지 않도록 주의한다. 자궁내압의 증가를 일으킬 가능성이 높은 운동은 무릎을 가슴으로 가져가거나, 허리를 신장하거나, 고관절을 휘돌리거나, 늑곽을 가동시키거나, 몸통을 굽힘하는 등의 동작이다. 예를 들어, 많은 태국 마사지와 가동범위 운동은 비대해진 복부를 압박하지 않도록 수정될 필요가 있다.

후각, 피부와 스파 치료

Smells, Skin and Spa Treatments

임신 중에는 후각이 예민해지고 경고없이 발동될 수 있다. 마사지를 할 때 윤활이 필요한 경우에는, 무향의 오일이나 고객이 매력을 느낄 수 있는 향이 나는 오일만 사용해야 한다.

아몬드, 살구씨, 포도씨와 같은 순수한 견과류나 씨앗 오일을 추천하며, 코코넛 오일도 좋은 옵션이다. 알레르기 반응의 위험을 최소화하기 위해 단일 성분을 사용하는 것이 좋으며, 드물지만 알레르기 반응이 있는 경우에는 그 성분이 무엇인지를 정확히 알 수 있어야 한다! 대부분의 로션이나 크림, 심지어 "천연"이라고 선전하는 제품에도 방부제와 잠재적으로 피부에 자극을 줄 수 있는 성분이 많이 포함되어 있다. 천연 비타민 E 오일과 순수 코코아 버터 및 시어 버터는 가렵고 늘어진 피부를 완화하는 데 도움이 된다. 시어 버터, 코코아 버터 및 엑스트라 버진 코코넛 오일과 일부 최소한의 연구 제품에는 피부에 수분을 공급하고 표피 최상층 아래의 새로운 피부 세포 재생을 촉진하는 것으로 알려진 히알루론산이 포함되어 있다(Narurkar 등 2016; Pilkington 등 2015). 이런 윤활제가 튼살 형성을 감소시킨다는 연구 증거는 미미하지만, 많은 고객이 시도해 보기 위해 선택하고 있다.

어떤 **에센셜 오일**이 산모와 아기에게 안전하고 효과적인지에 대해서는 다양한 의견이 있다. 고도로 훈련된 **아로마테라피스트**가 아니거나 아로마테라피스트와 함께 특정 오일을 만들어 사용하는 경우가 아니라면, 이런 강력한 식물 에센스는 사용하지 않는 것이 좋다.

복합 스파 치료를 받는다면, 사용하는 모든 제품이 임산부에게 안전한지를 확인해야 한다. 아래에 몇 가지 제안을 하겠다:

- 스파 치료의 마스터 또는 창시자, 사용 제품의 제조업체에 문의하여 안전한 사용 여부를 확인한다.
- 신뢰할 수 있는 출처를 통해 임신 동안 에센셜 오일의 작용과 주의 사항을 조사한다.
- 제품을 사용하기 전에 위에서 언급한 것처럼 향을 확인하여 고객, 특히 코가 예민하거나 속이 메스꺼운 고객에게 적합한지를 확인한다.
- 또는 스파 치료의 구성을 그대로 유지하되 모든 제품을 무향의 심플한 오일로 교체할 수도 있다.

스파 치료는 일반적으로 테이블에 엎드리거나 누운 자세로 진행된다. 위에서 설명한 안전하고 편안한 자세 지침을 기억하고 그에 따라 랩, 얼굴 및 기타 치료를 조정한다.

스파 치료나 기타 열을 이용하는 치료의 경우에는, 특히 임신 1기에는 적용 시간과 범위를 조정해야 한다. 넓은 신체 부위가 장시간 열에 노출되면 산모의 심부 온도가 상승할 수 있다. 임신 초기에는 태아 발달을 방해하거나 태아 사망까지 초래할 수 있다. 사우나, 한증막, 온수 욕조 및 기타 열을 가하는 치료는 일반적으로 임신 1기 때는 금기사항이다. 임산부가 이런 시설을 이용할 경우에는, 체온을 주의깊게 모니터링하고 10분 내외로 노출 시간을 유지해야 한다(Simkin 등 2018).

국소 온열 요법의 적절한 사용 시간에 대한 연구는 아직 확인되지 않았다. 심부 체온에 관한 데이터를 상식적으로 적용하면, 핫 랩, 핫 팩, 온열 램프 또는 핫 스톤 등 국소 온열의 적용을 20분 이내로 제한하는 것이 좋다. 임산부 고객이 불편할 정도로 열이 나거나 구강 온도가 1도(화씨) 이상 올라가면 열 치료를 중단해야 한다. 산전 또는 주산기에는 냉 치료의 사용은 크게 문제시 되지 않는다.

기타 주의 사항 Other Precautions

임산부를 마사지하는 다양한 방법은 임신 자체만큼이나 많고 다양하다! 산전 및 주산기 때 다양한 체성 기법을 적용할 수 있다는 점은 분명하다. 특히 적응에 대한 몇 가지 고려사항은 상자 2.4에 포함되어 있다. 그러나 모든 가능한 체성 기법에 대한 자세한 산모 적용은 본 책에서 적절하게 찾을 수 없다. 극성요법, 태국마사지, 와츠(watsu) 또는 이 책에서 다루지 않는 기타 방법 등을 여러분이 사용하고자 할 때, 임산부를 치료하기 전에 해당 시스템의 마스터나 강사와 함께 공부해야 한다. 일반적인 금기사항과 고객의 산부인과 의사가 제공하는 모든 제한사항을 항상 준수해야 한다. 또한, 이 책에서 설명하는 방법을 사용하더라도, 특정 기법에는 때때로 특정 안전 및 편의 사항을 조정해야 하는 경우도 존재한다. 이런 구체적인 조정 사항은 후속 장들의 기법에 대한 자세한 지침에 포함되어 있다. 마지막으로, 본 장에서 지금까지 다룬 주의 사항, 지침 및 금기사항은 건강한 저위험 임산부에게 적용되는 것이다. 합병증과 고위험 요인을 가진 임산부에 대해서는 아래 단락과 7장을 참고하기 바란다. 그리고 여러분 자신의 커리어와 고객을 위해 할 수 있는 최선의 방법은 여러분의 전문 분야에 대한 심화 교육을 받아야 함을 명심해야 한다.

상자 2.4
임신 동안 이것은 안전한 기법인가?

본 장에 포함된 지침과 주의 사항의 근거를 이해하면 산전 기법의 레퍼토리를 안전하게 확장할 수 있다. 임산부 고객에게 마사지를 적용하기 전에 다음 질문에 답한다. 아래 사항에 적응해야 한다:

1. 이 기법의 일반적인 고객 자세가 산전 자세취하기의 요건을 충족하는가?
2. 이 기법의 일반적인 속도와 압박이 교감신경의 자극을 피할 수 있는가?
3. 이 기법의 감정 강도가 교감신경의 각성을 피할 수 있는가?
4. 장골정맥과 기타 내측 다리 정맥의 허혈성 압박을 피하거나 다리의 혈병 이동을 피할 수 있는가?
5. 약해진 정맥과 모세혈관에 압박을 가하지 않을 수 있는가?
6. 자궁내압의 증가나 자궁 근육에 대한 기타 자극을 피할 수 있는가?
7. 고객의 예정일 전에 금기시 되는 반사 경혈의 뼈-뼈 압박을 피할 수 있는가?
8. 취약한 관절 구조를 보호할 수 있는가?
9. 과거에 산전 합병증이 있었거나 합병증의 위험이 높은가?
10. 심부 체온 상승을 피할 수 있는가?

난관이 발생할 때 When Challenges Arise

임신은 1장과 4장에서 설명하는 대로 신체 전반에 걸쳐 광범위하지만 정상적인 변화를 일으키고, 정상적인 통증을 유발한다. 그러나 4건의 임신 중 1건의 임신은 이런 예상되는 생리적 적응을 벗어나거나 특정 합병증의 위험이 높아질 수 있다(Ricci 2017). 4분의 1의 임산부 중 대부분은 여전히 임산부 마사지 치료의 혜택을 받을 수 있지만, 그들의 요구는 더 복잡할 수 있고 여러분의 마사지에 특별한 적응이 필요할 수도 있다. 여기에서 여러분은 임신이 정상적으로 진행되지 않을 때를 아는 방법에 대해 배울 것이다. 의사나 조산사가 고객의 임신에 추가적인 고려가 필요한 의학적 합병증이 있음을 확인한 경우라면, 7장을 참고하면 적절한 조정 방법에 대한 지침을 찾을 수 있다. 합병증이나 고위험 요인을 갖고 있는 임산부를 치료할 때, 긍정적인 결과를 얻을 수 있는 가능성을 높이고, 스트레스를 완화하며, 또 태아가 악화될 경우에는 지원을 제공해 줄 수 있는 잠재력을 가지고 있어야 한다. 이런 고객을 마사지하는 것은 두려운 일일 수 있지만, 보람도 매우 크다(그림 2.11).

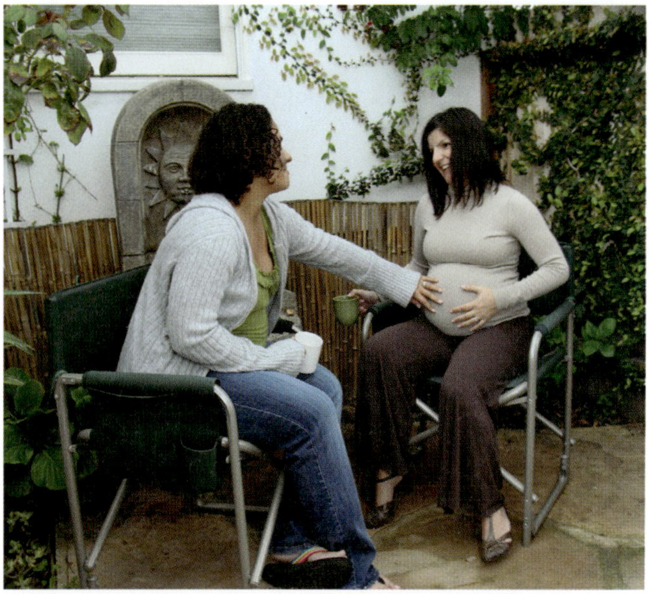

그림 2.11
고위험 임산부의 지원. 임신이 예상대로 진행되지 않을 경우 고객의 가족과 친구의 지원을 추가한다.

명심하자

각 치료 회기 때 고객에 대한 정보를 수집하여 산전 합병증이나 고위험 요인이 발생하면 이를 알려준다.

고위험 요인과 합병증 인식하기

Recognizing High-Risk Factors and Complications

산부인과 전문의들은 "고위험 요인"이라고 불리는 의학적 합병증의 가능성을 높이는 상태, 특성 또는 상황을 "고위험 요인"이라고 부른다. 이런 고위험 요인 중 일부는 합병증으로 이어질 확률이 낮지만, 다른 요인들은 50% 이상 합병증을 유발할 수 있다. 고객에게 고위험 요인이 있다고 해서 문제가 발생한다는 의미는 아니며, 문제가 발생할 가능성이 높다는 의미일 뿐이다(고위험 요인이 없는 건강한 임산부라도 임신 기간이나 출산 또는 산후에 합병증이 자연적으로 발생할 수 있음도 기억해야 한다).

다음은 일반적인 고위험 요인과 합병증의 목록이다:

- 나이(15세 미만 또는 35세 이상)
- 자가면역질환
- 심혈관 질환
- **만성 고혈압**
- 당뇨병과 임신성 당뇨병
- 잘못된 지원 시스템 및 학대(신체적, 정서적)
- 감염(COVID-19, 성병 및 기타 바이러스 질환과 세균성 질환)
- 산전, 출산 및 산후 관리의 부족
- **다중 태아** 임신
- **출산** 경험-첫 임신 및 **대경산**(**grand multiparity**)
- 주산기 기분 및 불안 장애 또는 우울증 및 정신 건강 상태 병력
- 태반 기능장애
- 흡연 및 약물 남용(Ricci 2017)

자세한 목록을 알고 싶으면 상자 7.1을 참고하고, 고위험 요인과 합병증을 가진 고객을 위한 마사지 지침을 알고 싶으면 7장을 참고한다.

모든 인종과 사회경제적 그룹의 구성원이 이들 위험과 합병증을 겪는다. 그러나 미국의 연구에 따르면, 이들 문제 중 상당수는 백인이 아닌 다른 인종과 빈곤층 고객에게 더 흔한 것으로 나타났다. 이런 산모 건강의 격차는 구조적인 불평등과 사회경제적 불공정이 지속되고 있음을 보여주는 안타까운 증거이다. 우리가 특정 개인으로서 고객을 치료할 때, 그들의 건강과 웰빙을 형성하는 더 큰 힘에 대해서도 계속 인식해야 한다.

높은 이환율과 사망률의 위험은 현실이지만, 고위험군과 **합병증**을 겪고 있는 대부분의 사람들은 건강한 임신을 할 수 있다는 사실도 기억해야 한다. 이런 스트레스를 유발하는 우려에도 불구하고, 어쩌면 그 때문에 이들 고객을 돕기 위해 우리가 할 수 있는 일은 많고, 단지 지식과 주의를 기울이기만 한다.

징후와 증상 인식하기

Recognizing Signs and Symptoms

각 치료 회기 때, 특히 처음 만난 고객의 경우에는 고객의 전반적인 건강 상태를 철저히 평가해야 한다. 주치의나 조산사에게 최근 진료 예약에 대해서도 문의해야 한다. 관찰하고 평가하고 촉진한다. 고객이 자신이나 담당 의료기관에 대해 우려를 언급할 경우에는 특히 주의를 기울여야 한다. 합병증의 징후와 증상을 다룬 상자 7.2를 수시로 참고해야 한다. 주의해야 할 가장 흔한 징후와 증상은 질 출혈, 예정일 이전의 복부 경련, 함몰부종이나 전신 부종, 과도한 갈증, 그리고 발적, 발열, 부종 또는 청색증을 동반한 다리 경련 등이다(Ricci 2017). 고객에게 이들 증상이나 상자 7.2의 다른 증상 중 하나라도 나타나면, 7장에 설명된 지침에 따라 신중하고 적절하게 대응해야 한다.

일부 마사지 시설은 건강이력 접수 양식을 요구하지 않는다.

고용주와 직원들은 산전 고객과 함께 이들 업무의 안전성, 관리의 질, 법적 결과를 신중하게 고려해야 한다. 최소한 다음과 같은 기본적인 선별 질문이 필요하다: 임신이 얼마나 진행되었는가? 의사/조산사가 우려하는 질환이 있는가? 오늘 산전 마사지 치료에서 얻고자 하는 것은 무엇인가? (접수 질문에 대한 자세한 내용은 8장 참고).

당신은 어떻게 할 것인가?

미래의 고객이 예약을 하기 위해 여러분에게 전화를 했다. 임신 33주째인 그녀는 지난 주부터 주로 요추와 천골 영역에서 허리 통증을 경험했다. 산전 운동 선생님이 허벅지 근육, 특히 허벅지 안쪽 근육이 매우 긴장되어 있다면서 의뢰를 했다. 또한 오후와 저녁 때 신발이 꽉 낄 정도로 발목에 부종이 발생했다. 그녀의 치료에 대해 현명한 결정을 내리려면 어떤 추가 정보가 필요한가? 합병증이 있을 가능성이 있는가? 부종과 허벅지 안쪽의 긴장을 해결하려고 할 때 어떤 주의 사항을 취해야 하는가?

본장 요약 Chapter Summary

본 장의 주의 사항과 권장사항(상자 2.5에 요약되어 있음)에 따르면, 여러분과 고객은 산전 마사지 치료가 대부분의 임신에 안전하다는 것을 알 수 있다. 고객 정보를 충분히 수집하여 마사지를 해야 할 때와 하지 말아야 할 때, 그리고 어떤 자세를 사용할지를 신중하게 결정해야 한다. 다양한 모달리티를 사용하여 치료를 구성할 때는 복부와 다리, 관절과 반사 경혈을 중심으로 깊이, 속도, 강도를 조절하면서 기법의 강도를 조절해야 한다. 고객의 임신 기간 동안 정상적인 생리학에서 벗어난 부분과 합병증을 유발할 수 있는 위험 요소에 주의를 기울여야 한다. 이들 안전 변수 내에서 여러분의 업무가 임산부 고객에게 큰 도움이 되고, 고객과 태아 모두에게 건강한 결과를 가져올 것으로 기대할 수 있다.

상자 2.5
임신 시기에 따른 일반적인 주의 사항과 금기사항에 대한 요약

복부 마사지(모든 방법)

임신 1기:

- 책임 예방 차원에서 마사지를 적용하지 않는다.

임신 2기와 3기

- 표층 에플라지와 부드러운 흔들기만 적용한다.

임신 1기–3기

- 고혈압 질환, 조산, 유산 또는 태반 기능장애의 증상이나 위험, 기타 위험 요인이 있는 경우에는 주의가 필요하다.

스웨덴식 마사지(모든 임신 시기)

일반적인 지침

- 심장 쪽으로 스트로크한다. 근위 부위부터 마사지한다. 표층부터 마사지하고, 그 다음 깊게 마사지한다.
- 골반 울혈을 완화하는 데 도움이 되는 절차를 사용한다.

하지정맥류 주의 사항

- *경미한(눈에 보이는/구불구불한) 정맥류와 거미정맥:* 중등도의 압박으로 수행되는 스웨덴식 마사지와 림프 마사지만 사용한다.
- *중등도 정맥류(촉지가 가능하거나 튀어나오고, 울퉁불퉁한 형태):* 가벼운 터치를 이용하는 스웨덴식 마사지와 림프 마사지만 사용한다.
- *심한 정맥류(촉지가 가능하고, 뭉쳐있고, 주변 조직이 변색된 경우가 많음):* 깃털처럼 가벼운 터치와 활기찬 기법만 사용한다.

혈병(혈전) 위험 영역에 대한 주의 사항

- 허벅지 안쪽을 손바닥 전체로 부드럽게 누른다.
- 경골의 내측 경계, 무릎의 복재정맥 영역, 장요근을 따라 또는 봉공근의 뒤쪽, 사타구니와 장골 영역에 깊은 뾰족한 압박을 가하지 않는다.
- 퍼큐션(타포테먼트), 비틀기, 빠르게 흔들기 또는 기타 움직임, 진동을 다리에 적용하지 않는다.

다리 마사지의 모든 모달리티(모든 임신 시기)

- 위의 다리 관련 스웨덴식 마사지의 주의 사항을 참고한다.
- 지압, 횡섬유마찰 마사지, 심부조직 마사지, 통증유발점 기법 및 기타 심부 허혈성 압박을 다리 안쪽에 적용하는 것을 피한다.
- 침상 안정 중인 고객과 혈병의 위험이 높은 고객에게는 의사의 직접적인 감독 아래에서 수행되는 경우를 제외하고는 다리 마사지를 금한다.

반사적 모달리티(모든 임신 시기)

- *반사 요법:* 자궁과 난소 지점은 금기 부위이며, 내분비선 지점은 주의해서 적용하고, 약물 남용자, 건강하지 않은 생활 습관을 가진 사람, 고위험 요인이나 합병증이 있는 사람에게는 주의해서 적용한다.
- *지압:* 비장 6, 신장 3, 방광 60, 67, 31-34, 간 3, 대장 4, 담낭 21에는 지압과 같은 뾰족한 압박을 적용하지 않는다.

심부조직 마사지(모든 임신 시기)

- 복부에는 적용하지 말고, 임신으로 인해 만성적으로 스트레스를 받는 구조물에만 사용한다.
- 다리의 경우, 스웨덴식 마사지와 다리 마사지를 할 때 위와 같이 정맥류 및 혈병의 주의 사항을 준수한다.

수동운동과 능동운동

임신 1기

- 흔들기(rocking) 마사지는 메스꺼움의 금기사항이다.

임신 2기와 3기

- 흔들기는 메스꺼움이 있을 때 금기된다.
- 치골결합 기능장애가 있으면, 고관절과 다리에 각별히 주의를 한다.

모든 임신 기간

- 관절의 과도한 신전을 피한다.

산전 및 주산기 기법을 적용하기 전에 다른 체성 기법의 전문가와 상의한다. 7장에 설명된 대로 합병증 및 고위험 요인에 대해 수정한다. 산부인과 의사가 제시한 모든 제한사항을 준수한다.

잘 생각해 보자

여러분의 지식을 심화하려면, 온라인 리소스로 이동하여 본 장의 테스트 질문에 답하고 더 많이 자세히 살펴 본다.

참고문헌과 추천 문헌

ACOG (American College of Obstetricians and Gynecologists) (2015) Physical Activity and Exercise During Pregnancy and the Postpartum Period. Committee Opinion 650. December.

ACOG (American College of Obstetricians and Gynecologists) (2018a) ACOG Practice Bulletin No. 196: Thromboembolism in Pregnancy. Obstet Gynecol. 132(1):1–17.

ACOG (American College of Obstetricians and Gynecologists) (2018b) ACOG Practice Bulletin No. 200: Early Pregnancy Loss. Obstet Gynecol. 132(5):e197–e207.

Callahan T, Caughey A (2007) Obstetrics and Gynecology. Baltimore: Lippincott, Williams & Wilkins.

Carr DJ (2015) The safety of obstetric acupuncture: forbidden points revisited. Acupunct Med. 33(5):413–419.

Chaitow L (2017) Palpation and Assessment in Manual Therapy: Learning the Art and Refining Your Skills. Edinburgh: Handspring.

Citkovitz C (2019) Acupressure and Acupuncture During Birth: An Integrative Guide for Acupuncturists and Birth Professionals. London: Jessica Kingsley.

Deadman P, Al-Khafaji M, Baker K (2016) A Manual of Acupuncture. East Sussex: Journal of Chinese Medicine Publications.

Dennis AT, Hardy L, Leeton L (2018) The prone position in healthy pregnant women and in women with preeclampsia – a pilot study. BMC Pregnancy Childbirth. 18:445.

Devis P, Knuttinen M (2017) Deep venous thrombosis in pregnancy: incidence, pathogenesis and endovascular management. Cardiovasc Diagn Ther. 7(Suppl 3): S309–S319.

Enzer S (2004) Maternity Reflexology, 2nd edn. UK: Soul to Sole Reflexology.

Ernst E (2003) The safety of massage therapy. Rheumatology. 42(9):1101–1106.

Field T (2016) Massage therapy research review. Complement Ther Clin Pract. 24:19–31.

Fink NS, Urech C, Cavelti M et al. (2012) Relaxation during pregnancy: what are the benefits for mother, fetus, and the newborn? A systematic review of the literature. J Perinat Neonatal Nurs. 26(4):296–306.

Gibbs R, Karlan B, Haney A et al. (2008) Danforth's Obstetrics and Gynecology, 10th edn. Baltimore: Lippincott, Williams & Wilkins.

Gilbert E (2011) Manual of High-risk Pregnancy and Delivery, 5th edn. St. Louis: Mosby.

Heazell AEP, Li M, Budd J et al. (2018) Association between maternal sleep practices and late stillbirth – findings from a stillbirth case-control study. BJOG. 125:254–262.

Higdon D (2019) Risk Management/Special Services, Associated Bodywork & Massage Professionals, email correspondence with authors, November 13.

Jin Y (1998) Handbook of Obstetrics and Gynecology in Chinese Medicine. Seattle: Eastland Press.

Jordan K (2009) What about varicose veins? Massage Today. May. Available at: https://www.massagetoday.com/articles/10245/What-about-Varicose-Veins [accessed May 6, 2020].

Juhan D (2003) Job's Body: Handbook for Bodyworkers, 3rd edn. Barrytown, NJ: Station Hill Press.

Lett A (2000) Reflex Zone Therapy for Health Professionals. London: Churchill Livingstone.

Monk C, Feng T, Lee S et al. (2016) Distress during pregnancy: epigenetic regulation of placenta glucocorticoid-related genes and fetal neurobehavior. Am J Psychiatry. 173(7):705–713.

Naperstek B (2007) Guided imagery: a best practice for pregnancy and childbirth. Int J Childbirth Educ. 22(3): 4–8.

Narurkar VA, Fabi SG, Bucay VW et al. (2016) Rejuvenating hydrator: restoring epidermal hyaluronic acid homeostasis with instant benefits. J Drugs Dermatol. 15(1 Suppl 2):s24–37.

Nichols R, Humenick S (2000) Childbirth Education: Practice, Research and Theory, 2nd edn. Philadelphia: WB Saunders.

Noble E (2003) Essential Exercises for the Childbearing Year, 4th edn. Harwich: New Life Images.

Oliveira C, Lopes M, Rodrigues AS et al. (2017) Influence of the prone position on a stretcher for pregnant women on maternal and fetal hemodynamic parameters and comfort in pregnancy. Clinics (Sao Paulo, Brazil). 72(6):325–332.

Osborne C (2009) Pre-and Perinatal Massage Therapy: Survey of Massage Therapists. Available at: www.bodytherapyeducation.com [accessed May 1, 2010].

Pilkington SJ, Belden S, Miller RA (2015) The tricky tear trough: a review of topical cosmeceuticals for periorbital skin rejuvenation. J Clin Aesthet Dermatol. 8(9): 39–47.

Pirie A, Herman H (2003) How to Raise Children Without Breaking your Back. Cambridge, MA: IBIS.

Ray BR, Trikha A (2018) Prone position ventilation in pregnancy: concerns and evidence. J Obstet Anaesth Crit Care. 8:7–9.

Ricci S (2017) Essentials of Maternity, Newborn, and Women's Health Nursing. Baltimore: Lippincott, Williams & Wilkins.

Riczo D (2020) Back and Pelvic Girdle Pain in Pregnancy and Postpartum. Minneapolis: OPTP.

Riley W, Meredith LW, Price R et al. (2016) Decreasing malpractice claims by reducing preventable perinatal harm. Health Serv Res. 51 Suppl 3(Suppl 3):2453–2471.

Schlaeger JM, Gabzdyl EM, Bussell JL et al. (2017) Acupuncture and acupressure in labor. J Midwifery Women's Health. 62(1):12–28.

Silver R, Hunter S, Reddy U et al. (2019) Prospective evaluation of maternal sleep position through 30 weeks of gestation and adverse pregnancy outcomes. Obstet Gynecol. 134(4):667–676.

Simkin P, Whalley J, Keppler A (2018) Pregnancy, Childbirth, and the Newborn, 5th edn. New York: Da Capo Lifelong.

Smith CA, Armour M, Dahlen HG (2017) Acupuncture or acupressure for induction of labour. Cochrane Database Syst Rev. 10(10):CD002962.

Stager L (2010) Nurturing Massage for Pregnancy. Baltimore: Lippincott, Williams & Wilkins.

Stillerman E (2008) Prenatal Massage. St. Louis: Mosby/Elsevier.

Stone P, Burgess W, McIntyre J et al. (2017) Effect of maternal position on fetal behavioural state and heart rate variability in healthy late gestation pregnancy. J Physiol. 595(4):1213–1221.

Sutham K, Na-Nan S, Paiboonsithiwong S et al. (2020) Leg massage during pregnancy with unrecognized deep vein thrombosis could be life threatening: a case report. BMC Pregnancy Childbirth. 20:237.

Togher KL, Treacy E, O'Keeffe GW et al. (2017) Maternal distress in late pregnancy alters obstetric outcomes and the expression of genes important for placental glucocorticoid signalling. Psychiatry Res [Internet]. 255:17–26.

Ugboma H, Akani C (2004) Abdominal massage: another cause of maternal mortality. Niger J Med. 13(3):249–262.

Walton T (2011) Medical Conditions and Massage Therapy. Baltimore: Lippincott, Williams & Wilkins.

Wang ZW, Hua J, Xu YH (2015) The relationship between gentle tactile stimulation on the fetus and its temperament 3 months after birth. Behav Neurol. 2015:371906.

Werner R (2015) A Massage Therapist's Guide to Pathology, 6th edn. Baltimore: Lippincott, Williams & Wilkins.

Yates S (2010) Pregnancy and Childbirth. Edinburgh: Churchill Livingstone/Elsevier.

본 장을 공부하면 다음과 같은 준비를 할 수 있다:

1. 임산부 마사지 치료에 적합한 환경을 조성하고 유지할 수 있다.
2. 다양한 자세에서 고객과 치료사 모두에게 효과적이고 편안함을 보장하기 위해 마사지 테이블을 선택하고 조절할 수 있다.
3. 다양한 자세의 임산부 고객과 안전하고 편안하게 작업할 수 있도록 테이블에 베개 및 기타 지지대를 배치하고 유지할 수 있다.
4. 마사지할 때 각 고객을 적당하고 부드럽게 드레이핑 및 언드레이핑할 수 있다.
5. 임산부 고객이 테이블에 올라가고, 자세를 바꾸고, 테이블에서 내려올 수 있도록 도움을 제공할 수 있다.
6. 업무의 용이성과 효율성을 높일 수 있는 적절한 신체 역학을 적용할 수 있다.

직무상 고려사항:
고객과 여러분 자신을 돌본다.

Practical Considerations:
Caring for Your Clients and Yourself

3

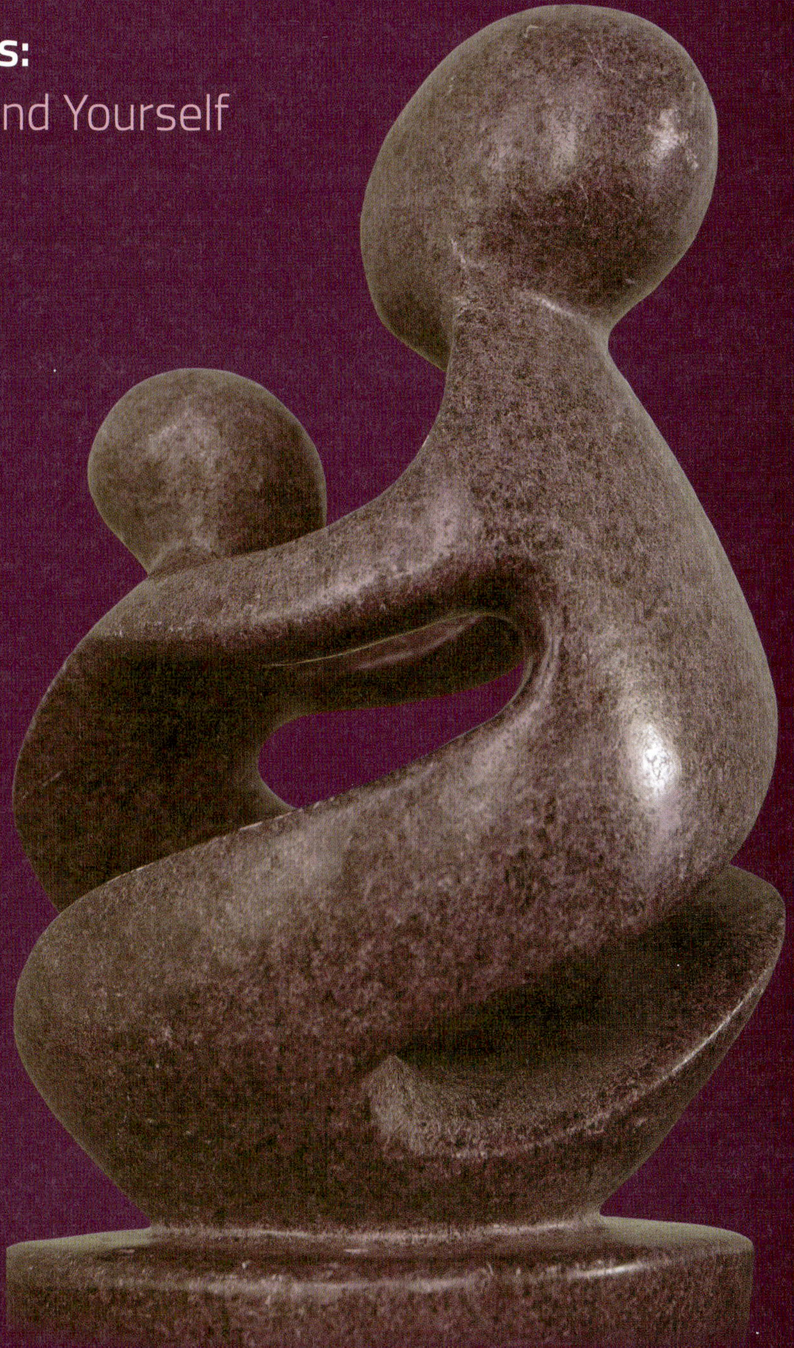

본장 개요 Chapter Overview

여러분은 왜 산전 및 주산기 마사지 치료가 유익한지를 배웠다. 여러분은 마사지를 해야 할 때와 하지 말아야 할 때, 그리고 정상 임신의 산전 고객을 위해 어떻게 마사지를 수정해야 하는지를 알고 있다. 본 장에서 우리는 마사지 치료실로 이동하여 여러분의 마사지 능력을 살펴볼 것이다. 본 장에서는 마사지를 고객에게 효과적이고 두 사람 모두에게 편안하게 할 수 있는 여러 가지 방법을 보여준다.

고객이 아기를 양육하는 동안, 여러분은 엄마로서 아기의 탄생을 돌본다. 이런 심오한 과정에서, 여러분의 환경과 여러분이 선택한 장비로부터 시작해 모든 것이 중요하다. 테이블에서 소품까지, 그리고 침구에서 베개에 이르기까지 여러분이 사용하는 모든 것이 어떻게 치료를 개선하는지 혹은 방해하는지를 배울 것이다.

특히 엎드린 자세와 누운 자세에만 익숙한 일부 치료사들은 임산부 고객의 자세 요구 사항에 당황할 수도 있다. 명확한 단계별 지침을 통해, 여러분은 이런 의구심을 극복하고, 편안하고 안전한 고객 자세를 받아 들이고, 고객이 테이블 주위를 움직일 수 있도록 돕고 드레이핑을 한다.

옆으로 누운 자세는 비-임산부 고객에게도 주산기 마사지 치료사가 가장 선호하는 자세이지만, 이것은 이 자세에 적응된 신체 역학의 원리를 구현할 때만 가능하다. 여러분은 서기 자세와 정렬을 조절할 필요가 있고, 또 여러분의 체중 사용을 조절할 필요가 있다. 그런 다음, 여러분은 고객이 반쯤 기댄 자세를 취할 때는 여러분의 신체 역학을 바꾸어야 한다. 우리는 이런 적응의 기초로써 태극권의 원리를 살펴볼 것이고, 그 결과로써 여러분의 긴장을 줄이고, 여러분의 효율성, 유연성 및 적응력을 증가시킬 것이다.

일반적 고려사항 General Considerations

만약 여러분이 스파 시설이나 다른 의료시설에서 일을 하고 있다면, 여러분의 고용주가 산전 마사지 고객을 위한 준비 상태를 고려하지 않고 마사지 룸(치료실)을 배정할 가능성이 높다. 임산부 고객을 위한 핵심 우선순위를 알고 있으면, 여러분은 가장 어려운 치료실에서도 만족스럽게 일할 수 있다. 다른 극단적인 예시로서, 해당 시설의 치료실 세팅을 도와달라는 요청을 받을 수도 있다. 또는 좋든 싫든 모든 결정권이 여러분에게 있는 개인 치료실에서 일할 수도 있다. 어떤 경우든, 고객의 집을 포함해 어디에서 일하든 여러분이 고려하고 계획해야 할 사항은 다음과 같다.

환경 Environment

우리의 가장 기본적인 목표는 단순하다: 고객이 안전하고, 기분이 좋아지도록 돕는 것이다. 따라서 여러분의 치료실은 부교감신경을 자극할 수 있어야 한다. 작은 방을 아늑하고 자궁과 같은 느낌이 들도록 만들 수 있지만, 좁거나 답답하게 느껴지면 고객의 이완을 방해할 수 있다. 임산부 고객은 몸집이 커지고, 때로는 서툴고, 지난 몇 달 동안 걸을 때 발이 보이지 않는 경우도 많다. 고객들은 움직일 수 있는 공간을 필요로 한다. 산후 고객은 아기를 동반해야 하기 때문에 꼭 필요한 액세서리를 위한 공간도 확보해야 한다. 최소 10피트×16피트 이상의 공간이 이상적이다(상자 3.1).

상자 3.1 임산부 마사지 치료에 도움이 되는 환경적 특성

- 부교감신경 자극 장려
- 여러분과 고객을 위한 적절한 크기
- 불쾌한 소음이나 냄새 차단
- 장식 및 교육용 소품 준비
- 튼튼하고 사용하기 쉬운 가구, 임산부의 요구에 적합한 가구
- 인접하거나 근처에 위치하는 화장실

분위기를 방해하지 않도록 외부 소음과 목소리를 제한하고,

치료실 밖의 사람들이 고객의 목소리를 쉽게 들을 수 없도록 한다. 강한 향이나 향수를 사용하지 않아야 하고, 가능하면 이런 향이 치료실 밖으로 새어나가지 않도록 한다. 벽, 가구, 장비 및 액세서리도 차분한 색상의 조합을 사용한다.

일부 치료사들은 데코레이션을 통해 임신부의 유동성, 임신과 분만 중인 여성의 힘과 우아함, 또는 포근하고 행복한 아기들의 기쁨을 표현한다. 많은 조산사나 산부인과 의사처럼, 일부 치료사들도 "아기"의 사진 등을 애정 어린 마음으로 전시한다. 즉, 건강한 아기의 사진은 예기치 못한 일을 겪은 임산부 고객에게 감정을 자극할 수 있다는 정서에 주의를 한다. 또한, 특히 다양한 고객을 보유하고 있는 경우에는 비-임산부 고객에게 너무 많은 "아기용품"으로 부담을 주지 않도록 주의한다.

차트에서 모형, 그리고 책에 이르기까지 교육적인 아이템도 인테리어에 유용하다. 관절과 근육의 사진이나 자궁이나 골반의 모형을 참고할 수 있다면, 고객과 파트너에게 가르치는 모든 것을 강화할 수 있다.

공간 자체 외에도, 접근이 얼마나 쉬운지도 고려해야 한다. 임신 3기의 고객이 숨이 차지 않고 열이 나지 않고, 치료실에 도착할 수 있을 정도로 주차장이 가까운가? 일부 임산부 고객에게는 몇 개의 계단만 있어도 힘들 수 있고, 2층 이상은 불가능할 수 있기 때문에 지상층이 아닌 경우에는 엘리베이터가 있어야 한다. 의자와 테이블은 너무 낮지 않고 튼튼해야 하며, 배가 많이 나오거나 허리가 굽은 경우, 허리 인대에 무리가 가는 경우, 기타 신체적 불편함이 있는 경우에도 사용할 수 있도록 조정할 수 있어야 한다.

가장 가까운 화장실이 어디에 있는지도 고려해야 한다. 고객이 치료 전후로, 때로는 치료 도중에도 화장실을 이용해야 할 수 있음을 명심한다. 이상적으로는, 화장실에 가기 위해 옷을 다시 갈아입지 않아도 되도록 개인 화장실이 있는 것이 좋다. 편리하고 시설이 잘 갖춰진 화장실이 있으면, 아기의 기저귀를 갈고 닦는 것도 더 쉬워진다.

장비 조건 Equipment Requirements

다음은 효과적인 산전 및 주산기 마사지 치료실의 설치에 필요한 품목이다:

- 고품질 마사지 치료 테이블(우선순위를 정해야 할 기능은 아래 세부 정보 참고)
- 고객이 테이블 위아래로 이동할 수 있도록 튼튼하고 넓은 스텝 스툴(손 받침대가 있는 것이 이상적)
- 복부와 오른쪽 엉덩이 밑에 배치하는 쐐기형 베개
- 6–8개의 베개(매우 단단한 킹 사이즈의 베개 1개, 표준 크기와 단단한 여러 개의 베개, 얇고 푹신한 1–2개의 베개)와 반쯤 기댄 자세를 위한 폼 웨지나 기타 토대(다양한 옵션은 아래에 있는 자세 취하기 지침 참고)
- 또는 **Side Lying Positioning System** 혹은 body Cushion™과 다양한 크기와 밀도의 단단한 베개 4개를 사용하면 많은 고객이 훨씬 더 안정적이고 편안하게 느낄 수 있다.
- 바닥에 맞는 시트를 포함한, 트윈 사이즈의 시트
- 가슴 드레이프(킹 사이즈의 베개 커버가 이상적임)
- 매번 사용한 후 세탁할 수 있는 충분한 베개 커버
- 바이러스나 세균의 확산을 방지하기 위해 소독할 수 있는 비닐 커버뿐만 아니라 청소 용품
- 무향 오일 또는 로션(윤활제에 대한 주의 사항을 위해서는 2장 참고)
- 적어도 1개 이상의 산전 관련 책과 1개 이상의 해부학 참고서, 차트 또는 모형

장비 추천 Equipment Recommendations

앞의 목록은 산전 및 주산기 고객과 효과적으로 마사지를 하는 데 필요한 것이지만, 다음 목록은 필수는 아니지만 권장 품목이다. 그러나 이 목록의 대부분을 갖추면 여러분의 임산부 마

사지의 수준을 한 단계 더 높일 수 있다.

- 쌀쌀한 날을 위한 가벼운 담요
- 모든 사이즈의 고객을 적당히 감쌀 수 있는 더블 사이즈나 퀸 사이즈의 커버 시트 1–2개
- 테이블 위나 아래에서 고객을 돕거나 앉아서 마사지를 할 때 고객을 쉽게 감쌀 수 있는 병원용 가운(또는 큰 버튼다운 셔츠, 거꾸로 입음) 2–3개
- 치료 도중 고객이 화장실을 사용해야 할 때 필요한 가운
- 베개를 고정하기 위한 4–6피트 길이의 미끄럼 방지 선반 라이너 스트립
- 높이 조절이 가능한 롤링 스툴
- 참고 또는 대여할 수 있는 책, DVD 및 기타 교육 자료의 라이브러리
- 골반과 자궁의 모형
- 휴식과 수유를 위한 편안한 의자, 이상적인 것으로는 더 많은 프라이버시를 위해 한적한 공간에 위치한다.
- 고객의 다리를 들어 올릴 수 있는 대기 공간의 오토만 또는 기타 구조물
- 코칭 정렬에 사용할 전신 거울
- 산모들이 쉽게 치료를 예약할 수 있도록 돕는 아동관리 제공자
- 오일이나 복부용 쐐기 베개 등 치료실에서 사용하고 고객이 집에서 유용하게 사용할 수 있는 소매 제품

명심하자

부교감신경 자극과 자기 인식 향상을 촉진하고, 산모 마사지 요법의 교육적 이점을 강화하는 환경을 조성한다.

마사지 테이블의 세부 사항
Massage Table Particulars

임산부 마사지를 염두에 두고 마사지 테이블을 선택할 때는 모델 유형, 폭, 높이 조절 기능, 패딩 및 덮개 등을 고려해야 한다.

폭, 높이 및 모델 Width, Height and Model

마사지 테이블은 옆으로 누운 자세와 지지대를 조정할 수 있는 폭이 30인치(76cm) 정도여야 하며, 가장 좁은 폭이라 하더라도 27인치(69cm)는 되어야 한다. 임산부 고객에게 가장 일반적으로 사용되는 자세인 옆으로 누운 자세는 엎드린 자세와 누운 자세 때의 필요한 높이보다 더 높은 높이에서 마사지를 해야 한다. 따라서 높이 조절이 가능한 테이블은 필수적이다. 이상적인 마사지 테이블의 높이는 팔을 몸통에 붙이고 똑바로 선 자세에서 테이블의 상단이 여러분의 손목과 너클 부위 사이에 위치해야 한다. 고려 중인 테이블이 이 높이까지 안전하게 조절되는지를 확인한다.

본 장의 뒷부분에서 제시되는 신체 역학을 고려하면, 이 높이가 옆으로 누운 고객에게 필요한 수평 체중 이동을 용이하게 해 준다. 고객이 반쯤 기댄 자세를 취하는 경우, 테이블을 몇 인치(5cm) 더 낮추는 것이 좋다. 이렇게 하면 상체를 마사지할 때 지렛대를 활용할 수 있고, 다리를 마사지할 때는 치료사의 몸을 테이블쪽으로 기울여 중력을 더 많이 이용할 수 있다.

폭과 높이 이외에도, 필요에 따라 적절한 테이블 모델을 선택한다. 물론 유압식 또는 전동식 **리프트 테이블**은 치료 도중에 테이블의 높이를 조절할 수 있기 때문에 이상적이다. 또한 치료의 시작과 종료 시 테이블을 내릴 수 있어 고객이 쉽게 테이블 위로 올라가고 내려올 수 있다. 리프트식 테이블은 재정적으로 부담스러워 보일 수 있지만 특별한 도움이 필요한 다른 고객도 수용할 수 있으며 미국 장애인법(ADA) 또는 다른 곳에서도 이에 준하는 상당한 세금 공제 혜택을 받을 수 있다는 점을 기억한다.

고려해야 할 또 다른 테이블 모델은 **틸트 테이블**의 기능이

있는 모델이다. 이런 테이블은 한쪽 끝을 여러 각도로 들어 올릴 수 있기 때문에, 적은 수의 지지대로도 견고하고 안전한 반쯤 기댄 자세를 매우 쉽게 구현할 수 있다. 물론 틸트 기능이 있는 리프트식 테이블이 당연히 더 좋다!

그러나 적절한 지지대와 조정할 의지만 있다면 어떤 테이블(폭과 높이가 적당한)이든 사용할 수 있다. 그러나 한 가지 주의할 점은 "산전 마사지 테이블"로 판매되는 제품은 조심해야 한다. 이들 제품에는 엎드린 상태에서 복부를 배치할 수 있는 구멍이 있고, 그 구멍 아래에 슬링이 달려 있으며, 가슴을 위한 두 개의 추가 구멍이 있을 수도 있다. 이런 테이블은 좋은 의도를 가진 기능적인 테이블이지만, 2장에서 엎드린 자세에 대한 자세히 설명한 모든 이유로 문제를 일으킬 수 있다.

치료실로부터

나는 산전 고객을 위해 테이블을 더 높게 만들어서 자세를 더 바르게 하고 의자를 더 많이 사용하는 것을 좋아한다. 나는 4×4 블록(친구가 제 키에 맞게 맞춤 제작해 준)을 사용하고, 테이블을 블록에서 떼어내기만 하면 높이를 낮출 수 있다. 덕분에 시간을 절약하고 테이블 손잡이와 허리에 무리가 가지 않는다. 나는 하루에 일반 고객뿐만 아니라 산전 고객도 예약하는 경우가 많은데, 이 방법이 도움이 되고 있다.

– **Nanci Newton**, 치료사

테이블 패딩과 패딩 덮개 Padding and Covering

제조사는 일반적으로 옆으로 눕거나 반쯤 기댄 자세의 고객을 염두에 두고 표준 마사지 테이블을 설계하지 않는다. 옆으로 누운 자세는 고객의 어깨관절(특히 어깨가 넓거나 부종, 수근관 증후군 또는 흉곽출구 증후군을 앓고 있는 경우)과 고관절(특히 고관절 통증이 있는 경우)에 불편함을 줄 수 있으며, 반쯤 기댄 자세는 좌골 부위에 불편을 줄 수 있다(좌골신경통과 같은). 만약 폼 패딩이 부적절하다면, 이들 부위는 테이블 패딩 아래에 있는 나무틀에 의해 압박을 받을 수 있다. 최소 3인치(7.6cm) 두께의 삼중밀도 고품질 폼의 패딩을 선택해야 한다. 또 다른 옵션은 테이블에 두꺼운 패딩 덮개를 추가하는 것이다. 일부 자세 시스템의 주요 이점은 이런 통증 부위의 압력을 줄이도록 설계되었다는 점이다.

대부분의 테이블 덮개(비닐이든 다른 소재이든)는 주산기 때 사용하기에 충분하다. 가장 부적절한 시기에 "물이 터진다"는 농담이 있지만, 그런 일은 거의 발생하지 않기 때문에 과도한 액체가 테이블을 더럽히는 것에 대해 걱정할 필요가 없다. 전염병의 확산이나 악취 발생을 방지하기 위해 소독이 가능한 테이블 덮개를 사용하는 것이 좋다. 대부분의 덮개 재질은 사용 초기가 지나면 냄새가 사라지지만, 비닐에서 민감한 임산부 고객을 위해 냄새가 나지 않는지를 확인해야 한다.

고객을 테이블 위로 올라가게 돕는다.

Helping the Client onto the Table

대부분의 임산부는 큰 어려움 없이 움직일 수 있다. 이들 고객은 도움 없이 마사지 테이블 위에 올라갈 수 있다. 여러분은 고객이 테이블에 어떻게 누워야 하는지를 명확하게 설명하거나 시범을 보여 준다(그리고 이미 준비된 지지대와 비교해 고객이 어디에 있어야 하는지 명확히 알려준다). 특히 고객보다 여러분이 키가 크다면, 튼튼한 스텝 스툴을 제공한다. 옷을 벗고 테이블 위로 올라갈 수 있도록 평소보다 더 많은 시간을 제공한다.

고객이 정상 움직임보다 불편해 보이거나, 골반 불안정 징후를 가지고 있거나, 치골결합 기능장애나 복직근 이개를 가지고 있다면, 고객에게 도움이 필요한지를 물어본다. 여러분은 환자가 등을 보여주는 쪽으로 옆으로 누운 자세를 취한다면, 그쪽 테이블 옆에 발판을 배치하고, 또 누웠을 때 골반이 위치할 대략적인 위치에 발판을 놓는다. 여러분은 발판 옆에서 양발을 적어도 어깨너비만큼 벌리고 선다. 고객 밑에 손이나 전완을 배치하면 고객이 발판 위에 발을 올려놓을 때 안정된 지지를 제공할 수 있다. 그런 다음, 고객을 테이블 위에 앉게 한다. 고객에게 양쪽 허벅지를 나란하게 배치하고 여러분이 원하는 테이블 쪽으로 눕도록 주문한다. 그런 다음, 여러분의 팔을 사용하여 고객의 몸통을 서서히 테이블 위로 내려놓는다.

고객이 테이블 위로 올라갈 때 여러분이 그녀와 함께 치료실에 있어야 한다면, 그녀가 입을 수 있도록 뒤쪽이 열려 있는 옷을 가져다 주는 것이 유용할 수 있다. 그녀가 자리를 잡으면, 여러분은 가운을 열고 그쪽에서 마사지를 하는 동안 고객에게 가운을 양쪽 팔에서 내리도록 요구한다. 고객은 테이블을 내려가기 위해 가운을 다시 걸친다.

명심하자

고객이 테이블 위로 올라가거나 내려올 때 도움이 필요한지를 평가하고 물어본다.

고객 자세 취하기 Client Positioning

엎드린 자세, 누운 자세, 반쯤 기댄 자세, 옆으로 누운 자세, 앉은 자세로 환자를 배치할 때, 다음의 필수 지침을 따른다. 상자 3.2에는 각 자세에 대한 주요 사항이 요약되어 있다.

상자 3.2
자세 체크리스트

엎드린 자세(임신 1기에만 해당)

- ASIS의 골반 지지
- 만약 가슴이 민감하다면, 가슴 함몰(breast recess) 부위 밑에서 지지
- 발목 밑에 높은 지지대 배치

누운 자세

- 14-22주 동안 추가 지지: 2-4인치(5-10cm) 두께의 작은 쐐기형 베개, 오른쪽 하부 흉곽에서 고관절까지
- 무릎 밑에 높은 받침대, 종아리와 발 밑에 베개 추가
- 원한다면, 머리 밑에 베개 배치
- 천장관절 통증을 예방하는 부드러운 표면

반쯤 기댄 자세

- 머리부터 엉덩이까지의 경사 높이를 45-75°까지 높임
- 충분한 요추 및 경추 지지대
- 무릎 아래에 높은 받침대나 베개
- 종아리와 발 밑에 추가 베개

옆으로 누운 자세

- 복부의 롤링을 방지하는 단단한 지지대
- 복부 아래에 2-4인치(5-10cm) 두께의 작은 쐐기형 베개
- 천장 쪽 다리 전체를 단단한 볼스터와 베개로 지지하고, 다른 쪽 다리의 앞에서 지지하고 엉덩이, 무릎, 발목을 수평 일직선을 유지하며, 고관절을 몸통과 55-80°의 각도로 굴곡하고 슬관절을 굴곡한다.
- 테이블에 놓인 다리는 약간 굴곡한다.
- 척추는 수평이고 약간 굴곡된 자세로 정렬된다.
- 경추가 과신전 또는 측방 굴곡되는 것을 방지하고, 또 견쇄관절이 압박되는 것을 방지하기 위해 적절한 높이의 머리 베개를 배치한다.
- 가능한 추가 지지: 양팔 밑, 요추, 흉곽 또는 대전자 밑에 지지
- Side Lying Positioning System or bodyCushionTM 권장

엎드린 자세 Prone

여러분이나 고객이 임신 1기 때 엎드린 자세를 선호하는 경우라면, 이 자세가 각 개인에게 옆으로 누운 자세보다 더 낫다고 생각하는지 결정해야 한다(자세 고려 사항에 대한 자세한 내용은 2장을 참고한다). 아래 제안을 참고하여 고객의 등을 마사지할 때 복부의 압박을 최소화하고 엎드린 자세의 다른 부정적 측면을 줄인다. 임신 1기 이후에는 특히 등과 골반에 대한

마사지를 할 때 엎드린 자세를 피하는 것이 좋다.

추천 지지대 Suggested Supports

자궁내압이 증가하는 것을 방지하려면 다음을 사용한다. 베개 2개(3-5인치/7.6-12.7cm 두께의 베개), 양쪽 ASIA 밑에 하나씩 배치하거나, bodyCushion의 4분의 1만 배치한다. 또한 종아리 경련을 유발할 수 있는 저측굴곡을 피하기 위해 높은 발목 받침대나 기타 지지대를 사용한다.

부가적인 안전성과 편안함 Additional Safety and Comfort

일부 고객은 쇄골과 어깨 밑에 세 번째 베개나 돌돌 말린 수건이나 담요를 깔아 민감한 가슴의 압력을 줄이는 것을 선호한다. 페이스 크래들을 편안한 높이로 조절한다. 이 자세는 가능한 한 짧은 시간 동안만 이용하여 원치 않는 영향을 줄인다. 고객의 복부가 과도하게 압박되지 않도록 등에 가하는 압박을 최소화한다.

누운 자세 Supine

고객이 누운 자세를 취할 때 머리, 목, 몸통의 앞쪽면에 가장 쉽게 접근할 수 있음을 알 수 있다. 많은 고객이 누운 자세를 선호할 수 있지만, 미국 산부인과학회의 지침에 따라 "장시간" 누운 자세는 피해야 한다(ACOG8= 2015). 누운 자세성 저혈압 증후군의 징후가 있는지 자주 확인한다. 3-5분의 누운 자세를 보수적인 목표로 삼고, 적응없이 가장 긴 시간은 20분을 권장한다. 임신 14-22주 기간 동안 고객이 장시간 누워 있다면, 대정맥으로부터 자궁의 무게를 제거해야 한다(그 이유를 알고 싶으면 2장을 참고하고, 반쯤 기댄 자세를 이용하는 시기도 2장을 참고한다).

추천 지지대 Suggested Supports

이 자세는 임신 1기에는 별도의 장비가 필요하지 않으며, 요추가 테이블에 편평하게 놓일 수 있을 정도로 높은 무릎 받침대만 사용하면 된다. 고객이 베개를 선호한다면 머리 베개를 제공할 수도 있다. 14주가 되면 8-10인치(20-25cm)의 정사각형 쐐기형 베개 또는 깨끗한 베개 커버로 덮은 2-4인치(5-10cm) 두께의 베개를 사용한다. 이것을 바닥 시트 바로 위에 올려놓는다. 이것을 오른쪽 부위에 배치하고, 쐐기의 가장 좁은 면이 척추에 닿게 하고, 이때 오른쪽으로 옆으로 경사진 상태로 배치한다(그림 3.1). 이런 식으로 환자의 오른쪽 하부 흉

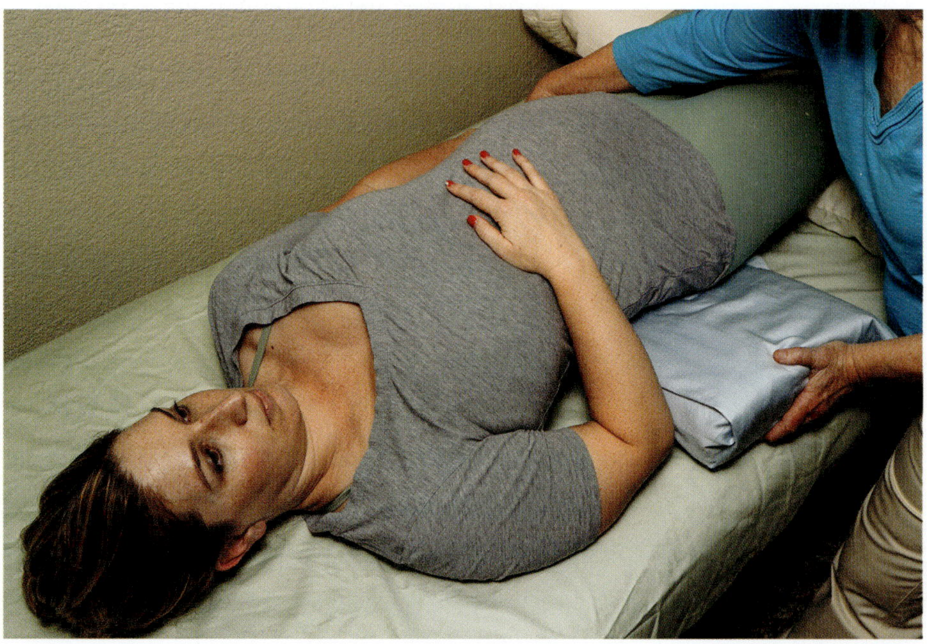

그림 3.1
누운 자세 취하기: 임신 14-22주. 작은 쐐기형 베개를 오른쪽 골반 밑에 적용하여 대정맥이 자궁에 의해 압박되는 것을 방지한다.

곽에서 고관절까지 들어 올리면, 2장에서 설명한 것처럼 일반적으로 누운 자세성 저혈압 증후군을 예방할 수 있다.

부가적인 안전성과 편안함 Additional Safety and Comfort

때때로 고객은 하부 몸통 밑에 배치된 쐐기형 베개가 척추나 골반을 불편하게 뒤틀리게 만든다고 느낄 수 있다. 이런 경우, 오른쪽 몸통의 나머지 부위 밑에 베개를 추가하여 몸 전체가 왼쪽으로 약간 기울어지도록 정렬시킬 수 있다. 일부 치료사는 오른쪽 밑에 쐐기형 bodyCushion을 사용하여 누운 자세의 편안함을 개선하기도 한다. 다른 장비와 상관없이 종아리와 발 밑에 베개를 추가하여 무릎과 수평이 되도록 만든다. 누운 자세의 고객이 천장관절 통증을 겪는 경우라면, 테이블에 추가 패딩을 적용하기도 한다(2장 참고).

반쯤 기댄 자세 Semireclining

대부분의 임신 22주 이후나 고객이 속쓰림이 있거나 숨이 가쁜 경우에는, 누운 자세에서 반쯤 기댄 자세로 전환해야 한다. 임신 주수에 관계없이 다중 태아를 임신했거나 누운 자세를 취했을 때 어지럽거나 머리가 어찔하거나 불편함을 느끼는 경우라면, 반쯤 기댄 자세를 이용한다(그림 3.2).

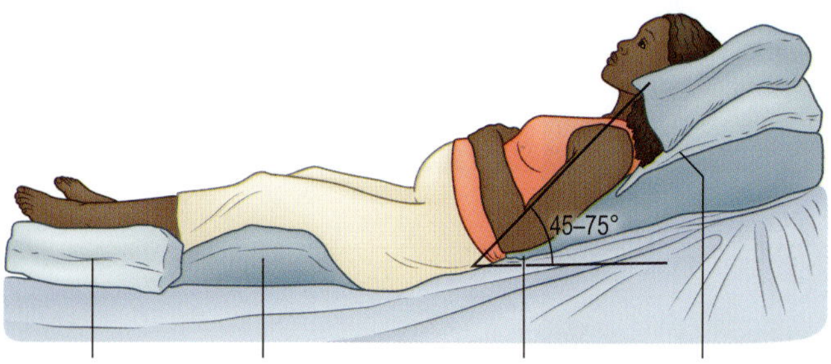

그림 3.2
반쯤 기댄 자세: 23주에서 출산할 때까지. 고관절과 머리까지 고객의 몸통을 45-75°로 들어 올리기 위해 지지대를 사용한다. 무릎 볼스터와 발 베개를 추가로 사용한다.

추천 지지대 Suggested Supports

반쯤 기댄 자세의 목표는 복부 체중을 대정맥의 뒤쪽이 아닌 고객의 골반저 쪽으로 이동시키는 것이다. 고관절에서 머리까지 상체 전체를 테이블 높이보다 45–75°정도 들어 올린다. 이 높이까지 환자를 지탱할 수 있는 견고하고 안정적이며 안전한 파운데이션을 만들려면 충분한 장비가 필요하다(그림 3.3). 사용할 수 있는 베개가 하나뿐이라면, 가장 단단하고 큰 베개 3개를 파운데이션으로 사용한다(그림 3.3A). 다른 파운데이션 옵션으로는 폼 쐐기(발 높이 정도)를 선택하거나 bodyCushion의 두 부분을 접어 쐐기를 만드는 방법이 있다(그림 3.3B). Side Lying Positioning System을 사용한다면, 제조업체의 지침에 따라 스트랩을 섹션 주변에 묶어 고정하여 파운데이션을 조립한다(그림 3.3C).

테이블의 머리 부분에 파운데이션을 만든 후 시트로 덮는다. 그런 다음, 파운데이션 위에 필요한 베개를 추가로 쌓는다. 베개를 세로로 쌓은 다음, 가로로 번갈아 가며 쌓으면 더욱 안전하게 고정할 수 있다. 고객의 몸통 길이와 너비에 필요한 베개 높이를 정확하게 예측했다면, 고객이 테이블에 앉은 후 약간의 조정만 하면 된다.

예를 들어, 요추 전만을 조정하기 위해 요추에 작은 베개나 수건을 추가해야 할 수도 있다. 마찬가지로 머리와 목이 과도하게 굴곡하거나 신전되지 않는 중립위가 될 때까지 조정한다. 높고 단단한 무릎 보호대를 사용하여 몸이 테이블 아래로 미끄러지지 않도록 한다. 편안함과 부종 완화를 위해 종아리와 발 밑에 베개를 배치하여 종아리를 들어 올린다. 고객의 등이 충분히 각을 형성하고 있다면, 오른쪽 골반 밑에 베개를 배치할 필요는 없다.

틸트 테이블(그림 3.3D)을 사용하는 경우에는, 움직일 수 있는 부분을 45° 이상으로 조정한다. 키가 큰 고객을 제외한, 모든 고객은 요추와 경추를 필수적으로 지지하는 추가 볼스터나 작은 베개를 원하고, 무릎과 종아리의 볼스터도 당연히 필요하다.

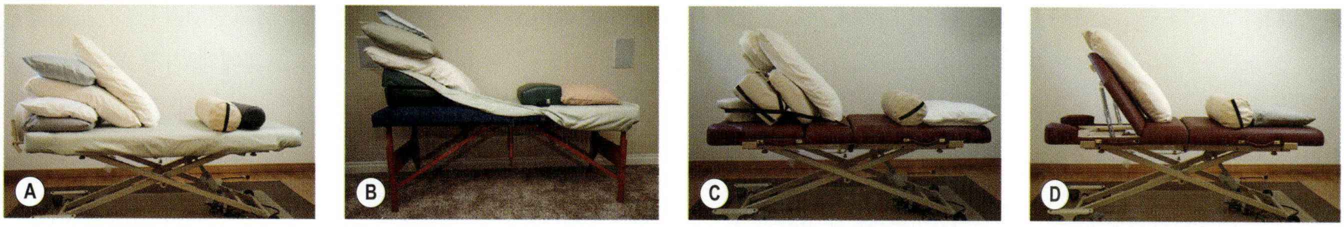

그림 3.3 A-D
반쯤 기댄 자세를 위한 지지대 옵션. (**A**) 베개; (**B**) bodyCushionTM; (**C**) Side Lying Positioning 시스템; (**D**) 틸트-탑 테이블.

부가적인 안전성과 편안함
Additional Safety and Comfort

고객이 뒤로 몸을 기울일 때 가끔 움직이는 여러분의 세미리클라이닝 파운데이션(semireclining foundation)을 고정하는 데 도움을 주는 몇 가지 아이디어가 여기에 있다.

- 기울기를 조절할 수 있는 페이스 크래들(face cradle)이 있는 경우, 페이스 크래들이 테이블 상단에서 90° 각도로 테이블의 발쪽 끝을 향하도록 배치한다(제조사는 몸통이 아닌 고객의 머리만 지지하도록 검사하기 때문에 이런 방식으로 페이스 크래들을 사용할 때 주의를 해야 한다).
- 일부 치료사는 테이블을 벽에 기대어 지지대를 최대한 견고하게 하는 것을 선호하기도 한다(그러면 고객의 뒤쪽 보다는 테이블의 양쪽에서 고객의 상체에 접근할 수 있다).
- Side Lying Positioning 시스템의 스트랩이 테이블 경첩에 단단히 고정되어 있는지를 확인하여 시스템 섹션을 더 잘 고정시킨다.

테이블의 커버가 매끈하거나 미끄러운 경우, 테이블과 파운데이션 사이에 4-6피트 길이의 미끄럼 방지 선반 라이너 스트립을 깔아두는 것이 좋다. 미끄럼 방지 커버를 사용하더라도 베개를 추가할 때 이 스트립을 베개 사이에 엮으면 베개를 서로 고정시키는 데 도움이 된다. 안전을 강화하려면 고객이 파운데이션을 사용하기 전에 직접 파운데이션에 기대어 안전성을 검사한다.

반쯤 기댄 자세로 안내할 때, 엉덩이를 지지대에 완전히 대고 눕도록 하고 더 이상 뒤로 기울일 필요가 없도록 한다. 허리가 테이블에 편평해지도록 허리를 숙이는 경우, 필요에 따라 다른 지지대를 추가하여 엉덩이에서 머리까지 똑바로 세울 수 있도록 자세를 다시 잡도록 돕는다. 마사지를 하는 동안 환자의 자세를 모니터링하여 환자가 아래로 미끄러져 누운 자세성 저혈압이 있는지를 확인한다.

위에서 설명한 대로, 지지대는 환자가 뒤로 기울였을 때 테이블에서 밀려나는 것처럼 느껴지지 않을 정도로 충분히 단단해야 한다. 또한 고객이 왼쪽이나 오른쪽으로 기울어진 느낌이 들지 않도록 좌우로 충분히 안정적이어야 한다. "작은 베개를 여러 개 쌓아놓는 것보다 큰 베개를 몇 개 묶어서 사용하는 것이 도움이 된다.

한 손으로 고객의 팔과 몸통을 잡고, 다른 한 손으로 고객을 안정시키는 것도 도움이 된다. 한 손으로 고객의 팔이나 어깨를 잡아당겨 고객이 반대쪽으로 움직일 수 있는 압박에 대응한다.

머리와 목의 위치를 미세하게 조정한다. 작은 쐐기형 베개, 페이스 크래들이나 경추 롤을 사용하여 고객의 경추를 완벽하게 지지할 수 있는 위치를 찾는다. 만약 여러분의 테이블이 충분히 넓으면, 양쪽 전완과 손 밑에 매치볼스터나 베개 또는 수건을 배치하면, 고객은 마치 "여왕"이 된 기분을 느낄 수 있다.

기억한다: 지지대를 정확하게 배치하는 데 시간을 할애해도 치료 회기에 방해가 되지 않다. 고객이 구부정하거나 몸을 기울이거나 편안하지 않은 경우에는 잠시 멈춰서 지지대를 조정하면 고객이 더 안정감을 느낄 수 있기 때문에 편안함을 더 높일

수 있다.

> **명심하자**
>
> 반쯤 기댄 고객의 자세를 관찰하고, 엉덩이에서 머리까지 몸통 전체가 45-75°로 기울어지도록 유지한다.

옆으로 누운 자세 Sidelying

옆으로 누운 자세에 얼마나 빠르게 능숙해지고 열정을 갖게 되는지에 놀랄 수도 있다. 적절한 장비와 목표에 대한 이해, 그리고 지지대를 효율적으로 다루는 연습을 통해 효율적이고 효과적인 옆으로 누운 자세를 만들 수 있다. 이 자세를 설명할 때 **천장 쪽**은 마사지하는 고객의 측면을 의미하고, 고객이 누워 있는 쪽을 **테이블 쪽**이라고 한다.

안전하고 편안한 옆으로 누운 자세는 아래 사항을 요구한다:

- 고객이 자세를 똑바로 잡아야 한다고 느끼지 않을 정도로 테이블 쪽의 몸통과 허벅지가 옆으로 누운 자세를 유지할 수 있도록 돕는 지지대를 충분히 준비한다.
- 척추를 수평으로 유지할 수 있는 지지대를 충분히 준비한다.
- 관절이나 자궁 인대에 무리가 가지 않도록 주의를 하거나 복부에 압력을 가하지 않도록 주의를 한다.
- 천장쪽 엉덩이, 무릎, 발목을 동일한 수평면상으로 정렬할 수 있는 충분한 지지대를 사용하여 골반과 다리를 안정화한다.
- 테이블 쪽 고관절과 어깨, 양쪽 가슴에 가해지는 통증을 최소화한다.

추천 지지대 *Suggested Supports*

이상적인 옆으로 누운 자세를 취하는 데 사용할 수 있는 세 가지 장비 세트가 있다: Side Lying Positioning 시스템, bodyCushion과 다양한 종류의 베개(그림 3.4). 각각은 장단점이 있다. 실험을 통해 여러분과 고객에게 가장 적합한 것을 찾아본다. 여러분이 어떤 것을 선택하든, 머리 지지대, 몸통 쿠션, 한두 개의 다리 지지대 등 파운데이션을 만드는 것부터 시작한다. 이런 파운데이션을 하단 시트 위에 놓으면, 고객이 몸을 돌릴 때 이들 구성 요소를 이동시키는 것이 쉽다. 머리와 몸통 지지대를 테이블의 정중앙에서 벗어나게 배치한다. 여러분은 고객이 가능하면 테이블의 뒤쪽 가장자리 가깝게 눕도록 한다. 베개 커버로 감싸지 않은 머리와 몸통 요소를 세로로 절반 접은 후 다른 편평한 시트로 덮는다.

대부분의 치료사들은 파운데이션을 정리하고 고객에게 눕는 자세를 보여주거나 알려준 다음, 고객이 가운을 벗고 테이블 위에 올라갈 수 있도록 마사지 룸을 나간다. 그런 다음, 다시 돌아와서 자세와 베개 배치를 미세 조정한다(고객이 도움을 필요하는 경우에는, 마사지 룸에 남아서 도와준다). 다음은 다양한 지원 옵션을 최적화하는 일련의 일반적인 지침이다.

고객이 테이블에 앉으면 몸통 전체가 몸통 쿠션의 중앙에 오도록 하여 등이 테이블 가장자리와 평행이 되도록 하고, 흉대(pectoral girdle)가 몸통과 머리 쿠션 사이에 오도록 도와준다. 베개만 사용하는 경우, 테이블 뒤쪽 가장자리에서 1-2인치(2.5-5cm) 정도 몸을 정렬할 수 있도록 도와준다. 그런 다음, 지지대를 미세조정해야 한다(아래 지침을 읽을 때 그림 3.4 참고).

임산부의 허락을 받은 상태에서 특히 골반 높이에서 복부를 완전히 받치고 있는지를 부드럽게 확인한다. 지지대와 복부 사이에 공간이 있는 경우에는, 작은 쐐기나 수건을 그 공간으로 밀어 넣어 복부를 충분히 받쳐 준다. 이런 추가 지지대는 천장 쪽의 넓고 둥근 자궁인대에 가해지는 통증을 줄여준다(단, 고객이 테이블을 벗어나 뒤쪽으로 굴러가는 듯한 느낌을 받지 않도록 충분하게 작은 복부 베개를 사용한다).

테이블 쪽 다리를 펴서 천장 쪽 다리보다 뒤쪽에 위치시키면 다리와 골반이 더 안정감을 느낄 것이다(55-80° 정도로 굴곡한다). 그런 다음, 천장 쪽 다리 밑에 받침대나 베개를 배치하여 엉덩이, 무릎, 발목을 수평으로 만든다. 어떤 고객은 양쪽 다리를 모으고 구부린 상태에서 무릎 사이에 베개를 배치하고 싶어 한다. 이런 자세는 일반적으로 안정적이지 않기 때문에 고객이 자세를 유지하기 위해 긴장을 해야 한다(하지만 치골결합 기능장애의 징후가 있는 경우에는 이 자세가 더 편할 수도 있다).

천장 쪽 다리의 정렬을 육안으로 평가한다. 무릎이 내측으로 회전해서 고관절보다 낮으면 베개가 허벅지와 무릎 밑에 더 있어야 하는지를 확인한다. 한 모서리는 사타구니 근처에 있어야 하고, 허벅지 앞쪽에 2-3인치(5-7.6cm)의 베개를 배치한다. 베개가 비스듬히 기울어지지 않도록 테이블과 세로로 정렬시킨다. 무릎이 여전히 아래로 내려가면 베개를 더 추가할 수도 있다. 특히 키가 큰 고객의 경우에는 무릎과 발목의 높이를 맞추기 위해 발 밑에 베개를 한두 개 더 배치할 수도 있다. 큰 베개의 위쪽 보다는 큰 베개들 사이에 작은 베개나 쐐기를 배치하는 것이 일반적으로 더 안정적이다.

복부를 지지한 후 천장 쪽 다리를 수평으로 맞추는 것은 일반적으로 옆으로 누운 자세에서 가장 중요한 부분이며, 시간이 걸리더라도 다리의 수평을 맞추어야 한다. 최적한 높이와 지지대는 일반적으로 아래 사항의 기능을 할 것이다:

- 천장관절과 요추의 긴장을 예방한다.
- 고객의 복부가 앞으로 굴러 가지 않도록 안정시킨다.
- 하부 몸통과 사지의 많은 문제 부위에 안정적이고 쉬운 접근을 제공한다.
- 하지 부종 감소를 기계적으로 지원한다.
- 통증성 정맥류를 어느 정도 완화시킨다.

이제 고객의 몸통을 살펴보자. 그림 3.4A와 B의 두 시스템을 올바르게 사용하면 베개만 사용할 때보다 몸통의 무게를 테이블 쪽 어깨와 엉덩이에서 일부 덜어준다는 큰 장점이 있다. 다만 전체 견갑골 영역이 머리와 몸통의 쿠션 사이에 위치시켜 테이블 위에 직접 누워야 한다. 이 자세의 경우, 이들 시스템은 견쇄관절과 머리 사이의 공간에 더 잘 수용한다. 목과 머리가 과신전이나 측방굴곡하지 않고 경추가 몸통과 일직선이 되는지를 확인한다. 대신 베개를 사용하는 경우, 목 밑에 베개를 꽉 채우고 늑골 밑에 비교적 편평한 베개를 놓으면(견갑대 사이에 충분한 간격이 있는), 효과적인 대안이 될 수 있다. 요추가 테이블 쪽으로 처진 경우에는 아주 작은 베개나 돌돌 말린 수건 또는 시트를 하부 늑골과 장골 사이에 넣어 요추가 흉추와 수평이 되도록 들어 올려준다.

마지막으로, 어떤 설정을 사용하든 고객의 천장 쪽 팔 밑에 베개를 배치한다. 베개는 팔을 가슴으로부터 들어 올리고, 몸통의 전방 회전을 방지하며, 혈액 순환을 위해 앞쪽 가슴 부위를 열어줄 수 있는 충분한 높이와 단단함이 있어야 한다. 손이 부어 있다면 베개를 1개 더 사용하여 어깨와 손의 수평을 맞출 수 있다. 이런 팔 베개를 커버 시트 위에 놓으면 가슴을 감싸는 드레이프를 제자리에 고정하는 데 도움이 된다. 또한, 고객의 전완과 손이 테이블에 완전히 닿지 않는다면, 작은 쐐기나 수건

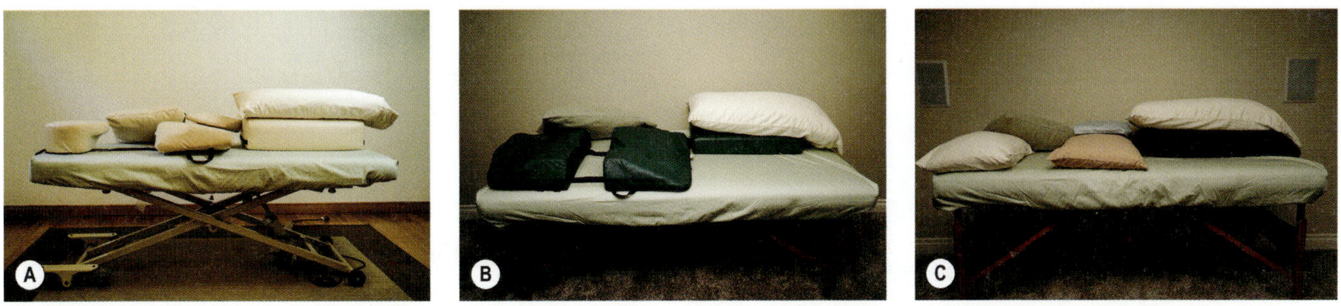

그림 3.4 A-C
옆으로 누운 자세를 위한 지지대 옵션. (**A**) Side Lying Positioning 시스템. (**B**) bodyCushion, (**C**) 다양한 베개.

을 말아서 테이블 밑에 받쳐준다.

Oakworks Side Lying Positioning 시스템(그림 3.4A)은 위에서 설명한 변수를 달성할 수 있도록 특별히 설계되었으며, 대부분의 고객을 편안하고 안전하게 지지해 준다. body Cushion(그림 3.4B)은 옆으로 누운 자세의 마사지를 위해 특별히 설계되지는 않았지만, 일부 치료사들은 머리, 몸통, 다리 부분을 효과적으로 사용한다. 다른 치료사들은 한두 개의 머리 베개, 얇은 몸통 베개, 복부 쐐기형 베개, 천장 쪽 다리 밑에 사용하는 두꺼운 킹 사이즈 베개 등 여러 유형의 베개를 선호한다(그림 3.4C). 절반으로 접은 긴 몸통 베개는 옆으로 누웠을 때 천장 쪽 다리와 반쯤 기댄 자세 모두에 좋은 파운데이션이 될 수 있지만, 적절한 정렬을 위해 다른 베개를 추가해야 한다(옆으로 누운 자세와 반쯤 기댄 자세에 대한 자세한 내용은 온라인 자료를 참고한다).

치료실로부터

좋은 자세 취하기는 여러분의 기술이 효과적이기 위해서만 중요한 것이 아니다. 좋은 자세 취하기는 여러분 업무의 절반에 해당할 만큼 중요하다! 내가 숙달했던 옆으로 누운 자세에서 효과적으로 지지되었던 거의 모든 나의 고객들은 예를 들어, "나는 몇 주 동안 이렇게 편안함을 느껴본 적이 없어!"라고 말했다. 고객들의 불편한 부위를 문지르거나, 흔들거나 부드럽게 신장하기 전에, 고객들은 자세 취하기만으로도 이미 훨씬 좋아졌다고 했다.

– **Anne Gilbert**, 치료사

부가적인 안전성과 편안함
Additional Safety and Comfort

앞서 언급했듯이 테이블 패딩이 부적절하면 어깨와 고관절에 불편한 압력이 가해질 수 있다. 두 가지 포지셔닝 시스템 중 하나는 이를 방지하는 데 도움이 된다. 베개만 사용한다면 어깨와 엉덩이 밑에 얇은 베개를 한두 개 깔아 쿠션감을 높여 줄 수 있다. 또 다른 대안은 엉덩이 밑에 전용 쿠션을 사용하는 것이다.

테이블 쪽의 어깨가 불편하면 고객은 본능적으로 팔을 등 뒤로 움직이려 한다. 이 자세는 상부 몸통을 후방으로 이동시키고 체중이 배에 더 많이 실리기 때문에 비생산적이다. 대신, 고객이 테이블 쪽 팔을 더 앞으로 뻗을 수 있도록 도와준다. 필요한 경우 얇은 베개를 흉곽을 따라 겨드랑이 바로 밑까지 조절하면 어깨에 가해지는 압력을 줄일 수 있다. 이런 모든 상황에서 개별 고객의 필요에 따라 베개를 선택하는 것이 중요하다.

베개가 압축되고 고객이 여러분의 터치에 의해 이완됨에 따라 주기적으로 지지대를 조정하거나 더 추가할 수도 있다. 릴렉신 수치와 그에 따른 인대 이완에 따라 골격이 느슨해지고 안정된 상태를 유지하기 어려워질 수 있다. 치료 회기 내내 편안하고 안정된 자세를 유지할 수 있도록 지지를 더해 주거나 빼줌으로써 자세를 모니터링한다. 이런 조정을 우아하고 침착하게 진행하면 치료에 방해가 되지 않는다. 오히려 고객의 편안함을 위해 세심한 주의를 기울이고 보살피고 있다는 느낌을 받을 수 있다.

고객들은 종종 이 설정이 자신에게 필요한 것이라고 말한다. 더 편안하게 잠을 잘 수 있다. 복부 베개, 수평을 이룬 엉덩이, 무릎과 발의 정렬, 적절한 머리 베개 등 고객이 스스로 제공할 수 있는 설정의 필수 요소를 알려준다.

명심하자

복부를 완전히 지지하고 천장 쪽 다리를 편평하게 하는 것이 안전하고 편안한 옆으로 누운 자세의 가장 중요한 점이다.

앉은 자세 Seated

사용할 테이블이 없거나 고객이 다른 자세가 불편한 경우에는, 앉은 자세에서 일부 치료를 진행할 수 있다. 앉아서 하는 것이 더 편할 수 있는 고객으로는 고도 비만, 다중 태아를 가진 고객, 심한 치골 동통을 가진 고객(모두 발판과 도움을 받아도 테이블에 오르기 어려울 수 있음), 위 역류가 심한 고객, 눕는 것을 두려워하고 앉기 자세 때 더 통제력을 느끼는 고객 등이 있다.

일반적인 식당 의자나 주방 의자, 또는 접이식 의자(매우 튼튼하고 비교적 단단하며 압력을 가해도 과도하게 눌리지 않는 의자) 등을 사용할 수 있다. 등받이가 낮을수록 목과 어깨의 마사지를 더 쉽게 접근할 수 있다. 부종을 줄이기 위해 오토만이나 다른 의자에 다리를 받치고, 어깨가 앞으로 미끄러지는 듯한 느낌이 들지 않도록 둔부 근육을 의자에 최대한 뒤쪽으로 붙이도록 유도한다. 고객이 편안하게 고관절을 외회전하여 의자에 걸터앉을 수 있다면, 고객을 뒤로 돌려 의자에 앉게 하고 등 마사지를 적용할 수 있다. 몸과 의자 등받이 사이에 단단한 베개나 쿠션을 적용한다. 자궁내압이 증가하지 않도록 뒤쪽에서 가벼운 마사지를 해야 하지만, 이것은 실용적인 대안이다. 의자 등받이를 테이블 가장자리에 대고, 테이블 위에 베개나 쿠션을 충분히 쌓아 산모의 전완과 머리를 받칠 수 있다.

또는 **마사지 의자**를 특이한 방식으로 사용하여 반쯤 기댄 자세를 취할 수도 있다(그림 3.5). 고객이 설계된 대로 마사지 의자에 앉으면, 자궁 인대에 무리가 가거나 자궁내압이 높아질 위험이 있다. 그 대신, 의자의 각도를 45°도에서 75° 사이로 조정하고 좌석과 가슴 지지대 사이의 공간을 채운 다음(가능하면), 고객이 의자에서 뒤로 앉도록 한다. 발판을 제공하고 전완을 무릎이나 복부 위에 올려놓도록 한 다음, 의자에 등을 반쯤 기댄 자세로 앉도록 한다. 이런 특이한 설정에서 여러분 자신의 신체역학을 적응시켜야 하지만, 하부 등을 포함한 대부분의 신체 부위를 마사지할 수 있다.

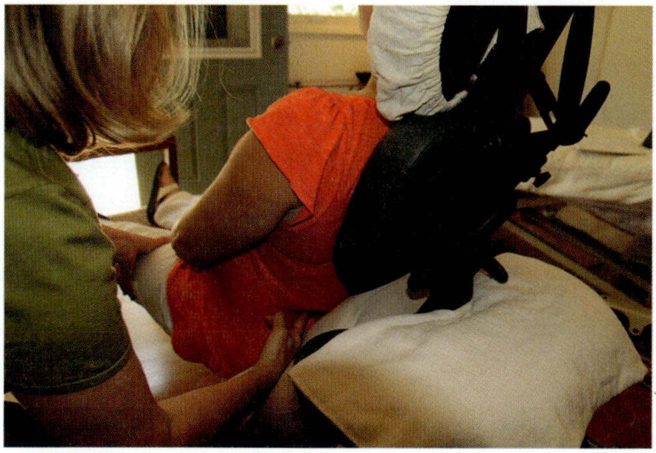

그림 3.5
산전 마사지 치료에 적합한 마사지용 의자.

드레이핑 Draping

산전 마사지의 목적은 모든 치료 마사지와 마찬가지로, 고객을 적당히 편안하게 감싸고 따뜻하게 유지하면서 구조물에 최대한의 접근을 이루는 것이다. 당연히 산전 드레이핑에는 몇 가지 독특한 고려 사항이 존재한다.

어떤 고객은 자신의 몸집이 커진 것에 대해 부끄러워 하거나 수치심을 느낄 수도 있다. 다른 고객들은 "봉긋한 배(baby bump)"와 둥근 체형에 대해 편안하고 심지어 자랑스럽고 화려하게 생각한다. 부끄러움 스펙트럼의 모든 지점에서 고객을 전문적으로 다루는 기법이 필요하다. 질 분비물 증가로 인해 많은 고객이 속옷을 입고 마사지를 받는데, 이런 가운을 이용해 속옷이 노출되지 않도록 고정한다. 젖가슴의 크기와 압통이 증가하면 브래지어를 착용한 채로 마사지를 받는 고객도 있다. 고객의 등에 더 가까이 다가가야 하는 경우에는, 브래지어를 벗을 수 있도록 허락을 구하는 것을 잊지 말고, 반드시 허락을 받아야 하고 강제로 벗도록 강요해서는 안된다.

임산부 고객은 기본 체온이 높아지기 때문에 더 가벼운 시트를 선호하는 경우가 많다. 다양한 무게의 시트를 구비하는 것이 가장 좋으며, 무거운 플란넬 시트는 필요한 경우 가벼운 담요로 사용할 수 있다. 구매하는 모든 시트 세트에는 최소 트윈 사이즈의 커버 시트가 포함되어야 한다. 가슴 드레이프를 할 경우에는 킹 사이즈 베개 커버가 이상적이다.

전문 마사지 치료사는 엎드린 고객과 누운 고객을 드레이핑하는 데 익숙하다. 연습을 통해 반쯤 기댄 자세와 옆으로 누운 자세도 우아하게 드레이핑해야 한다. 그러나 몇 가지 중요한 차이점이 있다. 예를 들어, 반쯤 기댄 자세에서는 드레이프가 아래로 흘러내려 가슴 부위가 노출되기 쉽다. 옆으로 누운 자세에서는 완전히 덮어도 엉덩이와 생식기 부위가 더 노출되는 느낌이 들 수 있다. 이런 이유로 다음과 같은 사항이 중요하다. 시트를 적절히 위치시킬 뿐만 아니라 느슨하게 두지 말고 단단히 집어넣는 것도 중요하다. 고객은 일반적으로 이런 은밀한 부위가 가려졌다는 느낌을 받을 수 있어야 더 완벽하게 휴식을 취할 수 있다. 마사지를 끝낸 후에는, 다른 부위를 노출시키기 전에 각 신체 부위를 다시 덮는 것을 잊지 말아야 한다. 이번에는 이들 두 가지 자세를 효율적으로 드레이핑하는 방법에 대해 살펴 보겠다.

반쯤 기댄 자세 Semireclining

반쯤 기댄 자세의 드레이핑은 여러 면에서 누운 자세의 드레이핑과 매우 유사하며, 특히 다리의 경우가 더욱 그렇하다. 가장 크고 독특한 도전 과제는 고객의 가슴과 커진 복부 위에 커버 시트 또는 가슴 드레이프를 고정하는 것이다. 트윈 사이즈의 커버 시트는 고객의 중앙에 놓고 완전히 덮을 수 있을 만큼 충분히 넓고, 필요한 경우에는 양쪽에서 한 뼘 이상 남기고 그 시트 밑으로 집어넣는다. 몸통에서 허벅지 위쪽까지 덮거나 가슴 높이까지만 덮어도 된다. 물론 드레이프를 고정할 때는 특히 복부가 꽉 조이지 않도록 해야 한다.

고객이 테이블에 앉기 전에 복부와 흉곽을 어떻게 적당히 가릴 것인지 복부와 늑곽의 마사지에 대해 논의하는 것이 좋다. 동의한 경우에는, 치료 회기 때 먼저 고객에게 앞으로 일어날 드레이핑 변경에 대해 설명한다. 가슴 드레이프를 추가하고 고객에게 그 윗부분을 잡아달라고 요구하여 고객에게 무슨 일이 일어나고 있는지의 통제감을 느낄 수 있도록 한다. 누운 자세의 고객을 마사지할 때와 마찬가지로, 시트를 복부 아래쪽으로 부드럽게 밀어서 양쪽의 엉덩이 아래에 고정하고 손바닥을 엉덩이가 아닌 테이블에 대고 집어넣는다.

고객의 가슴 드레이프가 마사지해야 할 하부 늑곽이나 상복부 영역을 덮고 있는 경우라면, 가슴 드레이프의 아래쪽 가장자리를 사용하여 해당 부위에서 가슴을 들어 올린다. 이렇게 하려면 드레이프의 양쪽 가장자리를 잡고 가슴 아래쪽 늑골에 드레이프를 대고 누르면서 쇄골 쪽으로 들어 올려야 한다. 시트의 양쪽 끝을 겨드랑이 근처에 집어넣으면서 시트의 장력을 유지한다. 그런 다음 드레이프를 해제할 수 있어야 하고, 팔과 손을 원하는 곳에 편안하게 놓을 수 있어야 한다. 물론, 또 다른 대안은 치료 회기가 진행되는 몇 분 동안 덮고 있는 가슴을 들어올리고 드레이프된 가슴을 고정하도록 요구하는 것이다.

다시 덮으려면 시트를 가슴 덮개 위로 다시 가져오면 된다. 여러분은 가슴 드레이프를 제거하거나 자세를 바꿀 때나 혹은 여러분의 마사지가 끝날 때까지 그대로 둘 수 있다.

옆으로 누운 자세 Sidelying

마사지하는 부위에 따라 다음의 순서 중 하나를 사용하여 고객의 부끄러움을 보호하면서 해당 부위를 드러낸다. 각각의 경우에, 시트를 고객의 몸을 따라 세로로 배열하고, 그 가장자리를 테이블의 뒷면 가장자리에 정렬시키는데, 이것은 고객의 몸 앞쪽에 더 많은 시트가 있음을 의미한다.

등 부위 언드레이핑("L자"드레이프)
Undraping the Back (the "L" Drape)

1. 치료사는 고객의 뒤쪽인 고객의 골반 높이에 위치하여 고객의 머리쪽을 바라본다.
2. 바깥쪽 손으로 시트의 가장자리를 테이블과 테이블 쪽 엉덩이 사이, 즉 고객의 대전자 높이에서 집어넣는다. 가까운 쪽 손으로는 시트를 천장쪽 골반까지 모아서 고객의 등을 노출시킨다.
3. 시트를 고객의 팬티 위로 집어 넣고, 속옷을 입지 않은 경우에는 갈라진 둔부 부위의 바로 위쪽으로 말아 넣는다.
4. 고객의 등에 남아 있는 시트를 말거나 접어서 고객의 등이 완전히 노출되도록 한다. 말거나 접은 부분을 늑곽으로 단단히 눌러 몸통의 중앙선을 따라 그것이 느껴지도록 한다. 이번에는 드레이프가 "L"자 모양이 되도록 하여 등 전체와 천골 구조물에 쉽게 접근할 수 있도록 한다(그림 3.6).
5. 시트의 나머지 뒷면 가장자리를 테이블과 엉덩이 및 허벅지 사이에 집어넣고, 손바닥을 테이블 쪽으로 향하게 하여 드레이프를 고정하는 것으로 끝낸다.

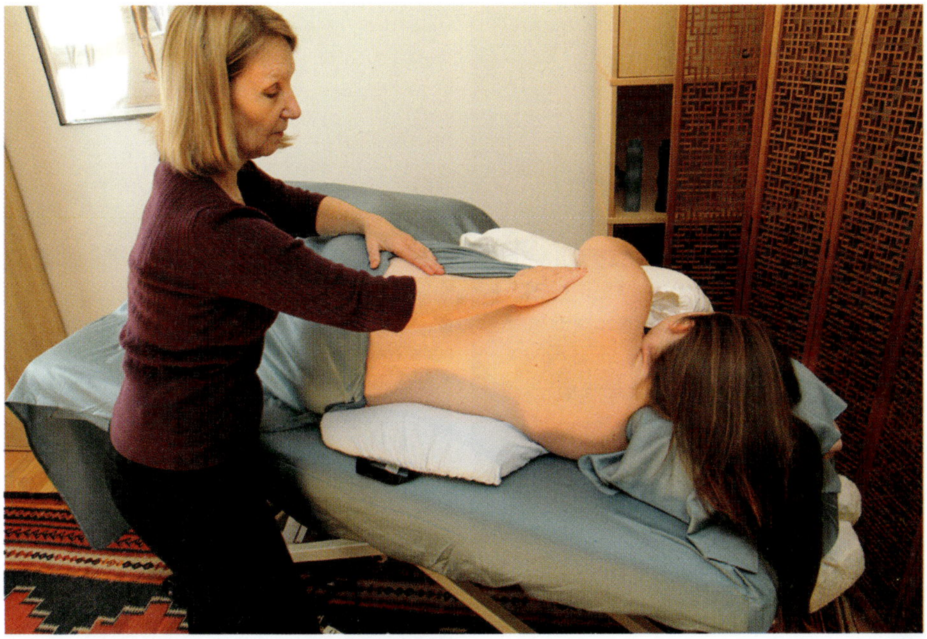

그림 3.6
등을 위한 옆으로 누운 자세의 드레이핑. 시트가 엉덩이와 테이블 사이, 그리고 "L"자를 만드는 장골을 가로질러 늑골을 따라 뒤로 젖혀져 있는지를 확인한다.

천장쪽 엉덩이와 다리의 언드레이핑("U"자 드레이프) *Undraping the Ceiling-Side Hip and Leg (the "U" Drape)*

1. 다시 골반 높이에서 고객의 뒤쪽에 서서 이번에는 고객의 발쪽을 바라본다. 테이블 바닥에 가장 가까운 손으로 테이블을 가로질러 시트의 먼쪽 모서리를 잡는다(그림 3.7A).
2. 그 모서리를 몸쪽으로 가져와 천장 쪽 다리와 무릎을 노출시킨다(단, 더 높지 않아야 한다). 그 다리 뒤쪽에서 시작하여 굽혀진 무릎 바로 밑의 다리와 베개 사이에 시트 모서리를 뒤쪽에서 앞쪽으로 이동시켜 끼운다(그림 3.7B).
3. 손을 바꾸어 해당 모서리를 잡고, 시트를 무릎 앞쪽으로 2–4인치(5–10cm) 정도만 당긴다. 바깥쪽 손으로 시트를 깊은 "U"자 모양으로 만들어 허벅지의 가쪽을 노출시키고 그 손을 그대로 유지한다. 한손에서 다른 손으로 손을 바꾸어 부드럽게 당긴다. 대전자 바로 위쪽 근육 부위가 노출될 때까지 "U"자 모양을 몸쪽으로 이동시킨다(그림 3.7C).
4. 고객의 속옷이 허락한다면 비키니 높이까지 언드레이핑을 계속해도 괜찮은지 물어본다. 고객이 싫다고 하면 하던 것을 멈추고 시트의 모서리를 "U"의 가장 앞쪽 부분 아래로 집어넣는다. 고객이 더 높은 언드레이핑을 허락하면 천장 쪽 둔부 전체에 접근할 수 있을 때까지 양손을 번갈아 가며 계속 당기고, 그런 다음 시트의 끝을 장골능의 가쪽에서 집어넣는다(그림 3.7D).
5. 전체적으로 시트가 복부와 생식기 부위를 덮는지를 모니터링한다. 고객이 노출되었다고 느끼지 않도록 시트를 조이거나 재배치할 때 시트가 생식기 부위나 둔부 틈새로 들어가지 않도록 주의한다.
6. 손바닥을 테이블 쪽으로 향하게 하여 테이블과 테이블 쪽 엉덩이와 상부 허벅지 사이에 후방 드레이프를 고정함으로써 마무리한다(그림 3.7E). 옆으로 누운 자세에서 다리를 받쳐주면, 일부 고객은 노출하지 않아도 노출되었다고 느낄 수 있다. 이런 이용 때문에 항상 이 자세로 고정한다.

여러분이 천장 쪽 엉덩이와 다리를 노출시키지 않을 때는, 시트를 무릎까지 펼친다. 시트를 다리 위로 다시 이동할 때 이전과 반대방향으로 되돌리고, 시트를 허벅지 아래에서 부드럽게 위로 이동시킨다. 이때 사타구니나 복부가 노출되지 않도록 한다.

수동운동이나 스트레칭을 위해 다리를 움직일 때는, 천장 쪽

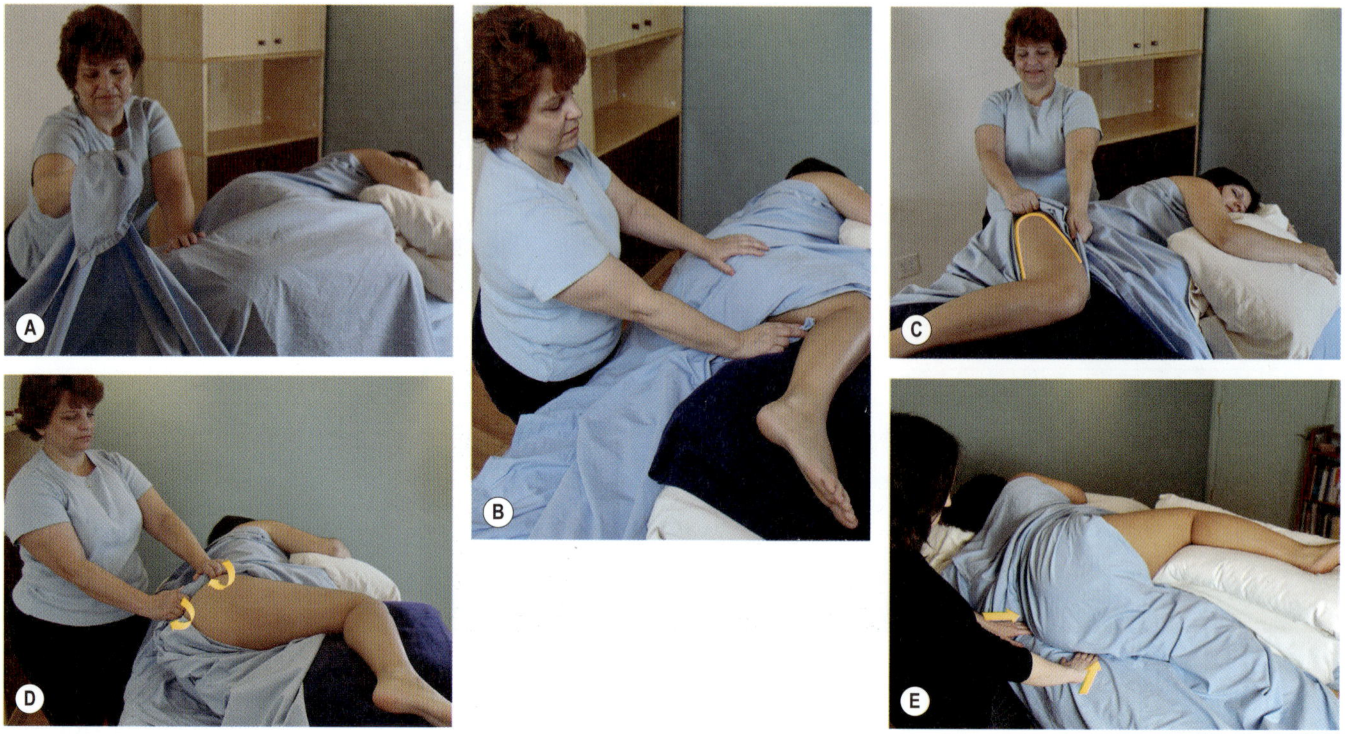

그림 3.7A-E
천장 쪽 고관절과 다리를 위한 옆으로 누운 자세의 드레이핑. 이 순서는 (**A**) 커버 시트의 반대쪽 모서리에 테이블을 가로질러 도달하는 단계; (**B**) 천장 쪽 무릎과 그 지지대 사이에서 시트의 모서리를 이동하는 단계; (**C**) 시트를 내측 허벅지를 따라 이동하면서 가쪽 허벅지 위로 U자 모양을 번갈아 당기는 단계; (**D**) 시트의 끝을 골반 측면 주위로 밀어 넣는 단계; (**E**) 고객이 덮여 있다고 느끼도록 둔부와 허벅지 아래에 드레이프를 집어 넣는다.

다리를 절반만 다시 묶는 것이 가장 쉬울 것이다. 이때 드레이프를 느슨하게 유지하면서도 무릎 바로 위에 고정시켜 주요 부위를 노출시키지 않고 다리를 잘 잡아야 한다. 이것은 특히 큰 동작을 할 때 중요하다(고관절을 휘돌리거나 다른 고관절 운동을 시킬 때).

명심하자

옆으로 누운 자세의 드레이핑이 적절하게 배치되어 있는지 뿐만 아니라 고객의 다리와 엉덩이 주위에서 안전하게 끼워져 고정되어 있는지를 확인해야 한다.

당신은 어떻게 할 것인가?

임신 38주 동안의 고객이 외부 90° 더위로 인해 무겁고, 얼굴이 빨개지고, 땀을 흘리며, 당신의 사무실로 들어왔다. 당신은 고객의 발과 발목이 매우 부어 있는 것을 알았지만, 다른 모든 것들은 고객의 임신과 함께 정상으로 보인다. 여러분이 마사지 룸으로 돌아오면, 고객은 속옷만 입고 테이블 위에 위치했다. 머리 베개와 커버 시트를 제외한 모든 지지대를 옆으로 치운다. 고객은 더위를 식힐 수 있는 것에 대해 감사의 말을 했다. 고객의 치료를 위해, 당신은 고객을 어떤 자세로 배치하고 어떻게 드레이핑할 것인가?

테이블 쪽 다리의 언드레이핑
Undraping the Table-Side Leg

1. 치료사는 고객의 뒤쪽인 무릎 높이에 위치한다. 시트가 테이블 쪽 둔부 밑에서 단단히 고정되었는지를 확인한다. 시트를 고객의 내측 발과 종아리에서 노출시켜 테이블과 다른 쪽 다리의 하지 지지대 사이에 끼워 넣는다.
2. 중간 허벅지까지 집어넣는다. 시트가 다리에 단단히 고정되어 있는지를 확인한다. 다시 드레이핑을 하기 위해, 시트를 지지대 밑으로 당겨 테이블 쪽 다리로 가져간다.

늑곽과 복부의 언드레이핑
Undraping the Ribcage and Abdomen

1. 고객의 천장 쪽 팔 밑의 베개를 제거한다. 고객의 뒤쪽에 서서 접힌 베개 커버로 가슴을 덮는다(시트 위와 천장 쪽 팔 아래에 배치한다). 베개 커버를 제자리에서 잡도록 요구하고, 시트를 허리 높이까지 내려 테이블 쪽 골반 밑으로 집어넣는다(그림 3.8A).
2. 고객이 여러분 쪽으로 구르도록 주문하고, 테이블쪽 가슴과 늑곽 밑에 베개 커버를 집어넣도록 요구한다(그림 3.8B).
3. 집어넣지 않은 시트의 끝을 잡고 가슴 밑에 있는 바닥쪽 가장자리를 부드럽게 떠서 고객에게 안정감을 주고 먼쪽 늑곽으로 접근할 수 있도록 가슴을 약간 들어 올린다. 시트 끝을 등과 테이블 사이에 끼워넣는다(그림 3.8C).

앉은 자세 Seated

많은 치료사들은 옷을 입거나 스포츠 브라를 착용하고 헐렁

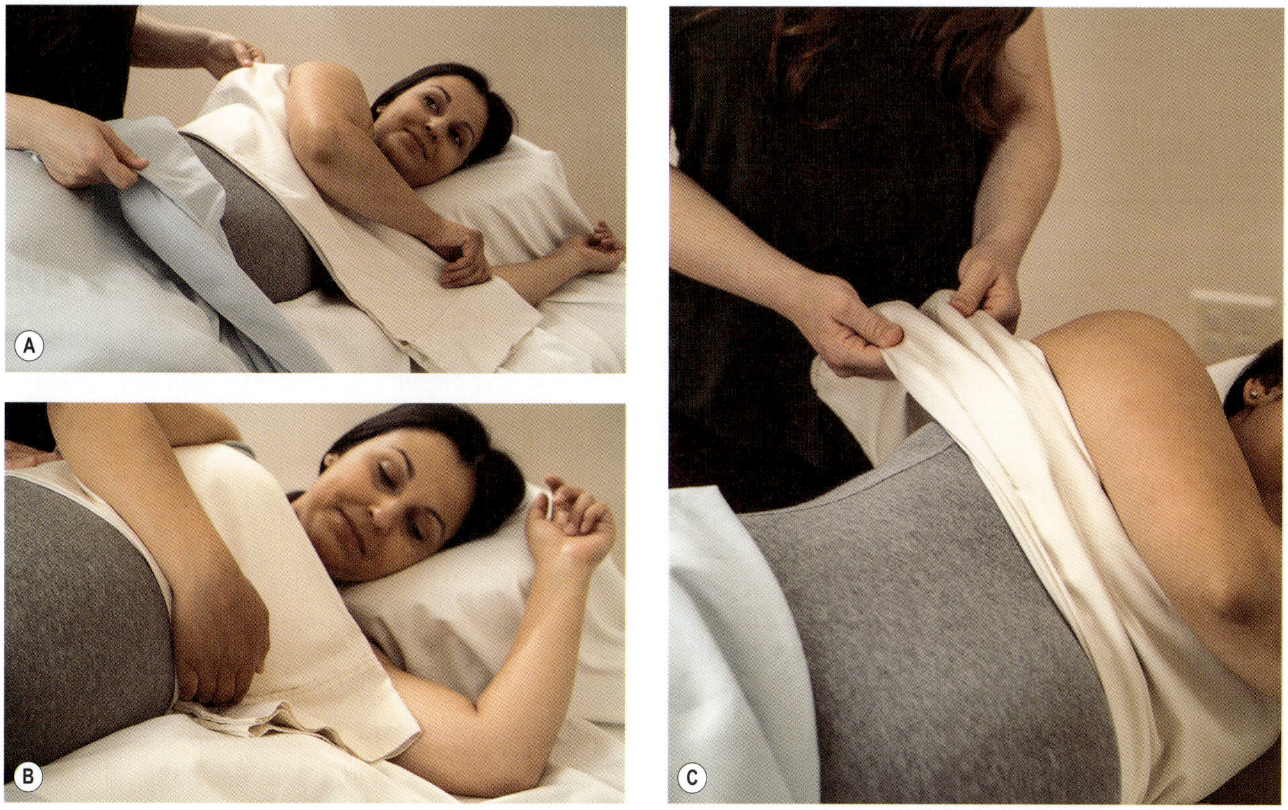

그림 3.8A-C
옆으로 누운 자세에서 수행되는 가슴을 위한 드레이핑.

한 바지나 스판덱스 바지를 입은 고객이 앉은 상태일 때 마사지를 하는 것이 가장 쉽다고 생각한다. 이 방법은 매우 실용적인 옵션이지만, 윤활유가 필요 없는 기법으로 제한된다. 또 다른 옵션은 겨드랑이 높이에서 커버 시트를 고르게 하여 고객을 둘러감싸는 것이다. 양쪽 끝을 앞뒤로 어깨를 완전히 감싸고 가슴 위쪽에서 단단히 묶는다. 이렇게 하면 가슴과 둔부 부위가 가려져 상부 등과 가슴이 노출되지 않는다. 뒤쪽이 개방되는 옷도 가능하다.

자세 전환하기 *Making Transitions*

일반적인 50–60분 산전 마사지 치료에서는, 테이블 위에서 자세를 한 번 이상 바꾸지만, 추가적인 자세 전환은 치료의 편안함을 방해할 수 있다. 물론 일부 고객의 편안함과 안전을 위해 추가적인 자세 전환이 필요하거나 하나의 자세로 제한할 수도 있다. 때로는 한 부위에 집중하고 싶을 때는, 자세 전환을 필요로 하지 않을 수도 있다.

고객이 다른 자세로 전환해야 할 때가 되면, 약간의 조직화와 방향 설정이 큰 도움이 된다. 언제 어디로 이동하고 싶은지를 명확하게 알려준다(치골결합 기능장애를 가진 고객을 위해, 모든 자세 전환 시 가능하면 양쪽 무릎을 붙이도록 권장한다. 자세한 지침은 4장을 참고하기 바란다). 명확한 지침과 효율적인 장비 관리로 고객은 일반적으로 다음과 같은 전환을 잘 관리할 수 있다.

누운 자세/엎드린 자세 전환하기

Supine/Prone Switches

누운 자세에서 엎드린 자세로 또는 그 반대로 전환하는 방법은 비-임산부 고객과 거의 동일하다. 오른쪽 엉덩이 밑에 있는 작은 쐐기(또는 이전 자세에서 제안한 다른 받침대)를 제거하거나 넣기만 하면 된다. 치골 통증이 있는 경우에는, 팔을 사용하여 양쪽 무릎을 모은 다음, 몸을 돌린다.

누운 자세 혹은 반쯤 기댄 자세/옆으로 누운 자세 전환하기

Supine or Semireclining/Sidelying Switches

누운 자세에서 옆으로 누운 자세로 전환하기 위해서는 잠시 멈춘 후 지지대를 배치해야 한다. 테이블의 발쪽 끝으로 바라보는 똑바로 앉은 자세를 위해 고객에게 팔을 사용하도록 요구하거나, 고객을 돕는다. 그리고 고객이 몸통 드레이프를 유지하는데 도움을 준다. 고객의 등이 닿을 테이블의 옆면을 따라 일직선이 되도록 머리와 몸통의 지지대를 배치한다. 위의 옆으로 누운 자세 단락에서 설명한 대로, 지지대 위에 고객이 눕는 방법을 가르쳐 준다. 견갑골 전체를 머리와 몸통 지지대 사이에 배치하고 그 중앙에 위치할 수 있는 충분한 공간이 확보되도록 위치를 조정한 후에, 필요한 경우에 복부 지지대를 추가하고 다리의 수평을 맞추고, 기타 필요한 조정을 수행하여 고객이 만족할 수 있는 자세를 취하도록 한다.

고객이 어지럽거나 속쓰림을 느끼면, 반쯤 기댄 자세로 전환해야 한다. 고객에게 앉은 자세가 되도록 위로 올라가도록 요구하고, 커버 시트를 챙겨서 덮어준다. 고객이 앉은 후에는 팔을 몸통에 대거나 손이 닿는다면 손으로 시트 커버를 잡도록 요구한다. 시간을 들여 튼튼하고 충분히 지지를 할 수 있도록 한다. 고객이 몸을 적당히 가릴 수 있도록 도와주면서 엉덩이를 지지대에 대고 팔을 사용하여 엉덩이를 뒤로 젖혀 복부 근육에 무리가 가지 않도록 한다.

좌우 자세 전환하기 Side-to-Side Switches

가장 일반적인 전환 중 하나는 좌우 자세 전환이다(그림 3.9). 이것을 잘 수행하는 방법에 대한 세부 사항은 지원 장비에 따라 약간씩 다르다. 베개만 사용하는 경우, 원활하게 전환하는 방법은 다음과 같다. 첫째, 시트에 접힌 부분이 있으면 풀어주고 고객 위에 고르게 배치한다. 일부 베개를 제거하는 동안 옆으로 눕도록 주문한다. 머리와 몸통의 베개는 제자리에 두고 팔, 다리, 복부 순으로 베개를 제거한다. 제거한 베개를 다음에 사용하기 위해 테이블의 반대편에 놓는다. 그런 다음, 고객의

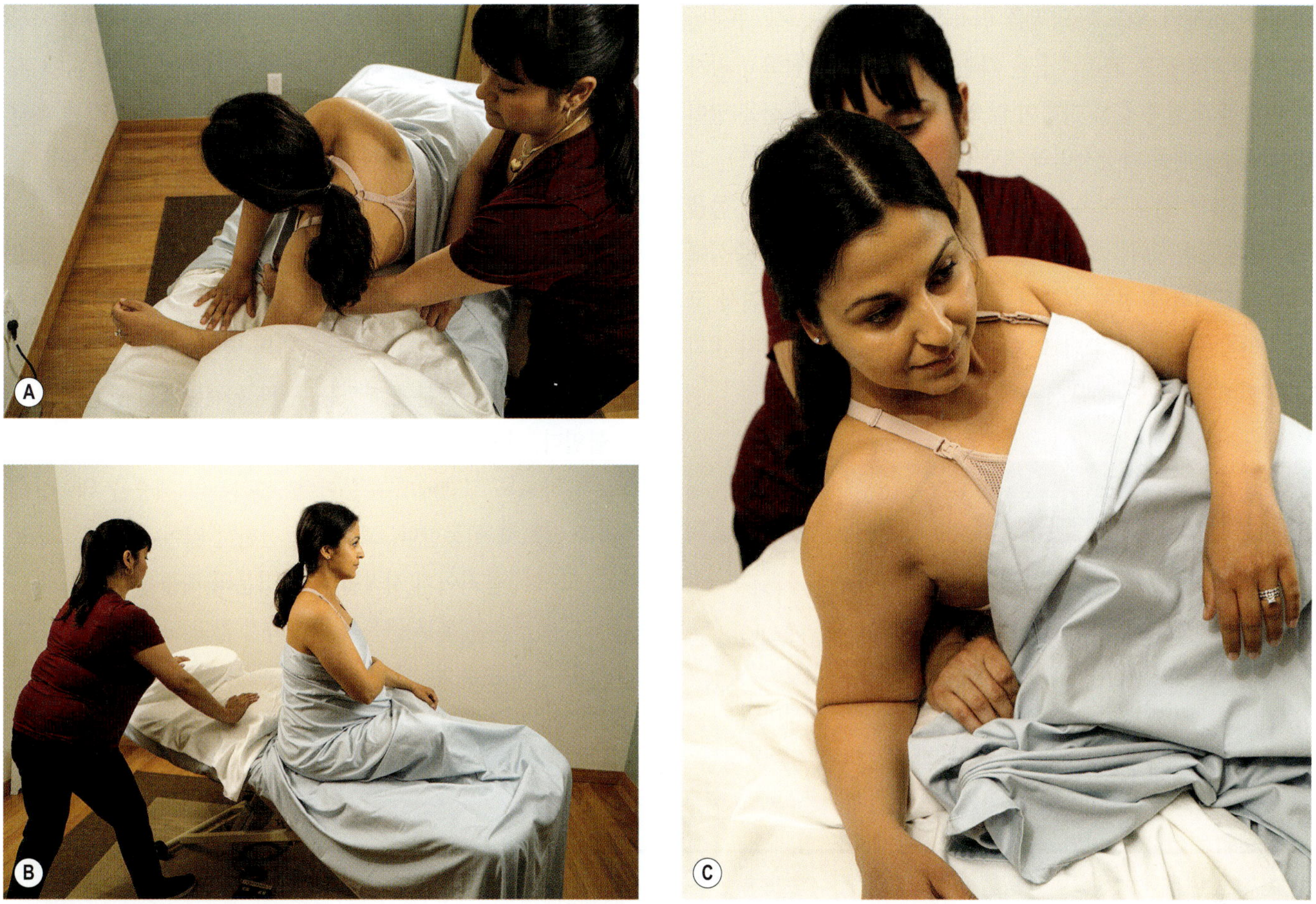

그림 3.9A-C
좌우 자세 전환. 명확하고 간단한 지시사항을 제공하고, 지지대를 효율적으로 움직이며, 그리고 커버 시트를 관리함으로써 여러분의 고객이 자세를 전환하는 것을 돕는다.

등쪽 부위인 테이블의 측면에 서서 테이블 가장자리와 허벅지 사이에 시트를 고정하고, 고객의 몸 위에 있는 시트를 잡고 뒤집도록 주문한다.

대부분의 고객은 등을 대고 구르는 경향이 있다(네발자세를 취하기보다는). 테이블의 반대편으로 이동하는 동안 고객에게 등을 대고 잠시 멈춰 달라고 주문한다. 이제 고객이 테이블의 가장자리로 안전하게 이동할 수 있는 자세를 취한다. 필요한 경우에는, 머리와 몸통 베개의 위치를 조정하여 준비한 후, 고객에게 치료사쪽으로 이동하여 반대쪽으로 몸을 돌리도록 지시한다. 필요한 경우 견갑골 전체가 머리와 몸통 베개 사이의 테이블 위에 놓이도록 다시 조정한다. 그런 다음, 다른 지지대(먼저 복부, 다리, 팔 및 기타 미세 조정 항목)를 재배치한다.

고객이 반대방향으로 즉 복부 쪽으로 몸을 돌리면, 네발자세가 되도록 푸시-업하도록 지시하고, 그 다음 잠시 멈추도록 요구한다. 그런 다음 몸통과 머리의 지지대를 재배치한다. 만약 필요하다면 테이블의 다른 쪽으로 이동하고 위의 동작을 진행한다.

Side Lying Positioning 시스템이나 bodyCushion을 사용할 때 절차가 약간 다르다(베개만 사용하는 경우에도 동일한 절차를 따를 수 있음). 팔과 다리의 지지대를 제거한다. 고객에게 앉기 자세가 되도록 양팔을 이용해 푸시-업하도록 주문한다. 이때 여러분은 고객의 몸을 가린다(그림 3.9A 참고). 환자가 테이블의 발쪽 끝을 향하여 앉으면 몸통과 머리 쿠션을 밀어 테이블의 반대쪽 가장자리와 정렬시킨다(그림 3.9B 참고). 그런 다음, 테이블의 그쪽으로 이동하게 하고, 반대쪽으로 몸을 돌리도록 주문한다. 그리고 필요에 따라 고객이 쿠션의 중심에 위치하고 견갑골 전체가 테이블 위에 놓이도록 조정하면서 고객의 안착을 돕는다(그림 3.9C 참고). 그런 다음, 나머지 지지대를 재배치한다.

모두를 위한 케어

우리는 임신이 질병도 아니고 장애도 아님을 단호하게 믿고 있으며, 여러분도 그렇게 생각하기를 바란다. 그러나 산전, 출산 또는 산후 고객도 다른 고객과 마찬가지로 장애를 가지고 있을 수도 있다. 일부 고객에게는 뇌성마비, 류마티스 관절염 또는 다발성 경화증과 같은 기존 질환이 있을 수 있고, 다른 어떤 고객은 출산으로 인해 가동성 제한이 발생할 수도 있다(7장 참고). 이것에 대응할 때, 특히 접수 시에는 필요한 사항을 충분히 파악할 수 있도록 충분하게 질문을 한다. 사려 깊고 판단이나 가정 없이 사려 깊게 질문한다면 고객은 완전한 정보를 통해 상담의 효과를 높일 수 있다는 점을 좋게 평가할 것이다. 휠체어나 목발을 사용하거나 불안정한 고객도 최대한 쉽게 이동할 수 있는 마사지 공간을 만든다. 가능하면 천천히 수행한다. 고객이 서두르지 않고 수용하는 느낌을 가진다면 신체적 제약에 관계없이 더 편안함을 느낄 것이다.

테이블을 내려오는 고객 돕기 Helping the Client off the Table

치료가 끝난 후(또는 치료 중간에 화장실을 사용하는 경우), 고객이 테이블에서 내려오는 데 도움을 원하는지의 여부를 결정한다. 만약 고객이 원하지 않다면, 고객 아래에 있는 지지대를 제외한 모든 지지대를 제거하거나 모든 지지대를 그대로 두고 잠시 쉬게 할 수 있는 옵션을 제공한다. 테이블의 가장자리가 어디에 있는지 알려주고, 옆으로 푸쉬-업하여 앉기 자세를 취하도록 한다. 잠시 멈추고 30-60초 동안 다리를 매달리게 하라고 제안한다. 발판을 손이 닿는 곳으로 옮긴 다음, 그 발판이 있음을 기억하고, 스스로 일어나도록 놔둔다.

도움이 필요한 경우라면, 뒤집기를 할 때와 마찬가지로 옆으로 푸쉬-업하는 것을 도와준다. 반쯤 기댄 자세에서 일어나는데 도움이 더 필요한 경우라면, 그녀의 옆에 서서, 테이블에 가장 가까운 팔과 여러분에 가까운 쪽 팔을 전완에서 상완까지 서로 붙인다. 손바닥을 고객의 견갑골 위에 배치하고, 여러분과 똑같이 하도록 고객에게 주문한다. 여러분의 체중을 테이블의 머리쪽 끝으로 이동한다. 고객에게 천천히 일어나 앉도록 주문하고, 고객이 움직이기 시작할 때 여러분의 체중을 뒤쪽으로 이동하고, 여러분은 복부 근육을 참여하지 않고 고객이 일어나 앉는 것을 쉽게 도울 수 있다. 고객은 풋스툴 위로 내려놓기 전에 잠깐 동안 앉아 있을 수 있다. 이때 필요하다면, 여러분은 전완으로 고객을 지지한다.

치료사의 신체역학 Therapist's Body Mechanics

효율적인 바디워크를 수행하기 위해서는, 신체를 도구처럼 사용해야 한다. 본 장은 고객이 필요로 하는 압력, 파워, 리듬 및 민감성을 생성하기 위해 신체를 정렬하고 사용하는 방법인 신체역학(그림 3.10-그림 3.12 참고)에 대해 살펴보면서 마무리하겠다. 예리한 근운동 감각 인식과 함께 신체역학이 뛰어나면, 업무를 수행하는데 힘이 덜 들고, 터치가 더 쉽게 전달되고, 고객과 여러분 모두에게 더 만족스러운 결과를 얻을 수 있다. 신체를 어떻게 사용하는지에 대한 내적 인식은 손상을 방지하고 민감성과 치료에 집중하는 능력을 향상시키는 데 도움이 될 수 있다.

본 단락의 개념은 고대 무술인 **태극권**(Cheng 1999)과 Edward Maupin(2005)에 의해 가르침을 받은 롤핑의 20세기 구조적 통합 양식에 뿌리를 두고 있다. 태극권은 정렬 원리, 체중의 방향과 전달, 신체 에너지의 "뿌리 내리기"와 "생성"에 대한 통찰력을 제공한다. 수직 극성과 수평 확장이라는 개념을 중심으로 한 Maupin의 접근 방식은 테이블에서 조직에 공간과 우아함을 부여한다. 이들 두 시스템에서 합성되고 47년 이상의 바디워크 직무로 정제된 아래의 원칙은 더 만족스럽고 힘이 덜 드는 마사지를 여러분께 알려줄 수 있다.

출산을 앞두고 있는 고객과 가장 광범위하게 함께 일하게 되기 때문에, 본 단락은 이런 원칙을 부수적인 단락에 적용하는 데 중점을 둔다(즉, 마사지를 할 때 몸이 아프거나 기력이 고갈된 느낌이 든다면, 아래 지침에서 엎드린 자세와 누운 자세를 바꾸는 방법에 대한 통찰력을 얻을 수 있다). 옆으로 누운 자세는 일반적으로 터치의 힘이 주로 테이블을 향하기보다는 고객을 향해 수평이나 대각선으로 향해야 한다. 많은 치료사들은 이런 근본적인 차이에 대한 접근 방식을 수정하지 않기 때문에, 옆으로 누운 고객을 마사지할 때 그들의 체중을 사용하는데 어려움을 겪는다.

정렬의 기본 원칙 Basic Principles of Alignment

수직선이 정수리에서 발까지 아래로 떨어진다고 상상해 보자. 각 척추 분절의 미묘한 만곡이 그 선을 부드럽게 만드는 것을 본다. 그 수직선으로 양분되는 귀, 견관절, 고관절, 슬관절 및 족관절을 상상해 보자. 이번에는 견관절, 횡격막, 골반에 있는 수평 고리를 상상해 보자. 이들 고리의 가쪽 운동이 중심에서 관련 관절과 구조물쪽으로 뻗어나간다고 상상해 보자. 우리 몸의 역동적인 모습에 단순화된 시각을 가지고 있다. 이런 **확장성 균형**의 개념은 수직 극성을 보완하고 몸의 추진력이 중심에서 팔과 손쪽으로 향하도록 확장한다(Maupin 2005).

태극권 원리가 비슷한 정렬 개념을 어떻게 설명하는지에 조금 더 상징성이 있다. 머리 정수리에서 하늘로 뻗어 있는 줄을 상상해 보자. 추에 묶인 또 다른 끈이 미골에 매달려 땅으로 뻗어 내려간다고 생각해 보자. 신체의 에너지가 관절을 통해 자유롭게 움직이도록 하여 진주 목걸이를 엮는 비단실처럼 관절이 열리는 것을 느껴보자(Cheng 1999). 이런 은유와 다른 은유는 태극권의 핵심이며, 안정적이면서도 역동적인 몸을 만드는 데 도움이 된다. 이런 이미지를 염두에 두고 신체를 사용하면, 촉진에서 압박, 횡섬유 마찰에 이르기까지 모든 유형의 터치에 도움이 될 수 있으며, 호흡, 정신 집중, 에너지 전달 등 치료적 터치의 다른 기법을 키울 수 있다. 이런 원칙을 염두에 두고 마사지를 할 때, 그 원칙을 탐구하면 마사지가 더 쉬워지고 고객에게 더 효과적이며, 손상을 줄이는 데 도움이 될 수 있다.

서기, 체중, 정렬 Stance, Weight, Alignment

태극권의 대다수 스타일은 3가지 기본 서기 자세를 기반으로 한다: 궁수 자세, 기마자세 및 티 스탠스(tee stance). 많은 치료사들은 **궁수 자세**의 일부 버전을 사용하고 있고, 이것은 종종 런지, 궁수 또는 한발을 앞쪽으로 내민 자세로도 불린다. 앞쪽발은 뒤쪽발보다 2-3피트 앞쪽에 위치하며, 양발을 어깨너비만큼 벌리고 슬관절과 고관절을 약간 굽힌다. 이 서기 자세는 에플라지 기법을 할 때 많이 사용된다; 척추를 곧게 편 정렬 상태에서 체중을 한 발에서 다른 발로 이동할 때 많이 사용된다(Beck 2017).

우리가 일반적으로 평행 자세라고 부르는 **기마 자세**도 일부 치료사들에게 친숙한 자세이다. 양 발을 어깨너비만큼 벌리고, 양쪽 발은 족관절, 슬관절 및 고관절과 수직 일직선을 유지한다. 이 자세는 고정된 자세이고, 페트리사지 기법과 같이 양손을 번갈아 가며 움직일 때 효과적이다. 체중이 발에서 발로 쉽게 이동하여 손의 모멘텀과 압력에 힘을 실어줄 수 있다. 런지 자세와 평행 자세는 모두 고객이 엎드린 자세, 누운 자세 또는 반쯤 기댄 자세에서 효과적일 수 있다.

본 단락은 덜 자주 사용되는 **티 스탠스** 또는 "화이트 크레인" 스탠스를 수정하는 데 중점을 두고 있고, 이것은 대부분의 마사지 및 바디워크에 매우 효과적인 기본 자세가 되며 특히 옆으로 누운 자세에서 마사지를 할 때 유용하다(그림 3.10). 이 자세는 앞쪽 발을 마사지의 움직임 방향으로 향하게 한다. 뒤쪽 발을 어깨너비로 벌리고, 뒤쪽 발의 발가락이 앞쪽발의 발꿈치와 수평이 되도록 배치한다. 뒤쪽 다리가 외측으로 15–20° 이하로 약간 회전하도록 하고, 고관절이 더 자유롭게 움직일 수 있도록 한다(이것은 태극권의 궁수 자세의 변형된 자세의 하나로서 뒤쪽 발이 45–90° 외회전되어 있는 자세이다).

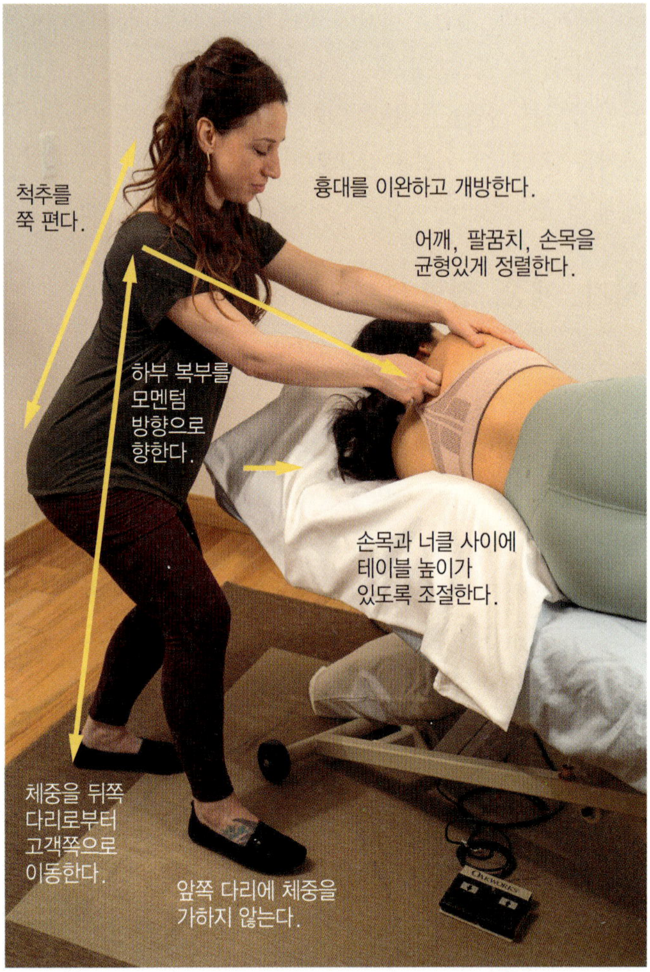

그림 3.10
수정된 티 스탠스(tee stance)에서의 최적한 신체역학.

또다른 차이점은 체중 이동과 분배에 있다. 런지 자세나 평행 자세에서처럼 양발에 체중을 분산하지 않고, 모든 체중을 뒤쪽 다리로 이동시키고, 살짝 슬관절과 고관절을 굽힌다. 이렇게 하면, 앞쪽 발과 다리에 가해지는 압력을 비워 다리 무게가 바닥에 쏠리게 되어 다리에 힘이 들어가지 않게 되고, 한쪽 다리로만 균형을 잡으며 서 있는 학의 자세 이미지를 만든다.

이번에는 치료할 때 이런 시작자세를 사용하고 있음을 상상해 보자. 옆으로 누운 고객의 뒤쪽에서 테이블의 머리쪽 끝에 서서 고객의 승모근 중앙에 주먹을 배치하고 있는 것을 상상해 보자. 여러분의 팔로 고객을 압박하지 않고, 뒤쪽 다리로 땅을 압박하면서 민다고 생각해 보자(이때 슬관절을 잠금하지 않는다). 그런 다음, 몸을 앞으로 숙여 체중이 골반과 척추, 어깨 근육을 통해 주먹에 전달되도록 한다. 여러분의 체중을 앞쪽 다리가 아닌 뒤쪽 다리로 이동하고, 앞쪽 다리에 체중을 실지 않고 편안하게 유지하며, 필요할 때 자유롭게 발을 디딜 수 있어야 한다. 그러면 무게중심이 여러분과 고객 사이의 어딘가에 위치하게 된다. 체중 이동 없이 앞쪽 다리를 바닥에서 들어 올릴 수 있어야 한다. 바닥을 누르고 주먹에 체중을 더 많이 실어 압력을 높이고, 뒤쪽 다리로 미묘하게 체중을 이동하여 앞쪽 다리의 무게를 가볍게 한다.

위에서 설명한 확장성 극성(위아래로 척추를 길게 늘인다)과 열린 비단실과 같은 관절을 기억해야 한다. 뒤쪽 다리로 몸을 숙이면서 척추를 아래위로 펴고 머리가 척추 중앙에 오도록 한다. 머리나 몸통이 붕괴되거나 측방굴곡되는지를 확인하고 교정한다. 구조물을 찾고 고객의 반응을 모니터링하기 위해 필요한 경우에는 아래를 내려다보고, 그 외에는 머리를 척추에 길게 유지하면서 턱을 부드럽게 집어넣고 경추의 만곡을 완만하게 유지한다.

흉대 근육의 모든 불필요한 수축을 이완하고, 어깨가 몸통과 수평을 이루면서 아래로 내려와 이완된 상태를 유지하도록 한다. 어깨가 구부정하거나 둥글어지는 것을 방지하기 위해 흉골이 늑골사이로 붕괴하는 것보다는 전방으로 압박한다. 승모근, 견갑거근, 극상근 및 능형근의 과도한 긴장을 풀어주는 데, 특히 주의를 기울인다. 접촉할 때마다 삼각근, 대흉근, 상완이두근, 상완삼두근, 광배근 및 승모근을 과도하게 사용하지 말고, 체중을 실어 고객이 필요로 하는 압박을 일으킨다(그림 3.10과 그림 3.11A 참고).

명심하자

정수리를 들어 올려 아래쪽 척추를 아래쪽으로 뻗어 여러분의 흉골이 앞쪽으로 압박되게 하고 각 관절을 균형잡는다.

체중을 고객의 몸으로 이동시킬 때, 어깨와 견갑골 및 흉곽관절에 무리가 가지 않도록 최대한 긴장을 풀고 안정된 자세를 유지한다. 상완골 안정근(소원근, 극하근, 견갑하근)과 함께 전거근/광배근, 광배근/상부 승모근 등 짝(쌍)을 이루는 근육 그룹이 모두 균형을 이루며 함께 작용한다고 생각한다. 흉대는 마사지하는 내내 아래쪽으로 이완되고 수평으로 열리도록 하며, 체중이 고객에 가해지는 압력에 대항하여 앞쪽 견갑근이 활발하게 작용하도록 한다. 이렇게 여러분의 어깨와 견흉관절을 관리하면 회전근개 증후군, 어깨 점액낭염, 근육 좌상과 후만증 등과 같은 손상을 예방하는 데 도움이 된다.

견갑대 이외에도 손가락, 손목, 팔꿈치의 온전성을 보호해야 한다. 어떤 기법을 적용하든 이들 관절을 최대한 개방하고 균형 있게 정렬한 상태에서 수행한다. 팔꿈치를 약간 굴곡하고 손목을 가능한 한 곧게 펴서 마사지를 한다. 손목을 반복적으로 과도하게 신전하면 수근관 증후군, 건초염 또는 손목인대 염좌의 위험이 높아진다. 손가락 끝, 특히 엄지손가락에 과도한 압력이 가해지면 중수지절관절이 과신전되거나 과도하게 굴곡할 수 있다. 이로 인한 인대 염좌는 해당 관절에 통증, 부종 및 불안정성을 유발할 수 있다.

이런 문제를 예방하려면 손가락과 손을 보호하거나 지지해서 가장 큰 압력을 받는 관절을 추가로 보호한다. 작은 근육이나 특정 조직 부위에는 손가락과 같은 작은 부위를 사용한다. 전완이나 느슨하게 주먹을 쥔 손과 같은 더 넓은 신체 부위는 넓은 부위의 조직에 더 일반적이고 광범위한 효과를 제공한다. 이런 신체 부위는 통증이 덜할 뿐만 아니라 신체 손상의 위험 없이 더 무거운 압박을 더 잘 견딜 수 있는 구조로 되어 있다(Osborne 2002). 진주를 엮는 비단실처럼 어떤 신체 부위를 사용하든 체중과 에너지를 그 신체 부위에서 고객으로 이동시킨다(Barrett 2006). 각 기법이 끝날 때마다 체중을 부드럽고 천천히 뒤쪽 다리로 이동하여 압박을 풀어준다.

힘든 서기 자세가 아니라, 가볍고 쉬운 자세가 되기 위해서는, 테이블 옆에 똑바로 서서 양발에 체중을 싣고, 테이블 상단이 손목과 같은 높이가 되도록 테이블을 조정한다. 그렇지 않으면 티 스탠스에서 고관절과 슬관절의 굴곡이 대부분의 골퍼가 감당할 수 있는 것보다 더 많이 굴곡되어 힘들어진다. 적절한 테이블 높이와 몇 가지 기본 원칙을 준수하면 티 스탠스를 채택한 치료사는 종종 그 이점을 좋아하고 직업적 손상이 줄어들고 고객의 만족도가 높아진다. 다른 사람들은 계속해서 궁수 자세가 효과적임을 알게 되어 테이블을 더 낮게 유지하고 몸통을 굴곡하거나 목을 비틀지 않도록 세심한 주의를 기울여야 한다.

당신은 어떻게 할 것인가?

치료가 시작되고 15분 정도 지나면, 허리와 목이 피곤하고 아프기 시작한다. 마사지해야 하는 고객의 상체가 테이블 뒤쪽과 일직선되지 않고 비스듬히 놓여 있어 등의 가운데를 마사지하기 위해 손을 멀리 뻗어야 한다는 사실을 알게 되었다. 고객은 잠이 들었다. 고객의 수면 방해를 최소화하면서 신체역학을 관리하기 위해 당신은 어떤 조치를 취할 수 있는가?

여러분 스스로 자세 취하기와 안정화하기

Positioning and Stabilizing Yourself

태극권에서는 에너지와 그 움직임이 다리에서 시작하여 하복부와 골반을 통해 방향을 찾고, 팔과 손을 통해 표현을 완성한다고 한다(Barrett 2006). 이런 방식으로 체중과 에너지를 전달하는 방법은 다음과 같다. 어둠 속을 걸을 때 손전등을 어떻게 사용하는지 생각해 보자. 보고 싶은 방향을 비추는 것이다. 하복부가 생명 에너지로 빛나는 손전등과 같다고 상상해 보자. 그 빛을 마사지 방향으로 향하게 한다. 발과 복부, 몸통을 차례로 체중을 이동하는 방향으로 향하게 한다(그림 3.11A). 여러분이 고객과 접촉할 때마다 힘으로 밀기보다는 체중을 이용한다고 생각하자(마치 물을 "쏟아 붓듯이"). 팔과 어깨로 스트로크를 하는 것이 아니라, 하체에서 시작하여 이완된 몸통으로 전달되고, 또 코어에서 손으로 힘이 전달되도록 한다(Lobenstine 2016a).

옆으로 누운 자세에서 마사지하는데 익숙하지 않은 치료사

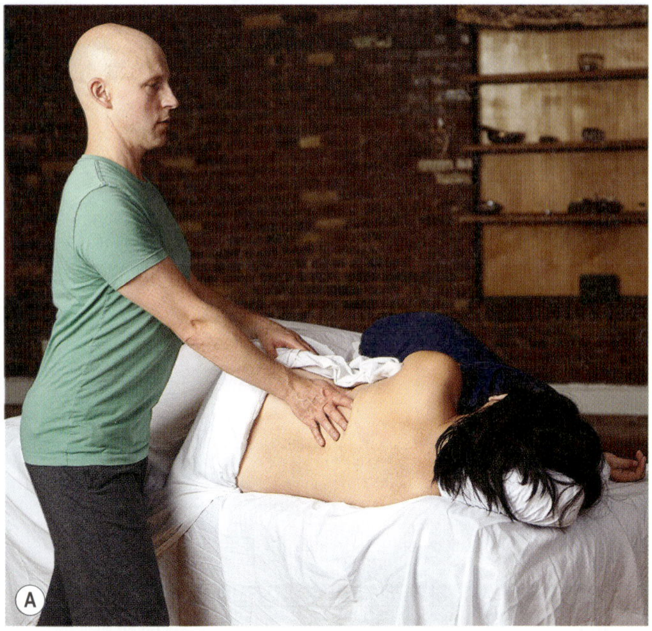

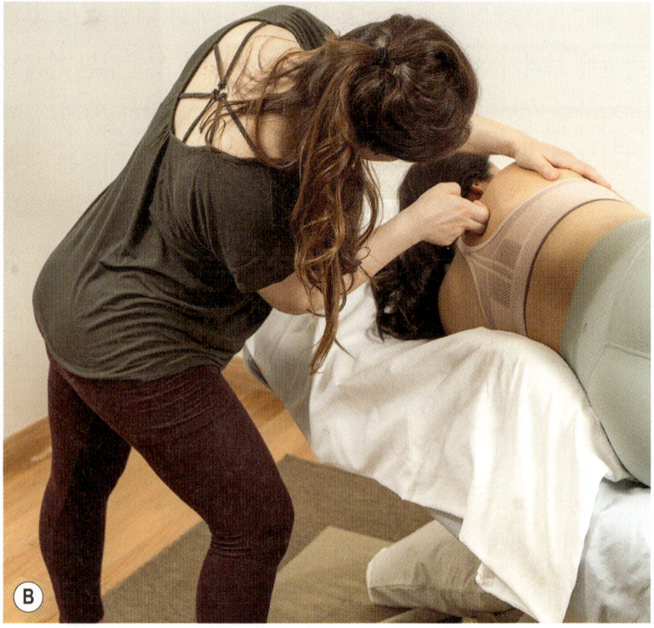

그림 3.11A-B
신체역학의 비교 : 수정된 티 스탠스. **(A)** 똑바로 서서 정렬된 치료사의 편안함을 주목한다. **(B)** 측방굴곡하고 구부정한 치료사의 문제와 비교한다.

에게 흔히 나타나는 안 좋은 경향 중의 하나는 머리와 상체를 똑바로 세우지 않고 옆으로 굽힘하고 있다는 것이다(그림 3.11B). 이것은 아마도 고객이 엎드린 자세일 때처럼 "정상"으로 보이도록 척추와 눈을 정렬하기 위한 노력의 일환으로 발생할 수 있다. 지속적으로 몸통을 측방굴곡하면 금방 피곤해지고 체중과 에너지를 손에 집중할 수 없게 된다. 마사지를 할 때는 똑바로 선 자세를 취해야 한다는 점을 잊지 않아야 한다. 머리와 목보다는 눈을 움직인다. 허리나 늑골의 옆쪽이 아닌, 고관절과 슬관절을 굴곡하여 상체 근육이 아닌 온몸을 이용해 마사지를 수행한다(그림 3.11A 참고).

이렇게 수정된 티 자세를 통해 많은 견인 신장과 에플라지와 같이 고객의 중심에서 벗어난 동작을 수행할 수 있다. 체중을 앞쪽 발에 싣는 것부터 시작한다. 점차 앞쪽 발에서 뒤쪽 발로 체중을 이동하면서 다시 앞쪽 발에 체중을 가하지 않는다. 더 많은 견인력을 얻으려면 고관절과 슬관절을 더 깊게 굴곡하고 체중을 더 많이 활용해야 한다(Lobenstine 2016a).

기타 참고사항 Other Pointers

옆으로 누운 자세의 고객에 대한 마사지의 수평 방향은 때때로 고객이 안전하고 편안하게 정렬되도록 기술을 수정해야 함을 의미한다. 예를 들어, 가쪽 허벅지 위로 에플라지할 때, 다른 손으로 무릎을 고정하고, 여러분 쪽으로 살짝 잡아당긴다. 이렇게 하면 다리와 골반을 테이블 뒤쪽으로 미는 스트로크의 힘과 균형에 맞출 수 있다. 고객의 등 뒤에 서 있을 때 또 다른 유용한 안정화 배치는 바깥 손으로 천골을 따라 마사지를 할 때 골반이 앞으로 회전하는 것을 방지하기 위해 안쪽 손으로 천장쪽 장골을 부드럽게 감싸는 것이다.

때때로 페트리사지(petrissage)처럼, 테이블의 측면을 정면으로 바라보면서 마사지할 때가 있다. 이때는 평행 자세나 기마 자세가 더 효율적이다(그림 3.12A). 옆으로 누운 자세를 위해 테이블을 높이면 낮은 테이블에 있을 때처럼 슬관절과 고관절을 낮게 내릴 필요가 없다. 양쪽 발로 체중을 이동시키면서 몸

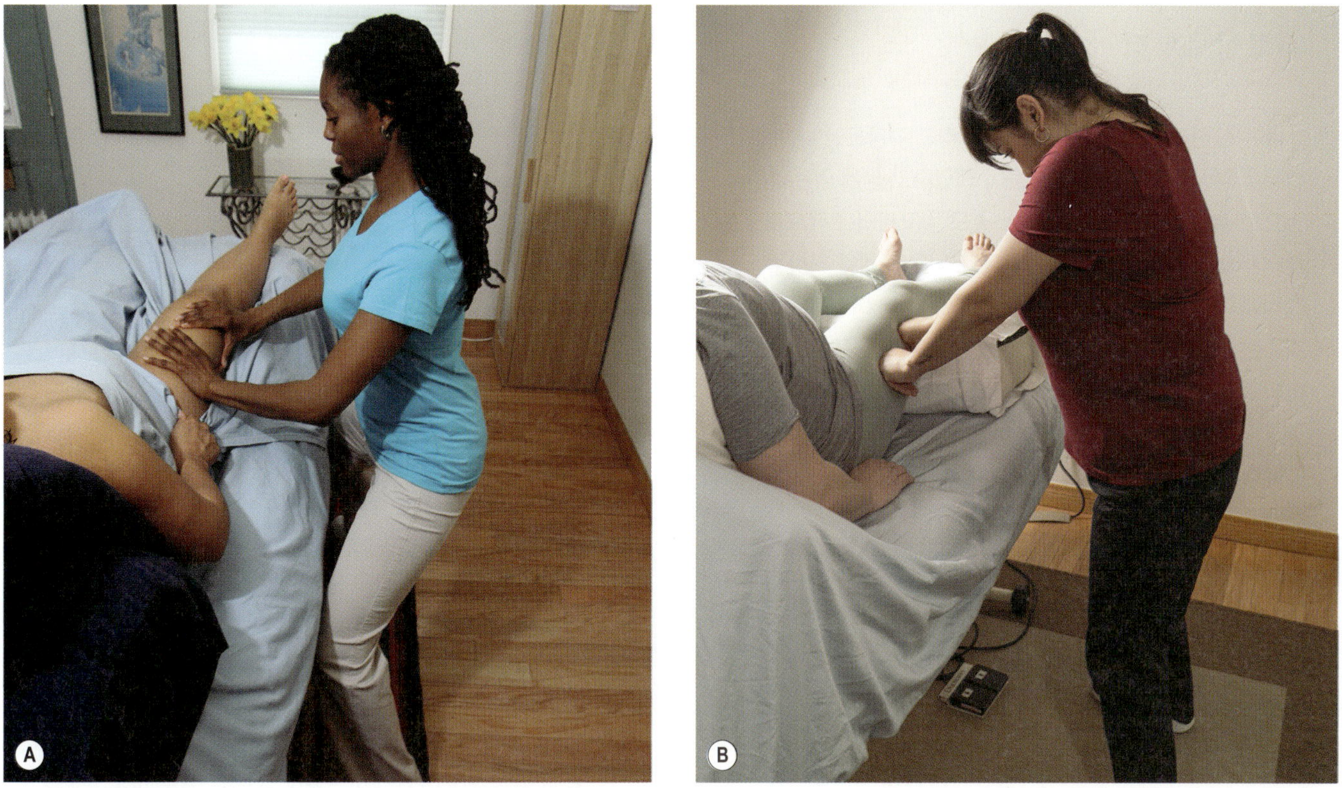

그림 3.12A-B
신체역학의 비교: 기마 자세. 여러분의 어깨로 밀지 않고(**B**), 여러분의 전신을 이용한다(**A**).

통을 비틀어 코어에서 팔로 힘을 전달한다. 옆으로 누운 자세와 마찬가지로, 팔과 어깨의 근육에만 의존하지 말고, 전신을 사용하여 스트로크를 수행한다(그림 3.12B).

수동운동을 위해 팔이나 다리를 들어 올려야 할 때는 평행 자세가 가장 좋다. 들어 올릴 때는 허리보다 다리를 사용해야 한다는 점을 잊어서는 안된다. 무릎을 구부려 허벅지나 팔을 감싼 다음 무릎을 곧게 펴서 들어 올려야 한다. 그러나 몸집이 큰 고객에게는 다리 근육의 힘만으로는 충분하지 않을 수 있다. 고객의 체구가 너무 커서 안전하게 들어 올릴 수 없는 경우에는, 이런 유형의 기법을 사용하지 않고 고객에게 위험하지 않은 기법으로 고객의 요구를 해결한다(Beck 2017).

특히 테이블쪽의 등을 마사지할 때는 앉은 자세가 효율적일 수 있다. 휴대를 들어 올리지 않고도 손과 마사지의 수평을 유지할 수 있도록 조절가능한 의자를 사용한다. 발을 바닥에 단단히 고정하여 몸을 안정화시킨다. 그런 다음, 좌골결절을 의자에 밀착시키고 몸을 앞으로 숙여 체중을 이동하고, 선 자세로 마사지할 때 발이 하는 역할을 엉덩이가 대신하도록 한다. 항상 그렇듯이 엉덩이에서 머리까지 확장성 균형과 척추 정렬을 유지한다. 자신의 신체역학에 대한 인식은 특히 진통 중이거나 산후에 다양한 자세 문제에 직면하게 되는 여러분 자신과 고객 모두에게 지속적으로 도움이 될 것이다(5장과 6장 참고).

남은 인생에서 여러분 자신의 관리는 신체역학만큼이나 중요하다. 규칙적인 신장과 운동으로 유연성과 근력을 유지한다. 휴식, 건강한 영양 섭취, 여가활동과 평화와 활력을 가져다주는 기타 활동으로 에너지를 보충한다.

치료실로부터

나는 산전 마사지가 10년 동안(그리고 지금도!) 나의 업무를 성공하도록 하는데 도움이 되었다고 굳게 믿는다. 옆으로 누운 자세는 누운 자세와 엎드린 자세의 고객으로부터 나의 몸을 쉬게 해 준다. 옆으로 누운 자세를 취하는 고객에 대한 내 자신의 편안함과 기술 덕분에 어떤 자세를 취하든 모든 고객을 마사지할 수 있게 되었다. 산전 바디워크는 고객들이 꾸준히 나를 찾아오게 했으며, 이들 중 상당수는 출산 후에도 몇 년 동안 계속 나의 치료를 받았다. 그들의 파트너, 부모, 자녀도 나의 고객이 되기도 했다.

나는 성장하는 가족을 지원하기 위해 열정을 다해 일하기로 마음먹었다. 마음에서 우러나오는 나의 업무는 나를 강하게 만들었고, 나는 좋은 기술을 사용하여 오랫동안 마사지를 할 수 있었고, 앞으로도 이 일을 계속할 수 있도록 계속 배우는 동기를 부여했다.

– **Faith Davis**, 치료사

신체역학은 마사지를 수행하기 위해 신체의 에너지와 구조를 효율적으로 조직화하고 사용하는 것이다(상자 3.3). 목표는 정적인 자세가 아니라 압박, 속도, 힘, 방향, 섬세함 및 에너지를 이용하는 역동적인 흐름이다. 신체역학은 단순히 고객에게 무엇을 하는 것이 아니라 고객으로부터 느끼는 감정과 그 징후에 반응하는 민감성을 의미한다. 장비, 자세, 체중 이동 및 정렬은 호흡이라는 것을 잊어버리면, 모두가 쓸모없어진다. 횡격막을 수축시켜 산소와 노폐물을 최대한 교환한다. 어깨, 목, 등의 보조 호흡 근육에 과도한 힘을 주지 않고, 호흡을 천천히 하여 횡격막이 숨을 들이마시도록 하는 데 집중한다. 여러분의 호흡이 힘이 덜 들고 상체가 더 이완되면, 결과적으로 더 부드럽고 강력한 터치가 가능해진다. 호흡을 충분히 하면, 율동적이고 역동적인 움직임이 가능해지고, 고객에게 부교감신경의 효과를 줄 수 있고, 또 더 많은 에너지를 얻을 수 있다(Lobenstine 2016b).

상자 3.3
신체역학의 원칙

- 각 관절을 이완하고 가동범위를 증가시킨다.
- 하복부를 마사지 방향으로 향하게 하여 체중의 방향을 이끈다.
- 수정된 티 스탠스에서 족관절, 슬관절 및 고관절을 부드럽게 굴곡한다. 체중은 뒤쪽 다리에서 고객 쪽으로 이동한다. 앞쪽 다리에는 체중을 부하하지 않는다(견인 기법을 할 때는 반대로 한다).
- 기마 자세와 궁수 자세를 취할 때는 한쪽 다리에서 다른 쪽 다리로 체중을 유동적으로 이동한다.
- 척추가 과도하게 휘어지지 않도록 척추를 정렬하고 아래쪽과 위쪽으로 길게 늘인다.
- 턱을 안으로 넣기 위해 후두부를 들어 올린다.
- 가슴이 과도하게 팽창하지 않도록 흉골을 앞으로 압박한다.
- 관련된 근육군의 참여를 통해 수평의 흉대를 유지한다. 특히 전거근의 안정화 가능성에 주의를 기울인다.
- 어깨, 팔꿈치, 손목, 손가락의 관절을 개방시켜 균형 잡힌 자세를 유지한다.
- 호흡할 때마다 모든 방향으로 팽창/압축을 하면서 복부 깊숙한 곳으로부터 호흡을 한다.

본장 요약 Chapter Summary

아늑하고 잘 갖춰진 치료실, 안전한 자세와 편안한 복장을 한 고객, 역동적이면서 집중력 있는 치료사: 본 장에서는 이론에서 실습으로 나아가기 위한 이러한 모든 준비를 갖추었다. 이제는 임신 기간 동안 고객을 마사지할 준비를 갖추었고, 임신 중이거나 출산 후 고객의 요구를 충족시킬 특별한 기법을 배울 준비가 되어 있다.

잘 생각해 보자

여러분의 지식을 심화하려면, 온라인 리소스로 이동하여 본 장의 테스트 질문에 답하고 더 많이 자세히 살펴본다.

참고문헌과 추천 문헌

ACOG (American College of Obstetricians and Gynecologists) (2015) Physical Activity and Exercise During Pregnancy and the Postpartum Period. Committee Opinion 650. December.

Barrett R (2006) Taijiquan: Through the Western Gate. Berkeley: Blue Snake.

Beck M (2017) Theory and Practice of Therapeutic Massage, 6th edn. Boston: Milady.

Cheng M (1999) Master Cheng's New Method of T'aichi Ch'uan Self-Cultivation. Berkeley: Blue Snake.

Lobenstine D (2016a) Pour don't push: how to massage with greater depth and ease. Massage & Bodywork. November/December.

Lobenstine D (2016b) Breath: your most powerful tool. Massage & Bodywork. May/June.

Lobenstine D (2017) Rock on! Soothe clients with satisfying contact. Massage Magazine. June.

Maupin E (2005) A Dynamic Relation to Gravity, vol 1. San Diego: Dawn Eve Press.

Osborne C (2002) Deep Tissue Sculpting, 2nd edn. San Diego: Body Therapy Associates.

Osborne C (2008) Health maintenance: preventive care for hands and bodies, July 31. Available at: https://bodytherapyeducation.com/health-maintenance-preventive-care-hands-bodies/ [accessed April 29, 2020].

본 장을 공부하면 다음과 같은 준비를 할 수 있다:

1. 임산부 고객을 위한 치료 회기를 조정할 때 지침 원칙을 적용할 수 있다.

2. 여러분은 고객의 요구를 잘 충족할 수 있도록 3가지 임신 삼분기를 통해 전형적인 임신이 어떻게 진행되는지를 고려할 수 있다.

3. 각 임신 삼분기의 고객에게 적합한 안전한 자세 옵션과 기법을 선택할 수 있다.

4. 전형적인 산전 불편을 해결하는 특별한 마사지와 치료적 바디워크 기법을 수행할 수 있다.

산전 기법:
임신 기간 내내 도움을 준다.

Prenatal Techniques:
Nurturing Throughout Pregnancy

4

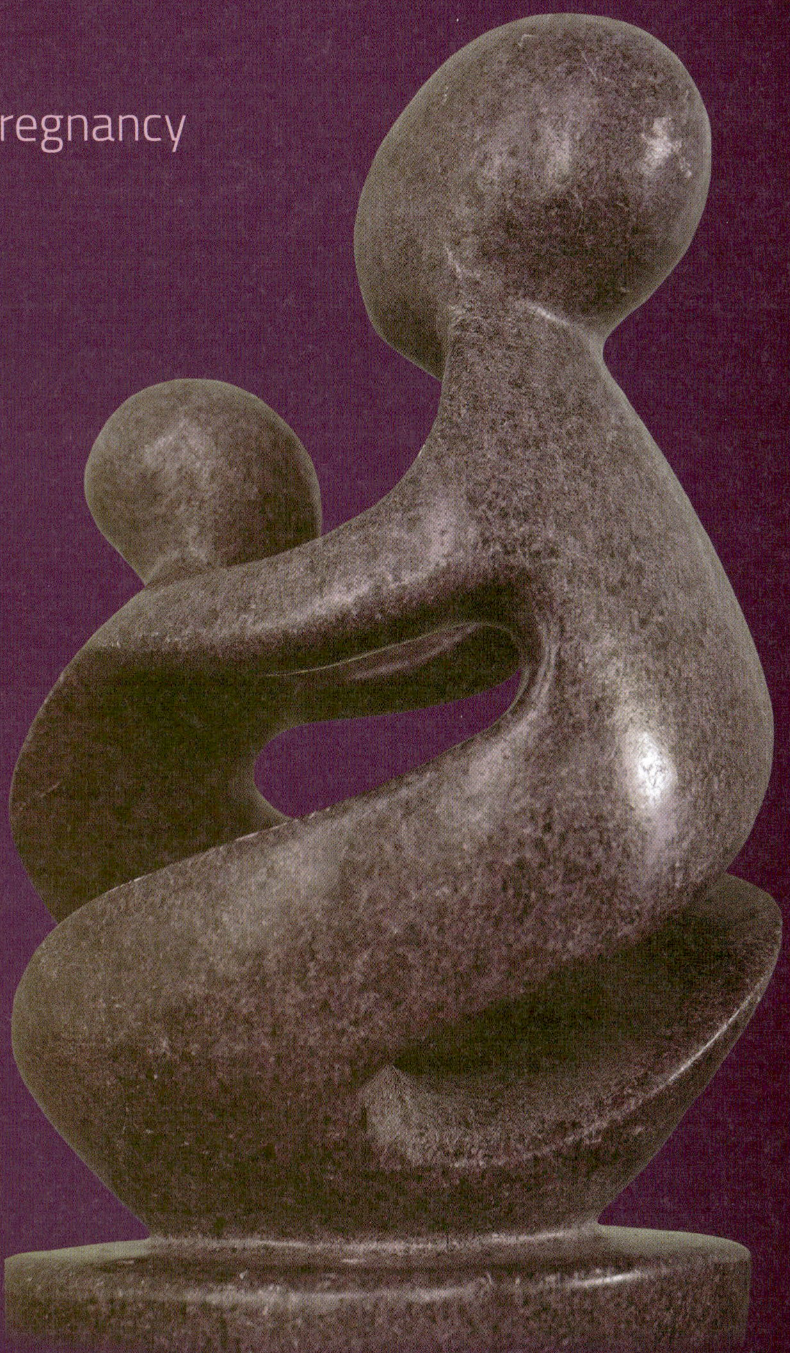

제4장

본장 개요 Chapter Overview

1장과 2장에서 치료적 마사지와 바디워크가 임산부에게 어떤 방식으로, 그리고 왜 도움이 되는지를 배웠다. 또한 이러한 주장에 대한 근거와 고객이 여러분의 관리를 받는 동안 고객의 안전을 최대로 하기 위해 우리의 지침과 주의 사항도 살펴보았다. 이어서, 3장에서는 산전 마사지 치료의 여러 실용적인 관리 방법을 익혔다. 이제 여러분은 실제로 임산부 고객에게 마사지를 하고 그들의 개별적인 요구를 충족시킬 준비가 되어 있다.

본 장은 고객 중심의 산전 마사지 치료에 대한 일반적인 지침으로 시작한다. 그 다음으로는, 3가지 임신 삼분기를 살펴봄으로써 끊임없이 변화하는 고객의 경험에 대비한다.

본장의 개요에서 우리는 해당 기간 동안 고객이 가장 많이 호소하고 필요하는 특별한 기법을 제안한다. 이들 중 다수는 최소 두 건의 소규모 연구에서 임신 중인 고객에게 사용되었으며, 두 연구 모두 긍정적인 효과를 보여주었다(Field 등 1999; Çakır Koçak 등 2018). 40년에 걸쳐 개발되고 임상적으로 적용된 이들 모든 기법은 본 장의 대부분을 차지하는 마사지 기법 매뉴얼에 정리되어 있다.

우리의 관심은 전체적으로 각 기법의 의도된 결과, 수행 방법, 안전하면서도 효과를 높일 수 있는 방법을 간결하게 전달하는 데 중점을 두었다. 여러분이 이런 지식을 습득한 후에 이미 편안하게 수행하고 있는 루틴에 이들 절차를 적용할 수 있다. 후속의 장들은 나만의 치료 흐름을 만들고(8장), 진통 중(5장)과 산후(6장), 특별한 도움이 필요한 고객을 위해(7장) 적응하는 방법도 제시한다. 이들 기법 중 많은 부분이 여러분의 사려 깊고 목표에 맞는 치료를 제공할 때 즐겨 사용하게 될 것이라고 확신한다.

기본 원칙 Guiding Principles

태아의 약 80%는 건강하고 오랫동안 생존하며, 산모의 신체는 위험이나 의학적 합병증 없이 그 임신 과정을 지원한다. 이 사실은 모든 산전 마사지 치료사에게 자신감을 준다(DeCherney 등 2019년). 웰빙과 신체적, 정서적 편안함을 촉진하는 조력자로서, 여러분은 임신이라는 "정상적인" 현실을 지원하는 독보적인 위치에 있다. 여러분의 말과 몸짓, 치료 회기는 모든 임산부 고객이 갖기를 바라는 이런 자신감과 힘을 발산할 수 있다.

1장에서 설명한 대로 마사지 치료는 산모와 태아의 웰빙을 강력하게 지원할 수 있다. 고객이 산전 기간의 어느 단계에 있든, 상자 4.1에 요약된 목표를 향해 노력하면, 그 단계가 더 쉬워질 것이다. 여러분 자신의 현재 모달리티 레퍼토리는 이런 목표를 달성하기 위한 다양한 방법을 제공할 것이다(이들 모달리티를 안전하게 적용하는 방법을 결정할 때 상자 2.4에 제시된 지침을 활용한다). 본 장은 임신 중 이런 가능성을 달성하기 위한 여러분의 이해와 기법을 향상시키는 데 도움이 될 것이다.

고객의 목표가 무엇이든, 여러분이 만드는 각 치료 회기는 다음과 같은 기본 치료 원칙을 기반으로 만들어져야 한다:

상자 4.1
임신 기간 동안 바디워크의 목표

- 자율신경성 진정, 내적 집중 및 인식을 통해 신체의 놀라운 적응을 조명하는 데 도움이 되는 **지지적이고 배려심있는 경험**
- 완전한 호흡, 골반 위치 및 기타 구조적 균형에 대한 **교육**
- 긴장되고 뭉친 근막 조직, 관절 및 자궁 인대에 대한 긴장, 신경 압박 및 통증유발점 기법으로 **통증 감소**
- 불균형한 홀딩 패턴을 차단하고 조직의 유연성을 높여 태아와 산모를 위한 **더 많은 몸통 공간** 확보
- 수면 회복과 메스꺼움과 기타 소화 장애 등을 포함해 정상적이고 언폴딩한 산전의 생리적 과정 **지원**
- 복부 근육, 장요근 및 골반저 근육에 대한 **인식 증가** (그리고 적절한 범위 내에서 적절한 강화)
- 정맥류, 경련 및 체액 축적의 **방지와 완화**
- 환자가 겪고 있을 수 있는 **감정 및 정서적 문제에 대한 동화**(필요에 따라 상담 또는 정신건강 전문가에게 의뢰함)

- **첫째, 해를 끼치지 않는다:** 고객과 관련된 안전 사항(특히 2장과 7장 참고)을 적용한다. 자세한 정보 수집과 평가를 통해 우려 사항을 살펴보고, 매 치료마다 이를 업데이트한다(접수 및 기록 보관에 대한 자세한 내용은 8장 참고). 여러분 자신의 기법과 지식 기반 내에서 마사지를 실시하고, 필요할 때 다른 사람에게 의뢰한다.
- **안전하고 편안하며 안정적인 자세를 취한다:** 3장의 지침에 따라 충분하고 튼튼한 장비를 사용한다. 안전을 해치지 않는 한, 임산부 고객의 요구와 요청에 응대한다(2장 참고).
- **자율신경성 진정을 우선시한다:** 교감신경계의 자극을 피하기 위해, 압박의 속도와 깊이를 조절한다. 너무 가볍고 빠른 접촉은 짜증을 유발할 수 있고, 빠르고 강한 접촉은 방어 기전을 유발할 수 있다. 팔과 손이 편안해지도록 체중을 이용하고, 고객의 수용에 세심한 주의를 기울여 고객의 "딱 맞는" 수준에 도달한다.
- **고객의 선호도를 찾기 위한 의사소통:** 막연하게 "이 압박감이 어때요?"라고 하기보다는 "이 마사지로 인해 어떤 일이 일어나고 있는가?"라고 물어본다. 간단한 피드백 시스템을 이용하여 필요한 깊이, 속도, 터치의 유형을 찾는다(고객과의 의사소통에 대한 자세한 내용은 2장과 8장을 참고한다).
- **고객의 목표에 대응한다:** 고객이 휴식을 원할 때는 고객의 참여를 요구하는 기법은 건너뛴다. 불편에 대해 "할 일"을 찾는 고객은 적극적인 움직임과 자기 관리 교육을 더 좋아할 가능성이 높다.
- **필요한 변형 기법 만들기:** 본 장의 기법을 사용하거나 다른 기법을 신중하게 고려하여 임신의 요구 사항을 안전하게 충족할 수 있도록 조정한다.
- **직무범위 유지:** 출산 방법, 장소, 대상, 섭취해야 할 음식이나 보충제, 기타 마사지와 관련되지 않은 문제에 대한 조언을 하지 않는다(경계와 윤리에 대한 자세한 내용은 8장 참고).
- **의료 전문가와 협력한다:** "조산사는 이에 대해 어떻게 생각하는가?", "다음 치료를 하기 전 의사와 상담하는가?"와 같은 질문은 여러분에게 일상적인 질문이 되어야 한다. 고객의 의료팀과 협력한다.
- **임산부 고객의 신체 변화를 수용한다.:** 임산부 고객의 움직임이 더 느릴 수 있다는 점을 기억하고 서두르지 않는다. 고객의 느리고 유동적인 상태에 맞는 기법을 채택하고 충분하면서도 만족스러운 치료 깊이를 적용한다.

고객의 몸에서 무슨 일이 일어나고 있는지 이해한다면, 이런 치료 원칙을 가장 잘 적용할 수 있고, 마사지도 가장 효과적일 것이다. 각 개인의 임신 경험은 각기 다르지만, 임신 37–42주에는 일반적으로 예측가능한 진행 과정을 따른다. 다음 치료 회기에서는 3개월 단위 또는 임신 기간에 따른 일반적인 진행 상황을 강조하고, 산모와 태아의 발달이 우리의 조심스런 업무에 어떻게 영향을 미치는지를 설명한다.

임신 1기(1–13주)(상자 4.2)

First Trimester (Weeks 1 to 13) (Box 4.2)

대부분의 임산부는 생리가 사라지는 것 이외에도, 민감해지

> **상자 4.2**
> 임신 1기의 개요
>
> **일반적인 산모의 발달**
> - 커지고 민감해지는 가슴
> - 감정 및 호르몬 조절
> - 피로
> - 잦은 배뇨
> - 입덧 또는 하루 종일 메스꺼움/구토
>
> **권장 자세**
> - 누운 자세
> - 옆으로 누운 자세

고 커진 가슴, 메스꺼운 속, 잦은 배뇨, 심한 피로감 등 임신에 대한 힌트를 받는다. 가정에서 임신 검사를 통해 임신 여부를 먼저 확인할 수 있는데, 이것은 앞으로 9-10개월 동안의 임신을 준비하는 광범위한 호르몬의 변화가 시작되는 것을 의미한다. 마사지 치료에 대한 지식이 있으면 임산부와 태아는 큰 도움이 될 수 있다(O'Hair 등 2018). 이런 혜택은 임신 1기 치료의 안전에 대한 고용주와 치료사의 우려로 인해 보류되는 경우가 많다. 아래 단락은 각 개별 상황과 고객에 맞춰 이 주의 사항을 어떻게 적용할지 스스로 판단할 수 있도록 돕는다.

산모와 태아의 발달

Maternal and Fetal Development

임신 초기에는 가슴이 커지는 것이 눈에 보이는 유일한 징후인 경우가 많지만, 내적으로 배아세포가 격렬하게 분열하여 발달적 측면에서 가장 중요한 시기이며, 특수한 구조와 신체 시스템을 갖추게 된다. 임신 2주 이내에 태반이 형성된다. 자궁 혈관이 풍부한 태반은 태아에게 영양과 산소를 공급하는 통로이자 노폐물을 제거하는 시스템이다. 임신 1기의 말기가 되면 태반은 배아가 길이 약 3인치(7.6cm), 무게 1온스(28g)의 사람 모양을 갖춘 태아로 성장한다. 눈과 귀가 형성되고, 심장이 뛰기도 한다. 일반적으로 상부 자궁벽에 단단히 착상되는 태반은 에스트로겐, 프로게스테론 및 기타 임신 관련 호르몬의 주요 생산 장소이기도 한다. 첫 13주 동안 자궁은 자두 크기에서 자몽 크기까지 정상보다 3분의 1로 확장되며, 종종 배꼽의 절반에 도달하기도 한다(US Dept. HHS n.d.)(그림 4.1).

아직 복부가 뚜렷하게 임신한 것처럼 보이지는 않지만, 대부분의 임산부는 허리 라인이 넓어지고 가슴이 민감해진다. 많은 임산부는 첫 달 동안 잠만 자고 싶다고 느끼며 매일 한두 번의 낮잠과 9-10시간의 수면이 필요하지만, 안타깝게도 자궁이 커지면서 방광을 압박하는 자궁의 영향으로 잦은 배뇨가 발생하

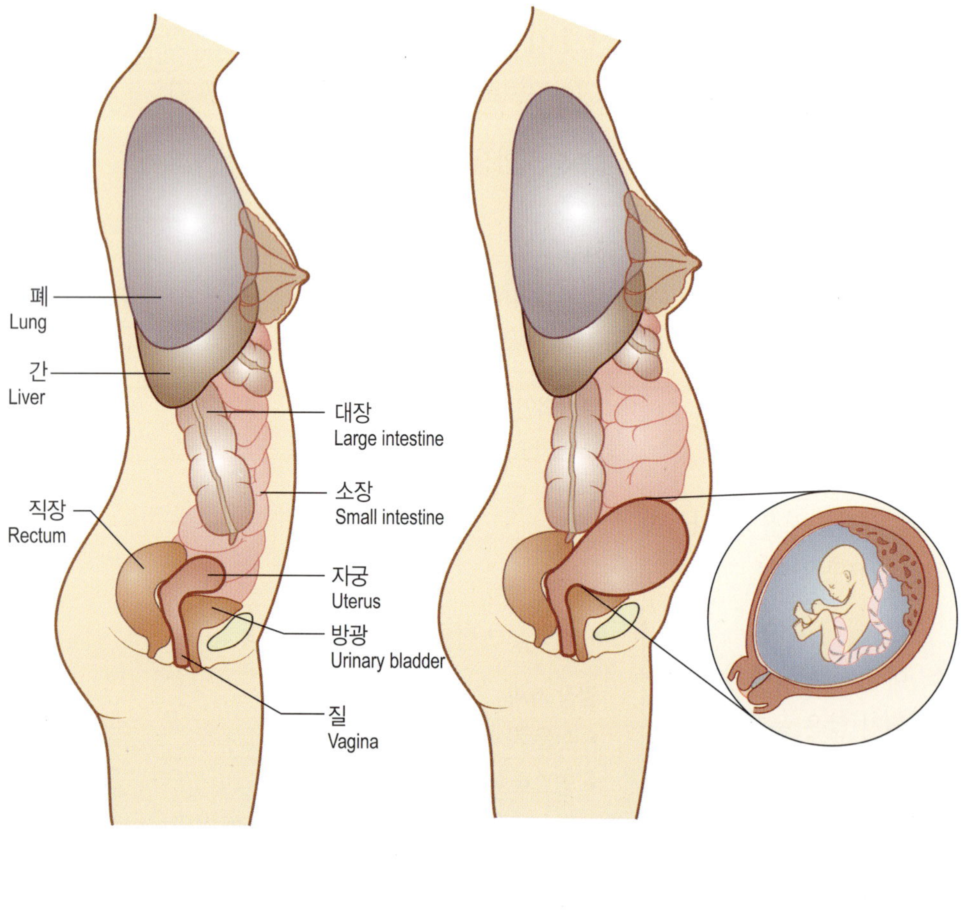

그림 4.1
임신 1기. 왼쪽: 비임산부의 자궁(*빨간색으로 표기됨*). 중앙: 13주차 성장한 자궁. 오른쪽: 13주때의 태아.

여 숙면을 취하기 어렵다(Merck Manuals 2019).

메스꺼움을 느끼지 못하는 사람도 있지만, 임산부의 60-80%는 아침이나 하루 종일 속이 매우 메스껍고 냄새에 매우 민감하게 반응하는 경우가 많다. 심한 메스꺼움이나 구토를 겪는 경우에는 의료적 치료가 필요할 수도 있다(7장 참고)(Merck Manuals 2019).

임신 초기 13주 동안 임산부의 신체에 가해지는 구조적 스트레스는 약한 편이다. 흉추와 늑곽은 가슴무게의 증가와 가슴 통증 및 배탈에 대한 보호 자세로 인해 약간 내려앉을 수 있다. 흉대는 앞쪽으로 회전하는 경향이 있어 늑곽을 더욱 압박할 수 있다. 턱을 들어 올리면서 머리가 앞으로 이동하기도 한다. 이것은 미주신경을 압박하여 부교감신경의 기능에 부정적인 영향을 미칠 수도 있다(Alexander 2017a). 신체가 이런 자세를 조정함에 따라, 임신 이전에 굽은등(sway-back)을 가진 사람은 더 심한 요추 전만 자세로 척추를 이동시키기도 한다. 릴랙신 생산이 증가하면, 인대 이완과 과가동성을 가진 사람들에게 추가적인 불편을 초래할 수 있다.

어떤 고객들은 자신의 몸이 아기를 성장시키고 출산할 자연스러운 지혜와 능력을 전적으로 신뢰한다. 이들은 좀처럼 걱정하거나 불안해하지 않으며, 임신 기간 내내 기분 좋은 황홀감 속에서 순조롭게 지낸다. 그러나 가장 원하던 임신이라도 때로는 두려움, 걱정, 후회, 또는 때때로 분노나 숙명론적인 생각을 불러일으킬 수 있다. 특히 임신 1기에는 유산에 대한 두려움이나 임신 지속 여부에 대한 고민이 불안을 유발할 수 있다. 이전의 약물 사용, 생활방식의 선택 또는 건강 문제에 대한 죄책감도 행복감을 떨어뜨릴 수 있다. 이런 임신 초기에도 실제 출산에 대한 일반적인 걱정이 스며들기 시작할 수 있다.

에스트로겐, 프로게스테론 및 기타 임신으로 인해 생성되는 호르몬이 증가함에 따라, 정서적으로 **불안정**해질 수 있다. 이로 인해 감정의 고저가 빈번해지고 급격한 변동을 일으키며 전반적으로 감정이 격해진다. 고객이 이런 감정과 문제를 탐색하기 위해 여러분의 공감적인 귀를 원할 수 있다는 점에 주의를 기울이고 인식한다. 임산부의 약 10-20%는 자신의 문제를 탐색하고 해결하기 위해 산전 및 주산기 정신건강 전문가에게 의뢰하는 등 건강제공자로부터 더 많은 지원을 원한다(Ricci 2017).

결혼생활을 하는 고객의 경우, 파트너는 행복하고 아기의 출산을 기대하고 있지만, 특히 고립감, 갇힌 느낌, 질투, 분노, 단절감 또는 두려움을 느끼는 경우에는 지원과 돌봄이 꼭 필요하다는 것을 명심해야 한다. 일부 파트너(남편)는 실패, 재정적 스트레스, 그리고 아기에 대한 거부와 걱정을 하기도 한다. 그들의 기억과 트라우마는 기대를 하면서 흔들리기 시작한다(Simkin 등 2018).

명심하자

임산부가 가질 수 있는 광범위한 감정적 반응을 공감적으로 그리고 객관적으로 경청한다.

모두를 위한 케어

이 책 전체에 걸쳐 "모두를 위한 케어" 기능을 사용하여 모든 임산부와 가족을 위한 다양한 전략을 살펴본다. 그러나 만약 모두를 돌보고 싶지 않거나, 돌볼 수 없다면 어떻게 해야 할까? 다양성과 포용성은 여러 가지 모습으로 표현되는 이상적인 상황이다. "모두를 돌보지 않는 것"에는 의미있는 이유가 있다. 이것은 배려하지 않는다는 뜻이 아니다! 모든 치료사가 특정 그룹에 대한 접근 권한이 있거나 특정 그룹에 대한 편견이 없는 것은 아니다. 이러한 집단만을 대상으로 서비스를 제공할 수도 있고, 다른 집단에 대해서도 매우 개별화 된 치료를 제공할 수 있다. 그리고 그것은 범위가 얼마나 넓든 좁든 상관없다. 분별력과 차별을 혼동해서는 안된다. 그 대신 자신의 한계를 인정해야 한다. 누구에게 최고 수준의 치료를 제공할지, 그리고 돌볼 수 없거나 돌보지 않기로 한 사람들에게는 좋은 마사지를 어떻게 제공할지를 결정해야 한다.

지침과 고려사항 Guidelines and Considerations

임신 1기의 임산부를 마사지하면, 건강한 임신을 시작하는 데 도움이 될 수 있다. 상담은 임신 초기 몇 주 동안 스트레스로 인한 부정적 영향을 줄일 수 있다(스트레스의 다양한 영향에 대해서는 1장 참고). 먼저 스트레스의 이유를 살펴보면, 임신부가 스트레스를 받으면 혈액이 사지로 이동하여 자궁 내의 산소, 영양분 및 노폐물 제거에 대한 기능이 감소하게 된다. 이 중요한 시기에는 장기와 계통이 빠르게 형성되며 기형에 가장 취약하기 때문에, 자궁 혈류 공급이 감소하면 태아 성장에 특히 해롭다.

부교감신경의 활성화는 바로 이런 내분비 및 순환의 불균형을 바로잡는 역할을 한다. 편안함을 느낄 때 태아는 최적의 성장을 위해 충분한 영양분을 공급받는다. 산모의 요구에 세심하게 대응하면서 스트레스 감소, 편안함, 근운동감각 인식, 기능적 활동 등의 문제를 안심시킬 수 있는 자원이 될 수 있다(물론 일부 고객은 너무 긴장하거나 메스꺼움을 느끼거나 너무 피곤해서 임신 2기까지 상담사를 만나지 못할 수도 있다).

흥미롭게도 임신 1기는 많은 사람에게 스트레스가 많은 시기인 동시에 유산이 가장 흔하게 발생하는 시기이기도 하다(2장과 7장 참고)(ACOG 2015, Mayo Clinic 2019). 물론 유산의 많은 원인은 마사지 치료의 효과와 무관하며, 대부분의 임신은 정상적으로 진행된다. 그러나 일부 임산부는 마사지를 받는 시기, 특히 임신 1기 때 마사지를 받는 신체 부위에 대해 지나치게 조심하고 불안해하는 경우가 많다. 증거에 근거하지 않은 이런 견해는 임산부가 연약하다는 것을 암시하며, 그 임산부가 가질 수 있는 두려움, 즉 임신이 너무 취약하여 유산될 수 있다는 두려움을 유발할 수 있다. 마사지 치료의 진정 효과가 실제로 임신 1기 때 유산의 빈도를 줄일 수 있다면 어떨까? 아직 구체적인 가능성을 조사한 연구는 없지만 고려해 볼 만한 가치가 있다.

고객의 걱정을 덜어주는 동시에 치료사의 걱정도 해결해야 한다. 각 고객의 임신 1기 적절성에 대해 신중하게 비판적으로 사고해야 한다. 아래 사항을 고려하여 임신 후기까지 기다리는 것이 더 현명한지도 판단해야 한다:

- **임신의 위험도가 낮고 정상적으로 진행되고 있는가, 아니면 의학적 합병증이나 고위험 요인이 있는가?** 만약 임신 1기 때 본연의 위험 이외에도 유산 가능성이 더 높은 상태라면, 이들 상태를 해결하거나 고객이 13주를 넘길 때까지 기다리면 유산에 대한 걱정을 줄일 수 있고, 여러분이나 고용주에 대한 책임을 줄일 수 있다(2장 및 7장 참고).
- **여러분 자신의 지식 기반이 충분하고 접수 과정이 튼튼한가?** 그렇지 않다면 마사지 치료를 연기해야 한다. 마사지를 진행한다면, 받은 정보를 철저하고 보수적으로 적용하여 임신 1기 때 수행되는 마사지의 안전성을 강화한다(자세한 내용은 8장 참고).
- **임신 1기에 권장하는 자세를 만들기 위한 충분한 지식과 지원, 그리고 의사결정 권한이 있는가?** 자세 취하기가 자궁내압을 증가시키지 않는다는 확신이 없다면 "아니오"라고 말할 수 있다(본장의 후반부 단락과 2장과 3장 참고).
- **치료사 본인(그리고 고용된 경우 고용주)의 위험 내성 수준은 어느 정도인가?** 치료후 고객이 유산이나 임신 합병증을 가진다면, 여러분은 발생할 수 있는 법적 영향에 대비하고 있는가?(2장의 임신 1기의 마사지 위험에 대한 논의와 8장의 책임에 대한 단락을 참고한다).
- **산부인과 의사에게 조언을 구하는 것이 여러분이나 미래의 고객에게 도움이 되는가?** 미래의 고객이 담당 의사나 조산사를 선택한 경우라면, 여러분은 임신 1기 마사지를 하기 전에 해당 의료진(산부인과의사나 조산사)으로부터 의견을 구하거나 지시를 요청할 수 있다. 대부분의 경우 불필요한 주의 사항이라고 생각하지만, 치료사나 임산부는 상담을 원할 수도 있다.

임신 1기 임산부를 마사지할 준비가 되면, 2장에서 이미 설명된 다음과 같은 모든 금기사항과 주의 사항을 준수해야 한다:

- 책임에 대한 예방책으로 복부 마사지를 아무리 가볍게 수행한다 하더라도 나중에 하는 것이 좋다.

- 하체, 발, 손, 천골 및 상부 등의 잠재적인 접촉 자극점을 넓고 가볍게 터치한다(그림 2.8과 2.9 참고).
- 메스꺼움을 가장 덜 느끼는 시간대에 치료를 예약한다. 율동적인 흔들기 기법에 대한 반응을 모니터링한다. 특히 윤활유나 주변 환경, 치료사에게서 나는 강한 향기가 메스꺼움을 유발하지 않도록 주의한다. 치료 회기 중에 메스꺼움을 완화하는 손목 주변의 경혈점을 자극한다(그림 7.3 참고).
- 대퇴정맥의 손상은 임신 1기 때는 일반적으로 미미하지만, 혈액 응고 요소는 임신 초기에 변화한다(DeLoughery 2015). 특히, 활동량이 줄어든 분들의 경우에는, 다리 안쪽과 사타구니 부위의 기법을 손바닥 전체로 하는 부드러운 마사지 기법으로 한정한다.
- 모든 기법은 부드러우면서도 단단한 터치를 사용하며, 통증의 경계선에서 쾌감보다 더 큰 강도를 느끼지 않도록 강도를 조절한다. 너무 깊거나 고통스러운 마사지는 교감신경의 각성을 유발하여 해로운 영향을 줄 수 있다(1장 참고).

관점: 천골부위 마사지와 허리 마사지

임신 마사지 강사들 사이에서 의견이 일치하지 않는 또 다른 영역은 특히 임신 1기와 18-20주까지의 천골과 요추 부위에 대한 마사지이다(Stager 2010, Stillerman 2008, Yates 2010, Rattray와 Ludwig 2000). 일부 강사는 이런 부위를 깊게 마사지하면 유산을 유발할 수 있다고 교육한다. 한 가지 주장은 천골신경의 깊은 자극이 자궁에 부정적인 영향을 미칠 수 있다는 것이다. 천골신경은 천골 깊숙한 곳에 있기 때문에 근거가 없는 것 같다. 또 다른 주장은 첫 번째 요추 아래의 경혈을 지나가면 "하복부" 효과가 생길 수 있다는 것이다.

발과 종아리 아래 경혈에 대한 유사한 두려움에 대해 논의하려면 2장을 리뷰한다. 이 모든 것은 경혈에 영향을 미치는 데 필요한 것이 무엇인지에 대한 오해로 보인다.

덜 걱정스럽고 합리적인 주의 사항은 천골 근처의 경혈인 방광 31-34에 집중적으로 압박하지 않는 것이다(그림 2.9 참고). 이것은 특히 임신 1기에 임신과 전반적인 건강 상태로 인해 이들 경혈의 강한 자극에 더 취약한 고객을 보호하는 것이다. 임산부 고객의 자세, 활동, 걸음걸이, 손상에 따라 천골에 넓은 압박을 가하는 것이 안전할 뿐만 아니라 종종 필요하다.

한 임산부 마사지 강사는, 특히 첫 8주 동안에는 요방형근과 이상근이 팽대한 자궁과 가까이 위치하기 때문에 이들에 대한 마사지를 주의해야 한다고 덧붙였다. 이상근은 골반의 앞쪽이 아닌 뒤쪽에 있기 때문에 이것은 근거가 없어 보인다. 요방형근과 관련하여 자궁은 임신 1기 이후에만 골반의 완전한 보호를 벗어나기 시작하며, 일반적으로 약 20주가 지나야 **기저부**가 일반적으로 배꼽 높이에 도달한다는 경험적 규칙이 있다. 20-26주가 지나야 복부를 요방형근 측면까지 채운다. 물론 그 이후에는 자궁의 측면을 압박하지 않고 몸통 중심의 후방에서 요방형근을 정확히 찾아 압박해야 한다.

자세 취하기 Positioning

임신 1기에는 누운 자세, 옆으로 누운 자세, 반쯤 기댄 자세, 앉은 자세, 엎드린 자세 등 대부분의 자세를 적절히 보강한다면 가능하다. 그러나 엎드린 자세를 고려하고 있다면, 다음 요소를 검토한다. 첫째, 특별한 장비가 있든 없든 해당 자세의 잠재적 위험성을 확인하고, 반박할 수 있는 증거는 제한적이지만, 임신 1기 때 유산의 가능성이 높아진다는 것을 확인한다. 유산은 유전적 또는 호르몬적 원인으로 인한 경우가 더 많지만, 엎드린 자세로 마사지를 치료할 때는 유산이 발생할 수 있는 여러 가지 영향을 고려해야 한다. 둘째, "봉긋한 배"를 살펴본다. 만약 봉긋한 배가 보이면, 치골과 장골의 앞쪽 부위가 엎드린 자세로 마사지하는 동안 자궁내압이 증가할 가능성이 있는 상황에서는 자궁을 완전히 보호하지 못할 가능성이 높다(2장 참고). 셋째, 일부 엎드린 자세는 비교적 작은 임신 1기 때의 자궁이 인대 지지 구조에 과도한 부담을 주지 않는다; 그러나 종종 임산부의 가슴은 추가적인 지지대가 있어도 예민해질 수 있다. 이들 모든 이유 때문에, 옆으로 누운 자세와 누운 자세 혹은 반쯤 기댄 자세가 더 나은 선택이 될 것이다. 편안함을 추구하고, 옆으로 누운 자세와 반쯤 기댄 자세의 지지대를 안정화시키기 위해 3장의 지침을 사용한다.

치료실로부터

Ashley를 마사지하기 시작한 것은 그녀가 첫 임신에 성공하기 18개월 전이었다. 그녀는 10년에 걸친 임신 시도와 광범위한 난임 치료에도 불구하고 또다시 유산한 직후였다. 그녀는 자신과 더 깊이 연결되고 자연적인 생식 능력에 더 잘 반응할 수 있도록 도와달라고 요청했다.

격월로 진행되는 마사지 치료와 헌신적인 생활 습관 변화를 통해 그녀는 다시 임신을 하게 되었다. 우리는 함께 뱃속의 아기를 보호하며 호흡하는 모습을 시각화했다. 특히 다리, 골반, 그리고 컴퓨터 작업으로 인해 경직된 목과 상부 등의 이완에 집중했다. 그해 말 자연 임신으로 딸을 출산하게 된 것은 그녀에게 있어 커다란 성취이자 기쁨이었다.

– Carole Osborne, 치료사

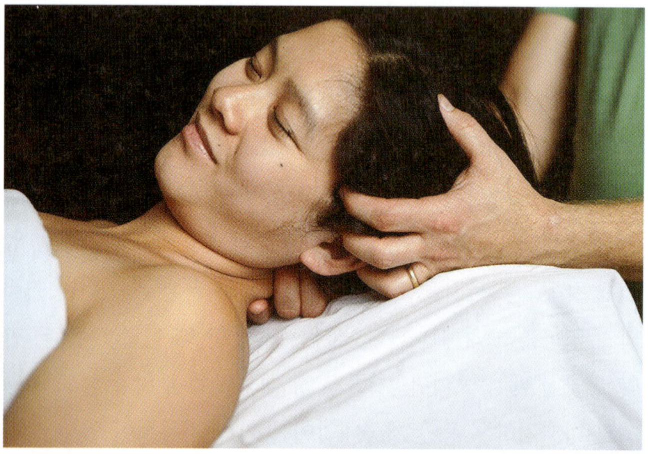

그림 4.2
임신 1기 동안 자율신경성 진정을 우선시한다.

상자 4.3
임신 1기 때의 바디워크에 대한 요약

임신 1-13주차의 임산부 고객은 상자 4.1에 나열된 목표에 집중함으로써 혜택과 즐거움을 얻을 수 있다. 또한 다음과 같은 임신 초기의 특정 우선순위에 집중한다:

- 자율신경성 진정과 통증 감소를 통한 수면 촉진
- 자율신경성 진정을 통한 메스꺼움 감소 및 전완 경혈 지압 교육
- 구조적 균형 및 호흡 교육으로 앞으로의 기능적 과제에 준비하기

효과적인 기법 선택하기(상자 4.3)
Selecting Effective Techniques(Box 4.3)

임신 1기 고객을 마사지할 때 상자 4.1에 나열된 일반적인 목표를 활용한다. 또한, 여기에는 임신 1기의 구체적인 우선순위와 이런 문제를 해결하는 데 도움이 되는 구체적인 기법이 제시되어 있다.

이들 임신 초기에는 고객이 일상생활에서 편안함을 느끼고 치료에 참여하고 수용하도록 안내한다. 스트레스, 피로, 메스꺼움 및 기타 생리적 조절을 완화하고 수면을 개선하는 데 중점을 둔다(그림 4.2).

- 자율신경 진정 시퀀스 3-1-1(그림 4.8 - 그림 4.10 참고)
- 호흡 강화(그림 4.11 참고)
- 경추 횡방향 흔들기(그림 4.12 참고)
- 그라운딩 홀드(그림 5.11 참고)
- 후두부 견인과 흔들기(그림 4.14 참고)
- 흉대 가동술(그림 4.24-그림 4.25 참고)
- 발반사 영역 치료(그림 4.13 참고)

- 손목 지압(그림 7.3 참고)

자궁과 태아가 커질 것을 예상하여 산모의 몸이 점차 커지는 자궁을 수용하는 데 도움이 되는 기법을 선택한다. 여러분은 골반 안정근과 척추 및 늑곽 근육의 유연성과 기능을 향상시키는 기법으로 골반과 몸통의 공간을 늘일 수 있다.

- 전방 고관절 심부조직 기법(그림 4.43 참고)
- 측면 골반 심부조직 기법(그림 4.20 참고)
- 요추 신장기법(그림 4.21 참고)
- 방척추 심부조직 기법(그림 4.23 참고)
- 골반 정렬 교육(그림 4.32 참고)
- 골반대 감압술(그림 4.33 참고)
- 늑곽 심부조직 기법(그림 4.34 참고)
- 늑곽 통증유발점 기법(그림 4.35 참고)
- 척추 흔들기(그림 4.40 참고)
- 구조적 균형 교육(그림 4.15–그림 4.17 참고)

또한 임신 1기때의 요구를 돕기 위해 상자 2.4의 질문에 답을 한 후 여러분이 이미 알고 있는 기법을 통합해 본다.

일반적인 산전 불편을 겪는 고객을 돕기 위한 교육 활동과 기타 보조적인 방법도 있다. 예를 들어, 우리는 온라인 리소스에서 근력강화 운동과 신장운동을 알아봤다. 여러분의 치료 범위를 벗어난 가능성에 대해서는, 처방이 아니라 고객이 탐색하고 논의할 수 있는 아이디어를 제시한다.

당신은 어떻게 할 것인가?

운동을 많이 하는 단골 고객이 분기별 마사지를 받으러 왔다가 임신 9주 차라고 기쁜 소식을 전했다. 이 고객은 평소 매우 깊은 스웨덴식 마사지와 심부조직 마사지를 즐겼으며, 특히 변비와 심한 요추 전만증을 해결했다. 또한 최근에는 다음 달에 열릴 10,000미터 달리기 경기에 참가하려고 준비를 했는데, 그때까지 심한 메스꺼움이 완화되면 여전히 달리기 경기에 참가할 계획이라고 한다. 28세인 이 고객은 이번이 세 번째 임신이다. 고위험 요인은 없고 이전 임신에도 아무런 문제가 없었다. 조산사는 이번 임신도 위험도가 낮고 복잡하지 않은 임신이 될 것으로 예상했다.

변비와 요추 전만증을 해결하기 위해 평소 자세와 기법에 어떤 변화를 주는 것이 바람직한가? 당신의 치료 범위 내에서 임신과 관련된 불편을 편안하게 느끼도록 돕는 데 효과적인 기법은 무엇이며, 무엇을 교육할 수 있는가?

임신 2기(상자 4.4)
Second Trimester (Weeks 14 to 26) (Box 4.4)

대부분의 임산부는 보통 임신 2기를 즐긴다. 어떤 사람들은 이 시기를 인생에서 가장 활기차고 중요한 시기라고 생각한다. 이 시기에는 보통 호르몬 조절을 하고, 영양, 운동, 일상을 잘 고려한 식단을 짜고, 조산사나 주치의를 선택하는 것이 일반적이다. 또한 체중을 지탱하는 관절과 근막 구조에 추가적인 구조적 스트레스를 느끼기 시작할 수 있는데, 마사지 치료로 이를 완화하거나 적어도 악화를 방지하는 데 도움이 될 수 있다.

산모와 태아의 발달
Maternal and Fetal Development

이 시기에는 태아의 발달이 가속화되고 감각기관, 특히 촉각과 청각이 활발해진다. 태아는 11–14인치(28–35cm) 사이로 자라며 몸무게는 약 1½파운드(0.7kg)가 된다. 자궁은 멜론 크기까지 커져 배꼽에 도달하고 골반 가쪽 대부분을 채운다.

이 시기에는 호르몬으로 인해 관절이 부드러워지고, 체중이 증가하고 무게중심이 앞쪽으로 확실히 이동하기 위해 자세를 조정한다. 복부 근육과 척추 신전근이 피로해지고, 후방 근막

상자 4.4
임신 2기의 개요

일반적인 산모의 발달

- 임신이 더욱 현실화된다.
- 체중 증가 및 무게중심이 앞쪽으로 쏠린다.
- 허리, 골반, 엉덩이 및 다리에 통증이 발생한다.
- 자궁원삭과 광인대 통증
- 튼살 및 기타 피부 및 모발 변화
- 하지정맥류/거미정맥, 하체 부종
- 변비/속쓰림, 일부 요실금

권장 자세

- 누운 자세: 22주까지 오른쪽 엉덩이 밑에 베개를 배치한다.
- 22주 후에는, 누운 자세를 계속하기 보다는 반쯤기댄 자세로 교체한다.
- 옆으로 누운 자세
- 앉은 자세

에 걸쳐 만성적으로 허리 부위의 근막이 단축된다. 산전 자세 변화는 발꿈치부터 두개골까지 신체 뒤쪽을 따라 균형과 기능에 영향을 미칠 수 있다. 복부 근육, 장요근, 방척추 근육의 정상적인 균형이 약해지면, 좋은 자세를 유지하기가 더 어려워지고 골반과 허리 통증이 발생할 수 있다.

릴랙신과 다른 호르몬은 자궁을 부드럽게 하는 역할을 하여 임신 2기의 태아 크기 증가에 산모가 점진적으로 적응할 수 있도록 도와준다(Ricci 2017). 자궁은 임신 후반기에 커질 뿐만 아니라 복강 쪽으로 올라가기도 한다(그림 4.3). 이런 변화는 일반적으로 방광이 채워질 수 있는 공간을 더 많이 확보하여 임신 1기의 빈뇨를 어느 정도 완화시킨다. 안타깝게도 이런 성장으로 인해 자궁원삭이 늘어나면서 하복부, 사타구니, 허벅지 앞쪽/내측에 간헐적이고 날카로운 통증이 발생할 수도 있다. 일부 고객은 사타구니에서 고무줄이 걸려넘어가는 듯한 느낌(snapping)이 든다고 설명하기도 한다. 이런 느낌은 앉았다가 일어설 때, 다리를 꼬지 않고 서 있을 때, 운전할 때와 같이 갑작스러운 움직임이 있을 때 가장 자주 발생한다. 요추, 둔부 및 허벅지 뒤쪽 부위(자궁 광인대에서 비롯된)의 확산성 통증이 흔하게 발생하기도 한다(그림 1.7 참고).

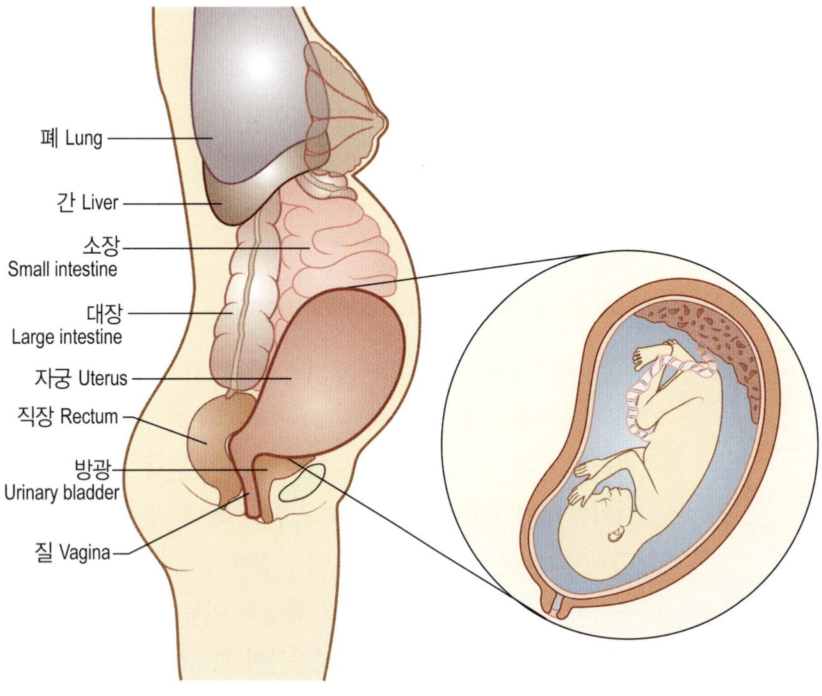

그림 4.3
임신 2기. 왼쪽: 26주의 자궁(*빨간색으로 둘러싸여 있다*). 오른쪽: 태아 성장.

이런 성장으로 인해 산모는 종종 균형의 중심이 전방으로 이동하고, 또 선 자세의 기저면을 증가시켜 이를 보상한다. 대퇴골의 외회전은 골반의 공간을 조금 더 넓혀 안정감을 주지만, 고관절 주변의 근육과 인대가 긴장하기 시작하고 그 결과 통증 유발점이 발생할 수도 있다(Werner 2015). 많은 여성들이 체중 증가, 걸음걸이, 좌식생활 습관(특히 과도한 앉아 있음)과 임신으로 인해 생긴 신체에 따라 이들 관절과 무릎 및 발에 압박감을 느낀다.

명심하자

임신 2기는 임신부 고객에게 든든한 3개월인 경우가 많다. 자세 유지에 도움이 되는 지침과 기법을 통해 이 시기를 더욱 즐겁게 보낼 수 있도록 하자.

프로게스테론은 평활근을 지속적으로 이완시켜 자궁을 평안하고 조용하게 유지하지만, 몇 가지 잠재적인 문제를 일으키기도 한다. 그 효과는 평활근이면서 골격근인 골반저 근육까지 확장된다. 이런 근육에 스트레스를 주는 자궁 무게의 증가와 함께 일부 여성은 복압성 요실금을 경험하기도 한다. 다른 사람들은 과호흡 또는 속쓰림을 경험할 수도 있다.

또한 피부, 점막, 혈관에 프로게스테론 및 에스트로겐과 관련된 다른 영향이 나타나는 경우도 많다. 얼굴과 복부의 색소 침착이 어두워질 수 있다. 복부 및 다른 부위에 튼살이 생길 수도 있다. 부비동 충혈과 질 분비물이 증가할 수 있다(일부 고객이 치료 회기 중에 속옷을 계속 착용하는 이유이기도 하다). 다리, 외음부 또는 항문(치질)에 거미정맥 또는 정맥류가 발생하거나 변비 또는 배변 장애가 발생하는 경우도 많다(Nievenberg 2015).

종종 임신 2기 때의 감정적 하이라이트는 태동을 느끼고 태아의 심박동을 듣는 것이다. 이런 경험은 일반적으로 임신을 더욱 현실적이고 개인적인 것으로 만든다. 그러나 이런 현실은 배우자, 가족, 친구와의 역할과 관계에 변화를 일으키고, 재정적인 문제와 건강 걱정을 야기할 수도 있다. 많은 임산부들이 임신 중 자신의 풍만하고 둥근 외모에 기뻐한다. 그들은 새로운 신체적 민감성을 발견하고 아마도 이 임신기에 더 일반적으로 나타나는 성적 반응이 높아지는 것을 즐기기도 한다. 또 어떤 사람들은 자신의 모습이 매력적이지 않다고 느낄 수도 있다. 어떤 여성은 임신 2기에 파트너의 거절을 견디지 못하거나 성행위 중 "태아에게 상처를 줄 수 있다"는 두려움 때문에 성행위를 거부하기도 한다(Simkin 등 2018).

지침과 고려사항 Guidelines and Considerations

첫 치료회기를 실시하기 이전에 모든 고객과 면밀하게 상담한다. 예약할 때마다 고객의 진행 상황과 가장 최근 검진 결과를 업데이트한다(8장 참고). 산부인과 의사가 임신 경과에 대해 우려하지 않는다면, 임신이 정상적으로 진행되고 있다고 확신해도 된다. 그 사이에 합병증의 징후가 나타난 경우에는, 의사소통과 상담에 신중을 기한다(7장 참고).

2장에 자세히 설명된 모든 주의 사항과 지침을 준수한다. 임신 2기와 관련하여 명심해야 할 몇 가지 구체적인 사항은 다음과 같다:

- 초산인 임산부는 다른 임산부보다 임신성 고혈압이 발생할 가능성이 높으며, 빠르면 20주부터 발생할 수 있다(Simkin 등 2018). 이런 증상에 주의를 기울이고 그에 따라 적절히 대처해야 한다(7장 참고).
- 소변 횟수가 줄어드는 임신 2기에 배뇨 횟수가 증가하면 임신성 당뇨병을 의심할 수 있다. 이에 따라 여러분의 업무를 조정해야 한다(임신성 당뇨병에 대한 자세한 내용은 7장 참고).
- 다른 합병증의 증상에 주목하고 해당 고객을 의사에게 의뢰한다(임신 합병증에 대한 자세한 내용은 2장과 7장 참고).

임신 1기가 지나면 가벼운 복부 마사지와 흔들기는 일반적으로 진정 효과가 있고 안전하다(대부분의 유산은 첫 13주 동안 발생하지만, 이후 유산과 생존불가능한 조기 출산은 임신 2기에도 발생할 수 있다). 물론 고객의 주치의가 특별히 금기시하는 경우에는 복부 마사지를 하지 않아야 한다. 유산이나 조산의 위험이 높은 경우에는, 가벼운 복부 마사지라도 하지 않는 것이 더 좋지만, 이것은 책임에 대한 주의 사항일 뿐이다.

복부 근육과 장요근의 긴장과 대장의 작용이 떨어지는 것이 흔하지만, 복부에 깊은 압박을 가하는 마사지 치료에 금기사항임을 준수해야 한다. 발과 손의 반사 요법을 사용하여 이런 부위를 안전하게 완화하고 장요근과 복부 근력강화와 신장을 권장한다. 요방형근과 장요인대를 다루는 기법은 임신 2기에 더욱 효과적이지만, 이들 기법은 몸통 측면의 뒤쪽 부위에 적용하는 것을 잊어서는 안된다. 장골과 하부 늑골 사이의 구조물을 다룰 때는 앞쪽에서 깊은 압박을 가해서는 안된다.

임신 2기에는 자궁의 크기와 무게로 인해 하지의 체액 흐름이 방해를 받기 시작할 수 있다. 이로 인해 부종과 대퇴정맥압이 증가하여 정맥류가 발생할 가능성이 높아진다. 천공정맥에서 정맥류가 보이면 심부정맥도 마찬가지로 약해지고 잠재적으로 위험한 혈병이 생길 수 있다는 점을 명심해야 한다(그림 2.6 참고).

따라서 이런 혈병을 제거하여 색전증을 유발할 수 있는 모든 기법을 피해야 하며, 특히 다리 내측 전체에서 더욱 그러하다(2장에서 자세히 설명하였다). 일반적으로 혈병이 골반에 가까울수록 더 심각한 결과를 초래하므로 대퇴삼각과 사타구니 부위 전체에 특별한 주의를 기울여야 한다. 모든 임산부 고객에게 무증상 혈병이 있다는 가정하에서 마사지를 실시하는 것이 가장 안전하다. 증상과 혈병의 위험을 높이는 요인(가장 흔한 것은 운동 및 활동 감소, 중등도에서 중증의 정맥류)에 대해 명심해야 한다(관련 건강 상태에 대한 자세한 내용은 2장과 7장 참고)(Devis와 Knuttinen 2017).

정기적으로 사용해 왔던 운동은 인대 이완으로 인해 정맥류를 유발할 수 있다. 고객의 유연성이 정상 범위를 초과하더라도 모든 동작을 정상 가동범위 내에서 유지하고, 과도한 신장을 피해야 한다. 치골결합 기능장애는 추가적인 주의 사항이 필요하다. 임신 3기에 더 흔하게 발생하지만 다중 태아나 여러 명의 아기를 가진 경우에는 더 일찍 영향을 받을 수도 있다(2장과 본 장의 임신 3기의 지침 참고). 또한, 발목을 중립위나 배측굴곡(그림 4.4)을 유지하여 임신 2기와 3기에 많이 발생할 수 있는 종아리 경련을 예방한다.

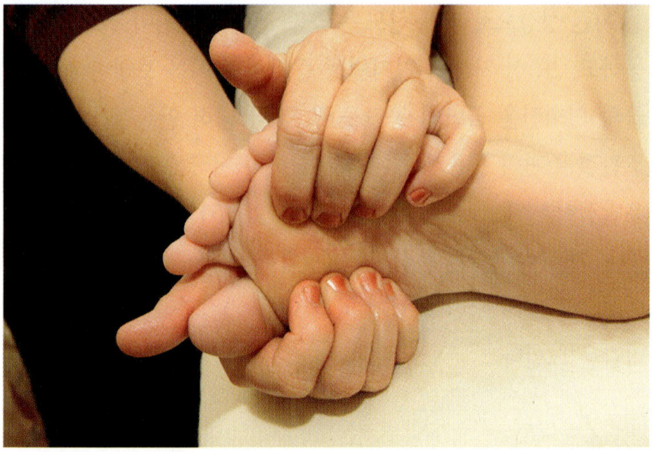

그림 4.4
종아리 경련예방.

당신은 어떻게 할 것인가?

고객이 진단 유전자 검사 결과를 받은 후 태아의 임신을 중단하기로 결정했다. 자신의 개인적인 신념, 감정 및 가치에도 불구하고, 현재를 유지하고, 비-판단적이며, 고객을 지지하는 데 도움이 되는 전략은 무엇인가?

자세 취하기 Positioning

이제는 자궁 크기의 증가에 대한 조정이 주요 관심사이다. 자궁은 일반적으로 골반의 보호 테두리를 벗어난 상태이다. 엎드린 자세에서 압박이 가해지면 자궁내압이 증가할 가능성이 매우 높다. 자궁의 무게가 증가하면 자궁 인대에 무리가 가기 때문에 엎드린 자세를 피해야 하는 또 다른 이유이다. 그렇기 때문에 이 시기에는 옆으로 누운 자세와 반쯤 기댄 자세를 권장한다. 옆으로 누운 자세에서는 작은 쐐기형 베개로 복부를 지지하면 자궁 인대가 잘 지지된다. 자궁내압 상승에 대한 걱정 없이, 후방 구조물의 완화를 위해 필요한 만큼 깊은 압박을 안전하게 가할 수 있다(2장과 3장 참고).

누운 자세를 취할 경우에는, 여러분은 볼스터를 이용하여 누운 자세성 저혈압을 예방해야 하고, 아니면 반쯤 기댄 자세를 취해야 한다(3장 참고). 물론 쌍둥이나 세쌍둥이가 있는 경우에는 임신 1기 때도 모든 자세를 수정해야 한다.

치료실로부터

내 고객 중 한 명이 40세가 지난 후 예상치 못한 임신을 하게 되었다. 물리치료사였던 그녀는 많은 사람들의 만성 통증 치료를 도왔지만, 자신이 직접 통증을 경험한 적은 없었다. 임신 2기에 접어들면서 그녀는 밤에 불에 덴 듯하고, 또 전기가 흐르는 듯한 팔과 손의 통증으로 잠을 제대로 잘 수 없었다. 산부인과 의사는 임신과 관련된 수근관 증후군을 진단한 후 **전치태반**으로 인한 침상 안정 처방을 내렸다.

다음 치료에서 매우 활동적인 고객은 수근관 증후군이 임신 후에도 지속될까 봐 상당한 두려움과 걱정을 가졌다. 치료 후 그녀는 통증이 극적으로 줄어든 것에 안도했다. 이후 그녀의 집에서 진행된 치료에서 나는 그녀의 남편에게도 기본적인 팔 마사지를 알려주었다. 그녀의 수근관 증후군은 모유 수유를 끝내면서 사라졌다.

– **Liz Ellis**, 치료사

효과적인 기법 선택하기(상자 4.5)
Selecting Effective Techniques (Box 4.5)

임신 2기의 고객을 마사지 치료를 할 때, 상자 4.1에 나열된 일반적인 목표를 이용한다. 또한, 여기에 몇 가지 특정한 임신 2기의 우선순위가 있으며, 그 다음에 이들 문제를 해결하는 데 도움이 되는 기법이 제시되어 있다. 기능 평가에 대한 교육을 받았다면 이들 검사를 사용하여 기법 선택을 하는데 도움을 준다(Zulak 2018).

상자 4.5
임신 2기 바디워크에 대한 요약

14-26주차의 임산부 고객은 상자 4.1에 나열된 목표에 집중함으로써 혜택과 즐거움을 얻을 수 있다. 또한 다음과 같은 임신 2기의 우선순위에 집중한다:

- 직립 정렬을 가르치고 강화한다.
- 호흡 역학을 개선한다.
- 척추, 고관절, 골반 및 흉부 구조물 주변의 긴장과 통증을 줄인다.
- 산모의 몸통 전체에 걸쳐 공간을 극대화한다.
- 자궁 인대의 긴장 및 신경 압박으로 인한 통증 패턴을 완화한다.
- 정맥류, 경련 및 발과 종아리의 체액 축적 예방 또는 완화에 도움을 준다.

- 구조적 균형에 대한 지침으로 치료를 시작하고 완료한다. 이들 치료에 매일 사용하도록 권장한다.
    - 요추 신장기법(그림 4.21 참고)
    - 골반 정렬 교육(그림 4.32 참고)
    - 구조적 균형 교육(그림 4.15–그림 4.17 참고)
- 호흡을 깊게하고 긴장을 줄이며 더 많은 늑골 공간을 만든다.
    - 사각근(그림 4.28 참고)
    - 대흉근(그림 4.29 참고)
    - 소흉근(그림 4.30 참고)
    - 늑골 심부조직 기법(그림 4.34 참고)
    - 척추 흔들기(그림 4.40 참고)
- 근막, 피상적이고 깊은 내재 근육 및 척추, 골반 및 흉대의 각 관절에 대한 마사지를 강조하고 성장하는 태아를

수용할 수 있도록 몸통 공간을 최대화한다. 이것은 또한 몸통의 긴장과 통증을 완화시키는 데 도움이 될 것이다.

- 방척추 기법(그림 4.23 참고)
- 척추 흔들기(그림 4.40 참고)
- 요천관절 감압기법(그림 4.22 참고)
- 골반 정렬 교육(그림 4.32 참고)
- 요추 신장기법(그림 4.21 참고)
- 골반대 감압기법(그림 4.33 참고)
- 천장관절 감압기법(그림 4.36과 그림 4.37 참고)
- 천장관절 율동적 심부조직기법(그림 4.38과 그림 4.39 참고)
- 고관절 감압기법(그림 4.46)
- 측방 골반 심부조직 기법(그림 4.20)
- 흉대 가동술(그림 4.24 및 4.25 참고)
- 흉대 심부조직 기법(그림 4.26±4.30 참고)
- 늑곽 심부조직 기법(그림 4.34 참고)

- 자궁 인대 문제로 인한 근막 통증을 완화한다(그림 1.7 참고):
  - 측방 골반 심부조직 기법(그림 4.20 참고)
  - 고관절 무한대 가동술(그림 4.44와 그림 4.45 참고)
  - 요천관절 감압기법(그림 4.22 참고)
- 신경압박을 줄인다(임신 3기에 더 일반적인 사항이며, 아래에 자세히 설명되어 있다).
- 적절한 자세를 지정하여 사지의 체액 정체를 줄인다(지침은 3장 참고). 그리고 기법은 다음과 같다:
  - 복부 마사지(그림 4.18 참고)
  - 고관절 무한대 가동술(그림 4.44와 그림 4.45 참고)
  - 고관절 감압기법(그림 4.46 참고)
  - 허벅지 내전근 수동이완기법(그림 5.14 참고)
  - 하지 스웨덴식 마사지(그림 2.7 참고)
  - 발반사 요법(그림 4.13 참고)
  - 또한 워크샵을 통해 더 발전된 복부 기법과 골반 기법을 배우게 될 것이다.
- 앉거나 누웠을 때 다리를 자주 들어 올려 체액의 정체를 완화하고 부종과 정맥류 통증을 완화시킨다.
- 피로, 자세 변화 및 생리적 불균형으로 인한 장딴지 경련 및 족저근막염을 예방 또는 완화시킨다. 비복근-가자미근 복합체와 비골근은 야간 통증을 가진 사람의 50%에서 장딴지 경련을 일으킬 수 있다. 이런 경련은 임신 2기때 시작될 수 있지만, 임신 3기 때 더 많이 발생한다(Simkin 등 2018).
- 스웨덴식 마사지와 관절가동술로 아프고 피로한 발을 치료한다. 발반사 요법도 또한 변비, 속쓰림, 두통, 치질 및 근골격계 통증과 같은 많은 일반적인 불편을 완화하는 데 도움이 될 수 있다.
- 적절한 경우라면, 고객에게 골반 경사, 복부 강화 및 골반저 인식과 같은 출산에 꼭 필요한 운동을 권장하고 가르친다(Simkin 등 2018; Calais-Germain 2003). 고객이 자신의 편안함을 높이고 태아를 위한 공간을 만들 수 있는 기타 자기 탐구 양식과 일상 운동을 찾을 수 있도록 도와준다. 일부 인기 있는 것들은 수정된 산전 요가 수업, 밸리 댄스, 보행, 수영 및 기타 에어로빅 컨디셔닝이다.

또한 상자 2.4의 질문에 답한 후 이미 알고 있는 기법을 통합해 임신 2기의 요구를 더 많이 지원한다.

또한 일반적인 산전 불편을 겪고 있는 고객을 돕기 위한 교육 활동 및 기타 보조 방법이 존재한다. 예를 들어, 우리는 온라인 자료를 통해 근력강화 및 신장 운동과 같은 다른 운동 제안을 수집한다. 여러분의 업무 범위를 벗어날 가능성이 있는 경우에는, 처방이 아니라 고객이 스스로 탐구하고 토론할 수 있는 아이디어로 제공한다.

임신 3기(27-40+주)(상자 4.6)
Third Trimester (Weeks 27 to 40+) (Box 4.6)

이들 마지막 임신 기간 동안 가장 흔한 근골격계 문제와 생리적 불편이 발생하거나 악화된다. 1장에서 이들 임신 3기 변화에 대한 설명과 이에 대한 도움을 받을 수 있는 가능성을 검토해 보자. 또한 중요한 안전성과 효율성에 대해서는 2장을 참고한다.

산모와 태아의 발달
Maternal and Fetal Development

임신의 마지막 달은 종종 설레기도 하지만 약간은 괴로운 시기이기도 하다. 임산부는 아기를 안고 보고 싶어 하는 갈망이 강해지지만, 육아를 꺼려할 수도 있다. 이런 기대감과 태아 모두 임신 3기에 급격하게 성장한다. 태아의 몸무게는 출생 시 보통 7.5파운드(3.4kg)로 세 배가 되고, 길이는 평균 20인치(51cm)로 거의 두 배가 된다. 임신 8개월이 되면 폐를 제외한 모든 장기 계통이 발달한다. 거의 갓 태어난 신생아는 밝은 빛과 익숙한 소리에 반응하며, 수면/각성 주기에 따라 선호하는 자궁자세를 선택하는 경우가 많다(그림 4.5). 태아의 급격한 성장으로 인해 앞쪽 체중 부하가 증가하고 산모의 체중이 더 증

상자 4.6
임신 3기의 개요

일반적인 산모의 발달

- 초조함과 불안
- 추가 체중 증가
- 허리, 늑곽, 골반 및 고관절 통증의 증가
- 복직근이개
- 손목 또는 손의 통증
- 과호흡
- 속쓰림, 변비 또는 치질
- 발과 종아리의 부종
- 다리 경련 및 하지 불안 증후군
- 정맥류
- 빈뇨
- Braxton Hicks 수축
- 하강감(Lightening)

권장 자세

- 옆으로 누운 자세
- 반쯤기댄 자세
- 앉은 자세

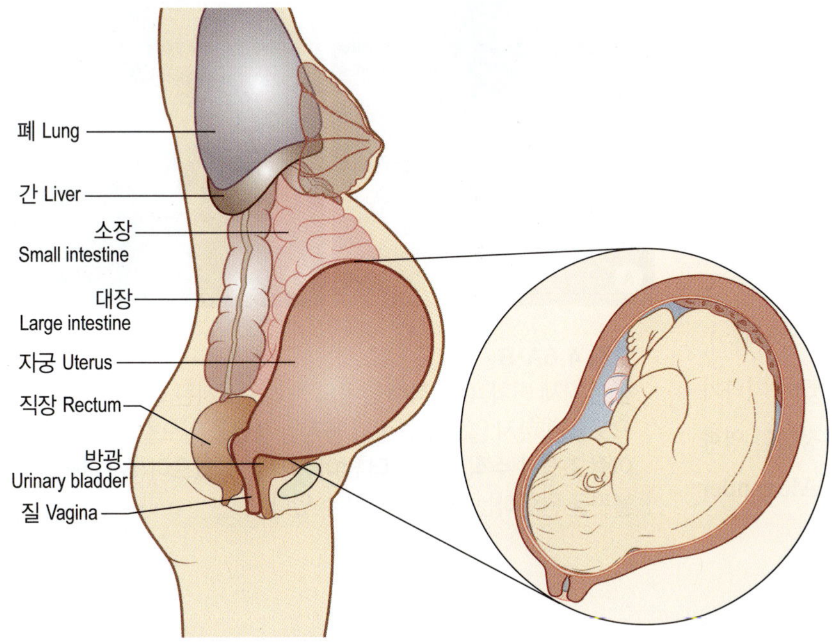

그림 4.5
임신 3기. 왼쪽: 임신 9개월 말의 자궁(*빨간색으로 둘러싸여 있다*). 오른쪽: 9개월의 태아.

가하는데, 35파운드(16㎏)가 일반적이지만 최대 80파운드(36kg)까지도 드물지 않게 증가한다.

이상적으로는 그림 4.6B에 표시된 것과 비슷한 정렬을 유지하는 것이 좋다. 척추 만곡이 무너지면, 통증과 움직임 제한이 더 심해질 수 있다. 전형적인 근골격계 문제와 불편(1장 참고)은 다음과 같다:

- 과도한 요추 전만
- 천장관절, 요천관절 및 기타 요추 관절과 근막 통증
- 자궁 인대 긴장, 특히 광인대와 천골자궁인대의 문제는 둔부, 허리 및 허벅지 뒤쪽의 연관통을 일으킨다(그리고 덜 흔한 편이지만, 자궁원삭으로 인한 사타구니 통증).
- 복직근이개는 이미 신장된 복부 근육을 더욱 약화시키고, 장요근 좌상, 허리통증 및 복부 압통을 일으킬 수 있다.
- 보행을 위한 중둔근의 동원이 증가하여 만성 긴장과 통증 유발점이 발생한다.
- 고관절 압박과 심부 외회전근의 통증성 만성 긴장으로 고관절 압박과 대퇴골의 증가된 외회전이 일어난다.
- 골반 관절 불안정성, 특히 일부 치골결합 기능장애는 보행, 계단보행, 구르기, 앉은 자세에서 일어서기, 차에 타고 내릴 때 날카로운 전방 중간 골반 통증을 유발한다.
- 태아의 활동과 늑간근 및 복부 근육 부착점의 통증유발점으로 인한 늑곽의 통증과 욱신거림

임신 기간 내내, 특히 전방 체중 부하가 급격히 증가함에 따라 미주신경의 기능에 큰 영향을 미칠 수 있는 보상성 변화(그림 4.6A)가 일어난다. 여기에는 폐, 심장, 췌장 및 소화 기관의 조절뿐만 아니라 태아와 산모의 웰빙에 중요한 평온함을 촉진하는 기능도 포함된다. 미주신경은 후두부, 환추, 유양돌기, 경추 횡돌기의 앞쪽, 흉곽출구 및 횡격막 열공을 통해 지나가며, 임신으로 인한 정렬 변화가 미주신경 활동에 부정적인 영향을 미칠 수 있는 모든 지점을 이동시킬 수 있다(Alexander 2017a; Howland 2014).

신체의 구조적 균형이 바뀌면 다른 다양한 운동신경과 감각신경에 대한 압박도 증가할 수 있다. 가장 흔한 산전 신경 포획은 다음과 같다:

- 이상근 및 기타 외회전근의 만성 긴장 또는 전장요인대의 근막 덮개의 압박으로 인한 좌골신경의 압박은 이상근 증후군으로 알려져 있으며, 종종 "좌골신경통"으로 일반화되는 통증, 작열감, 저림 등의 신경학적 엉덩이 및 하지 감각을 유발한다(Klein 2013; Dalton 2020).
- 태아의 압박 또는 서혜인대와 관련된 근막 구조로 인한 **외측대퇴피부신경** 압박으로 전외측 허벅지를 따라 마비

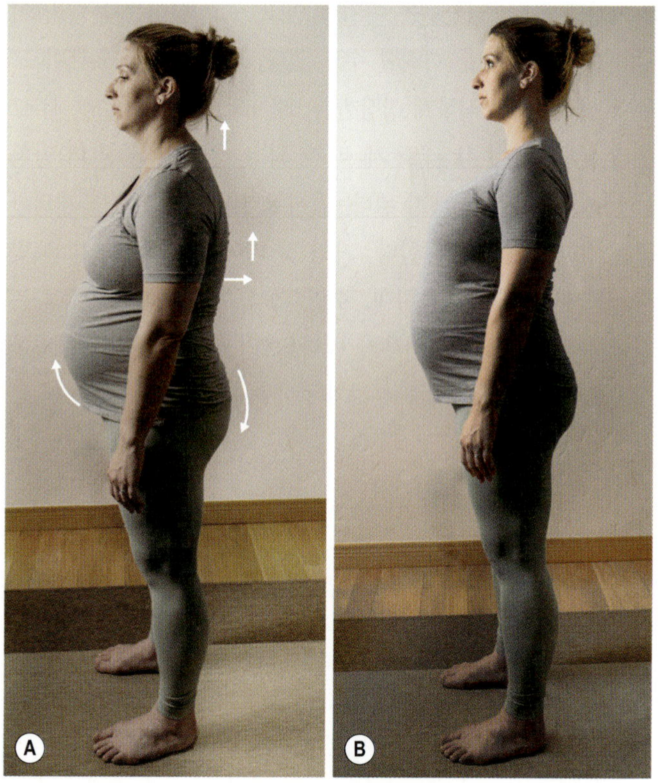

그림 4.6A-B
산전 자세 변화. (**A**) 척추 만곡의 붕괴는 표시된 화살표 방향으로 조정하지 않으면 통증과 움직임 제한을 일으킬 수 있다. 이런 조정은 수직 정렬을 더 많이 가져올 수 있으며(**B**) 이런 불편을 완화하는 데 도움이 될 수 있다.

및 통증을 유발하는 감각 이상(대퇴신경 감각이상증으로 알려진)이 발생할 수 있다(Patijn 2011, Klein 2013).

- 태아의 압박, 근막 제한 또는 서혜인대 부종으로 인한 대퇴신경 압박으로 하지의 힘이 약해지고 움직임이 제한된다(Klein 2013).
- 흉곽출구 증후군으로 알려진 상완신경총(혹은 상완혈관)에 대한 압박은 사각근, 대흉근 및 소흉근의 만성 긴장으로 인해 영향을 받는 팔과 손에 통증, 무감각 및 약화를 유발한다(Klein 2013).
- 수근관의 체액과 섬유화로 인한 정중신경의 압박은 엄지와 검지 또는 중지를 마비시키고, 족근관에서도 이와 유사한 증상이 나타날 수 있다(Klein 2013).
- 침범될 수 있는 다른 골반신경으로는 음부대퇴신경, 폐쇄신경, 음부신경 및 복재신경 등이 있다. 위의 모든 신경은 압박 외에도 신장이나 외상으로 인해 부정적인 영향을 받을 수 있다(Klein 2013).

이런 근골격계 문제나 신경학적 불편이 충분하지 않은 것처럼 하지에서 부종이 발생하여 정맥류 압통과 발 통증을 유발하는 것은 정상이다(Simkin 등, 2018). 자궁 기저부가 흉곽에 도달하면 복부 장기를 측면과 위쪽으로 밀어내어 변비, 치질, 호흡 곤란, 속쓰림 및 탈장을 유발할 수 있다(그림 4.5 참고). 급격한 성장은 불편한 튼살과 복직근이개를 유발할 수 있다. 정상적인 활동이 어려워지고 수면이 방해받을 수 있다.

임신 마지막 몇 주 또는 며칠 동안은 숨이 가빠지고 한 번에 몇 입 이상 먹지 못하는 증상이 완화될 수 있다. 이것은 태아가 더 아래쪽 골반으로 내려가 태아의 머리가 골반에 더 깊숙이 들어가면서 진통을 준비할 때 나타난다. 이것을 "하강감"이라고 부르지만 종종 그 반대처럼 느껴지기도 하며, 골반에 볼링공이 들어가는 느낌이라고 설명하는 분들도 있다. 태아의 머리가 산모의 방광을 정상 크기의 3분의 1 미만으로 압박하기 때문에 소변 횟수가 증가할 수도 있다.

> **명심하자**
>
> 호흡 인식과 능력을 강조하면, 고객이 임신을 즐기고 임신의 어려움에 대처할 수 있는 능력을 높일 수 있다. 이것은 임신 3기 때 진통에 필요한 업무와 호흡에 대비하는 데 도움이 될 수 있다.

예정일이 다가오면 호르몬 균형이 바뀌고 자궁은 더 커진 태아의 체중과 움직임에 "깨어난다". 자궁은 수축을 시작할 것이고, 자궁 근육 섬유가 15-30초 간격으로 불규칙하게 긴장된다. 이런 수축은 일반적으로 가볍고 종종 눈에 띄지 않지만, 일부 사람들은 경미한 통증을 느낄 수 있다. 진통은 불규칙하고 보통 짧아서 자궁경부에 최소한의 변화만 일으키지만, 임산부는 심리적으로 진통을 준비하기 시작하는 경우가 많다. 이것을 "가짜 진통"이라고 부르지만, 대부분의 임산부는 이런 진통을 매우 실제적인 것으로 느낀다. 이런 진통이 율동적이고 규칙적으로 나타나고 자궁경부에 변화를 일으키기 시작하면, 진통 예정일과 관계없이 진통이 시작된 것일 수 있다(진통 징후 및 진행에 대한 자세한 내용은 5장 참고).

진통과 출산이 임박하고 호르몬의 변화가 출산을 준비하면서 임산부는 종종 조급해지거나 불안해질 수 있다. 집, 가족, 자기 자신에 대한 마지막 준비를 하면서 "둥지 짓기"를 시작할 가능성이 높다. 1장에서 설명한 모든 잠재적인 정서적 스트레스 요인이 이 시기에 급증하는 경우가 많다. 설레는 마음과 함께 아기나 자신의 건강에 대한 두려움이 지배할 수 있다. 꿈과 생각, 출산 교육 수업에서 듣고, 읽고, 친구 및 가족과 토론하는 내용은 두려움을 완화하거나 오히려 악화시킬 수 있다. 즐거운, 심지어 황홀한 출산 경험을 가진 사람들은 종종 부러워할 만한 경험을 공유하기를 꺼려 한다. 관심있는 고객이 힘을 주는 출산 이야기를 찾도록 격려하고 안심과 평온의 원천이 될 수 있도록 노력한다.

다가오는 출산은 숨겨진 감정을 수면 위로 끌어올려 의식적 또는 무의식적 정서적 스트레스를 유발하거나 이전의 트라우마를 유발할 수 있다(Simkin과 Klaus 2011, Simkin 등 2018)(트라우마가 출산에 미치는 영향에 대한 자세한 내용은 7장을 참고한다). 대부분의 고객은 아기를 맞이할 기쁨에 어느 정도 휩싸여 있을 것이다. 고객이 당신의 보살핌 아래 있을 때 나타날 수 있는 모든 감정의 깊이와 폭을 존중하며 세심하게 살핀다.

지침과 고려사항 Guidelines and Considerations

여러분은 임신 3기 때 처음 만나는 많은 고객을 보게 될 것이다. 이것은 임산부가 불편을 호소할 수 있는 시기이기 때문이다. 철저한 문진을 실시하고 점점 더 빈번해지는 산부인과 진료의 결과를 정기적으로 업데이트한다(8장 참고). 의사나 조산사가 임신 경과에 대해 우려하지 않는다면, 임신은 정상적으로 진행되고 있기 때문에 안심을 해도 된다. 물론, 합병증의 징후가 나타나면 고객의 주치의와 소통을 해야 한다.

2장과 7장에 자세히 설명된 모든 주의 사항과 지침을 준수한다. 임신 마지막 몇 주 동안 일부 임산부는 생리적 스트레스가 심해져 임신성 당뇨나 고혈압과 같은 의학적 합병증에 걸리기 쉽다. 특히 임신성 고혈압의 징후, 예를 들어 움푹 파인 부종이나 전신 부종의 발생에 주의해야 한다. 발과 종아리를 제외한 다른 부위의 부종은 임신성 고혈압의 가능성을 알리는 경고임을 명심해야 한다. 의학적 합병증 증상이 나타나면 의사의 진료를 받아야 한다(7장 참고).

조기 진통에는 임신 3기에 흔히 호소하는 요통이 포함될 수 있기 때문에 고객에게 골반이나 허벅지 압박감, 복부 경련, 질 분비물과 같은 다른 진통 징후가 있는지 물어본다. 통증으로 인해 불안감을 느끼는가? 그렇다면, 또는 자세나 활동에 관계없이 허리 통증이 지속된다면 근골격계 문제보다는 조기 진통(또는 신장 감염)의 가능성을 나타내는 징후일 수 있다. 일반적으로 장기로 인한 통증은 움직임에 따라 변하지 않는 반면, 근골격계 통증은 일반적으로 고객의 움직임에 따라 증가하거나 감소하기도 한다. 이런 조기 진통의 징후가 복합적으로 나타나면 산부인과 진료의 평가가 필수적이다. 산모를 안심시키고 진정제를 투여하면 이런 스트레스 상황의 부정적인 영향을 상쇄할 수 있고, 조산의 예방에도 도움이 될 수 있다(7장 참고)(Field 등 1999).

반면에 임신의 3–12%는 계산된 예정일을 넘기기도 한다. 임신이 42–44주를 넘어가는 원인은 불분명하며 괜찮을 수도 있지만, 임신이 연장되면 태아 및 산모에게 문제가 발생할 수 있다(Simkin 등 2018). 끝이 없어 보이는 이 기다림 속에서 임산부가 신체적으로 더 편안할 수 있도록 도와준다(Kozhimannil 등 2013). 이완 마사지를 더 자주 하면 안심할 수 있고 진통 시작에 필요한 깊은 안정감과 호르몬 균형을 촉진할 수 있다(5장 참고). 고객은 종종 자신의 신체적 준비 상태를 탐색함으로써 이점을 얻는다. "몸의 어느 부위가 출산에 저항감을 느끼거나 꺼려하는가?" 등 적절하고 부드러운 질문으로 안내를 요구한다.

고객이 **출산 예정일을 넘겨** "만삭"이 되면 분만을 시작하기 위해 여러분에게 도움을 요청할 수 있다. 손, 종아리, 발의 특정 경혈자리를 자극하는 효과에 대한 상반된 자료가 있지만(5장, "관점: 진통 유도 및 촉진" 참고), 이런 경혈(그림 2.8과 그림 2.9 참고)을 더 잘 활용하려면 경혈의 위치와 고객과 그의 파트너가 함께 사용할 수 있는 방법을 가르쳐 준다.

몇 가지 추가 고려 사항이 있다. 이 시기에는 하지 통증과 부종이 심해졌을 수 있지만, 마사지하는 동안 주의 사항을 준수하는 것이 매우 중요하다. 이 시기에는 많은 고객이 활동성이 떨어지는 경향이 있기 때문에 고객이 침상 안정을 취하고 있는 경우 특히 보수적인 자세를 취해야 한다(7장 참고). 하지의 혈액순환에 대한 태아의 압박도 커지기 때문에 혈병의 발생 위험이 가장 높다(혈병 위험을 증가시키는 다른 요인에 대한 자세한 내용은 2장을 참고하기 바란다)(Devis와 Knuttinen 2017).

복부에 더 깊은 압박을 가하는 것은 여전히 금기사항이기 때문에 복직근이개나 요방형근 운동을 할 때 특히 주의해야 한다. 여러분은 태아의 독특한 발차기와 꿈틀거림을 느낄 수 있다. 이런 경험은 즐겁지만 복부 마사지를 하는 근거가 되어서는 안된다(그림 4.18 참고).

출산 예정일이 지나지 않았다면, 발, 손, 상부 등, 천골에 있는 자궁의 반사 자극점을 계속 자극하지 않도록 한다(그림 2.8과 그림 2.9, 7장 참고). 드물기는 하지만 메스꺼움이 발생하면 수동 운동을 피해야 한다.

자세 취하기 Positioning

3장에서 설명한 대로, 임신 27주에서 만삭까지는 치료 테이블에 임산부 고객을 옆으로 누운 자세 또는 반쯤 기댄 자세로만 앉힌다. 많은 사람들이 반쯤 기댄 자세로 진통하기 때문에 이 자세는 물론 이 자세에서 이루어지는 최대한 이완하는 방법을 고객에게 숙지시키는 것이 분만 준비에 유용하다. 또한 속쓰림과 숨가쁨으로 인해 일부 고객에게는 반쯤 기댄 자세가 유일한 편안한 자세가 될 수 있다. 옆으로 누운 자세일 때는 천장 쪽 다리를 엉덩이 높이에 같게 하고, 반쯤 기댄 자세일 때는 발과 무릎의 높이를 같게 하여 고객을 적절한 정렬로 만들면(3장 참고), 치료 테이블 위의 자세는 역학적으로 부종 완화에 도움이 될 수 있다.

치료실로부터

힘들었던 첫 임신을 마치고, 다시 임신을 하게 되었을 때, 나는 매우 불안했다. 고맙게도, 나의 마사지 치료사는 9개월 내내 나를 위해 그곳에 있었다. 치료사는 평소의 통증과 고통을 통해 내가 일하는 방법을 알고 있었지만, 더 중요한 것은 스트레스를 조절하고 내가 느끼고 더 탄력 있게 하는 데 도움이 되는 치유의 손길을 제공했다는 것이다. 마사지 치료는 내 아기와 내가 경험한 모든 변화에 대한 나의 유대감을 증가시켰다.

– Jasmine, 임산부

효과적인 기법 선택하기(상자 4.7) Selecting Effective Techniques (Box 4.7)

임신 3기 고객을 마사지할 때, 상자 4.1에 나열된 일반적인 목표를 활용한다. 또한, 여기에는 특정한 임신 3기 우선순위와 이런 문제에 도움이 되는 특정의 기법이 제시되어 있다. 기능평가에 대한 교육을 받았다면, 이런 검사를 사용하여 목표에 맞는 기법을 선택해 본다(Zulak 2018).

상자 4.7
임신 3기의 바디워크에 대한 요약

임산부는 임신 27-40주까지 상자 4.1에 나열된 목표에 중점을 두어 혜택과 즐거움을 얻는다. 또한 이런 임신 3기의 우선순위에 중점을 둔다.

- 골반 구조, 척추, 고관절, 흉대 및 머리 정렬 불량과 관련된 구조 주변의 변형 및 통증 감소
- 상당한 성장을 수용하는 몸통의 유연성 강화
- 자궁 인대 문제와 신경압박으로 인한 통증 패턴의 완화
- 발과 종아리의 정맥류, 경련 및 체액 축적을 예방/완화하는 데 도움 제공
- 진통에 대한 준비의 유연성 증가
- 진통 마사지를 파트너에게 교육
- 부모에게 유아 마사지와 운동 루틴 교육

- 몸통 전체에 걸쳐 심부조직 마사지, 횡섬유마찰 기법, 수동운동 및 기타 형태의 치료적 바디워크를 적용한다(그림 4.19–그림 4.40 참고).
- 자궁 인대 문제로 인한 근막 통증을 완화한다(그림 1.7 참고):
  - 광인대를 위한 측방 골반 심부조직 기법(그림 4.20 참고)
  - 자궁원삭과 광인대를 위한 고관절 무한대 가동술(그림 4.44와 그림 4.45 참고)
  - 천골장골인대를 위한 요천관절 감압기법(그림 4.22 참고)
- 테이블 안팎에서 골반, 늑곽 및 경추 정렬을 위한 신체 사용 교육을 제공한다(그림 4.32 및 그림 4.15–그림 4.17

참고). 이런 개념에 매일 반복적으로 주의를 기울이도록 권장한다. 균형 잡힌 정렬은 숨가쁨, 속쓰림, 탈장, 골반 통증 및 기타 일반적인 불편을 개선하는 데 도움이 될 수 있다.

- 항상 같은 늑골을 문지르는 아기의 발꿈치로 인해 아픈 몸통 부위를 진정시키는 마사지에 대한 교육을 제공한다.
- 원위 늑곽, 요방형 및 모든 골반 구조에 특별한 주의를 기울여 몸통 공간을 최대화한다(위의 임신 2기 기법의 목록을 참고한다).
- 고객의 호흡 패턴을 평가하고, 완전한 호흡을 방해하는 긴장과 정렬 불균형을 해결하며, 편안하고 깊은 호흡을 하도록 돕는다:
    - 호흡 강화(그림 4.11 참고)
    - 흉대 심부조직 기법(그림 4.26–그림 4.30 참고)
    - 흉대 가동술(그림 4.24와 그림 4.25 참고)
    - 방척추 심부조직 기법(그림 4.23 참고)
    - 늑곽 심부조직 기법(그림 4.34 참고)
- 발의 해당 부위를 자극하여 위장 불편을 완화한다 (그림 4.13 참고).
- 고객이 정기적으로 최상의 수직 정렬을 유지하고, 마사지할 때마다 다리에 지지대를 받쳐주고, 골반을 자주 자유롭게 경사하도록 권장하여 정상적인 다리와 발의 부종을 완화시킨다.

부종 완화를 역학적으로 돕기 위해 치료 테이블에서의 자세를 활용한다: 옆으로 누울 때는 천장 쪽 다리를 엉덩이 높이와 같게 하고, 반쯤 기댄 자세에서는 발을 무릎 높이와 같게 한다 (3장 참고). 허벅지 앞쪽 근위부에 대한 특정 근막 기법, 림프 배액 기법과 하지에 대한 부드러운 수정된 스웨덴식 마사지가 하지 부종을 줄이는 데 도움이 될 수 있다(7장 "관점: 부종" 참고). 매일 4회씩 내측 족궁과 기타 특정 지점에 대한 지압도 발의 부종을 줄이는데 도움이 될 수 있다(Mukherjee 2015).

하지 부종 외에도 종아리 경련은 임신 3기 때 일어나는 흔하고 정상적인 증상이다. 임신 2기에 설명한 대로 경련을 완화한다. 임산부의 약 25%는 가만히 있을 때 하지 불안 증후군을 느끼며, 이로 인해 다리를 흔들거나 문지르고 싶은 충동이 심해진다. 다리 경련과 하지 불안 증후군은 철분의 생리적 불균형과 기타 미네랄, 영양소, 염분, 수분, 호르몬 결핍으로 인해 나타나는 증상이기 때문에(Simkin 등 2018), 영양사 또는 의료진과 상의하여 스웨덴식 마사지 치료와 신장을 보충하는 것이 좋다.

치골결합 기능장애는 임신 초기보다 지금이 더 흔한 편이다. 여러분의 마사지 치료 동안 이런 천자통(stabbing pain)을 방지하는 몇 가지 방법이 있다:

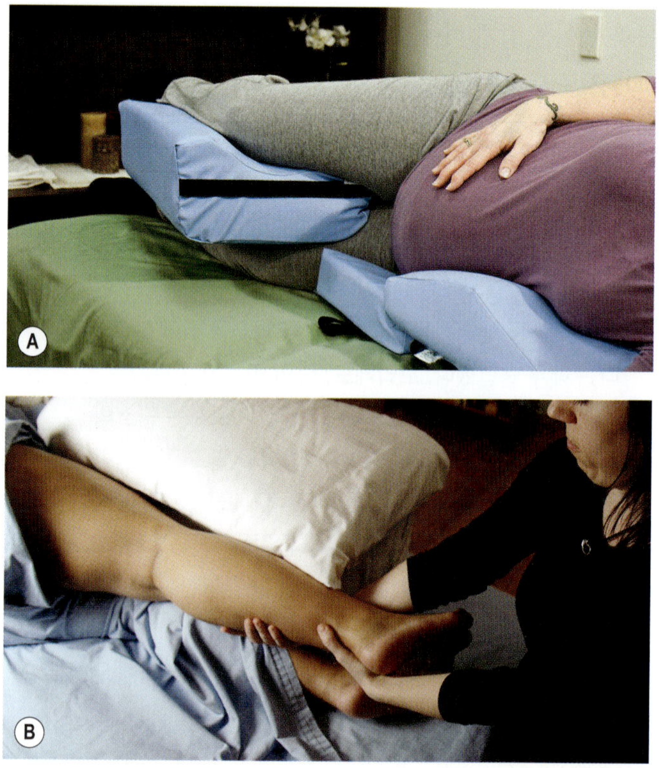

그림 4.7A-B
치골결합 기능장애에 대한 적응. **(A)** 양쪽 다리 사이에 볼스터를 배치한다. **(B)** 다리 견인을 피하고, 골반에 대한 일방적인 압박과 고관절과 관련된 큰 진폭 운동을 피해야 한다.

- 그림 4.7A와 같이 천장 쪽 다리와 수평이 되도록 충분한 높이로 고객의 다리 사이에 볼스터를 배치하여 테이블쪽 다리의 위치를 이동시킨다.
- 환자가 옆으로 이동할 때 굽힘된 무릎을 함께 유지하도록 돕고(때로는 손과 무릎을 뒤집는 것이 덜 고통스러울 수 있음), 테이블에서의 자세 변화를 최소화한다.
- 회선(circumduction)이나 편측 견인과 같은, 이 관절을 당기는 기술은 피해야 한다(그림 4.7B).
- 똑바로 세우도록 유도하여 이 통증을 예방하거나 줄이고, 그림 4.41과 그림 4.42를 통해 치골결합을 위한 특정 재균형 기법을 시도한다.

많은 사람들은 언급된 자궁 인대 근막 통증과 자궁의 정맥 압박을 완화하기 위해, 치골 바로 위의 복부에 손을 컵 모양으로 부드럽게 감싸서 태아의 체중을 유지한다. 고객의 파트너가 원한다면 위험 요인이나 합병증이 없는 부부에게 이런 "베이비 리프트(baby lift)"를 가르쳐준다. 지지성 속옷, 산전 지지 벨트 또는 여러 전통 문화권의 스타일로 감싼 천을 사용하는 것도 도움이 될 수 있다.

골반신경의 포획은 종종 임신 3기에 시작하거나 악화된다. 위에서 설명한 특징적인 패턴 중 하나가 확인되면, 관절을 움직이고 연부조직을 이완시켜 침범된 신경에 가해지는 압박을 완화한다.

고객이 손 저림, 통증 또는 약화, 특히 엄지손가락과 그 옆의 두 손가락이 저린 증상을 경험한다면, 이것은 일반적으로 과도한 체액으로 인한 수근관 증후군이다. 확진을 위해서는 의학적 진단이 필요하지만, 작은 진폭으로 부드럽게 움직이고 견인하여 수근관의 공간을 최대화할 수 있다(그림 4.50 참고). 전완의 긴장(그림 4.49 참고)과 굴근지대의 제한(그림 4.51 참고)을 해결한다. 팔과 손의 체액 흐름을 제한할 수 있는 만성적인 흉대 전방 회전을 줄인 다음(그림 4.24, 그림 4.25, 그림 4.28–그림 4.30 참고), 팔의 근위에서 원위까지 가볍고 율동적인 스웨덴식 마사지나 림프 배액 마사지를 실시한다(그림 4.24, 그림 4.25, 그림 4.28–그림 4.30 참고). 얼음찜질, 보조기, 자세 교정도 도움이 될 수 있다.

흉곽출구 증후군과 관련이 있을 수 있는 팔과 손 전체 증상의 경우에는(Werner 2015), 자세 재정렬 활동(그림 4.15–그림 4.17 참고)과 목과 가슴 근육, 특히 견갑골과 소흉근의 만성 긴장 완화에 집중한다(그림 4.26–그림 4.31 참고). 척추, 늑곽 및 흉대에 대한 다른 수동운동도 효과적이다(그림 4.12, 그림 4.14, 그림 4.24, 그림 4.25 및 그림 4.40 참고). 호흡 강화 활동(그림 4.11)을 사용하여 과호흡과 상부 가슴 호흡의 가능성을 감소시킨다. 두개천골 기법, 특히 흉곽 입구 이완 및 스트레인-카운터스트레인 기법을 시도해 본다. 팔과 가슴의 통증유발점을 찾아서 소멸시킨다(팔과 손 통증에 대한 자세한 내용은 6장 참고).

흔한 산전 불편을 완화하는 것 이외에도, 이제는 진통 준비에 초점을 맞춘 치료를 해야 할 때이다. 이런 구체적인 기법에 대한 근거와 지침은 5장에 포함되어 있다. 터치가 어떻게 진통 중인 임산부를 지원하는 능력을 향상시킬 수 있는지를 파트너에게 교육하는 것도 5장에서 설명될 것이다. 이제 여러분은 고객과 그의 가족에게 간단한 산후 마사지 기법을 가르쳐 주고 싶을 수도 있다. 고객의 산후 회복과 모성애를 어떻게 도울 수 있는지를 공유함으로써 고객의 지속적인 마사지 치료를 위한 씨앗을 심는다.

또한, 상자 2.4의 질문에 답한 후, 이미 알고 있는 기법을 통합하여 임신 3기의 요구를 도울 수 있도록 한다.

일부 고객은 일반적인 산전 불편을 줄일 수 있는 자가 관리 방법을 제시해 주면, 고마워할 것이다. 이들 가능성이 여러분의 업무 범위를 벗어나는 경우라면, 고객이 탐색하고 의료진과 논의할 수 있도록 아이디어로서 제시한다.

산전 마사지 치료의 기법 매뉴얼

이제 "재미있는 부분", 즉 실제 기법에 대해 알아보겠다! "그냥 하면 되지"라는 열망 때문에 이전 장들을 건너 뛰었다면, 다시 돌아가 보길 바란다. 첫 3장들은 이런 기법을 이해하고, 그 이점을 깨닫고, 안전을 극대화하는 데 매우 중요하다. 앞 페이지의 전문 기법을 가장 잘 통합할 수 있도록 이전 페이지의 지침을 충분히 숙지하기를 바란다.

아래 기법에 대한 설명들은 정해진 순서나 프로토콜이 아니다. 대신 알파벳순으로 5개의 그룹으로 분류하여 전신 통합, 몸통, 다리, 팔, 그리고 끝으로 위장-소화계 질환에 대한 기법을 소개하고 있다. 각 고객의 요구 사항을 결정한 후에는 이들 기법 그룹 중에서 기법을 하나 선택할 수 있다. 한 연구(Field 등 1999)에서 수행한 것처럼 특별히 적절한 몇 가지 기법을 일반적인 치료 회기 순서에 통합하거나, 더 최근의 연구(Çakir Koçak 등 2018)의 연구자처럼 이들 기법을 주로 사용할 수 있다. 선택은 여러분의 몫이다.

온라인 리소스에는 위에 나열된 연구에 사용된 대부분의 서열을 포함해 몇 가지 특정의 서열이 포함되어 있다는 점에 유의한다. 이런 시퀀스를 사용하면 보다 개별화된 치료를 자신 있게 설계할 수 있을 만큼 충분한 경험을 쌓을 때까지 기본적인 치료 회기 구조를 제공할 수 있다. 또한, 세 명의 치료사의 개별 치료 회기 노트에 임신 전체 기간에 대한 마사지 치료의 발전이 온라인으로 요약되어 있다.

각 기법은 다음과 같이 기술된다:

[기법의 이름]

목적

마사지 절차의 결과 혹은 목적. 이런 근본적인 근거를 이해하면, 해부학적으로 더 정확한 마사지를 할 수 있고, 안전하고 개별화된 치료 회기를 만들 수 있으며, 고객과 대화하고 마사지에 대한 우려를 완화할 수 있다.

절차

기법 완성을 위한 정확한 서면 지침(특정 고객의 자세를 염두에 두고 작성한)은 일반적으로 해당 기법을 올바르게 수행하는 고객과 치료사의 사진을 함께 첨부한다(명확성을 위해 고객은 보통 3장에 보여지듯이 전문적으로 드레이핑된 것이 아니라, 대개 옷을 입고 있다). 대부분의 그림은 자세한 내용을 전달하기 위해 아래의 몇가지를 가지고 있다:

- 관련된 해부학적 구조를 가진 오버레이
- 압박의 벡터 또는 방향을 나타내는 빨간색 실선 화살표
- 기법을 적용할 전체 영역을 표시하는 빨간색 점선
- 여러분이 고객에게 요구한 운동을 나타내는 흰색 화살표
- 위치와 소멸을 위한 전형적인 통증유발점을 나타내는 빨간색 점
- 전문 마사지 윤활제를 사용할지의 여부를 나타내는 표시

이들 지시사항은 다음의 용어를 사용한다:

- 가쪽손 = 테이블 옆에 섰을 때 테이블에서 멀리 떨어져 있는 손이다. 어느 손이 "가쪽손"인지는 치료사가 머리 쪽을 바라보고 있는지 아니면, 발 쪽을 바라보고 있는지에 따라 달라진다.
- 안쪽 손 = 테이블 옆에 섰을 때 몸통과 테이블 사이에 위치하는 손이다. 어느 손이 "안쪽 손"인지는 치료사가 머리 쪽을 바라보고 있는지 아니면, 발 쪽을 바라보고 있는지에 따라 달라진다.
- 천장 쪽 = 테이블로부터 높은 쪽에 위치하는 고객의 신체 측면이며, 옆으로 누운 자세를 취할 때 마사지하기가 좋은 쪽이다.
- 테이블쪽 = 테이블 위에 놓이는 고객의 신체 부위이다.

힌트

용이성, 다양성 또는 효과를 위한 팁이다. 동일한 효과를 내기 위해 제안되는 대안을 포함하여 여러분 자신의 신체에 맞게 기법을 적용하는 방법에 대한 팁이다.

주의 사항

안전 적응과 지침. 특정 기법은 효과적일 뿐만 아니라 안전하기 위해 2장에 설명된 것 이외에, 특정의 지침이 필요하다.

전신 통합 Full-Body Integration

본 단락의 모든 기법은 스트레스를 줄이고 신체적, 정서적, 정신적 통합을 촉진하는 데 도움이 될 수 있다. 또한 이완을 촉진하고, 근운동감각 인식을 높이며, 고객이 임신의 정서적, 신체적 현실에 더 집중할 수 있도록 돕고, 자신의 감정을 더 깊이 탐구하기로 선택했다면 전도적 환경을 조성한다.

자율신경성 진정 시퀀스 3-1-1

(출처: slow-stroke back massage in Jalalodini et al. 2016; Keramati et al. 2019; Longworth 1982.)

목적

진정 상태를 유도하기 위해: 미주신경, 천골신경총 및 척추부교감 신경을 자극하여 혈압을 낮추기 위해; 코어쪽으로 고객의 의식을 모으고 중심화하기 위해.

절차

옆으로 누운 자세에서 가장 많이 수행(및 설명)되며, 윤활제를 사용하기도 하고, 사용하지 않기도 한다.

방척추근 긁기 기법(그림 4.8)

1. 고객의 허리 높이에 서서 머리 쪽을 바라본다. 고정장치로써 안쪽 손을 옆구리에 댄다. 가쪽손의 손가락을 살짝 벌린다.
2. 머리 정수리에서 시작하여 가쪽손으로 즉, 척추의 한쪽은 검지로 또 반대쪽은 중지로 배치하여 척추를 중심으로 양쪽을 천층 근막까지 눌러서 쓰다듬으면서 내려간다. 이것은 척추의 양쪽 옆 약 2인치(5cm)를 터치하면서 천골까지 내려간다. 여러분의 손을 이완하여 고객의 신체에 붙이고, 손가락을 약간 굽힘하여 피부와 근막을 긁듯이 부드럽게 문지르고, 부교감신경을 자극하는 피부절의 반사적 반응을 일으킨다.
3. 3분 동안 약 3초 간격으로 리드미컬하게 반복한다.
4. 흉부 장기와 복부 장기에 대한 효과를 높이기 위해 두개골 기저부와 상부 경추(미주신경이 나오는 곳)에 특히 주의를 기울인다.

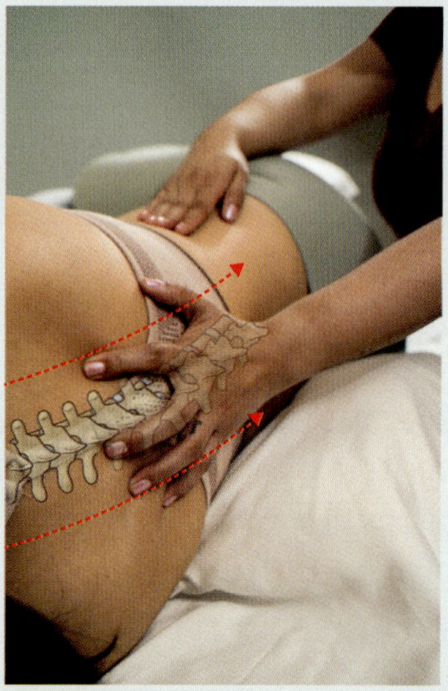

그림 4.8 자율신경성 진정 시퀀스 3-1-1(방척추근 긁기 기법).

천골 마찰기법(그림 4.9)

1. 천골의 바로 먼쪽 지점에 서서 고객의 얼굴을 바라본다. 안쪽 손을 고객의 옆구리에 얹어 놓는다.
2. 가쪽손으로 천골을 1분간 리드미컬하고 부드럽게 마찰한다. 피부를 활주하기 보다는, 피부와 근막을 문지르기 위해 3개 혹은 4개 손가락의 패드 부위를 이용한다; 천골 전체를 체계적으로 덮는다.
3. 골반 장기에 영향을 미치고 천골의 깊은 곳에 위치하는 부교감신경의 신경총을 자극한다고 상상해 보자. 자궁수축을 자극할 수 있는 뾰족한 천골 압박을 피하도록 주의한다.

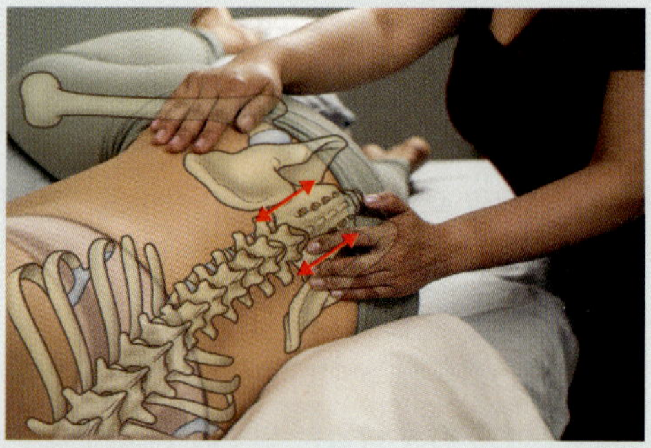

그림 4.9 자율신경성 진정 시퀀스 3-1-1(천골 마찰기법).

늑골 긁기 기법(그림 4.10)

1. 고객의 상부 등 지점에 서서 발 쪽을 바라본다. 가쪽손(위에서 사용한 손과 반대쪽 손)을 사용하고 손가락을 갈퀴처럼 벌린다. 가쪽 늑곽에 있는 견갑골의 바로 먼쪽 지점에 손을 배치하고, 늑골 사이에 손가락을 배치한다.
2. 측면의 중앙선을 따라 시작하고, 늑골을 따라 척추까지 신체의 측면에서 내측으로 부드럽게 쓰다듬는다.
3. 1분 동안 약 1초 간격으로 위치를 바꾸면서 반복한다.
4. 테이블 쪽 늑골 밑으로 손을 편안하게 뻗을 수 있으면, 그곳에서도 1분간 같은 방법으로 늑골을 긁는다.
5. 고객의 옆구리를 긁으면서 척추 코어 주위로 모으고 단단하게 만든다고 상상해 본다.

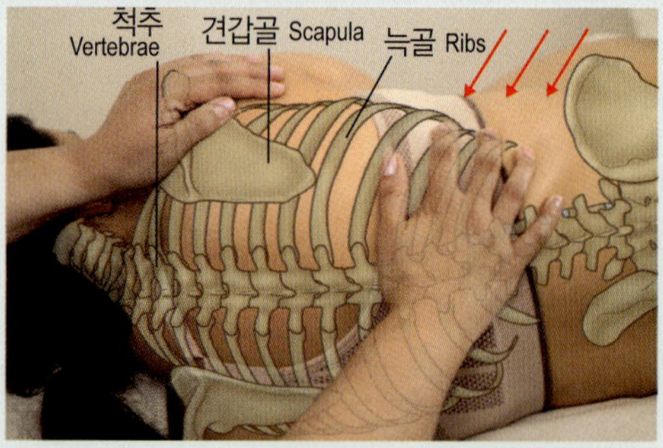

그림 4.10 자율신경성 진정 시퀀스 3-1-1(늑골 긁기 기법).

힌트

- 이 시퀀스의 1단계와 3단계에서 쉽게 활주할 수 있도록 윤활액을 가볍게 바를 수도 있고, 또 오일이나 로션 없이 천이나 시트 위에서 위의 모든 기법을 수행할 수 있다.
- 이 기법은 설명된 순서대로 필요한 시간 동안 3개 마사지 절차 모두를 수행하는 것이 가장 효과적이다.
- 여러분이나 고객이 이 기법의 반복과 단순함에 조바심을 내는 것 같으면, 평온한 장소나 걱정과 긴장을 털어내는 모습을 시각화하거나 심호흡을 연습하게 하여 편안한 상태를 유도한다. 각 단계의 시간에 비례하여 짧게 해볼 수도 있지만, 반드시 세 단계 모두를 포함해야 한다.

호흡강화기법(그림 4.11)

목적

이완을 촉진하고 근운동감각을 향상시키기 위해; 횡격막을 완전히 활성화하고 늑곽의 측방과 후방 진폭을 최대로 확장하는 것으로 호흡을 재교육하기 위해; 기이호흡을 하는 사람을 재훈련하기 위해; 두통, 목 통증과 허리 통증, 흉곽출구 증후군에 영향을 미치는 상흉부 근육과 목 근육이 과도한 사용을 줄이기 위해; 산모와 태아의 산소 공급을 극대화하기 위해; 그리고 진통 시 호흡 요구에 대비하기 위해.

절차

윤활액 없이 어떤 자세에서든 시행할 수 있다.

1. 여러분의 양쪽 손을 고객의 하부 늑곽 측면에 배치한다. 다음과 같은 상상을 고객에게 제공한다:
   - "당신의 몸통이 접은 우산이고 우산 가장자리가 하부 늑곽이라고 상상해 보자"
   - "흡기를 할 때 우산이 펼쳐진다는 것을 상상해 보자"
   - "호기를 할 때 우산을 우산대 쪽으로 접는다고 상상해 보자"
   - "호흡을 하면서 계속 우산을 펼치고 접는다고 상상해 보자"
2. 이런 상상은 측방 및 전방 늑골 호흡을 늘리는 데 특히 유용하다.

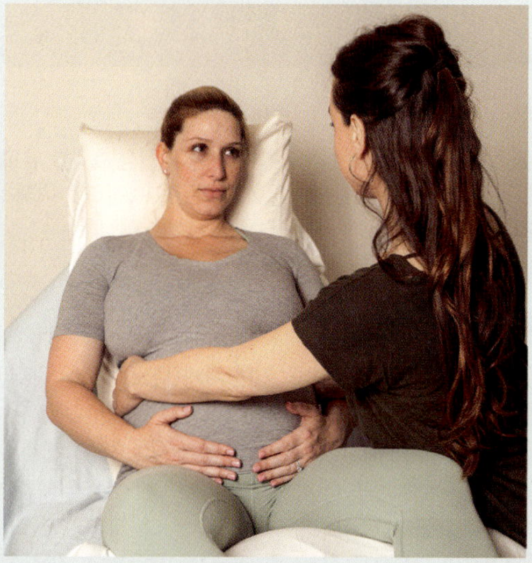

그림 4.11 호흡강화 기법.

힌트

- 또다른 상상을 해 본다.
  1. 고객에게 한 손은 아랫배에, 다른 한 손은 가슴 중앙에 배치하도록 주문한다.
  2. 코로 숨을 마신 후, 힘들이지 않고 입으로 부드럽게 깊게 숨을 내쉬도록 지시한다.
  3. 다음과 같은 상상력을 제공한다: "아기가 골반 깊숙한 자궁에 위치하고 있는 모습을 상상해 본다. 들이마시는 숨이 아기를 부드럽게 만지고 있다고 상상해 본다. 숨을 내쉴 때 그 숨결이 부드럽게 아기를 떠난다고 상상해 본다. 원하는 만큼 오랫동안 이런 식으로 완전히 숨을 쉬면서 이런 움직임의 파동을 지켜본다"
- 특히 흉부가 과도하게 팽창하거나 사각근과 다른 목 근육이 활성화되는 등 긴장이 있는지를 관찰한다. 힘들이지 않고 편안하게 숨을 쉬도록 구두로 격려한다.
- 호흡을 유도하는 특정 부위를 손으로 가리키며 고객의 인식을 강화한다.
- 고객이 상상을 하는데 어려움을 겪는다면, 근운동감각 큐잉으로 전환한다. 예를 들어, 복부에 고객 자신의 손을 배치하도록 하고, 흡기를 할 때 척추에서 손이 멀어지도록 하고, 호기를 할 때 척추 쪽으로 손이 내려가도록 한다.
- 특히 기이호흡을 하는 사람(숨을 들이마실 때 복부가 수축하고 내쉴 때 복부가 팽창하는 사람)에게는 매일 호흡 연습을 자주 하도록 권장한다.
- 호흡 지침에 대한 자세한 내용은 온라인 리소스를 참고하기를 바란다.

경추 횡방향 흔들기(그림 4.12)

목적

이곳을 지나는 부교감신경의 압박을 줄여 진정 효과를 유도하기 위해; 주변 연부조직의 긴장을 줄이고 이완을 촉진하기 위해; 두통을 줄이기 위해; 심부 마사지를 적용할 지점을 결정하는 관절 운동의 질과 양, 압통 부위를 평가하기 위해.

절차

옆으로 누운 자세 또는 반쯤 기댄 자세(옆으로 누운 자세에 대해 설명)에서 실시하는 것이 가장 좋다; 윤활액 없이 실시한다.

1. 테이블의 머리쪽에 서서 고객을 바라본다. 손가락을 뒤쪽으로 향하게 한 상태에서, 얼굴에 가까운 쪽 손의 중지를 천장 쪽 척추뼈(예를 들어, C2)의 횡돌기에 배치한다. 목 밑으로 다른 손(손가락이 앞쪽으로 향하도록 하고)을 활주한다. 같은 척추뼈의 테이블 쪽 횡돌기에 여러분의 중지를 사용한다(경추의 횡돌기는 대략 귀와 일직선상에 위치하며, 많은 사람이 생각하는 것보다 더 앞쪽에 위치한다는 것을 명심한다).
2. 경추를 들어 올렸다가 내리는 교대 압박을 리드미컬하게 번갈아가며 3-5회 반복하여 C2까지 느리고 부드럽게 횡방향으로 흔드는 동작을 일으킨다.
3. C7까지 천천히 내려가면서 경추 전체를 반복적으로 움직인다. 이때 한번에 하나의 척추뼈를 반복적으로 움직인다.

힌트

- 척추 사이에 더 많은 공간을 만들고 부드러운 경추의 운동을 유연하게 만드는 것을 상상해 본다.
- 운동은 작고 느리게, 리듬은 일정하게 유지하면서 편안한 심박동수를 상상해 본다.
- 손가락을 굽혔다 펴는 동작보다는, 무릎을 굽혔다 펴고 손을 부드럽게 유지하면서 이런 운동을 만든다.
- 고객이 메스꺼움을 느끼면, 이 기법을 나중에 실시한다.

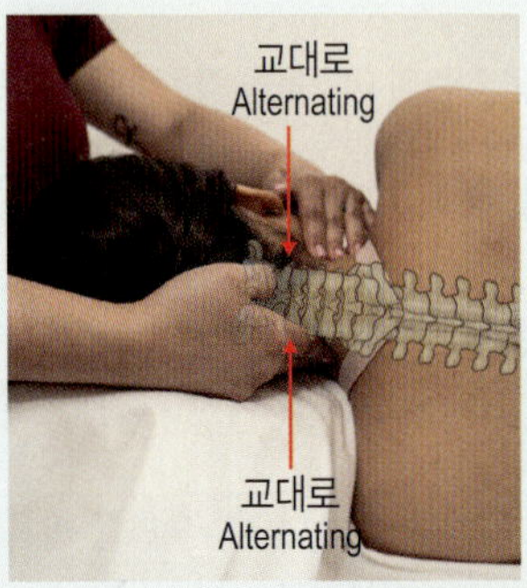

그림 4.12 경추 횡방향 흔들기.

발반사 영역치료(그림 4.13)

목적

몸 전체와 특정 부위의 기능 정상화를 촉진하고, 이완을 촉진하기 위해.

절차

윤활액의 유무에 관계없이 모든 자세에서 시행할 수 있다.

1. 엄지나 손가락의 측면이나 너클 부위를 사용하여 발에 뼈-뼈 압박을 가한다. 미세하게 중첩되는 움직임을 반복하면서 발의 피부와 미분화된 신경을 발 뼈에 대고 압박한다.
2. 발 전체를 리드미컬하게 마사지한다. 원하는 효과를 얻기 위해서는 문지르지 말고 눌러 준다. 손가락이나 엄지가 작은 자벌레처럼 움직인다고 상상해 본다.
3. 각 영역에서 3번씩 반복하여 고객의 불편이나 관찰된 긴장 부위를 특별하게 해결한다.

주의 사항

- 약간의 통증을 유발하는 수준의 압박을 유지한다. 고객이 심하게 통증을 느끼면 다른 부위로 이동한 후, 나중에 그 통증 부위로 다시 돌아온다.
- 족관절을 중립위나 배측굴곡한 자세로 유지하여 종아리 경련을 예방한다.
- 난소와 자궁에 해당하는 발꿈치 반사 영역을 피하고, 내분비선에 해당하는 영역을 과도하게 자극하지 않도록 한다(피해야 할 압박의 위치와 유형에 대한 자세한 내용은 2장을 참고한다).
- 특정 상황에서 자궁수축을 자극할 수 있는 간 3, 신장 3, 방광 60의 경혈을 피한다(피해야 할 압박의 위치와 압력의 종류에 대한 자세한 내용은 2장을 참고한다).
- 약물 남용자인 임산부의 임신이 미약하거나 반사 영역 치료가 처음이라면, 주의를 기울인다.

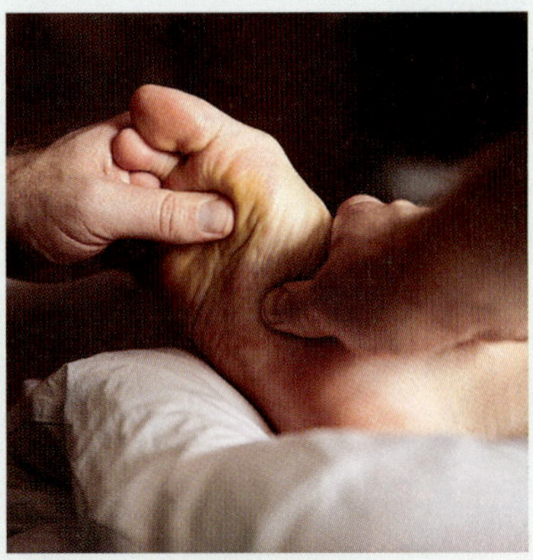

그림 4.13 발반사 영역치료.

산전 기법: 임신 기간 내내 도움을 준다.

후두골 견인과 흔들기(그림 4.14)

목적

미주신경의 압박을 감소시켜 진정 효과를 유도하기 위해; 목 연부조직의 긴장을 줄이고 이완을 촉진하기 위해; 두통을 줄이기 위해; 심부 마사지를 적용할 지점을 결정하는 관절 운동의 질과 양, 압통 부위를 평가하기 위해.

절차

옆으로 누운 자세 또는 반쯤 기댄 자세(옆으로 누운 자세에 대해 설명)에서 실시하는 것이 가장 좋다; 윤활액 없이 실시한다.

1. 테이블 머리 쪽에 서서 고객의 얼굴을 바라본다.
2. 가까운 쪽 손의 내측(척골 쪽) 가장자리를 천장 쪽 후두부 능선에 배치한다. 귀가 눌리지 않도록 손을 컵 모양으로 만든다. 다른 손의 가쪽 가장자리를 테이블 쪽 후두부 능선에 배치한다. 손가락 끝으로 압박하지 않고, 손가락의 측면이 후두부 능선의 주변을 감싼다.
3. 테이블에서 몸을 기울여 후두부를 경추로부터 멀어지도록 부드럽게 서서히 잡아당긴다. 흔들기를 하면서 견인력을 일정하게 유지하면서 부드럽고 천천히 미세하게 흔들기 동작을 추가한다. 최소 30초 동안 계속 수행한다.

힌트

- 움직임은 작고 느리게, 리듬은 일정하게 유지해야 한다; 편안한 심박동수를 상상한다.
- 미주신경이 압박되지 않는다는 상상하면서 쉬운 관절 운동을 다시 정립하는 것을 목표로 한다.
- 고객이 메스꺼움을 느끼면, 이 절차를 나중에 실시한다.

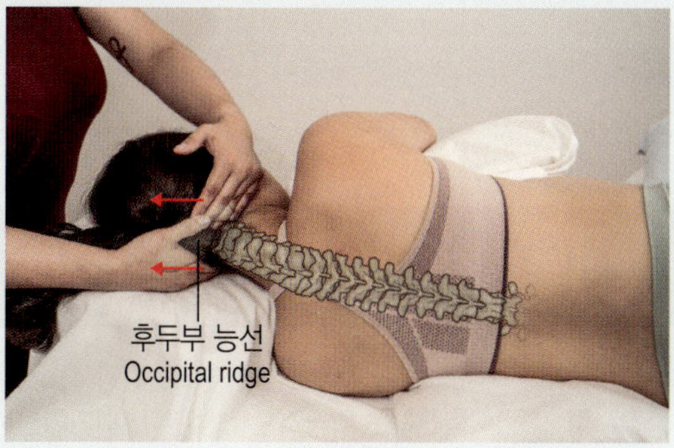

그림 4.14 후두골 견인과 흔들기 기법.

구조적 균형 교육

목적

머리, 척추 및 골반의 수직 정렬을 촉진하여 많은 근골격계 문제나 생리적 불편을 줄이기 위해; 일상활동에서 보다 최적의 정렬과 기능을 촉진하기 위해; 긴장 완화가 필요한 부위와 근육 강화가 필요한 부위를 찾기 위해.

절차

고객이 옷을 입고 앉은 자세나 선 자세(서 있을 때 가장 잘 수행되고 설명됨)에서 시행할 수 있다; 윤활액 없이.

후두부 들기(그림 4.15)

1. 서 있는 고객에게 귀 뒤쪽에 있는 부위를 더 뒤쪽으로 이동하면서 위쪽으로 들어 올린다는 생각을 하도록 구두로 지시한다.
2. 고객이 이런 동작을 세 번 이상 실시한다는 상상을 하도록 한 후, 여러분의 손을 고객의 후두부 주위에 배치한다. 가볍게 뒤쪽으로 당기고 천장 쪽으로 들어 올릴 때 여러분의 손이 이런 동작을 안내한다.
3. 다른 상상: 머리 정수리에 연결된 끈이 하늘로 당겨져 머리를 들어 올리고, 그에 따라 경추와 늑골, 골반까지 위쪽으로 함께 올라가는 상상을 한다.

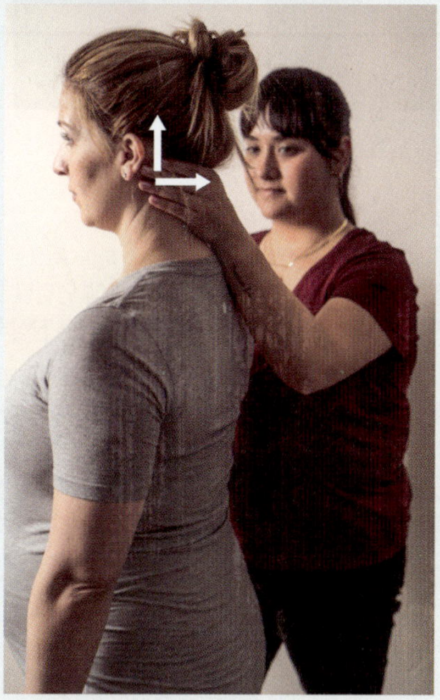

그림 4.15 후두부 들기.

늑곽 정렬(그림 4.16)

1. 고객에게 반대쪽 벽에서 흉골까지 연결된 줄이 상체를 약간 앞으로 당긴다는 것을 상상해 보도록 지시한다.
2. 서 있는 고객의 뒤쪽에서 편안한 손으로 늑곽의 옆쪽 아래쪽을 잡는다. 세 번의 동작을 상상한 후, 고객에게 이 동작을 시작하도록 주문한다. 고객이 움직일 때 손가락을 사용하여 하부 늑곽을 약간 더 뒤쪽으로 이동시킨다. 이와 동시에 엄지를 앞쪽으로 회전시키면서 상부 늑곽을 약간 앞쪽으로 들어 올린다.

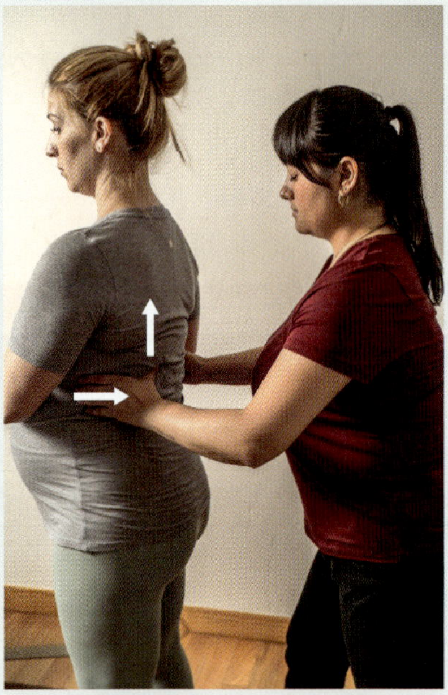

그림 4.16 늑곽 정렬.

골반과 요추 정렬(그림 4.17)

1. 선 자세의 고객에게 연결된 줄이 치골을 하늘 쪽으로 들어 올린다고 상상하도록 구두로 주문한다. 꼬리뼈에 연결된 또 다른 줄이 무게를 지탱하고 땅을 향해 아래로 뻗는다고 상상해 본다.
2. 세 번의 동작을 상상한 후, 한 손은 천골에, 다른 손은 치골 바로 위쪽에 배치하는 것을 허락받는다. 고객이 이런 상상의 동작을 시작하면서 골반의 운동을 안내해 준다: 천골을 눌러 주면서 둔부 근육을 사용하지 않도록 하고 골반을 집어넣도록 하고, 또 복부를 하늘 쪽으로 부드럽게 들어 올리도록 장려한다.

힌트

- 고유수용성 습관으로 인해 많은 고객이 이런 재배열을 할 때 앞으로 떨어지는 것처럼 느낄 것이다. 가능하면 전신 거울을 사용하여 고객이 실제로 더 수직이 되었는지를 확인할 수 있도록 한다.
- 하루 종일 그리고 통증, 긴장 또는 피로를 느낄 때마다 몸을 재정렬하도록 격려한다.
- 산전 자세 정렬에 대한 다른 접근법은 Bowman 2016과 Simkin 등 2018을 참고한다.
- 그림 4.15-그림 4.17의 흰색 화살표는 고객과 치료사의 움직임을 보여준다.

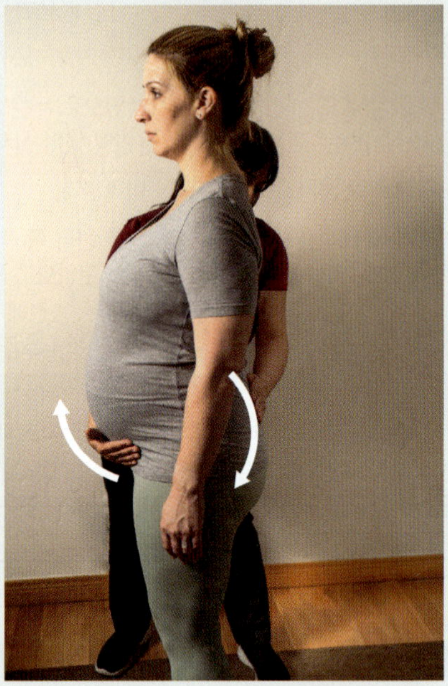

그림 4.17 골반과 요추 정렬.

기타 전신 통합 기법

여러분의 기법 레퍼토리 중에서 이완과 부교감신경 자극, 통합, 안정, 정서적 지원을 촉진하는 마사지를 선택한다. 여기에는 부드러운 전신 스웨덴식 마사지와 Esalen 스타일 마사지, 특히 측두근, 저작근, 전두근에 대한 안면 마사지, 두통(긴장, 부비동 또는 편두통) 완화를 위한 기타 기법 등이 포함될 수 있다; 두개천골 요법(스틸-포인트, 후두골저, 골반횡격막 이완, 견인 및 L5-S1의 지렛대 이완에 중점을 둔 요법); 극성 요법, 진신주츠(jin shin jyutsu).

몸통 기법 Torso Techniques

이 기법 그룹은 몸통 전반의 통증을 완화하는 데 중점을 둔다. 전방, 후방 및 측방 구조의 산전 변화로부터 통증을 완화한다. 보다 구체적으로 이런 기법은 어깨와 등의 결림 및 피로, 늑곽 통증, 요추 및 골반 통증, 경직과 경련, 이상근 증후군, 자궁 광인대 연관통과 좌골신경통을 포함한 둔부 통증, 치골결합 기능장애의 찌르는 듯한 중앙선 통증 등을 치료한다.

이들 기법은 자궁과 골반, 복부 및 흉부 부위의 다른 장기를 위해 많은 공간을 만드는 데 도움을 줄 수 있다. 긴장, 인대 문제, 통증유발점 및 기타 근막 통증을 완화할 수 있다(산전 요통과 골반 통증 및 기타 근골격계 질환에 대한 자세한 내용은 1장을 참고한다). 특히 임신 2기와 3기에 이런 기법을 치료 회기때 충분히 활용한다.

복부 마사지(그림 4.18)

목적

이완을 촉진하기 위해; 건조함과 가려움증을 줄이기 위해 복부 피부에 윤활액을 바르기 위해; 몸통 관절을 부드럽게 움직이기 위해; 태아와의 연결을 촉진하기 위해; 하지의 부종을 줄이기 위해.

절차

어떤 자세에서든 시행할 수 있다(누운 자세 또는 반쯤 기댄 자세에 대해 설명); 윤활액을 사용한다.

1. 짝 편 이완된 손바닥에 오일을 바르고 고객의 복부 주위를 원을 그리며 천층 에플라지 기법으로 적용한다. 한 손은 완전한 원을 그리고, 다른 손은 반원을 그린다.
2. 오일을 바를 때보다 더 깊이 들어가지 않고 엄지나 손가락으로 옆구리에서 배꼽 쪽인 내측으로 움직이면서 피부를 부채살을 펴듯이 움직인다.
3. 다리의 부종을 완화하기 위해 손가락으로 하복부에 집중하여 작은 원을 그리며 마사지한다. 서혜인대 바로 위쪽과 치골에서 배꼽 쪽으로 이동하면서 길게 원을 그리며 마사지한다. 그런 다음, 그림 2.7A-D에 설명된 대로 다리 피부를 부드럽게 마사지 한다.
4. 몸통 관절을 직접적으로 더 많이 움직이기 위해, 한 손은 늑골의 측면에 접촉하고, 다른 손은 반대쪽 장골 위에 접촉한다. 몸통에 부드럽고 미세한 파동을 만들기 위해, 매우 천천히 그리고 부드럽게 압박과 당김을 교대로 실시한다.

주의 사항

- 복부 마사지에 대한 2장의 모든 주의 사항을 준수한다.

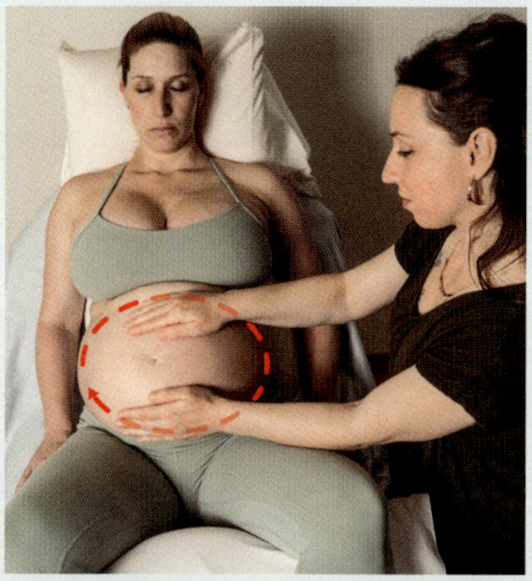

그림 4.18 복부 에플라지.

추궁판고랑 자벌레 기법 (그림 4.19)

목적

척추 인대와 방척추근, 특히 횡간근, 극간근, 반극근, 다열근 및 회전근 등으로 인한 통증을 완화하고 감소시키기 위해; 이들 근육의 통증유발점을 찾아 없애기 위해; 척추관절과 늑골관절을 가동시키기 위해.

절차

옆으로 누운 자세에서 윤활액을 바르고 마사지하는 것이 가장 일반적이다.

1. 골반 높이에 서서 고객의 머리 쪽을 바라본다. 등에 오일을 바른다.
2. 가쪽손의 중지와 검지를 천장 쪽 요천 접합부 근처에 배치한다. 추궁판 고랑 안으로 깊숙이 손가락을 넣는다.
3. 깊이를 유지하면서 체중을 척추 쪽으로 더 기울이고, 원위 지골간관절을 율동적으로 굴곡과 신전을 반복한다(지렁이처럼 움직여야 한다). 극돌기와 평행하게 고랑을 위쪽으로 밀어서 척추 회전근과 척추 인대 안으로 손가락을 넣는다. 요천 접합부에서 경추 7번까지 마사지를 수행한다.
4. 테이블 쪽 척추에도 반복한다.

힌트

- 통증유발점을 찾았을 때나 혹은 자벌레 기법을 완료한 후에 통증유발점을 없앤다.
- 너클이나 엄지를 사용하여 이 절차를 대신 수행할 수도 있다.
- 압박을 더 안쪽 또는 더 앞쪽으로 향하게 하거나 C7에서 시작하여 꼬리 쪽으로 마사지를 적용하여 자벌레 기법의 변형을 만들 수 있다.

주의 사항

- 극돌기 위가 아니라, 극돌기 옆에서 자벌레 기법을 적용한다.
- 몸통을 따라 안쪽 손과 전완을 사용하여 고객이 안정적으로 옆으로 누운 자세를 취하도록 지지한다.

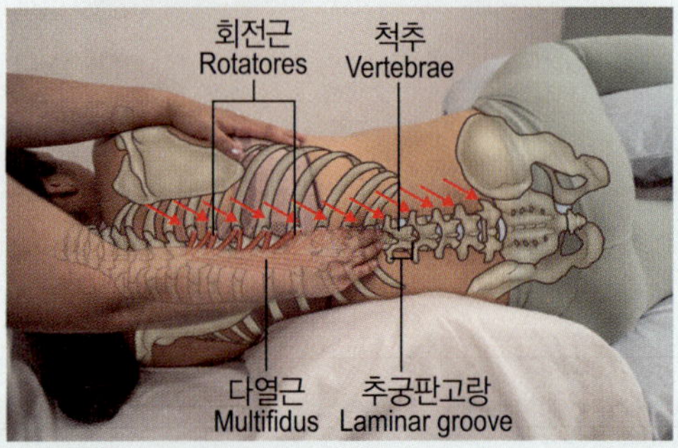

그림 4.19 추궁판고랑 자벌레 기법.

측방 골반 심부조직 기법(그림 4.20)

(출처: Osborne 2002.)

목적

둔근과 대퇴회전근의 만성 긴장을 완화하기 위해; 고관절과 기타 골반 관절의 통증을 감소하기 위해; 통증유발점을 찾고 제거하기 위해; 골반과 고관절의 정렬을 개선하기 위해; 광인대에서 발생하는 통증을 감소하기 위해; 좌골신경의 압박을 감소시키는데 도움을 주기 위해.

절차

옆으로 누운 자세에서 가장 잘 수행된다; 윤활액을 사용하지 않고.

중둔근

1. 고객의 골반 뒤쪽에 서서 고객의 발을 바라본다. 안쪽 손과 전완으로 고객의 몸통을 따라 옆으로 누운 자세로 잘 지지해 준다. 윤활액을 사용하지 않고 근위쪽 전완과 가쪽손의 주먹을 골반의 측면에 배치한다.
2. 조직 저항에 도달할 때까지 장골능의 아래쪽에 있는 부착점에서 중둔근을 부드럽게 압박한다. 고객이 통증의 경계선에서 쾌감을 느끼는지, 아니면 그 이상의 통증을 느끼는지를 확인한다. 최소 30초 동안 유지하면서 중둔근 섬유를 따라 근육의 착지점으로 이동하거나 소둔근까지 압박하여 조직 변화를 기다린다. 압박을 가한 만큼 천천히 서서히 압박을 해제한다.
3. 장경인대의 착지점에 도달할 때까지 최소 30초 동안 일련의 압박을 계속 수행한다. 저면에 있는 섬유가 신장될 때까지만 피부의 움직임을 제한한다.

대둔근

1. 안쪽 손으로 장골을 잡고 고객은 자신의 옆구리를 견고하게 고정하면서 약간 자세를 바꾼다. 조직 저항에 도달할 때까지 대둔근을 서서히 압박한다. 천골과 장골의 후방에 부착된 부위부터 시작한다. 고객이 통증의 경계선에서 쾌감을 느끼는지 아니면, 그 이상의 통증을 느끼는지를 확인한다.
2. 대둔근 섬유를 따라 착지점으로 이동하거나 더 깊숙이 압박하여 조직 변화를 기다리면서 최소 30초간 유지한다. 압박을 가한 만큼 천천히 서서히 압박을 해제한다. 대전자의 윗부분에 도달할 때까지 이런 압박을 계속 수행한다.
3. 만약 거미정맥이 없으면, 대전자의 먼쪽 부위에서 시작하여 장경인대를 따라 아래쪽으로 내려간다.

고관절 회전근

1. 방향으로 바꾸어서 너클, 전완이나 팔꿈치를 사용하여 조직 저항에 도달할 때까지 좌골결절과 대전자 사이의 통로 안으로 서서히 압박을 가한다. 고객이 통증의 경계선에서 쾌감을 느끼는지 아니면, 그 이상의 통증을 느끼는지를 확인한다. 최소 30초간 유지하면서 고관절 회전근에 깊숙하게 압박을 가해 좌골신경의 압박을 줄일 수 있는 조직 변화를 기다린다. 압박을 가한 만큼 천천히 서서히 압박을 해제한다.
2. 대전자 주변의 부착점을 조심스럽게 압박한다.

통증유발점

(출처: Howard 등 2000)

1. 압박을 할 때, 고객의 점프 반응을 유도하거나 다른 곳으로 연관통을 유발하는 것에 주의한다. 이런 통증유발점은 초기 통증이 줄어들 때까지 중간 정도의 압박을 가해 소멸시킨다. 감소하거나 통증이 사라졌다고 보고할 때까지 해당 통증유발점을 중간 정도의 압박을 가한다. 추가로 7-20초 동안 계속 압박을 가한다. 가능하면 통증유발점 주변을 30-60초 동안 신장하거나 국소 부위를 마사지한다.
2. 이들 근육과 장경인대에 있는 많은 전형적인 통증유발점(그림 4.20과 1.5에 있는 빨간색 점으로 표시됨)에 대해서도 유사하게 마사지를 한다. 그들은 일반적으로 고관절, 허벅지, 골반, 천골

(특히 천장관절) 쪽으로 통증을 전달한다.

3. 또한, 고관절과 가쪽 골반으로 전달되는 민감한 지점을 위해 요방형근과 다리 근육을 촉진한다.

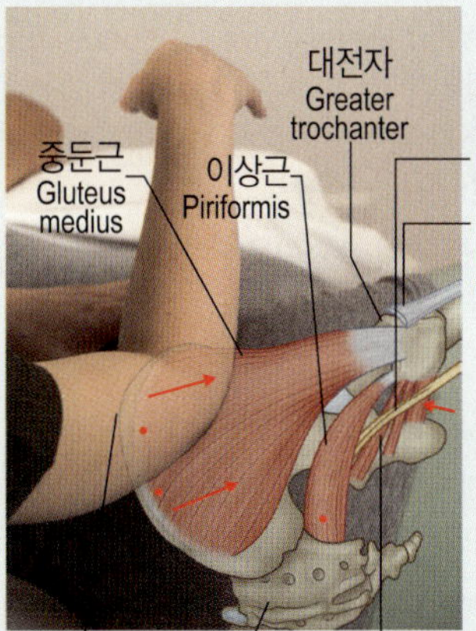

그림 4.20 측방 골반 심부조직 기법.

주의 사항

- 좌골신경은 대둔근 밑이나 외회전근 안에 위치하며, 깊은 압박에 반응한다. 고객이 다리 뒤쪽에 전기, 작열감, 저림 또는 통증을 느끼면, 압박의 위치, 방향 및 깊이를 바꾼다.
- 대전자상점액낭을 과도하게 압박하여 통증을 유발해서는 안된다.
- 통증유발점을 소멸시킬 때는 약간의 통증만 느낄 수 있도록 압박을 조절한다. 교감신경계가 방어적으로 활성화되지 않도록 주의한다.
- 거미정맥이 있는 부위에는 이들 기법을 수행하지 않는다. 그 대신 가동술을 사용한다.

요추 신장기법(그림 4.21)

(출처: pelvic lift technique from Maupin 2004.)

목적

골반과 척추를 재정렬하고 천골자궁인대의 긴장을 감소시켜 요통을 줄이기 위해; 고객의 척추 운동을 재교육하기 위해; 원심성 수축을 통해 장요근의 근력을 향상시키기 위해.

절차

테이블에 베개나 볼스터를 사용하지 않고 누운 자세에서 실시해야 한다; 윤활액을 사용하지 않고.

1. 고객이 테이블에 눕기 전에, 고객의 등에 바른 윤활액을 모두 제거했는지를 확인한다.
2. 골반 높이에 서서 고객의 머리를 바라보고, 우성 손이 테이블에 가깝게 닿을 수 있도록 테이블의 측면에 위치한다. 고객의 양발을 둔부 쪽으로 이동시키고, 양발의 간격을 약 12인치(30cm) 되게 한다. 이때 무릎을 굽힘한 편안한 자세가 되도록 한다.
3. 양쪽 다리 사이에 꼬리를 집어넣듯이 꼬리뼈를 돌리도록 지시한다. 그리고 골반을 먼저 들어 올리고, 그 다음 요추, 흉추 순으로 테이블로부터 들어 올려 교각자세를 취하도록 지시한다. 그런 다음, 반대 동작을 하도록 지시한다: 척추뼈를 하나하나씩 테이블 위에 내려놓고, 마치 척추가 길어지게 하듯이 맨 마지막에 골반을 내려놓는다(그림 4.21의 흰색 화살표 참고). 요추의 신장에 도움을 주는 "엉덩이를 들어 올리고, 허리를 아래로 내리시오"와 같은 문구를 찾는다.
4. 고객이 이런 동작을 배웠으면, 다시 들어 올리도록 주문한다. 우성손(안쪽 손)의 손바닥을 가능하면 척추의 높은 쪽에 배치한다. 이때 중지를 극돌기의 한쪽 측면에, 검지를 다른쪽 측면에 배치하여 테이블과 수직되게 들어 올린다. 전완과 손등을 테이블 위에 배치한다. 다른쪽 손은 환자의 가슴 위쪽에 가볍게 얹는다.
5. 위와 같이 여러분의 손가락에서 시작하여 상체를 다시 내려놓도록 구두로 지시한다. 손가락을 근막에 깊숙이 넣고 빨간색 점선으로 표시된 것처럼 아래쪽으로 당기면서 서서히 휴식 자세로 돌아온다(2단계 끝). 여러분의 말과 손으로 큐잉하면서 흉추, 요추, 천골 부위를 신장을 하도록 유도한다. 다른 손은 아래쪽 손이 있는 위치와 맞춰 몸통의 앞쪽을 가볍게 따라 내려가도록 한다.
6. 두 번 더 반복한다.

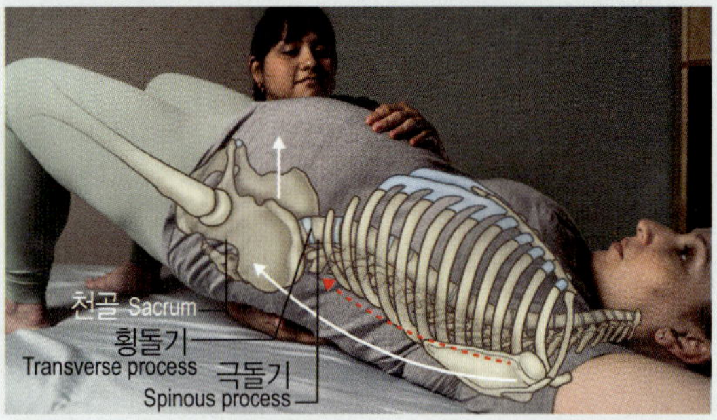

그림 4.21 요추 신장기법.

힌트

- 다리 사이에 손을 넣지 말고 측면에서 고객의 등과 테이블 사이에 손을 넣는다.
- 고객의 움직임에 맞춰 스트로크를 조정하여 여러분의 손이 고객의 밑에서 갇히지 않도록 한다.

- 다음과 같이 말로 지시한다: "척추 위쪽부터 시작하여 척추뼈를 한 번에 하나씩 테이블 위로 내려놓는다. 골반을 위로 유지하면서 아주 천천히 계속 내려놓는다. 요추까지 내려놓고, 맨 마지막으로 골반을 내려놓는다."

주의 사항

- 복부를 누르지 않는다.
- 위의 운동을 수행하기 전에, 몸통 지지대와 볼스터를 제거한다. 누운 자세성 저혈압 증후군을 예방하기 위해, 이 기법을 수행할 때 지지대 없이 3-5분 이상 누운 자세를 유지해서는 안된다.
- 고위험군 또는 합병증이 있는 고객, 속쓰림이나 열공성 탈장이 있는 경우에는 이 절차를 생략한다.

요천관절 감압기법(수동 골반경사기법)(그림 4.22)

목적

요천관절의 통증을 감소하기 위해; 천골 및 허리에서 발생하는 천골자궁인대의 연관통을 감소하기 위해; 추간관절과 주변 근막조직으로 인한 요통을 감소하기 위해; 골반/척추 정렬과 유연성 유지를 촉진하기 위해.

절차

옆으로 누운 자세에서 가장 잘 수행된다; 윤활액 없이.

1. 고객의 허리 뒤쪽에 서서 발을 바라본다. 가쪽손의 주먹이나 손바닥을 고객의 천골 위에 배치한다. 다른 손을 고객의 ASIS 위에 배치한다.
2. 꼬리를 집어넣는 것처럼, 천골을 앞쪽으로 단단히 눌러 꼬리뼈를 돌린다. ASIS에 배치된 손은 편안하게 유지하되 약간 후방으로 움직일 수 있도록 유도한다.
3. 이런 골반 경사를 30초-1분간 유지하면서 요천관절을 신장한다. 골반 경사자세를 유지하면서 골반을 같은 방향인 작은 진폭으로 율동적으로 흔들어 준다.

힌트

- 이런 수동 골반 경사 동작은 골반 정렬을 자연스럽게 지도할 수 있다(그림 4.32 참고).
- 첫 번째/두 번째 천추와 두 번째/세 번째 천추 사이에 흔한 압통점이 있는 경우에는, 손 전체를 사용하여 천골의 정점을 앞쪽으로 향하도록 압박하고 90초 동안 유지한다.
- 파트너에게 이런 간단하고 효과적인 편안함 방법을 가르쳐 주어 요통과 고관절 통증의 일상적인 완화 및 "요통"에 도움을 줄 수 있도록 한다(자세한 내용은 5장 참고).

주의 사항

- 손가락의 뒤쪽 부위나 손바닥과 같은 넓은 신체 부위를 사용하여 천골구와 일치하는 경혈점인 요방광 31-34번(BL-31~BL-34)에 뼈-뼈 압박을 가하지 않아야 한다(이런 주의 사항에 대한 자세한 내용은 2장 참고).
- ASIS를 억지로 당기거나 손가락을 골반 안으로 구부려 넣기 보다는 천골과 미골을 집어넣어 골반의 주요 움직임을 보조할 수 있도록 돕는다.
- 손가락이 둔부 틈새에 부적절하게 닿지 않도록 한다.
- 이런 기법을 효과적으로 사용하려면 상당한 지속적인 압박이 요구된다. 필요하다. 손목에 무리가 가지 않도록 손목관절을 일직선으로 유지한다.

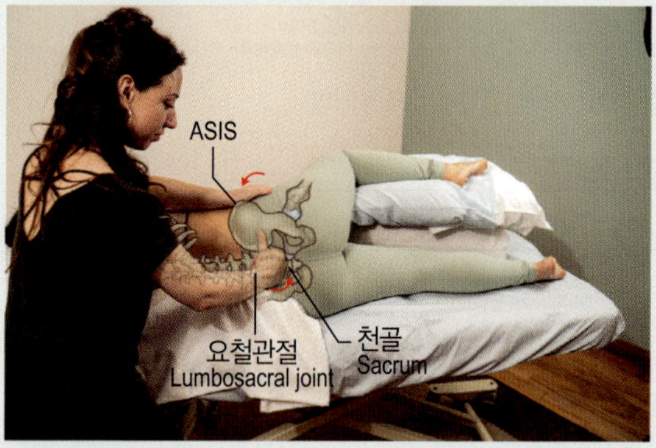

그림 4.22 요천관절 감압기법(수동 골반경사기법).

방척추근 심부조직 기법(그림 4.23)

(출처: Osborne 2002)

목적

만성 긴장을 이완하고 단축된 후방 근막 구조물, 특히 척주기립근과 흉요근막으로 인한 통증을 줄이기 위해; 통증유발점으로 인한 통증을 제거하기 위해; 골반 및 척추 재배열을 돕고, 천장관절, 요천관절 및 추간관절의 긴장과 통증을 완화하기 위해; 후방 몸통을 확장하여 완전한 호흡을 촉진하기 위해.

산전 기법: 임신 기간 내내 도움을 준다.

절차

옆으로 누운 자세에서 가장 잘 수행된다; 윤활액 없이.

1. 테이블의 머리쪽으로부터 고객이 자신의 측면을 견고하게 지지할 수 있도록 안쪽 손과 전완을 이용하여 옆으로 누운 고객의 몸통을 따라 지지한다.
2. 긴장된 부위 또는 C7 근처에서 시작한다. 가쪽손의 주먹, 너클 또는 손가락 끝을 사용하여 조직의 저항이 느껴질 때까지 척추 근막 구조를 천천히 압박한다. 고객이 통증의 경계선에서 쾌감을 느끼는지 아니면, 그 이상의 통증을 느끼는지를 확인한다. 최소 30초 동안 압박을 유지하면서 방척추근막을 따라 근육의 착지점 방향으로 이동하거나 더 깊숙이 압박하여 조직 변화를 기다린다. 압박을 가한 만큼 천천히 압박을 해제한다.
3. 천골 아래쪽까지 최소 30초 동안 일련의 압박을 계속 수행한다. 저면에 있는 섬유가 신장될 때까지만 피부의 움직임을 제한한다. 팔꿈치나 주먹, 너클에서 손가락 끝이나 엄지에 이르기까지 신체 부위를 바꿔 가며 천골 위와 그 위쪽의 근육이 좁아질 때까지 압박한다.
4. 한 번에 한 쪽씩 혹은 동시에 양쪽씩 압박을 가한다.
5. 압박하는 동안 특히 최장근(T8-T10), 요장늑근(L1), 다열근(S1) 및 요방형근(S1)에 위치한 모든 통증유발점을 소멸시킨다(그림 4.23의 빨간색 점 참고). 통증의 경계선에서 쾌감보다 더 강렬한 느낌을 느껴지지 않을 때까지 확인된 통증유발점의 압박을 조절한다. 통증 강도의 변화에 대해 고객에게 피드백을 요청한다. 통증이 사라지면, 7-20초 동안 계속 더 압박한다.

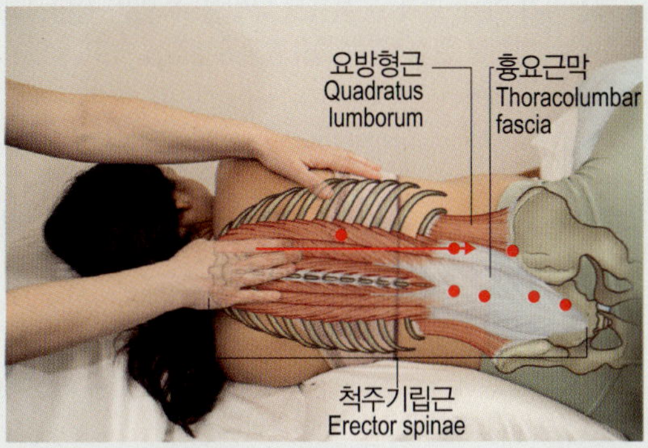

그림 4.23 방척추근 심부조직 기법.

힌트

- 오일을 바르기 전에 모든 압박을 수행한다. 조직이 늘어나지 않는다면 무리하게 압박을 가하지 않는다. 일련의 압박도 똑같이 효과적이다. 최소 30초 동안 혹은 근막의 변화가 일어날 때까지 고정된 자세를 유지하는 것을 명심해야 한다. 스트로크와 압박을 병행하는 것이 가장 좋다.
- 테이블에 과도하게 기대거나 손이 불편하지 않도록 필요에 따라 자세와 신체 부위를 바꾸어 준다.
- 통증유발점에 지속적인 압박을 가하는 대신, 고객을 통증이 없는 자세로 천천히 이동시키고, 90초 동안 그 자세를 유지한다. 서서히 원래 자세로 되돌려 놓는다(Jones 1981의 스트레인-카운터스트레인 기법에서 변형한 것).

주의 사항

- 복부 근육이나 척주기립근 그룹의 측면 경계를 따라 압박을 가한다. 극돌기 바로 위에 직접적으로 압박을 가하지 않는다.
- 요추 부위에서는 과도한 전만증을 피하기 위해 앞쪽보다 아래쪽으로 압박을 가해야 한다.
- 심한 중간 허리 통증, 특히 오른쪽과 어깨자세를 바꿔도 완화되지 않는 경우에는, 조산이나 유산의 증상일 수 있다는 점을 명심해야 한다. 신장 감염도 요통을 유발할 수 있다. 합병증의 증상이 있는지를 주의 깊게 평가하고, 진단과 지침을 위해 산부인과 의사에게 의뢰한다.

흉대 가동술

목적

목과 상부 흉대의 연부조직 긴장을 줄이고 이완을 촉진하는 부드러운 관절가동술을 만들기 위해; 미주신경과 상완신경총의 압박을 줄여 진정 효과를 유도하고, 팔 통증을 완화하기 위해; 더 쉽고 완전한 호흡을 촉진하기 위해; 긴장의 지표로서 운동의 질과 양을 평가하고 더 깊은 마사지 기법을 적용할 수 있는 지점을 안내하기 위해.

절차

옆으로 누운 자세와 반쯤 기댄 자세에서 수행하는 것이 가장 좋다; 윤활액 없이.

신장기법(그림 4.24)

1. 테이블의 머리 쪽에 위치한다. 천장 쪽 고객의 등에 가까운 곳인, 목과 견쇄관절 사이에 손을 배치한다; 다른 손은 견쇄관절 위에 배치한다.
2. 흉대를 발 쪽으로 부드럽게 압박한다. 상부 등과 목 사이가 늘어나는 느낌이 들도록 유지한다.
3. 견인 기법에 흔들기 기법을 추가한다. 움직임은 작고 느리게, 리듬은 일정하게, 편안한 심박동수를 상상한다. 흔들기를 할 때 견인을 제거해서는 안된다. 최소 30초 동안 유지한다.

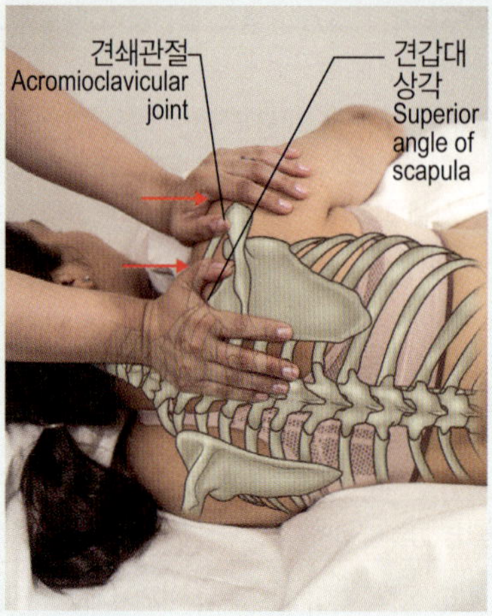

그림 4.24 흉대 가동술(신장).

원 그리기(그림 4.25)

1. 고객의 상부 등 뒤쪽에 위치하여 고객의 머리 쪽을 바라본다. 여러분의 테이블 쪽 팔을 고객의 천장 쪽 팔 밑으로 넣어 고객의 전완이 여러분의 전완을 가로지르도록 한다. 고객의 팔꿈치를 부드럽게 구부려 여러분의 팔꿈치 안으로 집어넣고, 그 손으로 어깨관절을 감싸준다. 가쪽손을 견갑골 바로 위나 그 안쪽에 배치한다.
2. 견갑골과 상완골을 리드미컬하고 부드럽게 위아래로 흔들고 견갑골을 원 그리듯이 움직이면서 흉대를 수평으로 확장한다. 편안한 심박동수로 매우 작은 진폭의 움직임만 사용하여 운동의 질을 강조한다. 상승/하강, 전방회전/하방회전, 외전(전인)/내전(후인) 등 모든 견갑대 움직임의 조합을 포함시킨다. 각 운동의 조합을 1분 이상 천천히 살펴보면서 뭉친 부위를 신장하거나 긴장된 근육을 단축하여 긴장 수준을 재설정해 준다.

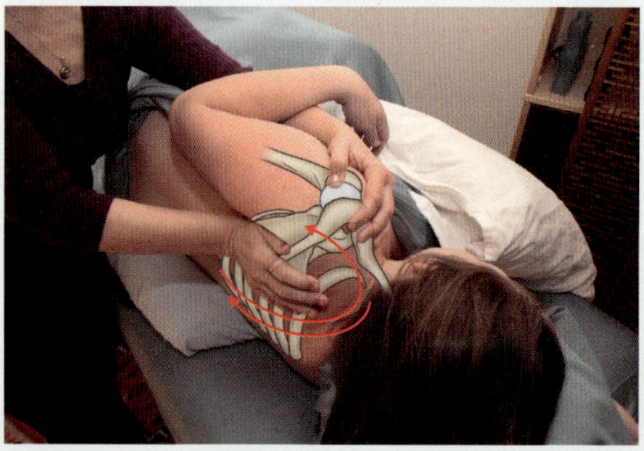

그림 4.25 흉대 가동술(원 그리기).

힌트

- 이 동작에 자신감이 생기면, 다음과 같은 다양한 동작을 시도해 본다. 여러분의 다른 손을 견쇄관절에서 천장 쪽 후두부까지 이동한다. 어깨 위에 놓인 손의 꼬리 방향을 유지한다; 그런 다음 다른 손과 먼 쪽으로 방향으로 몸을 기울임으로서 반대 방향의 신장을 일으켜 후두부를 견인한다. 여러분이 부드럽게 흔드는 동안, 견인을 해제해서는 안된다. 최소 30초 동안 유지한다. 머리 각도를 바꿔가며 다양한 신장을 시도한다.

주의 사항

- 부드럽게 흔들어서 고객이 자신을 안전하게 유지하기 위해 긴장하는 것을 방지한다.
- 가동범위의 끝지점을 피한다.
- 고객이 메스꺼움을 느끼면, 나중에 이 절차를 실시한다.

흉대 심부조직 기법

(출처: Osborne 2002)

목적

흉대 근육의 만성 긴장과 통증을 감소시키는 근막 변화를 만들기 위해; 머리, 경추, 흉추 및 늑곽의 재배열을 도와 통증을 줄이고 호흡을 개선하기 위해; 팔과 손 통증을 유발할 수 있는 상완신경총과 미주신경의 압력을 완화하기 위해; 통증유발점을 찾고 소멸시켜 통증을 감소하기 위해.

절차

고객은 어떤 자세(누운 자세 또는 반쯤 기댄 자세에 대해 설명)로든 시행할 수 있다; 윤활액 없이.

상부 승모근(그림 4.26)

1. 테이블의 머리 쪽에 위치한다. 한쪽 또는 양쪽 주먹을 사용하여 어깨를 편측이나 양측으로 압박을 가한다.
2. 조직의 저항이 느껴질 때까지 목의 기저부 근처에서 시작하여 상부 승모근 쪽으로 서서히 압박한다. 고객이 통증의 경계선에서 쾌감을 느끼는지 아니면, 그 이상의 통상을 느끼는지를 확인한다.
3. 최소 30초 동안 유지하면서 견갑골을 따라 승모근의 착지점으로 이동하거나 근막을 더 깊게 압박하여 조직 변화를 기다린다. 압박을 가한 만큼 천천히 압박을 해제한다.
4. 견쇄관절에 도달할 때까지 최소 30초씩 일련의 압박을 계속 수행한다.

5. 통증유발점을 발견하여 소멸시킨다.
6. 한쪽만 수행했다면, 반대쪽도 반복한다.

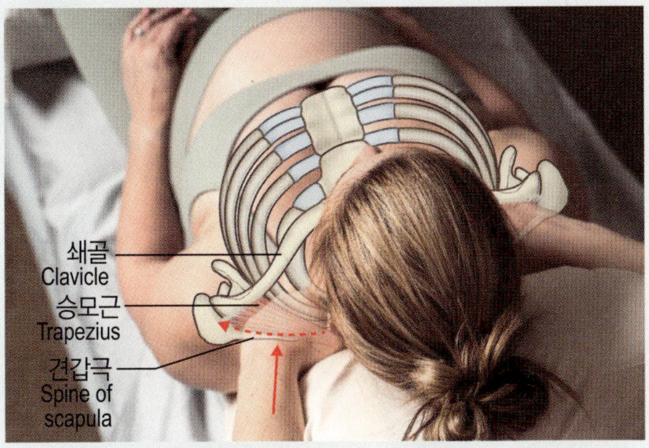

그림 4.26 흉대 심부조직 기법(상부 승모근).

견갑거근(그림 4.27)

1. 테이블의 측면이나 머리 쪽에서, 너클이나 손가락 끝을 사용하여 견갑골의 상각에 있는 견갑거근의 부착점을 조직 저항이 있을 때까지 서서히 압박한다. 통증의 경계선에서 쾌감을 느끼는지 아니면, 그 이상의 통증을 느끼는지를 확인한다.
2. 최소 30초 동안 유지하면서 조직층 깊숙이 압박하여 조직 변화를 기다린다. 압박을 가한 만큼 천천히 압박을 해제한다.
3. 발견한 통증유발점을 제거한다.
4. 만약 편측을 수행했다면, 반대쪽도 반복한다.

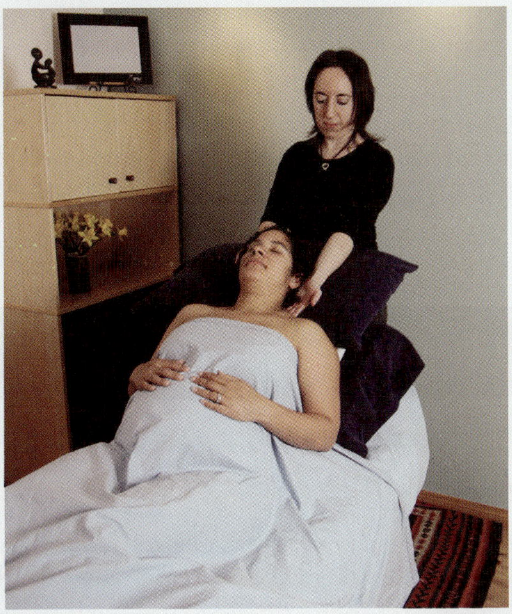

그림 4.27 흉대 심부조직 기법(견갑거근).

사각근(그림 4.28)

1. 테이블의 측면이나 머리 쪽에서 손가락 끝을 사용하여 조직 저항이 느껴질 때까지 사각근을 점진적으로 압박한다. 쇄골 바로 뒤쪽인 흉쇄유돌근의 기시점 바로 옆 지점에서 쇄골 바로 뒤쪽을 압박한다. 고객의 발 쪽으로 압박 벡터를 유지한다. 통증의 경계선에서 쾌감을 느끼는지 아니면, 그 이상의 통증을 느끼는지를 확인한다. 팔이 저리거나 따끔거림이 없는지를 확인한다.
2. 조직층 깊숙이 압박하여 조직 변화를 기다리면서 최소 30초간 유지한다. 압박을 가한 만큼 천천히 압박을 해제한다.
3. 발견한 통증유발점을 제거한다.
4. 반대쪽도 반복한다.

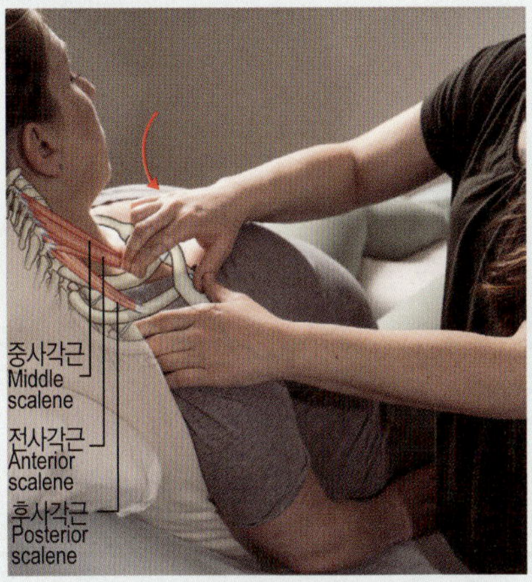

그림 4.28 흉대 심부조직 기법(사각근).

대흉근(그림 4.29)

1. 고객의 복부와 같은 높이인 테이블의 측면에 위치하고, 반대쪽 어깨를 바라본다.
2. 고객의 발 쪽에 가까운 손을 사용하여 고객의 몸을 가로질러 가슴조직 위와 흉골 옆의 상대흉근(쇄골 부분)에 조직 저항이 느껴질 때까지 서서히 압박을 가한다. 통증의 경계선에서 쾌감을 느끼는지 아니면, 그 이상의 통증을 느끼는지를 확인한다.
3. 최소 30초 동안 유지하면서 조직층 깊숙이 들어가거나 근막을 따라 상완골 부착점으로 이동하여 조직 변화를 기다린다. 압박을 가한 만큼 천천히 압박을 해제한다.
4. 상완골의 부착점에 도달할 때까지 최소 30초씩 일련의 압박을 계속 수행한다.
5. 통증유발점이 발견되면 제거한다.
6. 반대쪽으로 양쪽을 반복한다.

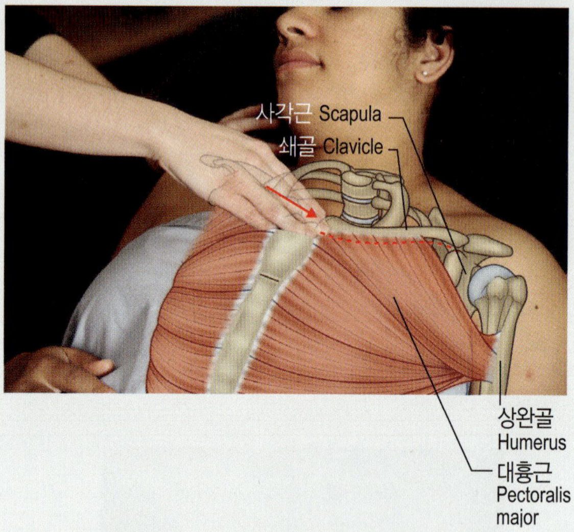

그림 4.29 흉대 심부조직 기법(대흉근).

소흉근(그림 4.30)

1. 고객 복부와 같은 높이의 테이블 측면에 위치하여 고객의 머리 쪽을 바라본다. 팔꿈치를 굽힌 상태에서 가까운 쪽 팔을 약간 외전시킨다.
2. 안쪽 손의 뒤쪽면을 사용하여 가슴조직을 누르지 않고 겨드랑이에 접근할 수 있도록 고객의 가슴 부위를 안쪽으로 밀어낸다(또는 겨드랑이에서 가슴 부위를 떨어지게 하도록 주문할 수도 있다).
3. 가쪽손의 손가락 끝을 5번 늑골 높이에 배치하고, 조직이 저항할 때까지 대흉근 근처에 있는 액와근막을 서서히 깊게 압박한다. 압박의 벡터를 흉골절흔 쪽으로 향한다. 통증의 경계선에서 쾌감을 느끼는지 아니면, 그 이상의 통증을 느끼는지를 확인한다.
4. 안쪽 손을 어깨관절 쪽으로 이동하고 견갑골을 앞으로 회전시켜 더 깊숙이 압박한다. 또는 견갑골을 아래쪽으로 회전시켜 액와근막과 소흉근을 손가락 끝에 대고 신장한다.
5. 최소 30초간 유지하면서 조직을 더 깊게 압박하여 조직 변화를 기다린다. 약간의 압박을 유지한 상태에서 살짝 힘을 빼고 4번 늑골과 3번 늑골의 비슷한 접촉 부위로 압력 벡터를 이동시킨다.
6. 발견한 통증유발점을 모두 제거한다.
7. 테이블의 반대편으로 이동하여 반대쪽도 반복한다.
8. 다른 긴장된 흉대 근육에 비슷한 마사지 기법을 수행한다.

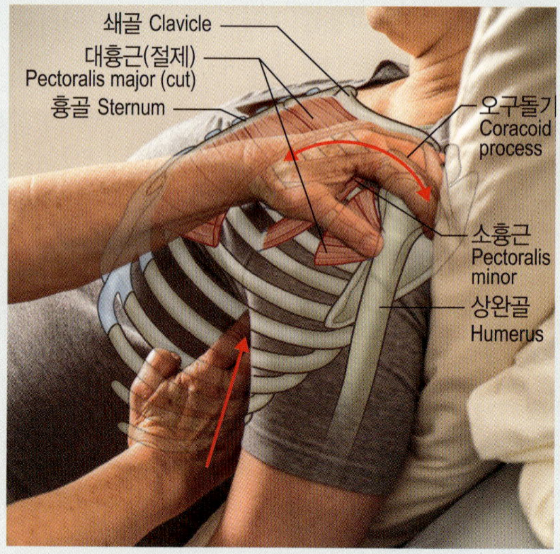

그림 4.30 흉대 심부조직 기법(소흉근).

주의 사항

- 상완신경총에 고통스럽고 위험한 압박을 가하지 않는다. 고객의 팔 아래로 저림이나 따끔거림이 발생하면 압박 벡터의 방향을 바꾼다.
- 흉쇄유돌근, 쇄골, 전방 승모근으로 경계를 이루는 "주의 삼각" 부위를 압박해서는 안된다.
- 견쇄관절에 통증을 유발하는 압박을 가하지 않는다.
- 승모근을 압박할 때는 넓은 압박만 사용하고, 견갑거근 부착점을 압박할 때는 견갑골 상각을 고려하여 담낭 21번 경혈점(GB-21, 어깨의 정점)을 자극하지 않도록 주의한다.
- 고객이 유방 절제술, 유방 축소술 또는 확대술 등 유방이나 겨드랑이 부위에 수술이나 방사선 치료를 받은 적이 있는 경우에는, 여러 번의 수정이 필요하다. 관련 적응에 대한 충분한 교육을 받지 않았다면 소흉근 기법을 수행하지 않는 것이 좋다.

흉대 횡마찰기법(그림 4.31)

(출처: Cyriax and Cyriax 1996.)

목적

흉대와 목, 특히 견갑거근, 극상근, 경부 연부조직 및 능형근의 유착으로 인한 만성 긴장과 통증을 줄이기 위해; 상체와 목의 재배열을 촉진하기 위해; 흉대와 목의 통증유발점으로 인한 통증을 줄이기 위해.

절차

어떤 자세로든(옆으로 누운 경우 설명) 수행할 수 있다; 윤활액 사용.

1. 고객의 몸통 뒤쪽에 서서 머리 쪽을 바라본다.
2. 가쪽손의 손가락 끝이나 엄지손가락을 사용하여 원하는 근육의 깊이까지 압박한다.
3. 여러분의 손가락과 뼈 사이에 있는 조직을 고정하기 위해 압박을 유지한다. 손가락이나 손목의 수축이 아닌, 몸통의 회전을 통해 횡섬유 마찰 운동을 일으킨다. 피부 위에서 미끄러지지 않고, 2-5분간 계속 수행한다.
4. 견갑거근의 근복과 착지점, 외측 근건 접합부 근처의 극상근, 능형근의 착지점, 후경부 신전근 등에 집중한다.
5. 마찰 중에 발견된 통증유발점을 제거한다.

힌트

- 다양한 마찰 기법을 만든다: 엄지손가락이나 손가락으로 압박한 부위의 조직을 움직일 수 있도록 해당 관절에서 각도를 바꾸어 적용하거나 그 관절을 흔든다.

주의 사항

- 담낭 21을 자극하지 않도록 어깨 꼭대기 부위를 넓게 압박한다.
- 고객이 자신의 배 쪽으로 숙여지지 않도록 고객의 자세를 유지한다.

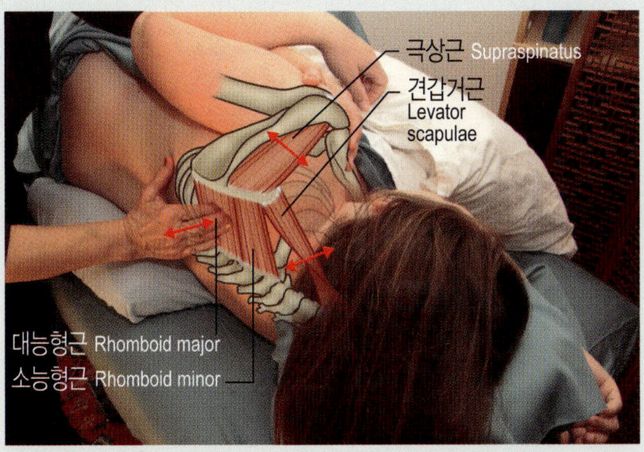

그림 4.31 흉대 횡마찰기법.

골반 정렬 교육(그림 4.32)

목적

효율적인 장요근 활성화에 대한 재교육을 하기 위해; 하지에 대한 적절한 요추와 골반의 정렬을 장려하기 위해; 장요근을 자극하기 위해; 요천관절 주변의 통증과 천골골반 인대로 인한 연관통을 감소시키기 위해; 요추와 천골의 긴장과 통증을 줄이기 위해; 골반 자궁의 적절한 지지력을 통해 대퇴 순환 흐름을 촉진하기 위해.

절차

이 운동은 치료 회기 전후에 옆으로 누운 자세, 앉거나 선 자세(옆으로 누운 자세에 대해 설명)에서 여러분이 가르칠 수 있는 고객 참여형 운동이다.

1. 고객에게 자신이 선택한 긴 동물 꼬리(원숭이 꼬리가 많은 사람들에게 유용한 이미지)를 꼬리뼈에 붙이고 다리 사이로 당겨서 꼬리의 끝을 가슴 높이에서 잡는 것을 상상하도록 주문한다.
2. 꼬리를 머리 위로 당기는 것을 상상하고, 꼬리뼈가 아래로 말리는 느낌을 상상한 후, 다시 가슴 높이에서 처음 자세로 놓는다는 것을 상상하도록 주문한다. 숨을 내쉴 때는 꼬리를 머리 위로 당기고, 숨을 들이쉴 때는 가슴 높이로 되돌아가는 것을 상상하면서 이 동작을 두 번 더 상상해 본다.
3. 고객의 허리높이에 위치하여 발 쪽을 바라보고, 가쪽손의 손바닥을 고객의 천골 위에 배치하고, 손가락이 둔부 틈새에 닿지 않도록 한다. 안쪽 손을 장골 위에 배치하고 손가락 끝을 서혜인대 바로 위쪽인 복부 옆쪽에 부드럽게 배치한다.
4. 이제 꼬리를 당기고 골반이 움직이는 것을 계속 상상하도록 지시하면서, 어떤 근육군을 사용하는지에 신경을 쓴다(그림 4.32의 흰색 화살표가 가리키는 방향). 위와 같이, 상상과 골반경사 동작을 호흡에 맞춰 조정하도록 격려한다.
5. 최대 1-2분 동안 골반을 부드럽게 기울였다가 다시 재배치하는 동작을 계속하도록 하고, 반복할 때마다 근육 사용을 정교하게 한다.
6. 골반 울혈과 허리 부담을 줄이기 위해 누워 있거나 서 있거나 혹은 앉은 자세에서 골반 경사 운동을 주기적으로 반복하는 것을 권장한다.

힌트

- 일부 고객은 동작을 상상만 해도 처음에는 몸을 약간 경사시킬 수 있다.
- 이런 동작의 목표는 하복직근의 활성화와 함께 장요근을 수축시켜 이런 운동을 만드는 것이다. 안쪽 손의 손가락 끝에서 이 근육을 느껴져야 한다. 둔부 근육이 조여지는 느낌이 든다면, 이 근육이나 다른 외재근(슬괵근, 대퇴직근 또는 상복부 근육)을 사용하고 있는 것일 수 있다. 이런 유형의 큰 진폭의 골반 움직임은 골반 경사보다는 골반 추력(pelvic thrust)을 만들기 때문에 장요근을 인식하는 데 효과적이지 않다. 외재근의 사용을 억제하도록 주문한다. 요근이 단독으로 활성화될 때까지 몇 번의 연습을 통해 골반 경사 운동을 작게 하거나 단순히 상상하는 것으로 제한해야 할 수도 있다.
- 임신 22주 이후에는 3-5분 이상 적응 없이 누운 자세를 취해서는 안 된다는 점을 명심해야 한다.
- 적절한 골반 정렬 및 골반 경사에 대한 다른 접근 방식은 Rizco 2020, Simkin 등 2018, Bowman 2016, Noble 2003; Calais-Germain 2003; Franklin 2003 등을 참고한다.

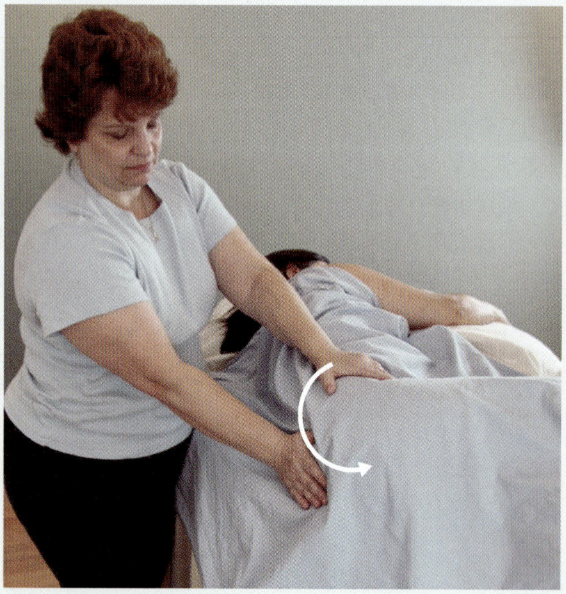

그림 4.32 골반 정렬 교육.

골반대 감압기법(그림 4.33)

목적

이용할 수 있는 자궁 공간과 자궁 성장과 최적의 태아 위치를 위한 늑곽과 장골 사이의 공간을 최대화하기 위해; 장요인대와 천장인대에서 긴배측인대와 천골자궁 인대에 이르기까지 모든 후방 골반 인대를 가동시키기 위해; 외복사근, 요방형근 및 기타 요추 방척추근을 신장하기 위해; 장요인대의 근막 덮개 밑을 지나가는 좌골신경의 압박을 감소시키기 위해.

절차

누운 자세, 반쯤 기댄 자세 또는 옆으로 누운 자세(옆으로 누운 자세에 대해 설명)에서 수행할 수 있다; 윤활액 없이.

1. 고객의 뒤쪽에 서서 천장 쪽 무릎을 바라본다. 환자의 머리에 가까운 손을 장골에 대고, 다른 손을 천장 쪽 둔부의 천골 측면 가장자리와 대전자 사이에 배치한다.
2. 둔부에 손을 대고 장골을 무릎쪽으로 기울이고 흔들기 동작을 시작하여 장골을 천골로부터 분리한 후 유지한다(그림 4.33의 화살표 참고). 최소 30초 동안 연부조직에 견인력을 유지한다. 움직임은 작고 느리게, 리듬은 일정하게 유지하며 편안한 심박동수를 상상한다. 최소 30초 동안 연부조직을 흔들고 견인하는 동작을 계속 수행한다.
3. 동작을 멈춘 후 대부분의 압박을 해제하고, 테이블의 발 쪽으로 몸을 약간 돌린다. 안쪽 손의 손꿈치를 장골능에 대고, 장골이 늑곽으로부터 멀어지도록 테이블의 발 쪽을 향해 아래쪽으로 장골을 경사시킨다. 장요인대 주변의 가장 안쪽 조직을 가동시키는데 집중한다(그림 4.33의 화살표 참고). 주요 연부조직에 최소 30초 동안 견인력을 유지한다. 움직임은 작고 느리게, 리듬은 일정하게 유지하며 편안한 심박동수를 상상한다. 30초 후 움직임을 멈추고, 천천히 압박을 해제한다.

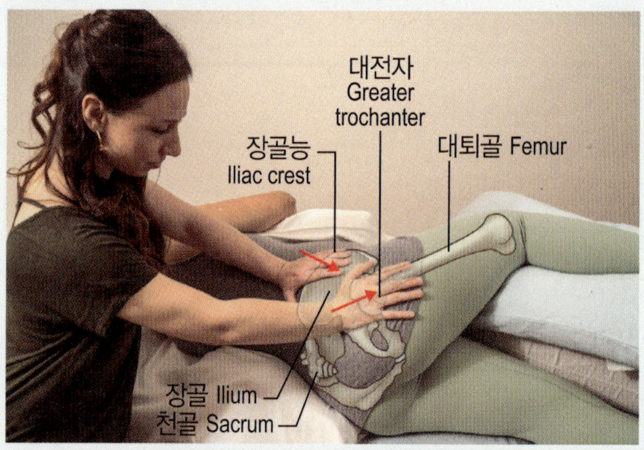

그림 4.33 골반대 감압기법.

힌트

- 흔들기를 하면서 움직임의 질과 범위를 확인한다. 단단하고, 저항이 심한 부위는 추가적인 치료가 필요한 연부조직이다.
- 감압의 각 벡터에 익숙해지면, 양손으로 압박을 가하여 그 압박을 조합한다. 이렇게 하면, 늑골과 장골 사이, 천골과 장골 사이에 더 많은 공간을 확보할 수 있다.
- 비슷한 운동으로 다른 인대를 더 구체적으로 공략하기 위해 둔부를 압박하는 방향과 손의 위치를 약간 조정한다.

주의 사항

- 옆으로 누운 자세에서 고객이 자신의 복부 쪽으로 구르지 않도록 고객의 수평 정렬을 유지한다.
- 격렬하게 흔들지 말고, 가동범위의 끝지점까지 움직이는 것을 피한다.
- 고객이 메스꺼움을 느끼면 이들 절차를 건너뛴다.

늑곽 심부조직 기법(그림 4.34)

목적

점점 커지는 자궁을 보다 잘 수용하는 늑곽 확장을 촉진하기 위해; 깊은 복식호흡을 촉진하기 위해; 만성 늑곽 긴장과 통증을 줄이는 근막 변화를 일으키기 위해; 늑곽 재배열을 도와 자세 불균형으로 인한 통증을 줄이기 위해.

절차

누운 자세, 반쯤 기댄 자세 또는 옆으로 누운 자세(옆으로 누운 자세에 대해 설명)에서 수행할 수 있다; 윤활액 없이.

1. 고객의 허리 높이에 서서 머리 쪽을 바라본다.
2. 천장 쪽 늑곽의 원위 경계선에 적당히 접근할 수 있을 정도로 가슴 부위를 충분히 이동시키는 드레이프를 만든다(드레이핑 지침은 그림 3.8 참고).
3. 안쪽 손의 손가락 끝을 편평하게 하여 천장 쪽 검상돌기 높이에서 늑곽의 원위 늑연골 경계에 접촉한다.
4. 조직 저항이 느껴질 때까지 몸을 기울여 부착하는 구조물을 서서히 압박한다. 통증의 경계선에서 쾌감을 느끼는지 아니면, 그 이상의 통증을 느끼는지를 확인한다. 복부 위에서 아래쪽으로 미끄러지지 않도록 원위 늑연골을 유지한다.
5. 원위 늑연골의 편평한 앞쪽 표면을 따라 조직 변화를 기다리면서 최소 30초간 압박을 유지한다. 저면에 있는 섬유가 신장될 때까지만 피부의 움직임을 제한한다. 압박을 가한 만큼 천천히 압박을 해제한다.
6. 뒤쪽으로 계속하여, 11번째 늑골에 도달할 때까지 각각 30초씩 압박을 반복한다.

힌트

- 이 절차를 수행하는 동안 고객이 복식(늑골) 호흡을 더 많이 하도록 유도하여 추가적인 안정을 유도한다(호흡 강화, 그림 4.11 참고). 가쪽손을 늑곽 옆쪽에 대고 촉각 큐잉으로 호흡을 유도한다.

주의 사항

- 손가락 끝이 늑곽 밑에서 구부려지지 않도록 하고, 복부에 압박을 가하지 않도록 한다.
- 검상돌기나 가슴조직을 직접 압박하지 않는다.
- 필요한 경우, 가슴 부위 드레이프를 사용하거나 고객에게 가슴의 위치를 바꾸도록 주문한다.

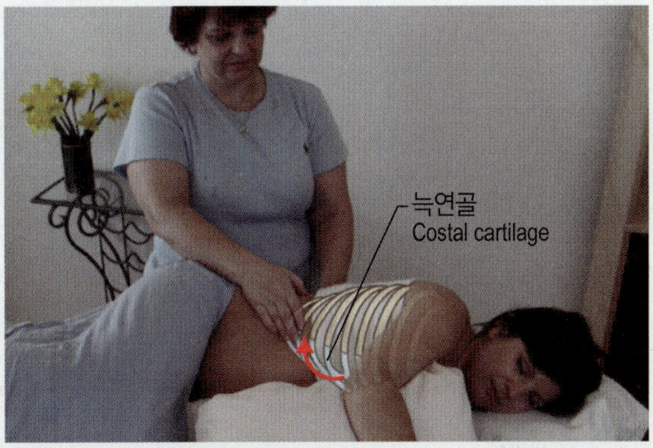

그림 4.34 늑곽 심부조직 기법.

늑곽 통증유발점(그림 4.35)

목적

복직근, 외복사근, 늑간근의 통증유발점을 찾아서 제거함으로써 통증을 줄이기 위해; 호흡을 깊게 하기 위해.

절차

누운 자세, 반쯤 기댄 자세 또는 옆으로 누운 자세(옆으로 누운 자세에 대해 설명)에서 수행할 수 있다; 윤활액 사용.

1. 고객의 허리 높이에 서서 머리쪽을 바라본다.
2. 고객의 하부 늑골에 적당히 접근할 수 있도록 가슴 부위를 충분히 덮는 드레이프를 만든다(드레이핑 지침은 그림 3.8 참고).
3. 천장 쪽 늑골의 앞쪽과 가쪽에 소량의 윤활액을 바른다.

4. 안쪽 손의 손가락 한두 개를 검상돌기 근처인 복직근 부착지점에 배치한다. 고정된 마찰을 일으켜 압통 또는 통증이 있는지를 확인한다. 고객의 점프 반응을 유도하는 부위나 늑곽 통증이 있는지에 집중한다. 여기서 통증유발점은 중간 등의 후방에 위치할 수 있다.
5. 통증의 경계선에서 쾌감보다 더 강렬한 감각이 느껴지지 않을 때까지 경혈점에 가해지는 압박을 변경한다.
6. 통증 강도의 변화에 대한 고객의 피드백을 요구한다. 통증이 사라져도, 압박을 7-20초 더 적용한다.
7. 가능하면, 통증유발 부위를 30-60초 동안 신장하거나 엄지로 해당 부위를 부채질하듯 쓰다듬는다.
8. 손가락 끝을 흉골의 측면으로 이동하여 가슴에 닿지 않고 여러분이 뻗어 닿을 수 있는 가장 위쪽의 2개 늑골 사이에서 마찰기법을 적용한다. 앞/뒤로 톱질하는 동작으로 시작하여 점차적으로 외복사근, 전거근 및 늑간근을 마사지한다. 이런 조직을 반복적으로 통과할 때마다 두 개의 갈비뼈 사이를 마찰하면서 6번과 10번 갈비뼈 사이, 그리고 흉골 근처에서 가능한 한 척추 근처까지 이어진다. 이런 통증유발점은 연부조직 기능장애와 경련이 있는 부위에서 가장 많이 나타난다.
9. 복직근 부착점에 대해 위쪽처럼 모든 통증유발점을 치료한다.

주의 사항

- 손가락 끝을 늑곽 밑으로 구부리지 않는다.
- 복부, 검상돌기 또는 가슴 조직에 직접적인 압박을 가하지 않도록 한다.
- 필요한 경우, 고객에게 천장 쪽 가슴을 잡아달라고 요구한다.
- 교감신경계를 활성화할 수 있는 높은 수준의 통증을 유발하지 않는다.

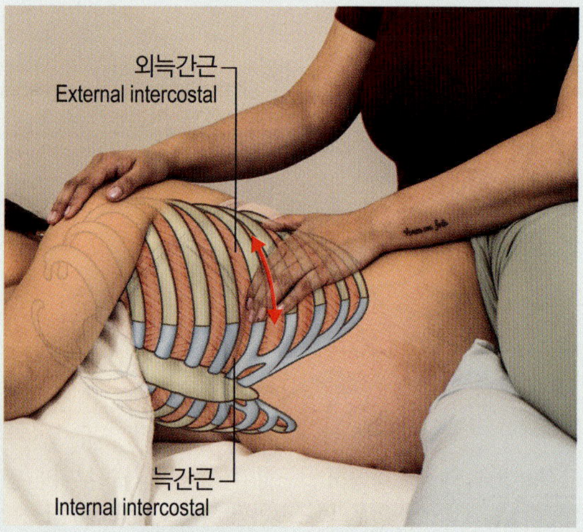

그림 4.35 늑곽 통증유발점.

천장관절 감압기법

목적

천장관절과 그 주변의 인대와 근막 이완을 만들기 위해; 천장관절의 비가동성, 압박과 회전을 줄이기 위해; 요추 좌상과 통증을 감소시키고, 성장하는 태아가 자리를 잘 잡을 수 있도록 더 많은 공간을 확보하기 위해.

절차

옆으로 누운 자세에서 가장 잘 수행될 수 있다; 윤활액 없이.

이 기법은 천장관절의 두 가지 미세한 움직임, 즉 압축과 견인을 포함한다. 각 동작을 30초 이상 유지하면 통증을 줄일 수 있다. 압축 기법은 관절 구조와 주변 조직을 단축하여 이완시키고, 견인 기법은 장골을 천골에서 분리하여 관절에 더 많은 공간을 만들어 준다. 고객의 필요에 따라 둘 중 하나 또는 둘 다를 사용할 수 있다.

압축 기법(그림 4.36)

1. 천장 쪽 무릎 높이에서 고객의 앞쪽에 서서 둔부 쪽을 바라본다. 무릎을 부드럽게 컵 모양으로 만들고 슬개골 쪽으로 천천히 기울여 대퇴골을 비구 안으로 직접 압박하여 고관절을 압축한다. 미세하게 조금 더 몸을 기울여서 장골을 천골 쪽으로 더 가깝게 압박하고 천장관절을 압축한다(단, 여러분이 고객의 요추를 비틀 정도로 기울여서는 안된다).
2. 관절을 압축 상태로 유지하면서 최소 30초 동안 흔들기 동작을 추가한다. 움직임은 작고 느리게, 리듬은 일정하게, 편안한 심박동수를 상상한다.
3. 다른 손이 후방 장골극에 닿을 수 있으면, 특별한 움직임을 확보하여 고객을 안정시킬 수 있다.

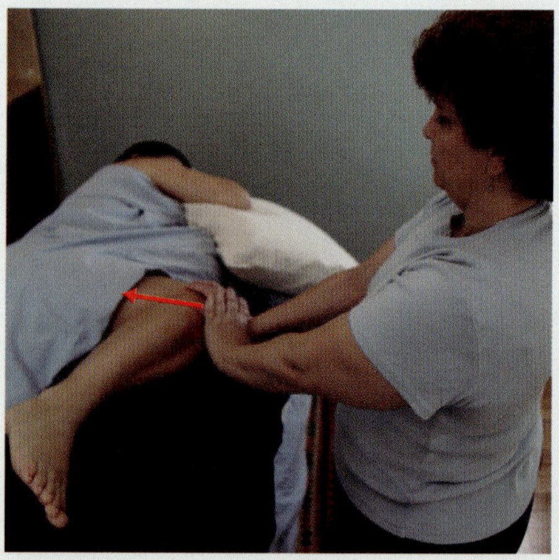

그림 4.36 천장관절 감압기법(압축 기법).

견인 기법(그림 4.37)

1. 천장 쪽 무릎 높이에서 고객의 앞쪽에 서서 둔부 쪽을 바라보도록 자세를 유지하지만, 손의 위치를 조정한다. 한쪽 손을 천장 쪽 허벅지 밑에 놓고 손바닥과 손가락을 부드럽게 유지하여 안쪽 다리에 압박이 집중되지 않도록 한다. 다른쪽 손의 손바닥을 같은 쪽 허벅지의 측면에 배치한다.
2. 천천히 몸을 기울여 대퇴골이 비구로부터 멀어지도록 한다. 장골이 천골(천장관절)로부터 더 멀어지도록 약간 더 기울인다(단, 여러분이 고객의 요추를 비틀 정도로 기울여서는 안된다). 견인력을 유지하고 최소 30초 동안 흔들기 동작을 추가한다. 움직임은 작고 느리게, 리듬은 일정하게, 편안한 심박동수를 상상한다.
3. 압축 기법이나 견인 기법을 선호하는 경우에는, 선호하는 동작만 시행하고, 집에서 이것을 어떻게 수행하는지를 고객에게 보여준다.

주의 사항

- 고객이 복부 쪽으로 구르지 않도록 고객의 수평 정렬을 유지한다.

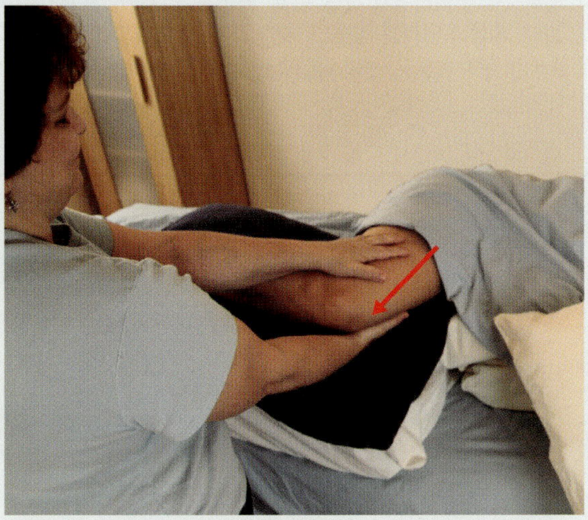

그림 4.37 천장관절 감압기법(견인 기법).

천장관절 율동적 심부조직 기법

목적

천장관절과 그 주변의 인대와 근막 이완을 달성하기 위해; 천장관절의 비가동, 압박 및 회전을 감소하기 위해; 골반과 요추의 재배치를 도와 요추의 긴장과 통증, 좌골신경근의 압박을 줄이고 성장하는 태아를 위해 더 큰 골반 공간을 확보하기 위해.

절차

옆으로 누운 자세에서 가장 잘 수행된다; 윤활액 없이.

이 기법은 두 가지 다른 각도 또는 벡터를 포함하며, 각각 다른 인대의 조합에 영향을 미친다. 고객의 필요에 따라 둘 중 하나 또는 둘 다를 사용한다.

무릎 벡터(그림 4.38)

1. 허리 높이에서 고객의 뒤쪽에 서서 고객의 발 쪽을 바라본다. 안쪽 손의 손가락 끝이나 엄지손가락을 사용한다. 천장 쪽 후장골극의 내측에서 천장관절 인대까지 조직 저항에 도달할 때까지 서서히 압박을 가한다. 고객이 통증의 경계선에서 쾌감을 느끼는지 아니면, 그 이상의 통증을 느끼는지를 확인한다.
2. 가쪽손의 손바닥을 천골과 대전자 사이에 배치한다. 천장 쪽 무릎을 향해 부드럽게 견인하여 장골을 천골로부터 분리시킨다. 그런 다음, 가벼운 흔들기를 추가한다. 움직임은 작고 느리게, 리듬은 일정하게 유지하며 편안한 심박동수를 상상한다(이 동작은 그림 4.33에 표시된 동작과 동일하며, 해당 기법의 2단계에 설명되어 있다).
3. 근막의 변화를 위해 30초 동안 압박, 견인 및 흔들기의 조합을 유지한다.

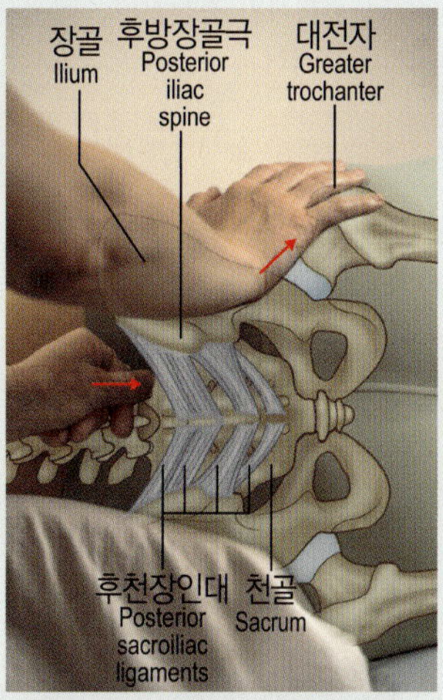

그림 4.38 천장관절 율동적 심부조직 기법(무릎 벡터).

발 벡터(그림 4.39)

1. 같은 자세를 유지하지만, 손의 위치를 바꾼다. 이번에는 가쪽손의 손가락 끝 또는 엄지손가락을 후장골극과 하부 요추 횡돌기 사이에 배치한다. 조직 저항이 느껴질 때까지 고객의 장요인대를 서서히 압박한다. 통증의 경계선에서 쾌감을 느끼는지 아니면, 그 이상의 통증을 느끼는지를 확인한다.
2. 안쪽 손의 손바닥을 외측 장골능에 배치한다.
3. 장골을 천골에 대해 세로 방향으로 이동시켜 장요인대를 늘리면서 테이블 쪽 발을 부드럽게 잡아당긴다. 그런 다음 미세한 흔들기를 추가한다. 동작은 작고 느리게, 리듬은 일정하게, 편안한 심박동수를 상상하면서 움직인다(이 동작은 그림 4.33에 표시된 동작과 동일하며 해당 기법의 3단계에서 설명되어 있다).
4. 근막 변화를 위해 30초 동안 압박, 견인 및 흔들기의 조합을 유지한다.

힌트

- 흔드는 동안 안정적인 압박을 유지하고, 구조가 부드러워지면 더 깊게 압박한다.
- 필요에 따라 흔들기를 하는 손이나 압박하는 손을 재배치하여 천장인대(특히 천극인대와 천결인대)의 다른 조합을 다루는 변형을 만든다.
- 좌골신경통 증상이 있는 고객에게는 장요인대 마사지에 다른 벡터 변형을 시도해 본다. 이것은 특히 골반의 비틀림으로 인한 좌골신경 압박과 관련이 있다.

주의 사항

- 고객이 복부 쪽으로 구르지 않도록 고객의 수평 정렬을 유지한다.
- 만약 고객이 다리 뒤쪽으로 내려가는 통증, 둔감 및 저림 현상(좌골신경 압박의 전형적인 증상)이나 대전자점액낭 증상을 경험한다면, 위치를 변경하거나 압박을 감소시킨다.

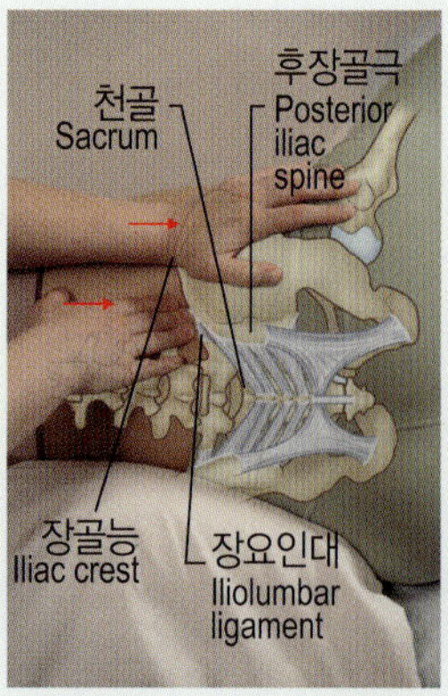

그림 4.39 천장관절 율동적 심부조직 기법(발 벡터).

척추 흔들기(그림 4.40)

목적

진정 상태를 유도하기 위해; 긴장을 줄이고 주변 연부조직의 이완을 촉진하는 부드러운 관절 가동을 만들기 위해; 관절 운동의 질과 양을 평가하여 긴장의 지표로 삼고 더 깊은 마사지를 적용해야 할 지점을 찾기 위해.

절차

옆으로 누운 자세에서 잘 수행될 수 있다; 윤활액 없이.

1. 고객 머리의 뒤쪽에 서서 테이블의 발 쪽을 바라본다. 가쪽손으로 고객의 척추에 접촉한다. 손가락의 뒤쪽이나 펼친 손바닥으로 상흉추의 극돌기에 부드럽게 접촉시킨다.
2. 여러분의 체중을 고객의 척추 쪽으로 천천히 이동한다. 압박 방향은 일차적으로 앞쪽, 2차적으로 꼬리쪽으로 이루어져야 한다. 천천히 압박을 해제하지만, 극돌기에 닿은 상태를 유지하여 몸통이 부드러운 손 쪽으로 튕겨 나오는 것을 느낀다.
3. 몸통이 여러분 쪽으로 되돌아오는 것을 느낀 후, 다시 천천히 앞쪽으로 압박하면서 척추, 늑곽, 골반을 부드럽게 흔들리는 동작을 계속 수행한다. 동작은 작고 느리게, 리듬은 일정하게 유지하면서 편안한 심박동수를 상상하면서 움직인다.
4. 해당 척추 부위를 3-5회 정도 리드미컬하게 흔든 다음, 리듬과 접촉을 유지하면서 다음 척추 부위로 이동하여 그 다음 극돌기 그룹을 부드럽게 압박한다.
5. 이런 미세한 움직임을 반복하여 전체 척추와 골반을 흔들어 준다.
6. 여러번 반복하고, 또 방향으로 바꾸어 엉치뼈에서 7번 목뼈까지 흔들어준다.

힌트

- 너클이나 손가락 끝을 사용하여 압박에 집중하면, 개별 척추를 더 구체적으로 움직일 수 있다. 위와 같이 위쪽이나 아래쪽 방향으로 척추를 하나씩 움직이면서 이동한다.
- 몸통을 따라 안쪽 손과 전완을 사용하여 고객의 옆으로 누운 자세를 안정적으로 지지해 준다.

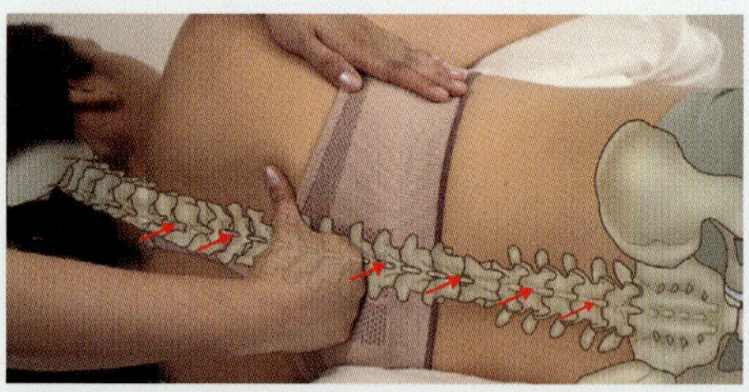

그림 4.40 척추 흔들기.

치골결합 재균형 기법

(출처: a muscle energy technique in Chaitow 2013.)

목적

치골결합 기능장애의 통증을 줄이기 위해; 내전근과 외전근의 저항 작용을 통해 관절의 운동/안정성을 향상시키기 위해.

절차

누운 자세 또는 반쯤 기댄 자세(다리 지지대를 제거한 반쯤 기댄 자세에 대해 설명함)에서 잘 수행될 수 있다; 윤활액 없이.

이 기법은 두 가지 다른 고객 운동으로 구성된다. 고객의 반응에 따라 둘 중 하나 또는 둘 다를 사용한다.

외전 기법(그림 4.41)

1. 고객의 골반 높이에 위치하여 고객의 머리 쪽을 바라본다. 양쪽 발을 약 12인치(30cm) 정도 벌리고 테이블 위에 배치하도록 양쪽 다리를 위로 끌어올리도록 지시한다. 양쪽 무릎을 맞대도록 한다.
2. 양쪽 무릎을 모은 후, 5초 동안 무릎을 벌리도록(외전 동작) 주문한다. 그리고 휴식을 취하도록 한다.
3. 이런 저항 운동으로 3-5초 이내에 통증이 가라앉지 않으면, 절차를 중단하고 반복하지 않는다. 고객의 반응이 중립적이거나 통증이 완화되면(종종 딸깍하는 소리와 함께) 3-5회 반복한다.

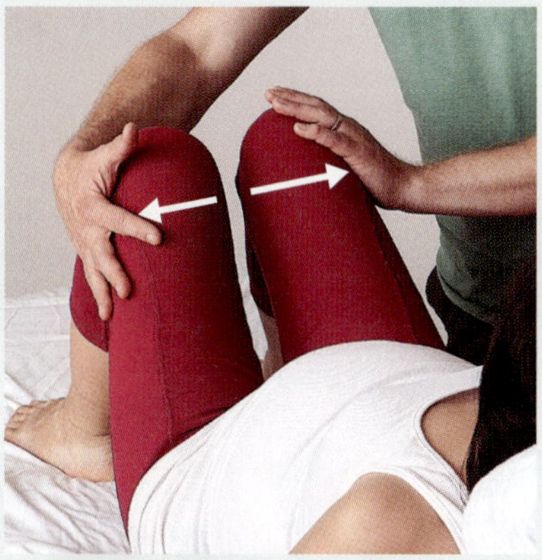

그림 4.41 치골결합 재균형 기법(외전 기법).

내전 기법(그림 4.42)

1. 위와 같은 고객 자세에서 양쪽 무릎에 배치된 손을 해제한다. 고객의 무릎을 벌리게 한 후, 한쪽이나 양쪽 전완을 그 무릎 사이에 들어가도록 한다.
2. 5초 동안 무릎을 꽉 붙이도록(내전 기법) 주문하고, 그 다음 힘을 풀도록 하여 이완시킨다.
3. 이런 저항 동작으로 3-5초 이내에 통증이 가라앉지 않으면, 절차를 중단하고 반복하지 않는다. 고객의 반응이 중립적이거나 통증이 완화되면(종종 딸깍하는 소리와 함께), 3-5회 반복한다.

힌트

- 14-22주째 누운 자세에서 이 기법을 수행할 경우, 몸통의 베개를 제거한 후 적용한다.
- 반쯤 기댄 자세에서는 무릎과 발의 지지대를 제거해야 할 수도 있다.
- 일반적으로 이런 동작 중 하나(때로는 두 가지 동작 모두)를 사용하면, 치골결합의 통증이 완화된다. 고객이 집에서 혼자서 또는 파트너의 도움을 받아 효과적인 동작을 수행할 수 있도록 교육시킨다.
- 또한 구조적 균형 교육(그림 4.15-그림 4.17 참고)과 과도한 요추 만곡을 교정하여 이런 관절의 압박을 줄이는 데 도움이 될 수 있는 몸통 기법의 다른 절차도 제공한다.

주의 사항

- 누운 자세에서 발생할 수 있는 저혈압 증후군을 예방하려면, 지지대 없이 누운 자세를 3-5분을 넘겨서는 안된다. 고위험군 환자나 합병증이 있는 환자에게는 반쯤 기댄 자세를 권장한다.
- 이런 동작 중 하나 또는 둘 모두를 해도 즉시 가라앉지 않는 통증이 발생하면, 기법을 중단해야 한다.
- 특히 체위 변경을 해도 완화되지 않는 전방 골반 통증은 조산이나 유산의 증상일 수 있음을 명심해야 한다. 다른 합병증의 증상이 있는지를 주의깊게 살피고 산부인과 의사에게 진단을 의뢰한다.

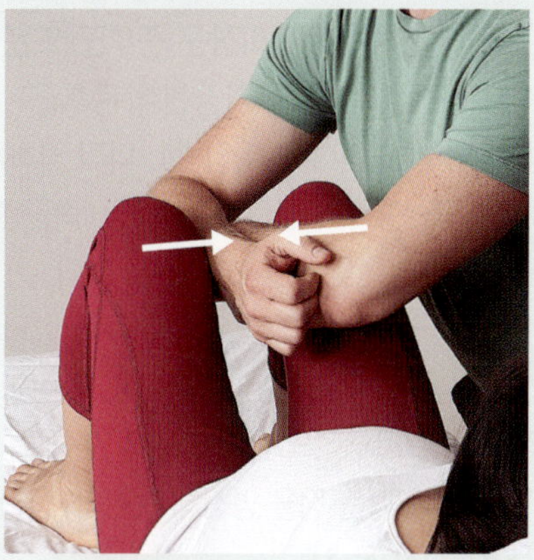

그림 4.42 치골결합 재균형 기법(내전 기법).

기타 기법 제안

상부 몸통의 경우, 여러분 자신의 기법 레퍼토리에서 전방 체중 부하의 긴장을 완화하고 목과 상체 근골격계 통증 및 기능 장애를 완화하며, 구조와 움직임의 균형을 재조정하는 추가 기술을 선택한다. 여기에는 다음과 같은 기법들이 포함될 수 있다; 통증 지점을 위한 스틸-포인트, 경막관 흔들기, V-스프레드 등을 포함하는 두개천골 기법, 특히 흉곽 입구와 호흡 횡격막의 이완; 척추의 전방과 후방, 늑골과 어깨를 위한 스트레인-카운터스트레인; 구조적 통합; 가슴과 상부 등을 위한 스웨덴식 마사지; 대흉근, 소흉근, 승모근, 능형근 및 회선근개 등을 위한 통증유발점 치료 등.

목 마사지에 대한 기법 매뉴얼의 이전 단락을 참고하고, 골반, 등, 어깨 및 늑골의 근골격계 문제에 대해서는 발 반사 영역 치료 영역을 참고하길 바란다.

하부 몸통의 경우, 주요 관절(특히 추간관절과 후관절, 요천관절, 천장관절, 치골결합)의 스트레스를 줄이고, 근육 긴장(특히 척주기립근, 요방형근, 회전근, 다열근, 이상근 및 둔근)을 완화하며, 적절한 복근 강화, 정렬 및 움직임을 재훈련하는 여러분 자신만의 레퍼토리에서 기법을 선택한다. 여기에는 다음과 같은 기법들이 포함될 수 있다: 보조 저항 신장기법; L5-S1의 견인이나 지렛대 이완, 천장관절을 이완하는 ASIS의 내측 압박 기법, V-스프레드와 경막관 흔들기 등을 포함하는 두개천골 기법; 요방형근과 전방 골반 포인트(특히 치골에 있는 지점)를 위한 스트레인-카운터스트레인 기법; 등 및 후방 골반 근육의 스웨덴식 마사지; 등, 천장관절, 치골, 미골 및 천골의 근골격계 문제를 발 반사 치료(생식기 반사요법은 피해야 한다); 그리고 기타 율동적 수동운동 등.

하지 기법 Leg Techniques

이런 일련의 기법을 사용하여 장딴지 근육 긴장, 정맥류, 하지 불안 증후군 및 부종으로 인한 다리 통증을 완화할 수 있다. 또한 고관절 통증, 허벅지 뒤쪽 통증(이상근 증후군 또는 자궁 광인대 증후군), 허벅지 중간 앞쪽 통증(자궁원삭 증후군), 허벅지 앞쪽의 저림 및 통증(외측대퇴피부신경 압박), 다리 약화/저림(대퇴신경 압박), 무릎 통증, 종아리 경련 또는 둔감(족근관 증후군) 및 발 통증 등 특정 문제 부위를 해결해 줄 수도 있다.

이런 증상을 완전히 치료하려면 위의 분류에 설명된 많은 몸통 기법도 필요하다. 사지로 이어지는 몸통 근육, 증상이 원위로 향하는 통증유발점, 자궁으로부터의 신경포획 및 인대 등이 모두 다리 통증의 원인이 될 수 있다는 점을 명심해야 한다(산전 사지 불편에 대한 자세한 내용은 1장 참고).

2장과 4장의 앞부분 및 절차 지침에 자세히 설명된 모든 안전 관련 사항을 준수한다.

전방 고관절 심부조직 기법(그림 4.43)

(출처: Osborne 2002.)

목적

고관절과 주변 근막조직의 통증을 감소하기 위해; 과도한 골반 전방 회전에 기여하는 긴장을 완화하기 위해; 하지로부터 되돌아오는 체액 순환의 차단을 없애기 위해; 치골결합, 백선, 신경 및 기타 서혜 구조물의 압박을 감소시키고, 자궁인대, 특히 광인대와 자궁원삭의 문제를 감소하기 위해.

절차

반쯤 기댄 자세나 옆으로 누운 자세(반쯤 기댄 자세에 대해 설명)에서 잘 수행될 수 있다; 윤활액 없이.

1. 고객의 골반 높이에 서서 발쪽을 바라보고, 양쪽 팔의 주먹이나 근위 전완을 사용한다. 조직 저항에 도달할 때까지 ASIS에 있는 봉공근의 부착점과 대퇴직근을 천천히 압박한다. 통증의 경계선에서 쾌감을 느끼는지 아니면, 그 이상의 통증을 느끼는지를 확인한다.
2. 최소 30초 동안 유지하면서 조직층 깊숙이 압박하여 조직 변화를 기다린다. 저면에 있는 섬유가 신장될 때까지만 피부의 움직임을 제한한다.
3. 압박을 가할 때와 마찬가지로, 천천히 압박을 해제하지만, ASIS에서의 여러분의 느낌을 유지한다. 대퇴직근과 마찬가지로 주먹이나 전완의 위치를 약간 바꾸어 대퇴근막을 압박하기 위해 ASIS의 바로 옆에서 서서히 압박을 하면서 테이블을 향해 아래쪽으로 내려간다.

주의 사항

- 항상 대퇴삼각의 측면, 즉, 대퇴직근과 봉공근의 외측면에서 압박을 가한다. 부드러운 주먹이나 근위 전완의 측면을 사용하여 안쪽 허벅지와 거기에 있는 혈전 생성 부위를 깊게 압박해서는 안된다.

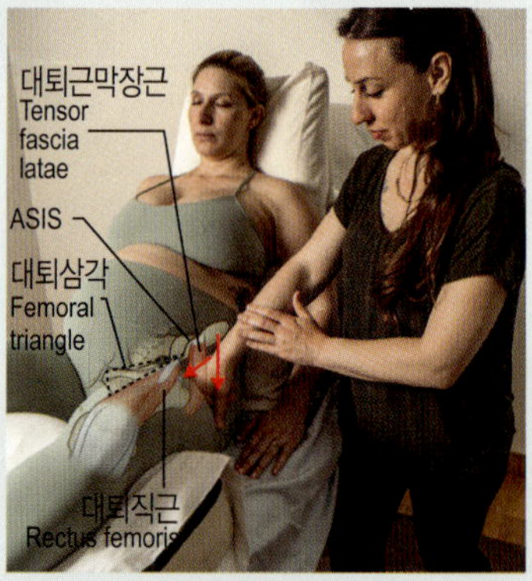

그림 4.43 전방 고관절 심부조직 기법.

산전 기법: 임신 기간 내내 도움을 준다.

고관절 무한대 가동술

목적

압박을 완화하고 특히 만성 외회전과 관련된 통증과 고관절 운동 제한을 줄이기 위해; 서혜인대와 관련된 근막 구조를 이완하고 신장하여 다리의 체액 정체를 완화하기 위해; 몸통이 더 똑바로 정렬되도록 돕기 위해.

절차

어느 자세에서도 수행할 수 있다(옆으로 누운 자세에 대해 설명); 윤활액 없이.

1. 천장 쪽 무릎 높이인 고객의 앞쪽에서 기마자세를 취하고 둔부를 바라본다. 편안한 손으로 천장 쪽 다리를 들어 올리고, 다리와 고관절의 움직임을 제한하는 지지대를 모두 제거한다. 무릎 근처인 허벅지 주변을 덮는 시트를 고정한다.
2. 머리 쪽에 가까운 손과 전완을 고정된 시트 바깥쪽과 허벅지 안쪽을 따라 밀어 넣어 허벅지와 무릎을 지지한다. 발 쪽에 가까운 손을 사용하여 종아리를 안쪽으로 지지해 준다.
3. 다리의 무게를 더 잘 지탱할 수 있도록 다리를 팔로 안을 때 여러분의 몸통에 최대한 가깝게 가져간다.
4. 고관절을 미세하게 견인한 다음, 고관절의 다양한 운동을 작은 진폭으로 조합하여 다리를 천천히 움직인다. 움직임이 매우 느리게 진행되도록 끈적한 꿀을 바른다고 상상해 본다.

외회전 기법(그림 4.44)

5. 무릎을 들어 올리면서 지탱하고 있는 종아리와 발을 바닥 쪽으로 원호를 그리면서 내린다.
6. 측방으로 굴곡하고, 여러분의 체중을 테이블의 발 쪽으로 이동함으로써 그 운동을 만들어낸다.

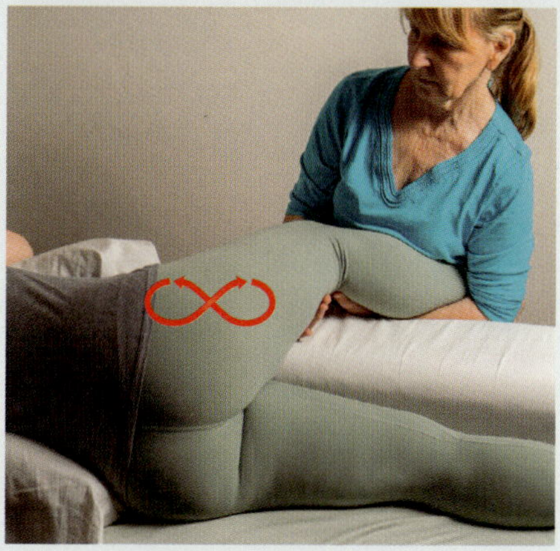

그림 4.44 고관절 무한대 가동술(외회전 기법).

내회전 기법(그림 4.45)

1. 종아리와 발을 들어 올리면서 지탱한 무릎을 바닥 쪽으로 원호를 그리면서 내린다.
2. 측방으로 굴곡하고 체중을 테이블의 머리 쪽으로 이동하여 이런 운동을 만들어낸다.
3. 고관절의 외회전과 내회전을 부드럽게 넘나들면서 고관절을 다양한 각도로 굴곡시킨다.
4. 그림 4.44와 그림 4.45의 빨간색 선으로 표시된 것처럼, 고관절을 무한대 기호의 중심에 두고 무릎을 무한대 모양(옆으로 누운 8자)을 그리며 움직인다고 상상해 본다.

힌트

- 가동성이 증가함에 따라 가동범위를 증가시킨다.
- 이런 동작을 다양한 자세에서 수동신장/능동신장과 조합한다.
- 자세이완(가장 편한 고관절 운동을 1분 이상 유지한다)을 통합한다.

주의 사항

- 고객의 무릎에 힘을 주고 다리의 내측에 압력을 가하지 않도록 한다.
- 이런 운동으로 고객의 몸통을 움직여서는 안된다; 그 대신 고관절 자체의 움직임을 분리한다.
- 고객이 치골결합 기능장애를 겪고 있거나 다른 골반 불안정성이 있는 경우에는 이들 운동을 수행해서는 안된다.
- 과도한 신장을 피하기 위해 정상 관절 가동 범위 내에서 이루어져야 한다.

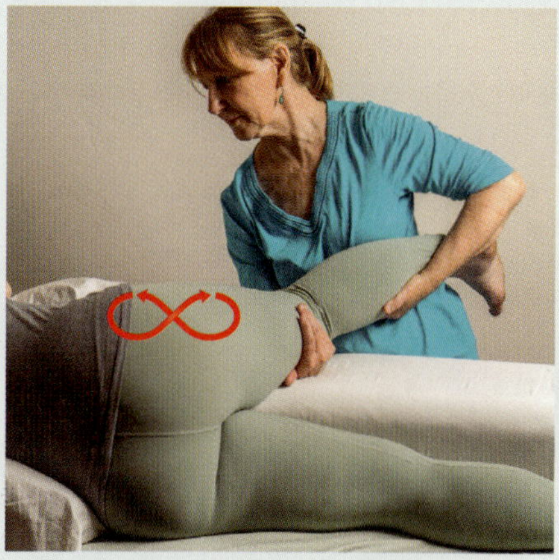

그림 4.45 고관절 무한대 가동술(내회전 기법).

고관절 감압기법(그림 4.46)

목적

고관절 구조의 압박을 완화하고 주변 근막 조직의 통증을 줄이기 위해; 좌골신경의 압박을 줄이기 위해; 고관절 주변의 근막 구조를 이완하고 길게 신장하여 다리의 체액 정체를 완화하기 위해.

절차

어떤 자세로든(옆으로 누운 경우 설명) 수행할 수 있다; 윤활액 없이.

1. 고객의 골반 높이에 서서 천장 쪽 무릎을 바라본다.
2. 골반을 고정하고 자세를 안정시키기 위해 고객의 머리 쪽에 가까운 곳에 손을 ASIS에 가볍게 올려놓는다.
3. 다른 손의 손바닥을 대전자보다 위쪽에 배치한다. 손바닥에 체중을 싣고 무릎 쪽으로 향해 대퇴골이 비구로부터 분리되도록 한다.
4. 압박을 유지하고 견인 기법에 흔들기 기법을 추가한다. 움직임은 작고 느리게, 리듬은 일정하게 유지하며 편안한 심박동수를 상상한다. 흔들기 기법을 할 때 견인 기법을 놓쳐서는 안된다. 최소 30초 동안 유지한 다음, 서서히 해제한다.

주의 사항

- ASIS를 잡은 손으로 골반을 안정시켜서 ASIS를 힘껏 당기지 말고, 부드럽게 체중을 기울여 움직이도록 한다. 손가락을 골반 안으로 구부려서는 안된다.
- 고객이 복부 쪽으로 구르지 않도록 고객의 수평 정렬을 유지한다.
- 대전자상점액낭에 통증이 느껴지지 않도록 손을 부드럽게 유지한다.
- 고객이 메스꺼움을 느끼면 이 절차를 나중에 수행한다.

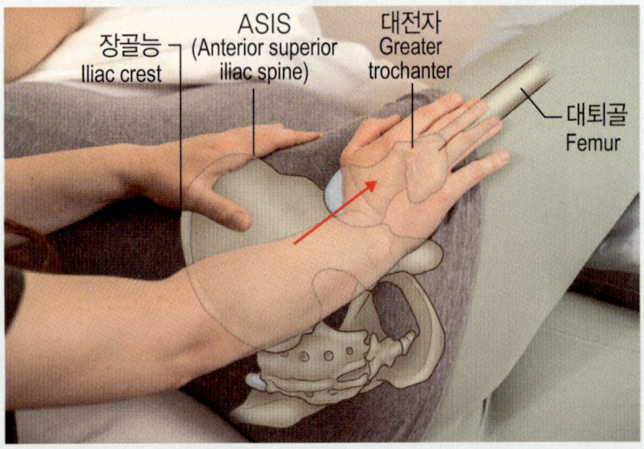

그림 4.46 고관절 감압기법.

고관절 내회전과 흔들기(그림 4.47)

목적

만성 대퇴골 외회전과 그로 인한 근막 통증, 특히 대퇴골의 회전근과 굴곡근, 장경인대의 통증을 완화하기 위해; 외측대퇴피부신경, 대퇴신경과 좌골신경의 압박을 감소하기 위해; 고관절 주변 근막 구조의 이완과 신장을 통해 다리 체액 정체를 완화하는 데 도움을 주기 위해.

절차

누운 자세나 반쯤 기댄 자세에서 수행하는 것이 가장 좋다; 윤활액 없이.

1. 고객의 무릎 높이에 서서 무릎을 바라보고, 발을 어깨너비로 벌리고 체중을 고르게 분산시킨다. 양손의 주먹이나 손꿈치를 무릎 바로 위와 장경인대 후방에 배치한다. 정중선 쪽으로 가라앉히고 살짝 들어 올려 비구 안에서 대퇴골을 안쪽으로 회전시킨다.
2. 회전을 유지하여 고관절의 후방 구조를 신장시킨다. 회전 동작에 흔들기 동작을 추가한다. 움직임은 작고 느리게, 리듬은 일정하게, 편안한 심박동수를 상상하면서 움직여야 한다. 흔들기 기법을 할 때 회전 기법을 놓쳐서는 안된다. 최소 30초 동안 유지한다.
3. 한 손으로 내회전을 유지하면서 장경인대의 앞쪽과 뒤쪽을 더 움직여 여러 지점에서 비슷한 동작을 하다가 고관절의 바로 원위 지점에서 멈춘다.

주의 사항

- 허벅지 내측에 압박을 가하지 않도록 주의한다.

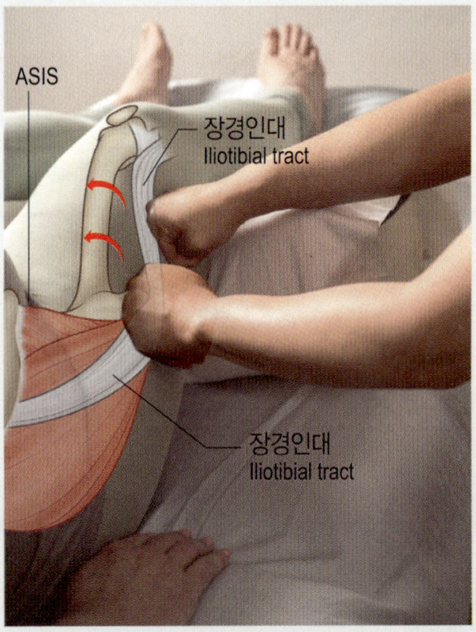

그림 4.47 고관절 내회전과 흔들기.

산전 기법: 임신 기간 내내 도움을 준다.

하지 스웨덴식 마사지

목적

이완을 촉진하기 위해; 피로, 경련, 연부조직 통증, 족근관과 하지 불안 증상을 감소하기 위해; 하지 부종을 감소시키기 위해.

절차

어떤 자세에서든 수행할 수 있다; 윤활액 사용.

1. 에플라지, 페트리사지, 니딩, 패닝, 레이킹 및 척킹 등과 같은 스웨덴식 기법 레퍼토리에서 선택한 스트로크를 사용한다(안전한 예시를 위해 그림 2.7 참고).
2. 근위부터 마사지를 한 다음, 원위 쪽으로 진행한다. 모든 스트로크는 심장으로 향한다.
3. 특히 만성 고관절 외회전이 있는 경우에는 비골근에 특히 집중한다.
4. 발목의 저측굴곡이 생기지 않도록 주의하면서 발 전체를 넓게 쓰다듬고 관절을 개별적으로 움직인다.
5. 더 가벼운 스트로크로 부종을 줄이는 데 중점을 둔다. 발목과 발의 부종을 줄이기 위해 내측 족궁을 긁거나, 아주 미세한 진동과 압박을 가하면 도움이 될 수 있다. 림프 배액 기법이 특히 유용할 수 있다.
6. 부종 완화, 비골근과 비복근-가자미근 복합체의 긴장 및 경련과 같은, 여러 요구 사항을 해결할 때는 표층에서 시작하고, 압박을 높여 스트로크가 점차 피부를 지나 더 깊은 구조물로 침투할 수 있도록 한다.
7. 옆으로 누운 자세에서 마사지를 할 때는 이들 스트로크를 수정하고, 테이블 쪽 다리와 천장 쪽 다리 모두를 마사지하면서 양쪽 다리의 내측에 표층 압박을 유지한다.

힌트

- 한쪽 손은 스트로크에 사용하고, 다른 쪽 손은 고객을 안정시키고, 또 이미 압박된 고관절과 슬관절의 압박을 해제하는 견인을 상쇄시키는데 사용된다.

주의 사항

- 롤링과 링잉(wringing) 기법을 수정하거나 전체를 제거한다.

기타 하지 제안

- 타포테멘트(tapotement)나 기타 격렬한 동작을 사용하지 않는다.
- 정맥류, 거미정맥, 혈전 위험 부위, 경련 및 고혈압에 대해 다리 내측을 수정한다(2장과 7장 참고).

여러분 자신의 기법 레퍼토리에서 위의 기법과 유사한 의도를 가진 스트로크와 절차를 선택한다. 여기에는 다음과 같은 기법들이 포함될 수 있다: 구조적 통합, 두개천골 요법, 특히 통증 부위의 V 스프레드, 극성 요법, 아시아 바디워크 테라피, 엉덩이와 다리에 대한 통증유발점 요법, 골반 경혈점에 대한 스트레인-카운터스트레인 기법, 발이나 손의 반사 요법, 특히 종골과 기타 족근골, 첫 번째와 두 번째 중족골 사이의 공간 등. 금기 경혈에 압박을 가해서는 안되고, 2장에 설명된 모든 다른 종아리와 발에 대한 주의 사항을 준수한다. 또한, 스웨덴식 다리 운동 전에 복부 마사지를 하면, 다리 부종을 줄이는 데 도움이 될 수 있다(그림 4.18 참고).

상지 기법 Arm Techniques

이 그룹에는 팔과 손의 통증, 특히 엄지와 첫 두 개 손가락의 저림이나 통증(일반적으로 수근관의 과도한 체액으로 인한 발생)과 손 전체의 저림(주로 상완신경총의 과도한 압박으로 인한 발생)을 줄일 수 있는 구체적인 방법이 포함되어 있다. 이들 기법은 흉대의 구조적 균형과 근막 제한을 평가하고, 해당 부위의 제한을 최소화하기 위한 적절한 기법을 수행할 때 더욱 효과적이다. 몸통 기법(그림 4.18과 그림 4.23-그림 4.31 참고)을 활용하여 팔을 지나가는 몸통 근육을 이완시키고, 원위로 향하는 통증유발점을 제거하고, 팔 통증의 원인이 될 수 있는 신경 포획을 풀어준다(사지 불편에 대한 자세한 내용은 1장과 6장 참고).

옆으로 누운 자세에서 마사지를 할 때는, 그림 4.48과 같이 앞쪽이 아닌 뒤쪽에 서서 앞쪽 몸통에 수동신장을 제공함으로써 고객을 더 안정되게 유지할 수 있다.

팔과 손의 부종, 특히 함몰 부종인 경우에는, 임신성 고혈압의 증상일 수 있기 때문에 산부인과 의사의 진료를 받아야 한다.

상지 스웨덴식 마사지(그림 4.48)

목적

상지 근육의 이완을 촉진하기 위해; 통증유발점과 과도한 체액으로 인한 팔과 손의 통증을 줄이기 위해.

절차

어떤 자세에서든 수행할 수 있다(옆으로 누운 자세에 대해 설명); 윤활액 사용.

1. 에플라지, 페트리사지, 니딩, 패닝, 척킹, 롤링 및 링잉 등과 같은 스웨덴식 기법 레퍼토리의 스트로크를 사용한다.
2. 피부 표층에서 시작하여 점차 압박을 높이고, 스트로크가 피부를 지나 더 깊은 근육까지 침투할 수 있도록 한다.
3. 겨드랑이와 관련 림프절을 포함해 근위 부위를 먼저 배액한다. 더 원위 부위로 진행하지만, 모든 스트로크의 방향은 심장 쪽을 향한다.

주의 사항

- 고객의 측면을 안정화시키기 위해 주의한다.
- 한쪽 손으로는 스트로크를 하고, 다른 쪽 손으로는 팔과 흉대를 고정하여 고객을 안정시키고, 어깨관절의 압박이나 흉대의 상승을 방지하는데 도움을 준다.
- 장기간 침상 안정 중이거나 임신하지 않았을 때보다, 활동량이 현저히 적은 고객은 팔에 혈전이 생길 위험이 더 높아질 수 있다. 이런 경우에는 의사에게 의뢰해야 한다.
- 유방 절제술이나 유방 축소술 또는 확대술 등 유방이나 겨드랑이 수술이나 방사선을 받은 적이 있는 경우에는, 여러 가지 수정이 필요하다. 팔과 침범받은 상반신의 사분면에는 매우 얕은 압박도 사용하지 않아야 하고, 또 관련 적응에 대한 충분한 교육을 받지 않은 경우에는 기법 절차를 완전히 건너뛰어야 한다.

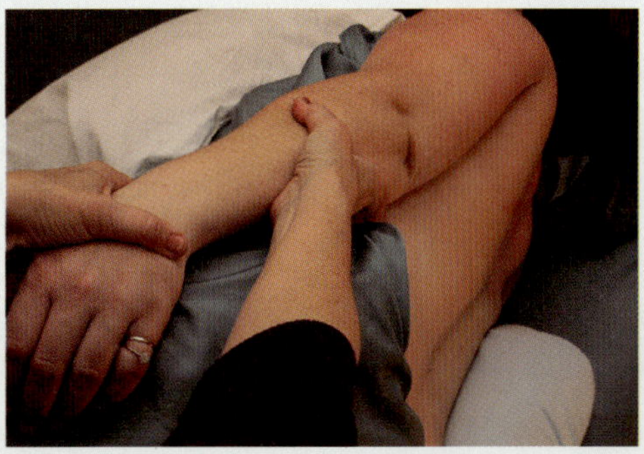

그림 4.48 상지 스웨덴식 마사지.

손목과 굴근 심부조직 기법(그림 4.49)

목적

긴장을 완화하기 위해; 통증유발점으로 인한 통증을 감소하기 위해; 전완 근막제한으로 인한 수근관의 압박을 완화하기 위해.

절차

어떤 자세에서든 수행할 수 있다(반쯤 기댄 자세에 대해 설명); 윤활액 없이.

1. 고객의 허리 높이의 테이블 측면에 위치한다. 테이블에 의해 뒤쪽 면이 완전히 지지되도록 가까운 쪽 전완을 위치시키고, 필요하다면 작은 쐐기를 배치한다.
2. 손목의 근위 부위에서 시작하여, 조직 저항이 느껴질 때까지 주먹이나 너클로 손 굴곡근을 서서히 압박한다. 고객이 통증의 경계선에서 쾌감을 느끼고 있지만 그 이상은 느끼지 않는지 확인한다.
3. 최소 30초 동안 유지하면서 조직층 깊숙이 압박하거나 팔꿈치 쪽으로 움직여 조직 변화를 기다린다. 저면에 있는 섬유가 신장될 때까지만 피부의 움직임을 제한한다. 전완의 표면에서 미끄러지지 않도록 윤활액을 사용하지 않고 압박을 적용한다. 압박을 가한 만큼 천천히 서서히 압.박을 해제한다.
4. 팔꿈치까지 일련의 압박을 계속하거나 근막 조직이 늘어나는 경우에만 피부를 스트로크한다.
5. 압박을 하는 동안 발견한 통증유발점이 있으면, 그 통증유발점을 제거한다.

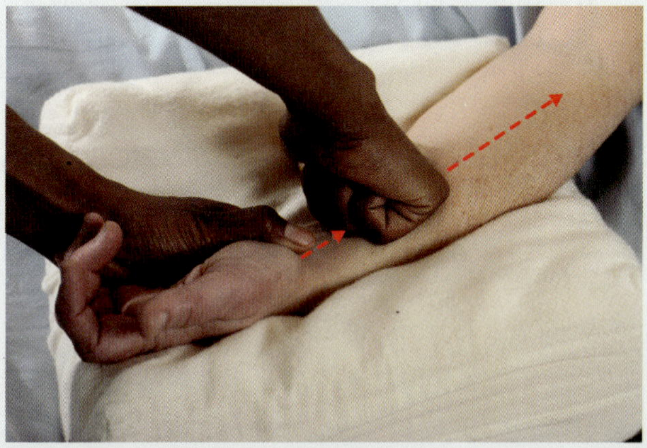

그림 4.49 손목과 굽힘근 심부조직 기법.

손목 수동운동(그림 4.50)

목적

수근관의 정중신경에 가해지는 압박을 완화하기 위해; 손 근육의 만성 긴장을 완화하기 위해; 손목과 손 관절을 가동시키기 위해.

절차

어느 위치에서든 수행할 수 있다(옆으로 누운 자세에 대해 설명); 윤활액을 사용할 수도 있고, 사용하지 않아도 된다.

1. 테이블의 뒤쪽에 서서 고객의 손바닥이 테이블을 향하도록 하고 고객의 천장 쪽 팔꿈치를 뻗는다. 여러분의 두 엄지손가락을 고객의 손목 뒤쪽에 대고, 나머지 손가락으로 손목의 앞쪽을 감싼다.
2. 손목을 앞쪽으로 압박을 가해 부드럽게 대능형골결절과 유구골/두상골을 벌어지게 만든다. 이렇게 하면 굴근지대가 신장된다.
3. 수근관 뼈 경계 사이의 이 공간을 잡고 작은 진폭의 진동 동작으로 손목과 손목 관절을 움직인다. 가동범위의 끝지점까지는 움직이지 않는다.

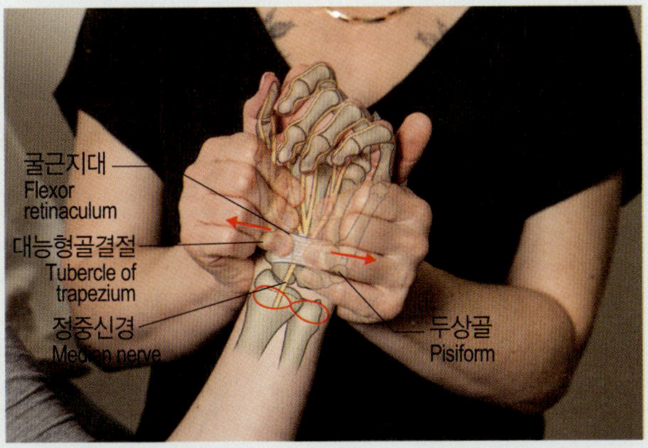

그림 4.50 손목 수동운동.

손목 굴근지대 횡마찰 기법(그림 4.51)

목적

굴근지대의 섬유 유착을 감소시킴으로써 수근관의 정중신경에 가해지는 압박을 완화하기 위해.

절차

모든 적절한 위치에서 수행할 수 있다(옆으로 누운 자세에 대해 설명); 윤활액 없이.

1. 고객의 얼굴과 가장 가까운 쪽 모서리의 테이블의 머리 쪽에 위치한다. 테이블 쪽 팔꿈치를 구부리고, 뒤쪽면이 테이블에 의해 완전히 지지되도록 테이블 쪽 전완을 위치시킨다. 이때 필요하다면 작은 쐐기를 사용한다.
2. 엄지나 여러 손가락을 사용하여 굴근지대의 한 부분을 단단히 압박한다. 압박을 유지하면서 인대와 직각이 되도록 움직이면서 빠르게 마찰한다.
3. 피부가 미끄러지지 않도록 해당 부위를 3–5분간 계속 마찰한 다음, 다음 부위로 이동하여 전체 굴근지대를 마찰할 때까지 반복한다.

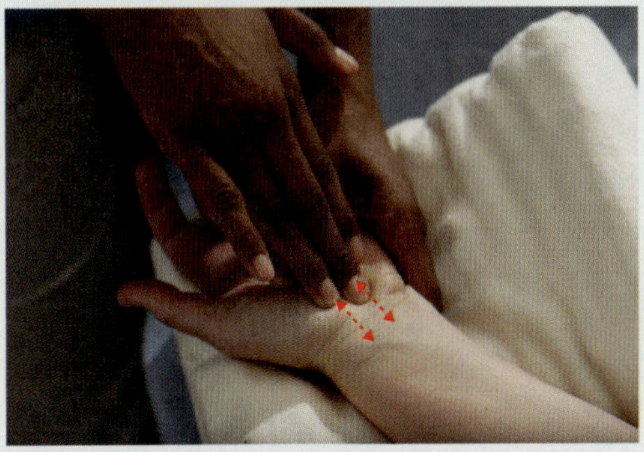

그림 4.51 손목 굴근지대 횡마찰 기법.

위장계와 비뇨계 불편

Gastrointestinal and Urinary Tract Discomforts

배탈, 음식에 대한 갈망, 소변이 계속 마려운 증상은 임신 동안에 농담의 소재가 되기도 한다. 그리고 입덧과 속쓰림, 변비와 치질, 요실금, 심지어 가끔씩 발생하는 탈장이나 자궁탈출증도 일어날 수 있다. 이런 불편함을 겪고 있을 때는 더 이상 농담이 아니다.

이들 일반적인 임신 중에 발생하는 불편에 가장 큰 영향을 미치는 것은 대부분 일반적인 권장 범위에서 벗어나는 생활습관의 교정이다. 관련 장기를 정상화하고 균형을 맞추기 위해 반사적으로 작용할 수 있는 몇 가지 기법이 존재한다.

발반사 영역 치료

발바닥 부위(그림 4.13 참고)에 깊은 압박을 가하면, 메스꺼움, 속쓰림, 변비, 치질, 방광 및 신장 감염, 기타 일반적인 산전 증상을 완화할 수 있다(Lett 2000). 이들 영역을 규칙적으로 지압하는 것을 가르치고 장려한다:

- 메스꺼움 또는 열공 탈장: 중족지골관절의 근위에 있는 발바닥면
- 변비: 왼발의 발바닥, 발 중앙선을 가로질러 네 번째 중족골을 지나 발꿈치 쪽으로 이동한다.
- 치질: 발의 발바닥, 종골의 가장 먼 가장자리와 종골에 부착된 아킬레스건을 따라 약 2인치(5cm) 근위 부위까지(좌골신경을 압박하지 않도록 주의)
- 방광: 종골의 바로 먼쪽인 내측 족궁의 "볼록한" 부위에 위치한다.
- 신장: 발바닥의 중앙선

손목 경혈 지압

그림 7.3과 같이 Nei Guan(심회 6 또는 PC-6) 경혈을 집중적으로 리드미컬하게 지압을 하면, 메스꺼움을 완화하는데 도움이 될 수 있다(Belluomini 등 1994). 전완의 앞쪽에 있는 요측수근굴근과 장장근 힘줄 사이와 손목주름에서 손가락 2개의 폭만큼 근위 부위에서 심회혈 6(PC-6)을 찾는다. 고객에게 전완의 이 지점을 엄지손가락 또는 손가락 끝으로 깊고 리드미컬하게 지압하는 방법을 매일 4회, 한 번에 10분씩 하도록 교육한다. 연구에 따르면, 이 지압은 메스꺼움의 정도와 빈도를 줄이는 데 도움이 될 수 있다고 한다(Ozgoli와 Naz 2018).

기타 편안한 방법

호흡 강화(그림 4.11 참고)와 위의 전신 통합 단락의 다른 기법도 도움이 될 수 있다. 위장계와 비뇨계의 균형을 촉진하는 다른 기법을 여러분 자신만의 레퍼토리에서 선택한다. 여기에는 다음과 같은 방법들이 포함될 수 있다: 전신 스웨덴식 마사지와 Esalen 스타일식 마사지, 두개천골 요법, 극성 요법, 아시아 바디워크 테라피 등

본장 요약 Chapter Summary

태아가 두 개의 세포로부터 발달할 때, 고유한 유전적 영향은 일반적으로 예측가능한 임신 단계에 따라 전개된다. 산모도 독특하지만 예측 가능한 방식으로 적응한다. 이제 임산부 고객의 편안함을 높이고 부담을 덜어줄 수 있는 일반적인 목표와 다양한 개별 기법을 모두 갖추게 되었다. 각 임신 단계에서 임산부가 겪을 수 있는 상황에 대한 이해와 임산부가 제공하는 모든 세부 정보를 바탕으로 다양한 양식에서 임상적으로 숙성된 기법을 치료 회기에 접목해 본다. 여러분은 항상 구체적이고 집중적인 의도를 가지고 안전 문제에 신경을 쓰면서 마사지를 수행해야 한다.

이런 지침을 따르면, 여러분의 치료 회기는 기본적인 마사지의 일반적인 적용을 훨씬 뛰어넘을 수 있을 것이다. 모든 마사지 치료는 임산부와 태아의 고유한 특성에 맞게 진행되어야 한다. 온라인에서 제공된 치료 회기의 개요와 8장의 치료 회기 디자인에 대한 아이디어를 검토하는 것도 잊어서는 안된다. 그런 다음, 재즈 뮤지션이 서정적인 테마를 즉흥적으로 연주하는 것처럼 직관과 창의력을 발휘하여 각 치료 회기의 유기적인 전개에 활력을 불어넣어야 한다.

잘 생각해 보자

여러분의 지식을 심화하려면, 온라인 리소스로 이동하여 본 장의 테스트 질문에 답하고 더 많이 자세히 살펴본다.

참고문헌과 추천 문헌

ACOG (American College of Obstetricians and Gynecologists) (2015) Physical Activity and Exercise During Pregnancy and the Postpartum Period. Committee Opinion 650. December.

Aldabe D, Ribiero DC, Milosauljevic S et al. (2012) Pregnancy related pelvic girdle pain and its relationship with relaxin levels during pregnancy: a systematic review. Eur Spine J. 9(1):1769–1776.

Alexander DF (2017a) Vagus nerve outflow: essential to the healing process. Massage Magazine. 17(11):16–18.

Alexander DF (2017b) The jugular foramen: the cradle of autonomic stability. Massage Magazine. 17(8):21–24.

Alexander DF, Shea M (2017) Restoring vagal tone: improving your client's quality of life. Massage Magazine. 18(1):22–24.

Becker I, Woolley S, Stringer MD (2010) The adult human pubic symphysis: a systematic review. J Anat. 217(5):475–487.

Belluomini J, Litt RC, Lee KA et al. (1994) Acupressure for nausea and vomiting of pregnancy: a randomized, blinded study. Obstet Gynecol. 84(2):245–248.

Bowman K (2016) Diastasis recti. Seattle: Propriometrics Press.

Çakır Koçak Y, Sevil Ü, Ergenoğlu AM (2018) The Effect of Pregnancy Massage on the General Well-Being and Satisfaction Levels of Pregnant Women: A Randomized Controlled Trial, ISS2018 3rd International Science Symposium, "New Horizons in Science," Pristine, Kosova, September 5–8, pp. 97-102 (abstract submission/oral presentation).

Calais-Germain B (2003) The Female Pelvis: Anatomy and Exercises. Seattle: Eastland Press.

Chaitow L (2013) Muscle Energy Techniques, 4th edn. Philadelphia: Elsevier.

Cyriax J, Cyriax PJ (1996) Cyriax's Illustrated Manual of Orthopaedic Medicine, 2nd edn. Oxford: Butterworth–Heinemann.

Dalton E (2020) How Do Ligaments Cause Sciatica? Available at: https://erikdalton.com/blog/how-do-ligaments-cause-sciatica/ [accessed April 22, 2020].

DeCherney A, Roman A, Nathan L (eds) (2019) Current Diagnosis and Treatment: Obstetrics and Gynecology, 12th edn. New York: McGraw-Hill Education.

DeLoughery TG (2015) Bleeding and thrombosis: women's issues. In Hemostasis and Thrombosis. Cham: Springer International.

Devis P, Knuttinen MG (2017) Deep vein thrombosis in pregnancy: incidence, pathogenesis and endovascular management. Cardiovasc Diagn Ther. 7(Suppl 3):S309–S319.

Field T, Hernandez-Reif M, Hart S et al. (1999) Pregnant women benefit from massage therapy. J Psychos Obstet Gynecol. 20(1):31–38.

Franklin E (2003) Pelvic Power: Mind/Body Exercises for Strength, Flexibility, Posture and Balance. Hightstown, NJ: Elysian Editions, Princeton Book Co.

Gibbs R, Karlan B, Haney A et al. (eds) (2008) Danforth's Obstetrics and Gynecology, 10th edn. Philadelphia: Lippincott, Williams & Wilkins.

Hanlon P (2014) Pregnancy massage: provide relief for clients with varicose veins. Massage Magazine. Available at: https://www.massagemag.com/pregnancy-massage-may-provide-relief-for-varicose-veins-27827 [accessed December 22, 2014].

Hartman RE (ed.) (2013) Natural Childbirth Exercises for the Best Birth Ever. Aurora, CO: Mile High Press.

Hartman RE (2016) Natural Childbirth Exercise Essentials. Englewood, NJ: Parkland Press.

Health Direct (2018) Pelvic girdle pain in pregnancy. Available at: https://www.pregnancybirthbaby.org.au/pelvic-pain-during-pregnancy [accessed July 6, 2020].

Herman H (2004) Pregnancy and Postpartum: Clinical Highlights. San Diego: Prometheus Group. Seminar notes.

Howard F, Perry C, Carter J et al. (2000) Pelvic Pain: Diagnosis and Management. Philadelphia: Lippincott, Williams & Wilkins.

Howland RH (2014) Vagus nerve stimulation. Curr Behav Neurosci Rep. 1(2):64–73.

Jalalodini A, Nourian M, Saatchi K et al. (2016) The effectiveness of slow-stroke back massage on hospitalization anxiety and physiological parameters in school-age children:

a randomized clinical trial study. Iran Red Crescent Med J. 18(11):1–10.

Jones L (1981) Strain Counterstrain. Indianapolis: American Academy of Osteopathy.

Keramati M, Sargolzaei I, Moghadasi A et al. (2019) Evaluating the effect of slow-stroke back massage on the anxiety of candidates for cataract surgery. Int J Ther Massage Bodywork. 12:2.

Klein A (2013) Peripheral nerve disease in pregnancy, in Clinical Obstetrics and Gynecology: An Overview. Philadelphia: Lippincott, Williams & Wilkins.

Kozhimannil D, Johnson P, Attanasio LB et al. (2013) Use of nonmedical methods of labor induction and pain management among U.S. women. Birth. 40(4):227–236.

Lett A (2000) Reflex Zone Therapy for Health Professionals. London: Churchill Livingstone.

Longworth JC (1982) Psychophysical effects of slow stroke back massage in normotensive females. ANS Adv Nurs Sci. 4:44–46.

Luchau T (2017) The sympathetic sacrum. Massage and Bodywork Magazine for the Visually Impaired. 32(2):97–99.

Maupin E (2004) A Dynamic Relation to Gravity, vol 2. San Diego: Dawn Eve Press.

Mayo Clinic (2014) Physical Medicine and Rehabilitation: Mayo Clinic Pelvic Floor Dysfunction Program in Minnesota. Available at: https://www.mayoclinic.org/departments-centers/pelvic-floor-dysfunction-program/overview/ovc-20467221 [accessed July 14, 2020].

Mayo Clinic (2019) Pregnancy and Exercise: Baby Let's Move! Available at: http://www.mayoclinic.com/health/pregnancy-and-exercise/pr00096. [accessed June 15, 2019].

Merck Manuals Consumer Version (2019) Available at: https://www.merckmanuals.com/home/women-s-health-issues/normal-pregnancy [accessed April 4, 2020].

Mukherjee B (2015) 10 potent acupressure points to treat swelling, water retention and edema. Modern Reflexology. Available at: https://www.modernreflexology.com/?s=edema [accessed July 14, 2020].

Myers T (2013) The pelvic lift: A Rolf-approved session finisher. Massage and Bodywork. 28(1):91–96.

Myers TW (2014) Anatomy Trains: Myofascial Meridians for Manual and Movement Therapists, 2nd edn. New York: Churchill Livingstone/Elsevier.

Nievenberg C (2015) Live science: Body changes during pregnancy. Available at: https://www.livescience.com/50877-regnancy-body-changes.html [accessed May 19, 2015].

Noble E (2003) Essential Exercises for the Childbearing Year, 5th edn. Harwich: New Life Images.

O'Hair C, Armstrong K, Rutherford H (2018) The potential utility for massage therapy during pregnancy to decrease stress and tobacco use. Int J Ther Massage Bodywork. 11(3):15–19.

Osborne C (2002) Deep Tissue Sculpting, 2nd edn. San Diego: Body Therapy Associates.

Osborne C (2009a) Pre-and Perinatal Massage Therapy: Survey of Massage Therapists. San Diego: Body Therapy Education. Available at: https://bodytherapyeducation.com/recommended-products-services-resources/graduates-survey/ [accessed January 1, 2020].

Osborne C (2009b) Ah, what relief! Deep tissue sculpting for lumbar pain, March 5. Available at: https://bodytherapyeducation.com/ah-relief-deep-tissue-sculpting-lumbar-pain/ [accessed July 14, 2020].

Osborne C (2010) Maternity massage therapy. Massage Magazine, October:58–63. Available at: https://bodytherapyeducation.com/wp-content/uploads/2015/12/MaternityMTspecialization.pdf [accessed July 15, 2020].

Osborne C (2016) The Pregnant Pelvis: An Introduction to Safe, Effective Prenatal Massage Therapy. March 3. Available at: https://bodytherapyeducation.com/the-pregnant-pelvis-an-introduction-to-safe-effective-prenatal-massage-therapy/ [accessed March 3, 2016].

Ozgoli G, Naz MS (2018) Effects of complementary medicine on nausea and vomiting in pregnancy: a systematic review. Int J Prev Med. 9:75.

Patijn J, Mekhail N, Hayek S et al. (2011) Meralgia paresthetica. Pain Practice. 11(3):302–308.

Rattray F, Ludwig L (2000) Clinical Massage Therapy: Understanding, Assessing and Treating over 70 Conditions. Ontario: Talus.

Ricci SS (2017) Essentials of Maternity, Newborn, and Women's Health Nursing, 4th edn. Philadelphia: Wolters Kluwer.

Riczo D (2020) Back and Pelvic Girdle Pain in Pregnancy & Postpartum. Minneapolis: OPTP.

Scheumann D (2007) The Balanced Body: A Guide to Deep Tissue and Neuromuscular Therapy, 3rd edn. Baltimore: Lippincott, Williams & Wilkins.

Simkin P, Klaus P (2011) When Survivors Give Birth, 2nd edn. Seattle: Classic Day.

Simkin P, Whalley J, Keppler A et al. (eds) (2018) Pregnancy, Childbirth and the Newborn: The Complete Guide, 5th edn. New York: Da Capo Press.

Soma-Pillay P, Nelson-Piercy C, Tolppanen H et al. (2016) Physiological changes in pregnancy. Cardiovasc J Africa. 27(2):89–94.

Stager L (2010) Nurturing Massage for Pregnancy. Baltimore: Lippincott, Williams & Wilkins.

Stillerman E (2008) Prenatal Massage: A Textbook of Pregnancy, Labor, and Postpartum Bodywork. Philadelphia: Mosby/Elsevier.

US Dept. HHS (US Department of Health and Human Services) (n.d.) Stages of Pregnancy. Available at: https://www.womenshealth.gov/pregnancy/youre-pregnant-now-what/stages-pregnancy [accessed July 14, 2020].

Werner R (2015) A Massage Therapist's Guide to Pathology, 6th edn. Baltimore: Lippincott, Williams & Wilkins.

Wick M, Limbeck P (eds) (2018) Mayo Clinic Guide to a Healthy Pregnancy. New York: Rosetta.

Yates S (2010) Pregnancy and Childbirth: A Holistic Approach to Massage and Bodywork. Edinburgh: Elsevier.

Zulak D (2018) Clinical Assessment in Massage Therapy. Edinburgh: Handspring.

본 장을 공부하면 다음과 같은 준비를 할 수 있다:

1. 임산부를 위한 치료 회기를 계획하거나 파트너가 분만과 출산을 정서적, 육체적으로 준비할 수 있도록 가르쳐 줄 수 있다.

2. 분만과 출산을 하는 여성을 지원하는 마사지 치료사로서의 역할을 설명할 수 있다.

3. 마사지 치료사로서 분만을 도울 때 관련된 주요 윤리적, 신체적, 정서적 문제를 파악할 수 있다.

4. 생리적 분만과 출산의 4단계와 분만하는 산모의 일반적인 성취와 도전, 그리고 각 분만 단계를 어떻게 지원할 수 있는지를 설명할 수 있다.

5. 분만 자세를 촉진하고 생리적 분만과 출산의 각 단계를 지원하고 여성의 자신감에 긍정적인 영향을 미치는 마사지 기법을 적용할 수 있다.

분만 기법:
긍정적 출산 경험을 지지

Labor Techniques:
Supporting a Positive Birth Experience

5

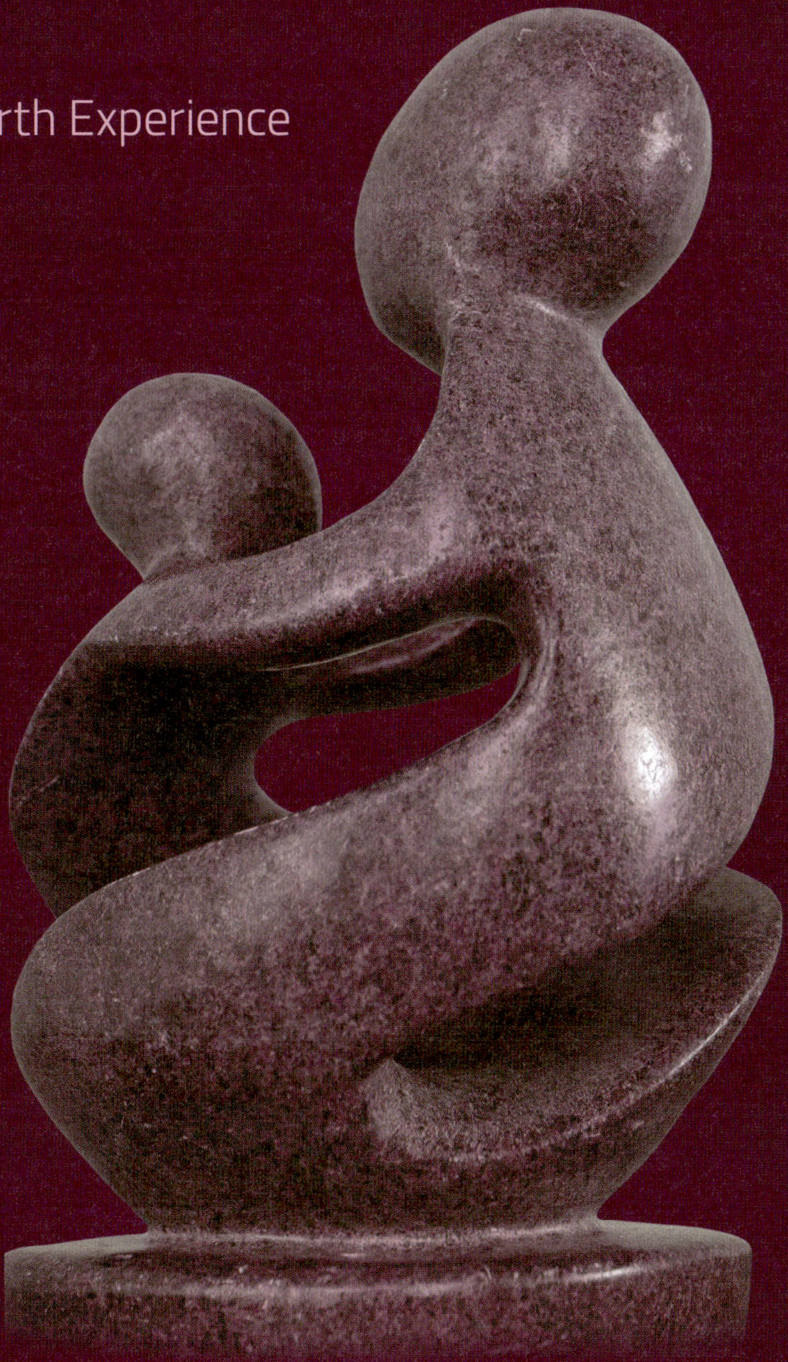

제5장

본장 개요 Chapter Overview

아기를 낳는다는 것은 인생에서 가장 심오한 통과의례 중 하나일 것이다. 자기 발견과 도전, 그리고 힘을 얻는 변화의 여정이 될 수 있다. 지식이 풍부하고 준비된 마사지 치료사는 이런 성스러운 경험을 하는 동안 임산부와 그녀의 파트너에게 의미 있는 신체적, 정서적 지원을 제공하면서 그들과 함께 할 수 있다. 본 장에서는 분만 준비와 출산 과정에서 여러분의 잠재적인 역할에 대해 알아볼 것이다. 본 장은 분만과 출산의 4단계(상자 5.1)에 대한 일반적인 진행 지침을 제공하며, 임산부의 요구를 창의적으로 충족시킬 수 있는 분만과 출산 기법의 매뉴얼을 제공할 것이다.

마사지 치료사는 병원, 출산 센터 및 가정 출산 환경에서 터치와 자세를 편안하게 해주는 방법을 제공할 수 있다. 임산부는 의료적 중재없이 자연스러운 질 출산을 할 수도 있고, 본 장에서 설명한 대로 의료적 중재를 선택하거나 나중에 받아들일 수도 있다. 어떤 상황에서든 여러분은 모든 임산부의 경험에 긍정적인 영향을 미칠 수 있다. 분만과 출산을 지원하는 마사지 치료사의 목표는 임산부가 원하는 대로 긍정적인 출산 경험을 할 수 있도록 돕는 것이다. 출산은 여러분과 임산부의 관계에 고유한 영향을 미치는 많은 정서적, 윤리적 문제를 야기한다. 본 장에서는 여러분의 감정과 출산 지원의 현실에 대한 탐색을 시작하여 여러분만의 고유한 치료에 분만과 출산 지원을 통합하는 방법을 가장 잘 알 수 있도록 한다. 그 결과, 임산부와의 산전 치료에서 준비에 집중하거나, 소그룹 환경에서 임산부와 파트너를 교육하거나, 마사지 치료사로서 진통과 출산에 참여하는 것을 결정할 수 있다. 분만과 출산에 대한 폭넓은 경험을 바탕으로 각각의 목표를 달성하기 위한 통찰력과 팁을 제공해야 할 것이다.

본 장은 분만과 출산의 다양한 측면에 마사지 치료 기법을 적용할 수 있도록 안내하는 것이다. 본 장에서 다루는 것보다 분만과 출산에 대해 알아야 할 것이 훨씬 많기 때문에 출산을 위한 다양한 의학적 및 비의학적 옵션에 대해 자세히 알아볼 필요가 있다(온라인 자료 참고). 지역 커뮤니티에서 출산 교육 클래스, 출산 도우미 워크숍, 출산과 육아의 다른 전문가와의 **네트워킹** 기회도 찾아보길 바란다.

생리적 분만과 출산 지원하기
Supporting Physiological Labor and Birth

숙련된 치료적 터치는 **생리적 분만과 출산**, 즉 임신과 마찬가지로, 분만이 산모와 태아의 타고난 능력에 의해 이루어지는 자연스러운 과정임을 이해한다. 연구에 따르면, 분만의 정상 생리적 과정에 신경을 쓸 때 출산이 건강하고 안전할 가능성이 더 높다고 한다. 그러나 일부 산모와 아기는 건강하고 안전한 출산 결과를 위해 의료적 치료가 필요한 합병증을 가질 수 있다(Buckley 2013). 합병증이 발생하더라도, 여러분의 업무가 이런 정상의 생리적 과정을 촉진할 수 있다는 사실을 명심해야 한다. 임산부가 선택한 의료적 중재와 함께, 여러분은 임산부와 아기라는 최상의 결과를 얻을 수 있는 가능성을 높일 수 있다.

생리적 분만과 출산은 산모와 아기 모두에게 장단기적으로 건강에 긍정적인 영향을 미친다. 여기에는 사랑과 치유의 호르몬인 옥시토신과 스트레스 호르몬인 **카테콜아민**의 분비가 증가하여 이상적인 신경내분비계의 기능이 포함된다. 이들 호르

상자 5.1
생리적 분만과 출산의 4단계

단계	1단계			2단계	3단계	4단계
세부 단계	초기	활동기	전환기	▪	▪	▪
자궁경부 확장	0-6㎝	6-8㎝	8-10㎝	출산 재촉	태반 추출	골든 아워

몬은 보호적인 생리적 반응과 효과적인 분만 수축 패턴을 촉진한다. 예를 들면, 엔도르핀 수치의 증가, 아기의 심호흡 전환 및 체온 조절, 성공적인 수유, 엄마와 아기 사이의 유대감 형성 등이 있다. 가족과 의료진 간의 높은 질적 관계의 부족과 함께 효과적이고 양육적인 분만 지원의 부재는 나중에 출산에 대한 불만족을 초래하는 가장 흔한 원인 중 하나가 된다. 이들 부족은 종종 출산 후 외상후 스트레스 장애(PTSD)와 관련이 있다(Simkin 등 2017). 분만과 출산의 지원을 제공하는 시기와 정도에 관계없이 다음과 같은 주요 의도를 포함할 수 있다.

분만에 대한 자신감 높이기
Increasing Self-Confidence for Labor

진통 감각과 통증을 어떻게 경험할지에 대한 가장 좋은 예측인자는 통증의 대처 능력에 대한 자신감이다(Simkin 등 2017). 산전 마사지 치료 회기는 임산부의 몸과 마음이 분만과 출산의 기회와 도전에 자신감을 갖도록 준비시키는 데 도움이 될 수 있다. 여러분의 치료 회기는 산전의 불편을 관리하고 호흡 능력을 개선하며 내면의 조율과 신체 인식을 높이는 데 도움을 줄 수 있고, 이 모든 것은 진통과 출산을 스스로 맞이할 수 있는 자신감을 키우는 데 도움이 된다.

더 좋은 호흡 인식으로 이완하기
Relaxing with Greater Breathing Awareness

호흡은 횡격막을 수축하고 이완시켜 미주신경을 자극하고 마음의 상태와 스트레스 수준을 관리하는 데 중요한 역할을 한다. 분만 시 호흡을 더 깊이 인식하면, 임산부가 명령에 따라 진정 효과를 갖는 부교감신경의 경로를 활성화할 수 있다. 마사지 치료 초기에 가능하면, 빨리 임산부의 정상 호흡 패턴을 관찰하여 각 호흡의 질을 개선하는 데 도움을 주어야 한다. 호흡 능력이 향상되면, 임신에 도움이 될 뿐만 아니라, 분만 시 증가하는 호흡의 요구에 대해 부교감신경이 우세한 상태를 유지할 수 있도록 임산부가 자신 스스로를 신뢰할 수 있도록 준비시켜야 한다. 이런 지속적인 내부 호흡은 모든 분만과 출산의 환경에서 임산부를 도와줄 수 있다.

보다 다중 방향적이고 깊은 횡격막 호흡을 하도록 지도하고, 특히 임신 기간 동안 스트레스, 긴장 또는 통증이 있을 때 이런 호흡을 연습하도록 제안한다. 특히 흉곽, 흉대, 상부 등의 근육에 주의를 집중하면서 제한된 부위에 대한 기법을 포함한다. 분만과 출산 중에는 진통이 진행됨에 따라 호흡 본능을 따르도록 상기시키면서 익숙하고 깊은 횡격막 호흡으로 돌아가도록 유도할 수 있다(4장). 대부분의 진통 중인 사람들은 대처 전략으로 어떤 종류의 호흡을 사용한다. 그들은 출산 교육과 미디어를 통해 호흡에 관한 다양한 정보를 얻을 수 있다. 마사지 치료사는 특정한 분만 호흡 패턴을 가르치는 것이 아니라, 분만의 각 단계에 따라 임산부가 본능적으로 필요한 호흡을 하도록 상기시켜주는 역할을 한다.

움직임과 유연성을 향상하기
Improving Movement and Flexibility

임산부는 가장 효율적이고 편안하게 분만하고 출산하기 위해 움직임이 편하고 유연해야 한다. 이상적으로는, 다양한 능동적 분만과 수동적 분만 및 출산 자세를 취하고 유지할 수 있는 유연성이 있어야 한다(그림 5.1). 여기에는 쭈그려 앉기, 무릎 꿇기, 엎드리기, 네발자세 등이 포함되며, 이 모든 자세는 고관절, 슬관절 및 족관절을 완전히 구부리고 펴고 허벅지를 완전히 외전하는 것이 필요하다. 기존에 임신과 관련된 골반대 통증이 있는 임산부의 경우에는 통증을 유발하는 동작을 피하면서 양측 골반 대칭과 균형을 유지하고 똑바른 자세나 전방 기울임 자세를 취해 본다(CPWHC 2014).

임산부에게 이들 옵션을 더 많이 제공하기 위해 산전 치료 회기때 적절한 심부조직 마사지, 신장, 보조 저항운동 및 기타 수동운동과 기법을 포함할 수 있다. 특히 허벅지 내전근, 대퇴사두근군, 슬괵근군, 고관절 외회전과 내회전근, 장경인대, 비복근-가자미근과 아킬레스건, 요추의 만성 긴장을 줄이고 유연성을 높이는 방법을 찾는다(4장 참고). 이들 근육의 긴장은 근육의 골반 부착점도 골반 출구의 뼈 경계 확장을 제한하기 때문에, 분만을 준비할 때 근육의 기시점과 착지점에 집중한다.

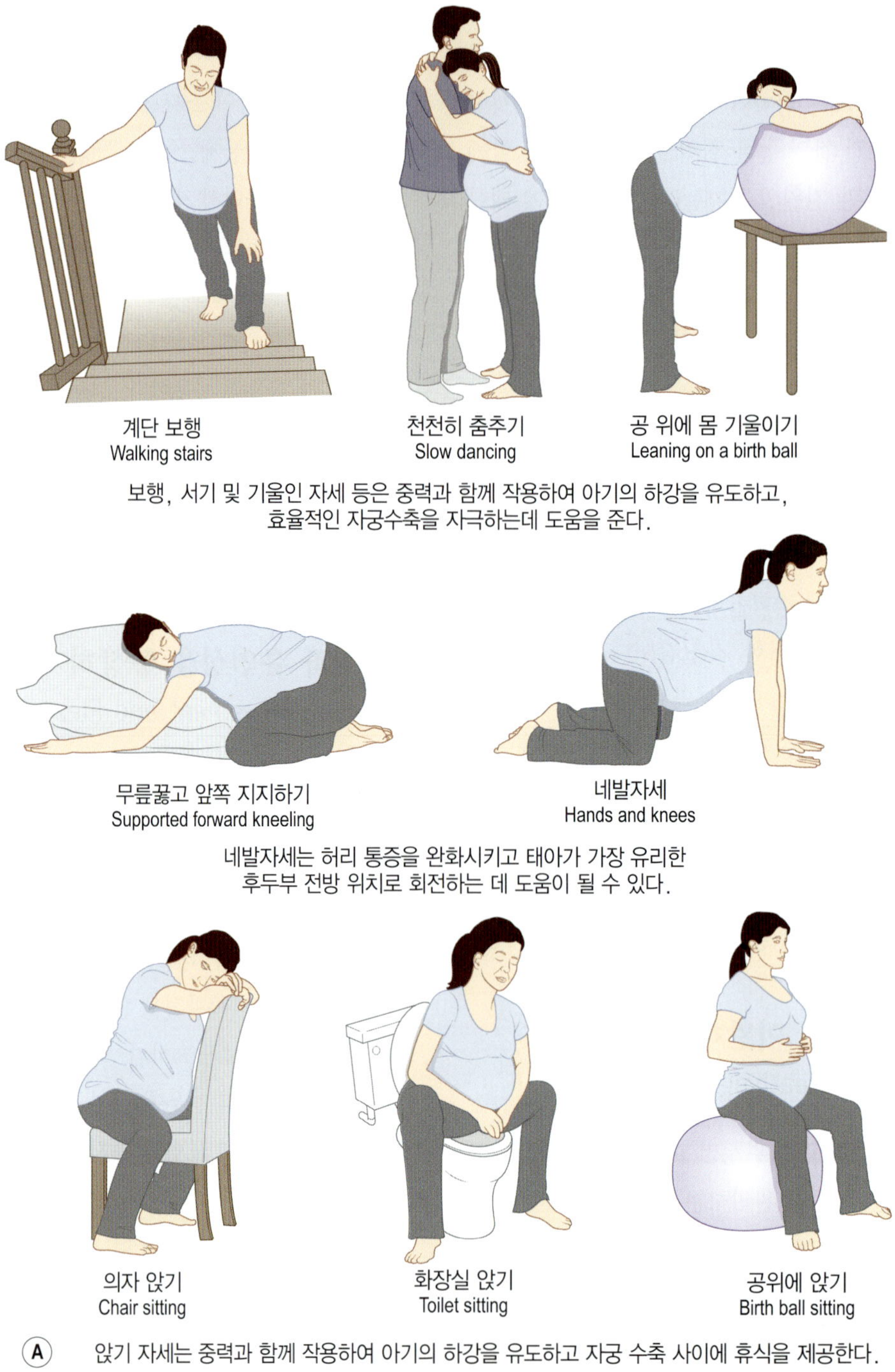
계단 보행
Walking stairs
천천히 춤추기
Slow dancing
공 위에 몸 기울이기
Leaning on a birth ball
보행, 서기 및 기울인 자세 등은 중력과 함께 작용하여 아기의 하강을 유도하고,
효율적인 자궁수축을 자극하는데 도움을 준다.
무릎꿇고 앞쪽 지지하기
Supported forward kneeling
네발자세
Hands and knees
네발자세는 허리 통증을 완화시키고 태아가 가장 유리한
후두부 전방 위치로 회전하는 데 도움이 될 수 있다.
의자 앉기
Chair sitting
화장실 앉기
Toilet sitting
공위에 앉기
Birth ball sitting
A
앉기 자세는 중력과 함께 작용하여 아기의 하강을 유도하고 자궁 수축 사이에 휴식을 제공한다.

그림 5.1A-B
분만과 출산의 자세. 전문 지식을 근육 활동과 결합하여 임산부가 근육과 관절의 긴장을 피하는 정상 관절가동범위를 인식하면서 이런 자세를 유지하고 이동하는 데 도움을 준다. 일부 임산부는 이동의 용이성과 유연성에 가장 적합한 단일 자세를 찾기도 한다. 다른 임산부들은 다양한 자세를 선호하기도 한다.

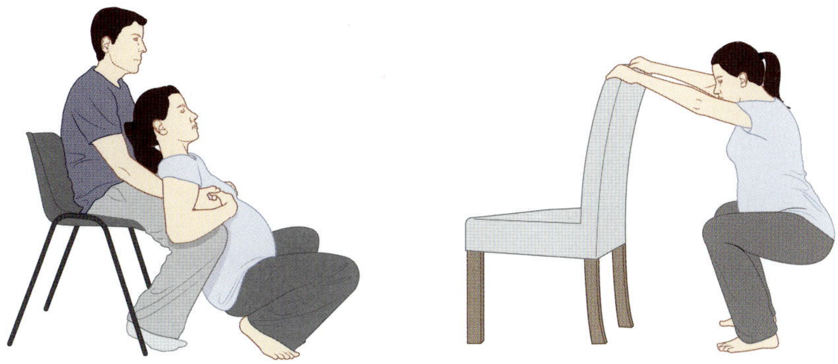

쭈그려 앉기는 골반을 열고 중력을 이용해 아기의 하강을 유도한다.

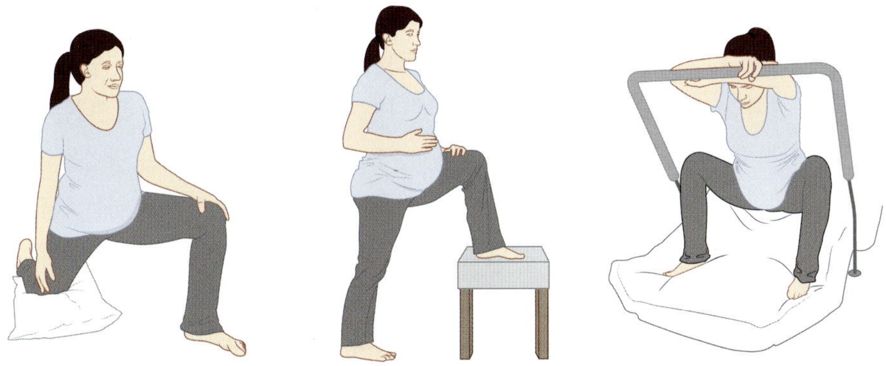

비대칭 런지 자세(편측 무릎꿇기와 서기)는 골반을 열고 중력을 이용해 아기의 하강을 유도한다.

그림 5.1A-B (계속)
출처: *Ruth Ancheta, The Labor Progress Handbook, 4th edn. Oxford: Wiley-Blackwell, 2017.*

임신 호르몬의 영향으로 골반 관절의 유연성이 아름답게 증가하여 아기가 쉽게 통과할 수 있다는 점을 기억하고, 임산부에게 이를 상기시켜 준다.

자유로운 움직임은 출산 경험에 대한 여성의 만족도를 향상시킨다(Simkin 등 2017). 임산부가 안전하고 방해를 받지 않는다고 느끼면, 분만 진행에 도움이 되는 이상적인 자세를 자발적으로 취하거나 자연스럽게 필요한 일시 정지 또는 휴식을 취할 것이라고 생각할 수 있다. 지속적인 **전자 태아 모니터링**을 하더라도 대부분의 병원에서는 필요에 따라 병실과 복도를 자유롭게 이동할 수 있는 원격 측정 옵션을 제공하기도 한다. 롤링 IV 폴 스탠드에서 정맥 펌프를 통해 투여하는 일부 약물은 병원 직원의 안내에 따라 쉽게 이동할 수 있다.

임산부의 에너지 보존에 유의하고 휴식 자세를 사용하려는 자연스러운 충동을 그대로 따른다. 옆으로 누운 자세, 앞으로 기댄 자세 혹은 쭈그려 앉기 자세 등 수동적인 휴식 자세를 취했다가 이들 자세로부터 벗어나야 한다. 이들 자세와 움직임,

휴식을 돕는 출산 공, 베개, 콩 주머니, 땅콩 공, 의자, 스툴, 바닥 매트, 침대, 욕조 또는 가정용 가구 등 다양한 보조 소품을 사용하고 설치하면 도움이 되기도 한다. 가정이나 그룹 시설에서 임산부에게 출산법을 교육하는 경우에는, 이들 소품을 준비하여 출산 전에 실제 출산과 같은 연습을 하면 재미있고 효과적일 수 있다.

파트너 교육하기 Teaching Partners

파트너는 다양한 형태와 규모로 존재하며, 다양한 방식으로 분만하는 사람을 돕는다. 대부분의 경우, 출산 파트너는 아기의 아버지, 공동 부모, 남편, 아내, 인생의 동반자 또는 연인 등이다. 출산 파트너는 임산부의 어머니, 자매 또는 친구일 수도 있다(Simkin 2018). 임신 마지막 몇 주와 몇 달은 파트너와 산모/태아의 유대감과 관계를 강화할 수 있는 좋은 기회이다. 임산부 집에서 이루어지는 마사지 치료 회기때 임산부의 파트너를 포함시키거나(그림 5.2), 임산부와 그녀의 파트너에게 소규모 그룹 수업을 제공할 수도 있다. 임신 기간 동안 그리고 임신 마지막 주에는 산모의 특별한 터치 선호도와 파트너가 좋아하는 방식에 주의를 기울여 기본적인 마사지 치료 기법을 가르치면 출산이 다가올수록 임산부에게 자신감을 높일 수도 있다. 다시 한번 강조하지만, 임산부와 파트너의 자신감은 긍정적인 출산 경험을 예측하는 주요 요인 중의 하나이다.

파트너는 자신이 기여할 수 있는 구체적인 지원 터치 기법을 갖는 것이 의미 있다고 생각한다. 한 연구에 따르면, 파트너의 주된 걱정은 배우자가 겪을 수 있는 심한 통증과 고통에 대한 것이었다(Bainbridge 2000). 또 다른 연구는 파트너의 분만 마사지가 출산 경험의 질에 대한 분만 여성의 긍정적인 인식에 영향을 미쳤다는 것이었다. 이 연구에서, 마사지를 받은 그룹의 87%는 파트너 마사지가 통증 완화와 심리적 지원에 도움이 되었다고 응답했다(Chang 등 2002).

진통 사이에 긴장된 근육을 이완하기 위해 길고 느린 에플라지, 페트리사지 등의 기본적인 기법을 가르친다. 임산부와 파트너 모두에게 시범을 보인 다음, 그들이 그 기법을 연습할 때 "나는 이 기법을 선호한다" 및 "나는 이 기법을 할 때가 좋다"라는 표현으로 피드백을 주는 방법을 지도한다. 고도의 해부학적 지식과 깊이 감각을 필요로 하는 복잡한 기법은 파트너 교육에서 배제하는 것이 좋다. 다양한 체위 사용을 장려하고, 파트너와 함께 문제를 해결하며, 집에서 새로운 기법을 계속 연습하여 사랑의 터치를 다듬고 가족 간의 유대감을 강화하도록 권유한다. 파트너에게 가르칠 수 있는 구체적인 기법은 다음과 같다:

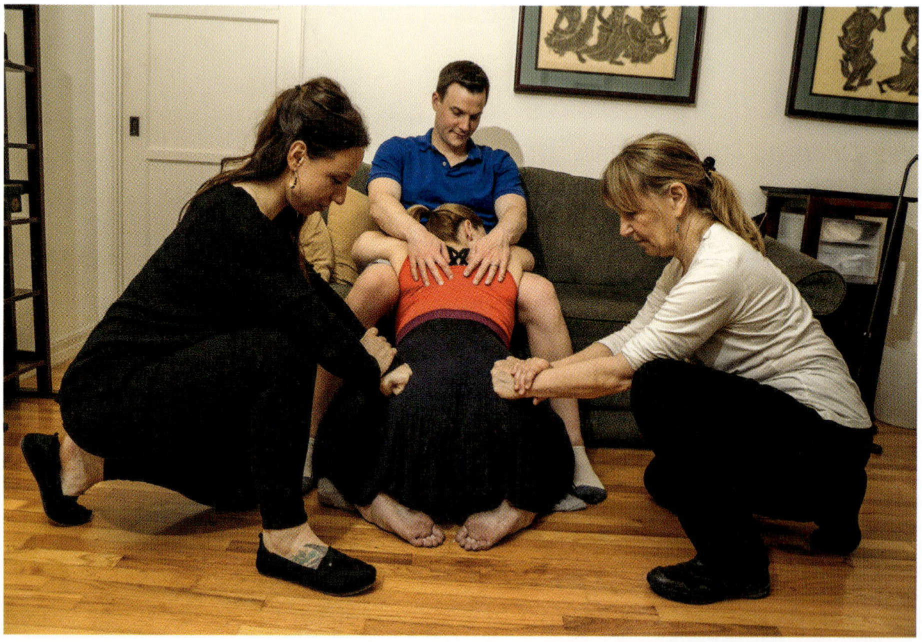

그림 5.2
파트너에게 기본적인 분만 마사지 기법을 가르친다.

- 복부 에플라지(5장)
- 자율신경성 진정 시퀀스 3-1-1(그림 4.8-그림 4.10 참고)
- 수축 분산 기법(그림 5.10 참고)
- 둔부 더블 스퀴즈 혹은 더블 힙 스퀴즈 기법
- 분만 자극점 기법(그림 5.12 참고)
- 천골 반대압 기법(그림 5.13 참고)

골반저 준비하기 Preparing the Pelvic Floor

마사지 치료사로서 골반저에 대한 직접적인 치료는 우리 업무의 범위를 벗어나지만, 여러분과 여러분의 임산부는 골반저에 대한 지식이 출산에 중요한 역할을 한다는 것을 알면 도움이 된다. 일생 동안 여성의 골반저 근육은 골반 장기를 받쳐주는 슬링 역할을 하고, 요도, 질 및 항문에서 괄약근 역할을 한다. 이 근육은 배뇨, 배변 및 성생활의 일상 리듬에 필수적인 역할을 한다. 출산 때, 골반 근육의 힘과 이완, 유연성에 대한 인식을 갖는 것이 도움이 된다. 골반저 근육이 잘 단련되고 유연하면, 질 분만 시에도 골반저 근육이 온전하게 유지될 가능성이 높다(Ricci 2017).

골반저 근육은 태아가 골반을 통과하는 것을 용이하게 하도록 완벽하게 설계되어 있다. 질 분만 시에는, 태아가 출산을 위한 자세를 잡을 수 있도록 안내하고 지시하는 역할을 한다(Buckley 2013). 태아의 머리는 심층과 표층의 횡회음부 근육을 향해 내려가서 그들 근육을 통과한다. 질 괄약근은 태아의 머리가 골반 출구의 가장 아래쪽인 **회음부**, 즉 "크라운"에 도달할 때 열린다. 이 회음부 근육은 질벽의 뒤쪽 부분이 탈출하지 않도록 지지하여 찢어지지 않도록 하는 역할을 한다.

임신은 골반저에 대한 인식과 건강에 몇 가지 난관과 기회를 제공한다. 일부 사람들은 임신 전에 골반저 근육이 잘 단련되어 있지 않아 근육이 자세 변화에 적응하고 태아의 체중과 움직임이 증가함에 따라 더 많은 부담을 느낄 수 있다. 골반저 근육이 단단하거나 흉터나 통증유발점에 의해 제한되거나 둔감해지면, 더 길고 고통스러운 진통(분만)으로 이어질 수 있다. 회음부 손상은 **외음절개술**이라는 외과적 상처나 자연적인 회음부 파열로 인해 발생하며, 미국내 질 분만의 65% 이상에서 발생했다. 회음부 손상이 발생하지 않으면, 여성의 산후 회복이 더 빨라지고 산후 요실금(복압성 요실금)을 경험할 가능성도 줄어든다(Ricci 2017). 회음부 손상에 대한 두려움은 분만에 임박했을 때 여성들이 가장 걱정하는 부분 중의 하나이며, 이런 두려움을 줄이는 데 도움을 줄 수 있다. 골반저 운동과 회음부 자가 마사지를 다른 곳에서 배우지 않았다면, 여러분은 임산부에게 이들 중요한 준비 방법을 가르쳐 줄 수도 있다.

관점: 회음부 마사지

임신 35주부터는 매일 임산부 본인이나 파트너가 회음부 마사지를 하면, 출산 시 회음부 손상이 감소하는 것으로 알려져 있다. 여성이나 친밀한 파트너가 매일 3-10분 동안 식품성 오일과 같은 양질의 수용성 윤활제를 사용하여 자극이나 조직 손상 없이 부드럽게 회음부 마사지를 할 수 있다. 며칠 또는 일주일 이내에 마사지를 해 주는 여성과 파트너는 회음부 마사지가 작열감을 감소시키고 회음부를 더 탄력 있는 것으로 변함을 느낄 수 있다. 여성의 이완 능력이 증가함에 따라 회음부 마사지 압박은 개인의 편안함 수준 내에서 점차적으로 증가할 수도 있다.

368명의 여성을 대상으로 한 후향적 연구에 따르면, 산전 회음부 마사지는 특히 첫 아이를 출산한 여성의 경우 출산 시 회음부 손상의 감소와 관련이 있는 것으로 밝혀졌다. 2,497명의 여성을 대상으로 한 4건의 손가락 회음부 마사지에 대한 대조군 시험에 따르면, 산전 회음부 마사지는 출산 시 봉합이 필요한 회음부 손상의 발생률과 초산 시 외음절개술의 발생을 현저히 감소시켰다. 둘째 이후 아이를 질 분만한 산모는 이와 같은 혜택을 경험하지 못했다. 또한 메타분석의 결과에 따르면, 회음부 마사지는 회음부 파열의 깊이나 **진공** 분만이나 겸자 분만 등 보조 분만의 발생률에 큰 영향을 미치지 않는 것으로 나타났다. 산전 회음부 마사지를 받은 여성의 장기적인 산후 통증, 성적 만족도,

요실금 또는 변실금에 있어서는 유의미한 차이가 발견되지 않았다. 요약하면, 산전 회음부 마사지는 첫 출산하는 산모에게 도움이 된다는 것이다. 회음부 마사지의 이점은 골반저의 유연성을 증가시키거나 회음부에 아기의 머리를 얹고 의식적으로 이완하는 연습을 통해 얻을 수 있다 (Simkin 등 2017).

회음부 마사지의 유효성을 검증하거나 무효화하려는 이전 연구에서는, 교육 기술의 효과, 타이밍 및 참가자의 실습 준수 여부 등의 변수로 인해 상반된 결과가 나왔다 (Hastings-Tolsma 등 2007). 끝으로, '회음부 마사지'라는 동일한 용어는 의료진이 **분만 2단계** 때 제공하는 공격적인 회음부 기법을 설명하는 것으로 사용되지만, 회음부 손상을 줄이는 것으로 밝혀지지 않았다(Simkin 등 2017).

명심하자

내부 회음부 마사지는 마사지 치료사의 업무 범위를 벗어난 것이다. 일부 지역에서는 골반저와 기타 골반 구조물이 생식기 근처에 있기 때문에 골반저 및 기타 골반 구조물에 대한 외부 마사지를 법적으로 제한하고 있다.

자기 인식과 의사소통 향상하기
Enhancing Self-Awareness and Communication

임산부의 자기 인식과 자신의 요구와 바람을 전달하는 의사소통 능력을 향상시키는 것도 긍정적인 출산 경험에 기여할 수 있다. 특히, 자신을 돌봐주는 사람들과의 성공적인 의사소통을 통한 통제감은 쉬운 출산인지 어려운 출산인지에 대한 여부보다 출산에 대한 장단기적 만족도에 더 중요하다(Simkin 등 2017). 파트너, 다른 가족 및 친구, 의료진, 그리고 여러분에게 자신의 필요와 요구를 충분히 표현할 수 있는 방법을 탐색하는 것을 도울 수 있다. 그러기 위해서는 먼저 자기 인식과 자신과의 소통이 필요하다.

산전 치료 회기 때 산모에게 질문을 하거나 산모가 자신의 경험에 더 주의를 기울이도록 피드백을 요구할 수 있다. "나의 압박을 어디에서 느끼는가?"라고 질문하거나 "어떤 감각이 느껴지는지를 설명해 줄 수 있는가?"라고 말한다. 고객의 척추를 부드럽게 흔들면서, "이런 움직임 너머에 몸의 울림이 느껴지는 곳을 공유해 보자"라고도 물어본다. 이런 유형의 상호작용을 통해 내면의 경험에 주의를 기울이고, 이것을 말로 표현하는 훈련을 시작한다. 임산부의 요구와 선호도를 듣는 것의 이점을 더 검증할 수 있다. 예를 들어: "오늘 치료 회기에서는 옆으로 눕거나 반쯤 기댄 자세를 선호하는가?", "오늘은 조용히 할까요, 아니면 잔잔한 음악이 좋은가?", "오늘, 마사지를 할 때 주의가 필요한 신체 부위가 있는가?" 의식을 안으로 돌리고 자신의 요구를 전달하는 데 어려움을 겪는다면 산전 치료 회기때 이런 유형의 마사지를 더 많이 포함하도록 피드백을 요구할 수 있다.

분만과 출산의 지원에 대한 현실 파악하기
Getting Real about Attending Labor and Birth

고객의 분만과 출산을 지원하기 전에 개인적인 동기, 필요, 감정뿐만 아니라 분만 동안 산모에게 신뢰할 수 있는 전문가가 되는 현실적인 측면을 신중하게 고려해야 한다.

동기부여 찾기 Exploring Motivations

분만 지원 역할의 중요성에 대한 대부분의 이해는 지속적인 신체적, 정서적 지원의 이점을 보여주는 출산 둘라(doula) 단체와 DONA International(DONA International 2019)과 같은 전문 지원 단체의 업무(DONA International 2019)에서 비롯된 것이다. 출산 둘라 지원의 초석은 출산 경험이 원하는 바를 이해하고, 출산 둘라가 원하는 바에 따라 서비스를 제공하는 것이다. 마사지 치료의 직무 범위는 신체적 편안함, 통증 감소, 자율신경계 진정 및 정서적 지원과 산모의 희망에 대한 의사소통을 촉진하는 것과 맞물린다. 여러분은 임산부의 선택을 존중하고 어떤 식으로든 의료 관리를 지시해서는 안된다. 이런 약속을 하기 전에 여러분 자신의 동기부여와 의도를 살펴보는 것이 중요하다. 본인 또는 다른 사람의 출산 경험에 대한 분노, 출산이 "어떻게" 이루어져야 한다는 신념, 약물적 중재는 "나쁘다", "바람직하다" 등의 동기는 여러분 자신의 감정이며, 임산부의 출산과 신념, 선택을 지원할 때는 이들을 제쳐두는 것이 중요하다.

당신은 어떻게 할 것인가?

여러분은 출산 의료적 중재가 높아지는 추세에 따라 출산하는 고객을 돕고 싶어할 것이다. 여러분 업무의 특성상 자연스럽게 출산 지원자가 될 수도 있다. 임산부가 가능한 한 빨리 약물 진통제를 이용한 병원 출산을 선택하고 모든 의료 중재에 개방적이라면, 어떻게 해야 할까? 출산하는 동안 객관적이고 편견 없이 그녀를 지원할 수 있는가? 이 일을 추진하기 전에 출산에 대한 여러분 자신의 감정을 탐색하고 의도를 명확히 하는 시간을 가질 필요가 있다. 이것은 여러분과 여러분의 임산부, 그리고 우리 업무를 위태로운 입장과 비윤리적인 행동으로부터 보호해 준다.

직무사항 고려하기
Considering Practical Implications

여러분은 임산 37주에서 42주까지, 항상 대기해야 하는 분만 지원 제공의 현실적인 측면과 영향을 고려해야 한다. 분만 지원을 약속하기 전에 여러분의 라이프스타일과 업무에 미치는 긍정적인 영향과 부정적인 영향을 신중하게 검토해야 한다. 낮이든 밤이든 정해진 기간 동안 언제든 출산을 위해 떠날 수 있도록 어떤 개인적, 직업적 지원이 준비되어 있어야 하는가? 밤새 또는 하루 이상 출산에 참석하는 경우에는 출산 후 어떤 휴식과 회복 시간이 필요한가? 가족, 친구, 임산부, 직장 동료가 이런 헌신으로 인한 잠재적 영향을 이해하고 지원해 주는가? 신중하게 고려한 후 지속적인 분만 지원을 약속할 수 없다는 결정을 할 수도 있다. 그 대신, 귀중한 산전 마사지를 지속적으로 제공한 다음, 산후 마사지 치료 회기를 계획할 수도 있다. 보다 실질적인 분만 지원 교육에 관심이 있는 임산부를 위한 그룹 클래스를 구성할 수도 있다. 출산에 참여할 수 있는 다른 지역 분만 마사지 치료사와 출산 둘라의 추천 목록을 작성할 수도 있다.

분만과 출산의 지원에 전념하기
Committing to Supporting Labor and Birth

이런 성스러운 헌신에 필요한 유연성과 지원을 제공할 수 있다고 판단되면, 당직 근무 지원 시스템을 가동하는 것이 좋다. 또한 임산부의 출산 예정일 한 달 전에 중요한 세부 사항이 포함된 계약서를 임산부와 작성하는 것도 좋다. 출산 경험에 대한 고객의 요구와 상호 기대치를 명확하게 하기 위한 열린 의사소통은 친밀하고, 옥시토신이 풍부한 출산 동안과 출산 이후에도 고객과 치료사의 관계를 유지하는 데 필수적이다. 아래 사항을 계약서에 명확하게 명시할 수 있다:

- 출산에 누가 참여할 것인가?
- 마사지 치료 지원에 대한 기대치를 포함하여 산모의 출산 선호도 또는 출산 계획(상자 5.2)은 무엇인가?
- 분만과 출산에 관련된 기쁨과 두려움을 이해하는 데 도움이 되는 산모의 감정과 이전 경험은 무엇인가?
- 진통의 첫 징후가 나타날 때 산모는 여러분과 어떻게 의사소통할 것인가?
- 분만과 출산은 어디에서 할 예정인가? 분만의 어느 단계, 장소(주소 포함), 출산 후 어느 기간 동안 산모와 함께 지원하기로 동의하는가?
- 출산 후 어떤 모임이나 의식을 통해 산모를 마무리할 예정인가?
- 어떤 보상과 지급에 동의했는가?
- 예상치 못한 상황(질병이나 응급 상황)이 발생하여 출산에 참석할 수 없는 경우에는 백업 계획은 무엇인가? 백업

또는 환불을 제공하는가?

- 당신의 업무 범위에 포함되는 업무와 포함되지 않는 업무는 무엇인가? 고객의 의료서비스 제공자에게 의학적 조언을 제공하거나 고객을 대신하여 발언하지 않는다는 점을 명확히 했는가?
- 두 사람이 서면으로 확인하고 싶은 다른 세부 사항은 무엇인가?

상자 5.2
출산 계획의 이점

출산 계획서는 산모와 파트너가 자신을 소개하고 다가오는 출산에 대한 우선순위와 우려 사항을 제시하기 위해 산전에 작성하는 기록 문서이다. 부모는 산부인과 의사, 출산 교육자 등과 함께 이들 우선순위와 우려 사항을 논의하고, 임신 마지막 주에 최종 출산 계획서를 의료 차트에 기록한다. 분만 시 고객과 파트너는 모든 관련자가 이것을 검토하고 존중하겠다는 의사를 밝혀야 하며 사본을 제시할 수도 있다.

서면 출산 계획서의 장점은 다음과 같다:

- 임산부와 파트너는 정보에 입각한 결정을 내릴 수 있도록 더 잘 준비할 수 있으며, 출산 계획이 있을 때 우선사항이 존중될 가능성이 더 높다. 이런 협력적인 의사소통 도구는 출산 경험의 만족도를 높여준다.
- 임산부의 치료에 관련된 모든 사람은 공유 의사결정 도구로 참고할 수 있다. 이를 통해 임산부와 파트너는 분만과 출산 과정에서 자신을 돌보는 여러 의료진에게 자신의 우선사항과 결정 사항을 설명하여 분만에 집중할 수 있다.
- 마사지 치료사를 포함한 비의료 지원 인력은 산부인과 의사에게 고객을 대신해 의료 중재 선택을 명확하게 하는 참고 자료로 할 수 있으며, 이를 통해 의료 서비스를 지시한다는 인식에서 벗어날 수 있다.

출산 계획의 유연성은 임산부의 희망 사항이나 상황에 따라 쉽게 변경할 수 있도록 하는 것이 필수적이다. 계획이 변경될 때는 부모에게 계획 변경이 필요하다고 판단되는 이유를 알리고 결정에 참여하면, 부모가 치료에 만족할 가능성이 높아진다(Simkin 등 2017). 이상적으로는 임산부가 선택한 출산 환경의 프로토콜을 이해하고, 의료진이 해당 환경의 프로토콜 내에서 현실적으로 준수할 수 있는 요구를 하는 것이 좋다.

임신 37주까지 주머니가 있는 편안한 전문용 옷 2벌, 신발, 음식, 음료, 세면도구, 휴대폰, 충전기가 들어 있는 출산 가방을 차에 준비해 두는 것이 좋다. 휴대폰은 항상 켜져 있고, 충전되어 있는지를 확인하고, 약속을 취소하거나 일정을 변경해야 할 때는 다른 임산부에게 연락할 계획을 세워 둔다.

출산 후와 초기 몇 주 동안은 임산부의 휴식 필요성을 존중하고 주기적으로 문자로 안부를 확인한다. 출산 후 2–4주 후에는 산모의 집에서 짧은 마무리 모임이나 의식을 계획하고 아기와 가족에게 감사 편지를 전한다. 산모와 파트너에게 출산에 대해 이야기할 시간을 주고, 마사지 치료사로서의 역할에 대한 산모와 파트너의 느낌과 피드백을 확인한다. 방문을 마치면서 특별한 시간 동안 그들에게 도움을 줄 수 있는 기회에 대해 다시 한 번 감사의 마음을 표한다. 산모가 동의한 계약 범위를 벗어나거나 여러분의 업무 범위를 벗어난 산후 요구 사항이 있는 경우에는, 필요한 의뢰나 추천을 제공한다. 떠나기 전에 다음 산후 마사지 예약을 요청하여 전문적인 환경에서 임산부와 마사지 치료사의 관계를 재개한다. 이런 고객과의 마무리 시간을 통해 마사지 치료에서 출산 경험을 처리하는 데 시간을 할애하지 않고도 이전 관계를 재개하기가 더 쉬워질 수 있다. 지속적인 치료 관계는 산후와 산후조리 후에도 임산부와 함께 일할 때 임산부에게 유익하다. 분만과 출산에 함께한 경험은 지속적인 마사지 치료 업무에서 임산부의 요구를 더 잘 이해하고 통찰할 수 있는 잠재력이 있다.

윤리적 고려사항 Ethical Considerations

분만과 출산의 감정적 전망은 임산부가 느끼는 취약함을 포함할 수 있다. 여러분의 존재, 행동, 말을 통해 이런 감정을 확인하고 임산부에게 힘을 실어줄 수 있다. 가장 취약한 순간에는 고객이 무엇을 원하거나 필요한지 처음에는 알지 못할 수 있고, 그 대신 고객은 여러분의 조언을 구할 수 있다. 대화가 필요한 경우에는, 진통이 시작될 때와 끝날 때, 즉 고객이 여러분의 말에 더 쉽게 집중할 수 있을 때 대화를 한다. 정보를 공유하고 필요에 따라 지시를 반복한다. 조언을 제공하거나 결정을 내리기보다는 고객의 내면을 들여다보고 원하는 바를 찾아서 전달하도록 상기시킨다. 여러분의 역할은 때때로 취약하다고 느낄 수 있는 파트너에게도 확장되기 때문에, 출산 경험에 대한 파트너의 참여를 주도하는 것이 아니라 촉진시킨다는 점을 명심해야 한다.

임산부를 치료할 때, 특히 분만과 출산의 취약성과 민감성을 다루는 경우에는 **전이역학(transference dynamics)**이 매우 흔하게 발생한다. 전이는 임산부가 중요한 상대에 대한 자신의 생각, 감정 또는 행동을 치료사에게 전가할 때 발생한다. 그러면 고객은 치료사를 마치 과거의 중요한 사람, 종종 부모인 것처럼 대할 수 있다. 감정이 긍정적이든 부정적이든, 이런 역학 관계는 고객을 돌보는 데 있어 다른 딜레마에 빠질 수 있다. 이런 경향을 인식하고 이런 전이를 만들거나 심화시키지 않도록 최선을 다해야 한다. 또한 임산부를 과거의 중요한 사람으로 보거나 자신의 감정을 임산부에게 투사하는 **역전이**에 대한 자신의 취약성도 명심해야 한다. 이런 일이 발생하거나 여러분 자신의 감정을 임산부에게 투사하거나 임산부와 동일시할 때 객관성과 임산부와의 관계를 잃게 된다(Greene와 Goodrich-Dunn 2004).

출산을 돕기 전에 다양한 분만과 출산 관련 동영상을 시청하도록 하여 출산이 어떤 모습인지에 익숙해지는 것도 좋다. 출산에는 성적 요소와 관능적 요소가 내재되어 있을 수 있다. 전문적인 경계를 고수하는 마사지 치료사로서 이것은 불안할 수 있지만, 분만과 출산 시 활성화되는 동일한 뇌 중추가 성행위 시에도 활성화된다는 점을 이해하는 것이 중요하다. 존경받는 조산사이자 작가인 Ina May Gaskin은 다음과 같이 말했다: "무엇이 아기를 들어오게 하고, 아기를 나오게 하는가!". 분만과 출산 동안 임산부가 안전하고 자신을 표현하는 데 방해받지 않는다고 느낄 때, 여성의 깊고 낮은 소리는 사랑하는 소리와 매우 유사할 수 있다. 이것은 턱과 목의 이완을 돕고 심호흡을 유도하며 횡격막, 자궁경부 및 복벽에 반사적 이완 효과를 준다(Gaskin 2019). 고객의 흔들림과 다리를 벌린 자세도 성적으로 보일 수 있다. 이것들은 모두 생리적 출산의 긍정적인 신호이며 효과적인 자궁수축을 유도하여 진통의 진행을 돕는다.

이들 일반적인 분만과 출산의 양상을 목격하고 격려하면서 여러분의 편안함을 키워야 한다. 또한 산모가 터치해 주길 원할 때, 개인 옷이나 병원 가운을 완전히 또는 부분적으로 입었을 때, 또는 완전히 옷을 벗었을 때, 어떻게 자신의 몸과 눈을 맞추고 전문성을 발휘하여 서비스를 제공해야 하는지에 대해서도 알아보아야 한다. 익숙한 팔과 손의 사용보다 다른 신체 접촉을 더 많이 할 필요도 있고, 옷을 덜 입거나 전혀 입지 않을 수도 있기 때문에 전문적으로 자세를 유지하는 방법도 고려해야 한다. 예를 들면, 고객의 신체 부위가 아닌 고객의 얼굴과 눈을

모두를 위한 케어

다양한 가족 구조는 새로운 것이 아니다. 눈을 크게 뜨면, 우리 커뮤니티에서 이런 가족의 수가 점점 더 많아지고 있음을 알 수 있다. 다양한 가족 구조를 지지하고, 임신, 출산, 부모가 되는 과정에서 고유하게 가져다주는 것들을 어떻게 축하할 것인지를 생각해 본다. 여성은 자신의 선택이나 혹은 생물학적 아버지의 관여없이 파트너 없이 오랫동안 가족을 구성해 왔다(DeParle와 Tavernise 2012). 레즈비언, 게이, 양성애자, 트랜스젠더, 퀴어, 인터섹스 및 무성애자로 정체화된 사람들(LGBTQIA)은 여러 세대에 걸쳐 조용히 아이를 낳고 키워왔다. 미국에는 약 100만 명의 성소수자 부모가 있으며, 약 200만 명의 자녀를 양육하고 있다(Family Equality Council 2012). 포용적인 언어와 직장 내 관행을 통해 모든 가족이 부모가 되는 과정을 지원할 수 있다. 편견과 사각지대를 인식해야 한다. 그리고 원한다면, 지역사회에서 다양한 가족을 찾아 그들의 이야기를 경청하고, 배우고, 봉사하려는 사랑의 마음을 보여주어야 한다.

마주치고, 고객을 터치하거나 안을 때도 여러분의 옷으로 가리고, 그 사이에 시트나 베개를 사용하며, 또 가능하면 여러분이 아닌 파트너가 고객을 꼭 안아주도록 하는 것이 좋다. 출산 이후, 산후조리원 때는 평소와 같은 전문적인 드레이핑과 신체 접촉을 다시 설정해야 한다. 또 다른 윤리적 고려사항은 고객과 치료사의 관계는 출산 경험을 공유하는 동안과 출산 이후에도 각자의 삶에서 가장 가까운 개인적 관계와 비슷한 감정으로 깊어질 수 있다는 것이다. 건강하지 않은 이중 관계에 얽히지 않도록 전문적 역할과 경계를 유지하는 데 유의해야 한다. 개인적인 경계가 모호해지는 한 가지 예는 가족과 친구들과 함께, 베이비 샤워나 아기의 돌잔치에 초대를 수락하는 것이다. 또 다른 예는 출산 지원을 위해 계약상 동의한 시간 외에 추가적인 개인 시간을 요구하는 것이다. 또한 출산 서클에 초대해 준 것에 대해 깊은 감사를 느끼고 식사, 추가 선물 또는 추가 지원 시간 제안을 통해 계약상 합의한 것보다 더 많은 것을 제공하고 싶은 유혹을 받을 수도 있다.

명심하자

분만과 출산의 특별하고 친밀한 과정 속에서 임산부와의 업무적 경계를 유지할 수 있는 방법을 계속 찾아야 한다.

여성의 출산을 목격하는 것은 여러분에게도 강력한 경험이 될 수 있다. 또 다른 윤리적 고려사항은 출산할 때 일어난 일과 자신의 역할을 되돌아볼 수 있는 비밀스럽고 전문적인 장소가 필요하다는 것이다. 특히 고객에게 힘든 출산이었거나 가족에게 힘든 출산, 트라우마가 있는 출산 또는 예상치 못한 결과를 낳은 경우에는 더욱 그러하다(7장 참고). 신뢰할 수 있는 전문 동료와 사적이며 비밀이 보장되는 환경에서 출산에 대해 논의하고 필요한 조치를 존중할 준비를 해야 한다. 여러분의 감정과 경험을 가족과 함께 처리하지 않도록 주의한다. 감사를 표현하고 출산에 대한 산모와 파트너의 감정을 확인하는 경우는 예외로 한다.

치료실로부터

출산 둘라(도우미)와 마사지 치료사로서 출산의 지원에 요청받는 것은 개인적으로나 직업적으로 저글링 행위이다. 우선 나는 지원 팀을 구성했다. 나는 가족들에게 내가 때때로 조기 진통 중인 임산부와 통화를 하거나 가족 식사 시간이나 아들의 농구 경기 또는 한밤중에 출산 현장에 있을 수 있다는 점을 이해하고 "둘라 지원 천사"가 되어줄 수 있는지 물어봤다. 출산 후 나의 가족들은 단백질이 풍부한 식사를 하게 했고, 하루나 다음 날, 또는 그 다음 날까지 푹 자게 내버려두었다. 나의 또 다른 "둘라 지원 천사"는 출산 도우미 그룹이었는데, 그들은 백업 둘라 지원을 제공했다. 제왕절개(VBAC) 후 재방문 임산부의 영광스러운 질 분만에 참석했던 어머니의 날을 제외하고는 가족 생일과 휴일을 놓친 적이 없었다! 나는 임산부의 마감일을 피하기 위해 몇 달 전부터 외지에서 휴가와 약속을 계획했다. 나의 멋진 마사지 치료 임산부들도 내가 출산을 위해 호출을 받거나 출산 이후에도 여전히 자고 있을 때 나와 함께 유연하게 대처해야 했다. 그들은 친절하고 이해심이 많았다. 약속을 재조정하는 등 최선을 다해 임산부들의 실망감을 관리했다. 약 200건의 출산에 참석할 수 있었던 많은 축복과 그 모든 것의 균형을 맞추기 어려운 상황에서 나를 도와준 임산부와 "둘라 지원 천사"들에게 감사드린다.

– **Michele Kolakowski,** 치료사

분만과 출산 지원하기

Attending Labors and Births

대부분의 여성은 분만과 출산 과정에서 주변에 도움을 주는 사람을 원하고 필요로 한다. 분만 진행은 정서적, 대인관계, 신체적, 생리적 요인에 따라 달라지며, 마사지 치료사가 긍정적인 영향을 미칠 수 있다. 임산부가 안전하고 존중받고 보살핌을 받고 있다고 느낄 때, 활동적으로 움직이며, 똑바로 설 수 있을 때, 그리고 통증이 적절하고 안전하게 관리될 때 진행이 촉진된다. 배려심 있고 세심한 파트너나 사랑하는 사람, 유능하고 자신감 있고 자비로운 산부인과 의사, 차분하고 편안하며 시설이 잘 갖춰진 출산 환경이 산모의 행복감을 높여준다(Simkin 등 2017).

다른 분만 도우미와 마찬가지로 마사지 치료사는 임산부가 분만하는 동안 일관되고 반응이 빠른 신체적, 정서적 케어를 제공한다. 터치 테라피와 통증 및 스트레스 감소, 그리고 몸과 마음의 뉘앙스에 귀 기울이는 숙련된 경청자로서 여러분의 세련된 기법은 대부분의 출산 팀에서 매우 가치가 있고 다소 독특한 편이다. 따라서 여러분의 가장 직접적인 의도는 다음과 같다:

- 분만과 출산의 정상적인 진행을 지원한다.
- 신체적, 정서적 에너지를 보존하고 재생하는 데 도움을 준다.
- 마사지 치료, 신장 및 상상력을 통해 호흡과 편안함을 촉진한다.
- 특히 등, 복부, 골반, 다리 및 팔의 근육 경련, 피로 및 통증 완화를 돕는다.
- 파트너의 관계를 강화하여 파트너의 참여와 보살핌을 위한 공간과 격려를 제공한다.

약물과 비약물적 진통 완화 방법에 대한 15편의 코크란 리뷰와 3편의 비코크란 리뷰를 요약해 보면, 이완, 마사지, 지압, 수중 요법(수치료)이 산모의 통증 완화와 출산에 대한 만족도를 높이고, 진통을 관리하는 데 효과가 있으며, 비침습적이고 안전한 것으로 보인다(Simkin 등 2017). 분만 때의 허리 마사지에 관한 최근 연구에 따르면, 허리 마사지는 분만 통증을 줄이고, 출산 만족도를 높이는 데 상당한 효과가 있는 것으로 나타났다는 것이다. 마사지에 대한 여성들의 긍정적인 피드백과 분만 시 마사지에 대한 요청은 통증 완화뿐만 아니라 자신감을 키우고 출산에 참여하는 사람들과의 긍정적인 상호작용을 발전시키는 데 있어서 마사지의 가치를 입증했다(Erdogan 등 2017). 마사지 치료와 기타 자연스러운 대처 전략(움직임, 자세 변경, 이완, 호흡 및 정서적 지원)은 부작용이 거의 없이 효과적인 비약물적 통증 완화를 제공했다(Ricci 2017). 이들 모든 통증 완화 방법은 마사지 치료사의 업무 범위 내에 있다.

명심하자

여러분의 업무 범위는 분만과 출산을 통해 산모를 돌보는 것임을 명심해야 한다. 마사지 치료사는 의학적 조언을 제공하거나, 분만 진행 상황을 평가 및 판단하거나, 임산부를 위한 결정을 내리지 않는다. 또한 대체자로서 분만에 참여하라는 요구가 없는 한, 파트너나 가족의 능동적인 역할을 지원한다.

의사, 조산사, 간호사와 협력하기

Collaborating with Physicians, Midwives and Nurses

미국 여성의 대다수는 병원이나 의료 센터에서 의사나 공인 조산사의 보살핌을 받으며 출산을 한다(상자 5.3). 이런 현실은 여러분에게 의료 환경에서 우리 직업을 대표할 수 있는 좋은 기회를 제공한다. 병원에서 간호사는 분만과 출산 시 대부분의 병상 간호를 제공한다. 간호사는 환자의 분만 진행과 환자와 아기의 안녕을 지원하고, 모니터링하고, 기록하는 일차적인 책임을 가진다. 간호사는 의사나 조산사와 긴밀한 의사소통을 유지하며, 처음에는 주기적으로 방문하고 환자가 분만의 두 번째 단계에 접어들면 더 지속적으로 방문한다. 마사지 치료사의 역할과 간호사의 역할은 특히 간호사의 지식을 존중하고 의료 모니터링과 차트 작성의 책임을 적극적으로 지원할 때 잘 어우러질 수 있다. 두 사람이 산모와 함께 있으면, 두 사람 모두 전문성을 발휘할 수 있다. 가족을 위해 적극적으로 소통하고 협력하는 것을 명심해야 한다. 사실, 여러분은 고객을 진정시키고 지원하는 주된 역할을 맡음으로써 간호사의 다른 필수 업무를 지원하고 힘든 업무에 더 많은 여유와 기쁨을 제공할 수 있다. 임산부의 분만실이나 공간 밖에 의료진과 절차에 대한 판단과 의제

상자 5.3
최고의 성과를 내는 산부인과 병원

임신 중 의료 소비자로서 많은 임산부 가족은 여러 가지 옵션을 조사하고 출산할 병원을 선택한다. 이런 선택은 선호하는 산부인과 의사가 의료 혜택을 제공하는 병원, 집 또는 직장에서의 편의성과 근접성, 병원의 산부인과 진료의 질 등 여러 가지 요인에 의해 영향을 받을 수 있다. 임산부 가족은 Leapfrog 병원 설문조사(www.leapfroggroup.org/compare-hospitals)에서 병원의 연간 산부인과 진료 통계를 확인할 수 있다. 현재 이들 데이터를 공개적으로 이용할 수 있는 유일한 출처는 Leapfrog이다. 모든 병원이 그렇지는 않지만, 대부분의 병원이 데이터를 공개할 의향이 있다. Leapfrog 병원 설문조사는 전국 수준높은 포럼을 승인하고 Medicare 서비스 혹은 Medicaid 서비스 센터, 의료기관 인증 공동 위원회 등 다른 의료 데이터 수집 기관과 연계된 측정 항목을 포함하고 있다.

를 남기는 것을 명심해야 한다. 파트너, 간호사, 조산사, 의사와 협력하여 지속적인 지원과 휴식 시간을 순환하여 모두가 영양을 공급받고 휴식을 취할 수 있도록 해야 한다. 교대 근무시간의 변화를 염두에 두고 긍정적이고 협력적인 정신으로 새로 들어오는 의료진을 환영해야 한다.

가정이나 독립형 출산 센터에서 출산에 참여하는 것은 분만 마사지 치료사가 승인 받은 조산사, 직접 진입 조산사(먼저 간호사가 되지 않고 자격을 취득한 조산사) 및 간호사와 함께 일하면서 생리적의 분만과 출산의 힘을 충분히 목격할 수 있는 기회가 된다. 다시 말하지만, 비약물적 형태의 지원으로서 여러분의 존재와 여러분의 업무를 환영할 수 있도록 준비해야 한다.

이런 모든 시설에서 분만 2단계가 진행되면 힘주기(푸싱 단계)가 시작되고, 의사, 조산사, 간호사는 고객과 함께 있거나 근처에 머물면서 적극적인 힘주기를 지원한다. 그들이 태아와 태반의 분만을 돕는 동안, 여러분이 산모의 편안함과 에너지에 집중하면서 의료진의 전문성을 보완할 수 있다.

의료 전문가가 입회하고 의료적 중재가 고려되고 있는 상황에서 산모와 파트너, 심지어 여러분에게도 불확실한 순간이 있을 수 있다. 산모가 분만 진행 상황을 알고 싶어 의료진에게 현재 분만 상황을 한눈에 파악할 수 있는 경관 **소실**과 **확장**의 여부를 확인해 달라고 요청할 때 이런 상황이 발생할 수 있다. 예상보다 낮은 수치를 들으면 실망하고 낙담할 수 있다. 이들 수치는 마법사의 수정구슬이 아니고, 향후 분만 일정에 대한 신뢰할 수 있는 지표가 아니라는 점을 기억하는 것이 도움이 될 수 있다. 임산부의 감정을 확인함으로써 여러분의 역할에 충실해야 한다. 임산부가 분만과 출산이 고객 자신과 아기에게 고유한 경험이라는 사실을 믿도록 격려해야 한다. 다른 편안한 방법과 자세를 제안할 수도 있지만, 인내심과 시간이 최선의 해결책인 경우가 많다. 의학적 중재가 필요하거나 선택된 경우에는, 산모와 파트너에게 때때로 강한 감정이 생길 수 있다. 산모나 산부인과 의사에 대한 실망하거나 판단하는 기색 없이 산모의 본능과 선택을 존중해야 한다. 이러한 감정적 순간에 빠르게 적응하고 생각하면, 침착하고 자신감 있게 임산부를 계속 지원할 수 있다.

분만과 출산 지원을 제공하는 일부 마사지 치료사는 더 많은 것을 배우고, 의료 전문가와의 협력을 개선하고, 의료적 중재와 기타 가능한 옵션을 논의할 때 출산 둘라의 옹호 역할을 맡기를 원한다. 마사지 치료사는 이미 몸과 마음이 터치에 어떻게 반응하는지에 대한 철저한 이해와 경험을 가지고 있지만, 여러분의 평생교육의 일환으로 출산 둘라 교육을 받을 수도 있다. 이를 통해 다른 비-터치 지원 기술을 넓히고, 생리적 분만과 출산에 대한 이해를 넓히고, 여러분을 출산 둘라 옹호 기술뿐만 아니라 중재에 익숙해지도록 만들 수 있다. 🌐

호르몬 효과 알기
Understanding Hormonal Influences

이제는, 분만과 출산 때 사용된 여러분의 기법과 상호작용에 밀접한 영향을 미치는 복잡한 호르몬의 칵테일에 대한 개요를 소개하고자 한다.

임신에서 출산으로 이동하기

Shifting from Gestation to Birth

임신 동안 태아가 성장하면서 높은 수준의 프로게스테론이 자궁수축을 방지하므로 진통의 첫 번째 호르몬 단계는 프로게스테론을 감소시키는 것이다. 이 과정은 임신 마지막 며칠과 몇 주 동안 자궁이 늘어나면서 코르티코트로핀 방출 호르몬과 코티솔이 분비되면서 태아에 의해 시작된다. 이것은 출산 시 주로 분비되는 에스트로겐의 한 형태인 스테로이드 호르몬인 에스트리올의 상승을 유발한다. 에스트리올이 상승하면 태반의 프로게스테론 합성을 억제하고 분만을 위해 자궁 평활근을 준비시킨다. 에스트리올과 다른 에스트로겐은 자궁 수축을 자극하는 호르몬에 대한 자궁 평활근의 민감도를 증가시킨다. 에스트로겐이 자궁수축을 자극하기 시작하면, 자궁은 **프로스타글란딘**도 생성한다. 이것은 프로게스테론 수치의 감소에 더욱 기여하게 된다. 릴렉신은 자궁경부와 골반 인대를 이완시켜 태아가 골반을 통과할 때 분만과 출산을 더욱 유연하게 만든다.

옥시토신, 엔도르핀 및 카테콜아민은 다른 분만 호르몬의 효과를 촉진하거나 억제하는 특정 기능을 가진 또다른 중요한 분만 호르몬이다. 분만 진행에 대한 전반적인 영향을 결정하는 것은 호르몬의 균형이다. 자궁 근육층의 작용을 조정하는 것보다 더 분명한 것은 없다. 자궁은 서로 연결된 평활근 층으로 구성되어 있으며, 각 층은 서로 다른 방향으로 자궁 수축을 조율한다. 수직층은 자궁의 하부를 당겨 자궁경부를 얇게 만들어 열고, 분만 진행을 촉진하는 배출과 팽창을 담당한다. 수평 섬유와 원형 섬유가 수축하면, 효과적인 진통 진행과 태아의 하강을 더욱 촉진시킨다. 자궁 근육의 작용은 사랑, 평온, 유대감, 친밀감의 호르몬인 옥시토신에 의해 호르몬의 지배를 받는다. 자궁 옥시토신 수용체의 수는 임신 말기때 증가하며, 옥시토신 수치는 진통 기간 내내 서서히 증가하여 출산 시점에 최고조에 다다르게 된다(Buckley 2015).

또한 옥시토신은 통증 지각과 혐오스러운 경험에 대한 기억을 감소시킨다(Simkin 등 2017). 옥시토신은 단순한 호르몬이 아니라, 출산 때, 피부 접촉, 모유 수유 때 뇌에서 분비되는 신호물질이기도 하다. 옥시토신은 산모와 아기 모두에 중요한 생리적이고 심리적인 적응을 유도한다. 옥시토신은 사회적 상호작용 능력을 자극하고 불안과 스트레스를 감소시키며, 성장,

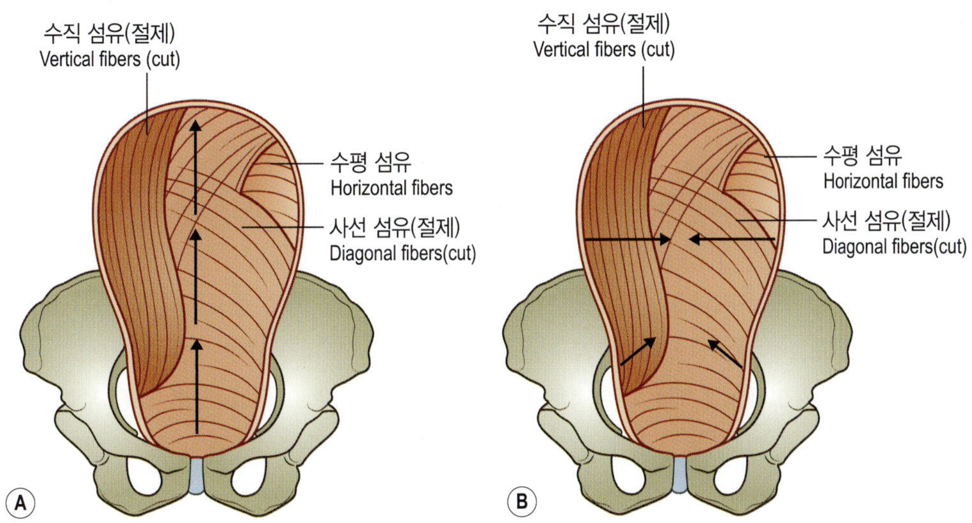

그림 5.3 스트레스 호르몬이 분만의 첫 단계에서 분만 진행에 미치는 영향. **(A)** 임산부가 이완되고 안전하다고 느낄 때, 자궁의 수직 섬유는 효과적인 자궁경부 확장 및 소멸을 일으킨다. **(B)** 스트레스를 받으면 수평섬유와 수직 섬유가 모두 수축하여 덜 생산적이고 고통스러운 첫 단계를 만든다.

회복 및 건강과 관련된 기능을 촉진한다(Uvnäs-Moberg 2014).

엔도르핀은 통증이 있을 때 뇌하수체에서 분비되는 신체에서 생성되는 아편성 물질이다. 엔도르핀은 스트레스를 줄이고 쾌감을 유도하는 데 도움이 된다. 분만 중 엔도르핀은 본능적인 행동에 따라 여성이 내적인 몽롱한 무아지경과 같은 상태를 만든다(Simkin 등 2017). 분만 시 강력한 엔도르핀은 분만 때 방해받지 않고 잘 지지받는 분만 여성의 특징인 "다른 의식" 또는 우뇌 지향성을 담당한다. 마사지 치료도 엔도르핀의 생성을 증가시킬 수 있다(Ricci 2017).

스트레스 호르몬 *Stress Hormones*

에피네프린과 **노르에피네프린**, 코르티솔 등을 포함한 스트레스 호르몬인 카테콜아민은 분만 중 옥시토신과 엔도르핀의 효과를 상쇄시킨다. 이들 호르몬은 실제 또는 지각된 위협으로 인한 공포와 고통, 극심한 통증과 피로에 대한 교감신경계의 투쟁, 도피 또는 동결 반응을 유발한다. 분만 중인 여성이 이런 투쟁 또는 도피 상태가 우세할 때, 카테콜아민의 상쇄 효과는 실제 또는 지각된 위협이 사라질 때까지 자궁수축을 늦추거나 멈추게 하는 보호 작용을 하게 된다. 스트레스를 받으면 동기화된 자궁수축은 중단되지만, 수평의 원형 섬유층은 계속 수축한다. 그 결과, 자궁 변화로 확인되는 진통(분만)의 진행이 멈추거나 중단될 수 있다(그림 5.3).

또한 스트레스를 받으면, 진통이 더 고통스러워지고 자궁으로 가는 혈류량이 65%까지 감소할 수 있다(Buckley 2015). 두려움이나 불안은 분만 과정이나 도우미의 말을 위협적이거나 위험한 것으로 인식하게 만들고, 경계하거나 과민하게 반응할 수도 있다. 또한 두려움과 불안은 고객에게 제공되는 정보를 흡수하고 기억하는 능력을 방해할 수 있다. 또한 높은 수치의 카테콜아민은 평상시 의식 상태를 변화시키고, 본능적으로 무아지경 상태로 빠지게 만드는 엔도르핀의 효과를 억제한다. 이 "진통" 영역에서도 여성은 자신을 이런 상태에 있도록 허용한다. 또한 그녀는 필요할 때 정신을 차리고 결정을 내릴 수 있는 능력을 충분히 갖추고 있다(Simkin 등 2017). 분만하는 여성은 이 상태에서 정신적 제안에 더 개방적이며, 적절한 격려, 이미지 및 상상에 긍정적으로 반응한다. 창의적이고 활동적인 상상력, 긍정적인 말(긍정), 기도, 터치는 일반적으로 분만 중에 역동적인 효과를 갖는다(Ricci 2017).

분만과 출산 시 감각과 통증 이해하기
Understanding Sensation and Pain for Labor and Birth

통증은 여러 요인의 영향을 받는 지각이며, 두려움과 스트레스는 신체적 통증을 더욱 증가시키는 경향이 있다. 여성은 미디어를 통해 문화적으로 영향을 받는 경우가 많고, 출산을 고통스러운 것으로 예상하고 두려워하는 이야기를 접하기 때문에 출산이 고통스러운 경향이 있다. 다양한 출산 경험에 노출되지 않으면, 일부 임산부는 진통과 출산이 황홀하고 충만한 최고의 경험이 될 수 있다는 가능성을 전혀 생각하지 못한다. 정신적으로 준비할 수 있도록 분만과 출산의 고통에 대한 자신만의 신념을 탐색하도록 유도해야 한다. 이런 새로운 감각이 분만과 출산의 길잡이가 될 가치 있고 지적인 정보가 되도록 유도한다(그림 5.4). 연구에 따르면, 산모의 자신감과 진통에 대한 인식 사이에는 중요한 관계가 있다고 한다. 초기 진통의 절반 이상과 활동성 진통의 약 1/3은 한가지 변수, 즉 통증 대처 능력에 대한 임산부의 자신감으로 설명된다(Fulton 2015).

통증과 고통 *Pain and Suffering*

통증과 고통을 구분하는 것은 분만 중인 임산부의 웰빙을 이해하는 데도 매우 중요하다. 진통(labor pain)은 자궁수축과 관련된 극도의 불쾌한 신체 감각으로, 완화하거나 피하고 싶어 한다. 그러나 고통(suffering)은 무력감, 두려움, 공포, 통제력 상실, 외로움 등을 포함하는 고통스러운 심리적 상태이다(Dekker 2018). Simkin과 그녀의 동료들은 그것이 통증이 아니라, 고통에 대한 두려움, 즉 고통에 대처하지 못하는 것이 문제라고 가정했다. 임산부는 "통제력을 잃고, 울고, 몸부림치고, 나약함을 보이고, 수치스럽게 행동하고, 무력감을 느끼고, 고립되고, 고통이 얼마나 오래 지속될지 모르고, 고통을 줄이

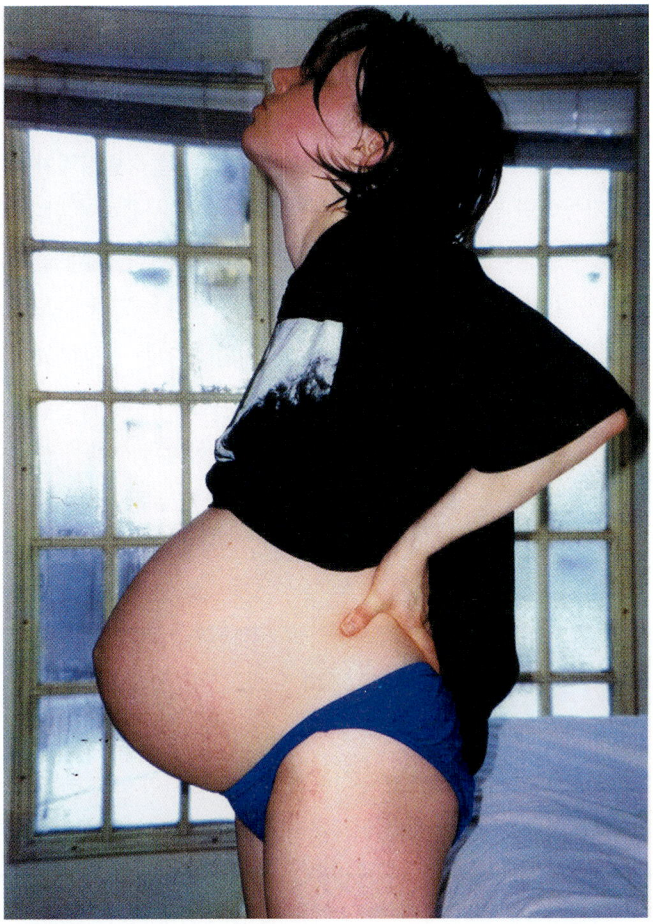

그림 5.4
진통과 출산의 감각.

기 위해 아무것도 할 수 없는" 등 고통이 자신의 행동에 어떤 영향을 미칠지 두려워한다. 고통은 외상과 정의가 비슷하다. 이것은 정서적 고통으로 이어질 수 있으며, 때로는 출산 후에도 오랫동안 지속되는 외상후 스트레스 장애로 이어질 수 있다(7장). 어떤 여성도 분만과 출산 과정에서 고통스러운 상태에 머물러서는 안 된다(Simkin 등 2017). 여러분의 산전 관리와 분만 관리는 산모에게 이런 고통스러운 상태를 피할 수 있도록 도와줄 수 있다.

산모가 어떻게 대처하고 있는지에 대한 의사소통과 더불어 산모가 분만 중에 사용하고 듣고 싶어 하는 단어, 예를 들어 "엄마", "출산 여신" 또는 "여전사", "자궁 수축", "압박", "사랑의 압박", "서두름" 또는 "감각" 등에 대해 물어보고 바꿀 수 있는 기회를 제공해 준다. 또한 많은 병원은 분만 중인 환자에게 주기적으로 0(통증 없음)에서 10(최악의 통증)의 시각적 아날로그 척도를 사용하여 "통증"을 평가하도록 요청한다. 환자는 자신의 통증 수준을 표시하고, 특정 수준에 도달하면 출산 계획에 명시하지 않는 한 진통제를 제공받을 수 있다(상자 5.2 참고). 일부 여성은 산부인과 의사에게 "통증"에 대한 언급을 피할 수 있는 공감적인 감각 언어를 사용해 줄 것을 요청하기도 한다.

*Labor Progress Handbook*에서 Simkin 등은 고통을 예방하는 것을 주요 목표로 삼아 통증을 관리하는 두 가지 주요 접근법을 제안했다:

1. 통증 감각을 제거하려고 시도하기보다는 비약물적 방법을 사용하여 감각을 관리할 수 있는 상태로 유지한다.
2. 약물을 사용하여 통증 감각을 수정하거나 제거함으로써 통증을 회피한다.

여러분은 첫 번째 접근법의 전문가로서 임산부가 현실적인 기대와 강력한 대처 기법을 모두 갖도록 돕는 방법을 모색하고, 고통이 나타나고 지속될 경우에는 두 가지 접근법을 모두 수용할 수 있는 유연성을 기를 수 있다.

터치의 효과 Effects of Touch

자궁의 강한 평활근이 수축하여 자궁경부의 하부 입구가 얇아지고 열리면서 아기가 골반과 골반저를 통해 이동하기 때문에 진통과 출산 감각이 크게 느껴진다. 근육, 인대 및 근막 부착물도 새로운 방식으로 움직이고 늘어난다. 이런 새롭고 때로는 고통스러운 감각을 완화하기 위한 마사지 치료와 기타 유형의 진통 완화 조치는 통증의 관문조절설을 기반으로 한다. 이 개념은 압박, 쓰다듬기, 마찰, 열 또는 냉기와 같은 국소 자극이 통증 감각이 도달하기 전에 뇌의 감각수용체를 채울 수 있다는 것을 의미한다. 이것은 통증 자극이 모든 감각 중에서 뇌에 가장 늦게 전달되기 때문이다. 척수에 있는 가상의 관문은 뇌가 통증을 감지하는 감각을 차단하여 통증을 덜 느끼도록 한다(Ricci 2017). 촉각 자극을 통한 통증 관리는 일반적으로 느리고 리드미컬하며 예측 가능한 움직임 또는 고정된 압박을 사용하여 자궁수축 직전과 내내 지속적인 촉각 경험을 제공할 때 가장 효과적이다.

예를 들어, 이마에 시원한 수건을 대고 천골을 강하게 압박하는 것과 같이, 통증 관문을 더 효과적으로 닫는 촉각 자극의 이점을 고려해 본다. 임산부가 여러분의 분만 마사지 치료에 어떻게 그리고 독특하게 반응하는지를 관찰해야 한다. 어떤 임산부는 진통 중에 만지는 것을 좋아하고, 어떤 임산부는 진통 사이에만 만지는 것을 좋아할 수 있다는 것을 알아두어야 한다. 어떤 임산부는 지속적인 피부 자극을 필요로 하는 반면, 또다른 임산부는 특정 유형의 스트로크(압박이나 리듬)만을 원할 수도 있다, 또다른 임산부는 특정 부위만 마사지할 때 가장 좋은 반응을 보일 수도 있다. 그리고 때로는 임산부가 분만과 출산 내내 좋아하는 한 가지 기법을 찾을 수도 있다. 다른 임산부의 경우에는 시간이 지남에 따라 선호도가 달라질 수도 있다. 한 시간 전에 효과적이었던 것이 더 이상 효과적이지 않고, 10시간 전에 버렸던 것이 다시 그녀가 가장 좋아하게 되고, 새로운 편안함의 척도가 되기도 한다. 직관, 이해, 경험에 기반한 지혜를 활용하여 임산부를 안내하고 임산부와 함께 탐구하고 기꺼이 배워야 한다. 프라이버시뿐만 아니라 신체적 친밀감에 대한 임산부의 지속적이거나 변화하는 욕구를 추적해 가야 한다. 특히 산전 마사지를 받을 때 즐겼던 터치가 분만 중에는 지나친 자극이 될 수 있어 스스로 놀라는 임산부에게는 지속적이고 침착하며 안심할 수 있는 존재감이 어떤 직무 기술보다 더 유용할 수 있다는 점을 명심해야 한다.

기타 고려사항 Other Considerations

분만과 출산은 몇 시간 또는 며칠 동안 지속될 수 있으므로 인내심이 강해야 한다. 식사를 하고, 수분을 충분히 섭취하고, 가능하면 신장과 긴장 완화를 위해 잠깐씩 휴식을 취하는 것을 명심해야 한다. 효율적인 신체역학은 에너지를 절약하고, 특히 손, 손목, 허리 등의 과도한 사용으로 인한 손상을 줄이는 데 도움이 된다. 낮고 넓은 병원 침대의 높이를 조절하고 임산부가 침대 옆에 가까이 오도록 하여 허리에 가해지는 부담을 줄여야 한다. 가능하면 롤링 스툴이나 의자를 사용한다. 깊고 지속적인 압박을 가할 때는, 손, 손목, 어깨관절을 잘 정렬시켜야 한다. 가능하면 팔꿈치, 너클 부위, 무릎, 다리를 사용해야 한다.

또한 출산 시 예상치 못한 상황에 대비해야 한다. 예를 들어, 두려움이 많은 사람은 진통이 시작되면 자신감을 잃을 수도 있다. 반면, 출산 준비를 매우 잘 한 것처럼 보이는 건강하고 긍정적인 여성은 출산 계획과 다르게 전개되는 어렵고 복잡한 진통과 출산을 겪을 수도 있다. 예상치 못한 상황과 새로운 사람, 장비, 절차에 더 잘 대비할 수 있도록 집중력을 키우고 마음을 다잡는 기술을 개발해야 한다.

관점: 분만 유도와 분만 촉진

임산부가 만삭에 가까워지면, 산부인과 의사와 함께 분만 유도 또는 분만 촉진을 위한 자연 분만과 의학적 분만의 옵션을 탐색하고 논의할 수 있다. 지압 및 **반사 요법** 등 자연적인 방법에 대한 자세한 정보를 얻기 위해 여러분에게 문의하거나 "쇼를 시작하자!"고 요청할 수도 있다.
4장에서 논의하고 2장에서 자세히 설명한 것처럼(그림 2.8과 그림 2.9 참고), 임신 37주 만삭 전에는 뼈-뼈 압박을 피함으로써 진통을 자극하는 경혈자리의 잠재적 효능을 존중한다.

조산을 예방하기 위해서는 자궁경부 숙성과 유도 분만을 시작하기 전에 정확한 임신 날짜를 파악하는 것이 필수적이다(Ricci 2017). 최근 연구에 따르면, 다양한 결과가 나타나고 있으며, 자궁경부 숙성, 자궁수축 시작 및 분만 촉진 효과에 대한 진통 자극점(그림 2.8, 그림 2.9 및 그림 5.12 참고)의 효능을 검증하려면 추가 연구가 필요하다는 것을 시사한다. 다양한 경혈 중에서 최적의 경혈 선택, 기법(침술 또는 지압), 경혈 자극 시간, 연구 대상자의 고유한 **Bishop 점수** 및 평등성 등 여러 변수가 현재의 연구 결과를 흐리게 한다(Schlaeger 등. 2017).

침술과 지압은 중국에서 2,000년 이상 분만을 촉진하고 진통을 줄이기 위해 사용되어 왔다. 지압은 경혈에 손가락으로 압박을 가하는 것이다. Suzanne Yates는 이런 바디워크 기법을 의료적 유도 방법과 구별하기 위해 분만 관련 경혈을 "분만 시작점 또는 집중점"이라고 적절하게 설명했다(Yates 2010). 분만 중 침술과 지압에 대한 13건의 임상시험에 대한 코크란 리뷰에 따르면, 침술과 지압이 진통의 강도를 감소시키는 것으로 나타났다(Simkin 등 2017). 침술에 대한 연구에 따르면, 침술은 진통, 진통제 사용, 겸자 분만 및 진공 분만, 분만 시간을 줄일 수 있는 것으로 나타났다. 그러나 **조기 양막 파열**로 인해 유도되거나 증강된 진통에 대한 침술의 효과를 조사한 연구에 따르면, 침술은 자궁경부 숙성 정도를 증가시킬 수 있지만, 합성 옥시토신인 피토신이나 경막외 진통의 양을 줄이지 못했으며, 유도 분만의 길이도 단축하지 못한 것으로 밝혀졌다. 본 연구와 더 관련이 있는 일부 연구에서는, 지압이 분만 통증과 분만 시간을 줄일 수 있다고 했지만, 다른 연구에서는 지압이 자궁경부의 숙성을 증가시키거나 분만을 유도하지 않는 것으로 나타났다(Schlaeger 등. 2017). 보다 구체적인 지압 프로토콜을 사용한 연구에 따르면, 비장 6(SP-6)을 20분 동안 사용하고 분만 전까지 24시간마다 반복하는 지압이 자궁경부의 숙성을 촉진하는 데 도움이 될 수 있다고 했다. 지압을 사용한 또 다른 연구에서는 비장 6(SP-6), 담낭 21(GB-21), 대장 4(LI-4)를 15분 동안 사용하면 진통을 유도하기 위해 피토신을 덜 사용할 수 있다는 결과가 나왔다(Dekker 2017). 반사 요법은 발의 반사 영역(구역)이 신체의 장기와 시스템에 해당한다는 이론에 근거하여 발 부위에 압박을 가하는 것이다. 반사 요법은 허리 통증/골반대 통증이 있는 여성의 **분만** 2단계 기간을 단축할 수 있다(McCullough 등 2017).

진통을 유도하고 진통을 촉진하기 위해 지압과 반사 요법이 역사적으로 사용되어 온 점을 존중하여 임산부에게 이런 정보를 제공할 때 다음과 같은 주의사항을 함께 제시하는 것이 좋다: 여성의 몸은 진통을 시작하고 진행하기 위한 지혜와 준비 상태를 드러낼 것이다. 지압과 반사 요법은 자연을 이길 수 없다. 산모의 신체적, 정서적 분만 준비 상태와 상관없이, 임신 37주 이후(그림 2.8, 그림 2.9 및 그림 5.12 참고), 분만 자극점을 통합하는 것은 안전하며 다음 단계의 분만을 시작하거나 분만 진행을 지속하는 데 도움이 될 수 있으며, 통증 완화에도 도움이 될 수 있다. 산모와 아기의 몸이 결정할 것이다.

분만 이전 Pre-Labor

먼저 분만 이전의 징후를 살펴보고 분만 이전과 분만 및 출산의 네 단계를 구분해 보겠다(상자 5.1 참고).

자궁수축 Uterine Contractions

분만 전에는 자궁수축이 무르익고 자궁경부가 전방으로 이동하기 시작하는 것이 특징이다. 이것은 모두 긍정적인 신호이며, 실제 진통이 시작되는 자궁경부 확장의 필수 전조 현상이다. 이상적으로는 임신 37주에서 42주 사이에 많은 신체적, 신경내분비적, 심리적 요소가 결합되어 아기가 태어날 준비가 되었음을 알려준다. 태반과 산모와 아기의 뇌는 분만 준비 신호를 보내 자궁경부를 부드럽게 하거나 숙성시키는 프로스타글란딘의 생성을 시작한다(Simkin 등 2017). 임신 초기에 발생했던 **Braxton Hicks 수축**이라고 하는 진통수축은 이제 옥시토신 수치 증가의 영향으로 횟수, 빈도 및 강도가 증가한다. 자궁경부가 부드러워지면서 자궁경부 입구를 채우고 있던 **자궁경부 점액 플러그**가 풀리기 시작한다. 자궁경부의 모세혈관이 열리면 **피가 섞인 분비물**이 나온다. 이런 두 가지 분비물은 분만 전 내부 과정의 증거이며, 몇 시간, 며칠 또는 몇 주 안에 분만이 시작될 수 있다는 신호이다.

기타 징후 Other Signs

종종 아기가 골반 안으로 내려가는데, 이것은 하강감(lightening)이라고도 하며 골반 압박이 눈에 띄게 증가하고 호흡이 더 쉬워진다. 속쓰림 및 기타 소화기 불편감도 때때로 개선된다. 양막과 아기 주위의 주머니에 작은 파열이 생겨 양수가 흘러나오거나 솟구치는 자연적인 "양수 파열"이 분만 전 10%의 경우에만 발생한다. 더 자주 양막이 파열되는 경우는 **활동기 분만(active labor)**이 시작되고 양막이 잘 형성된 후에 발생한다. 출산을 준비하는 호르몬 변화의 또 다른 결과인 질 분비물이 증가할 수 있으며, 산모의 젖가슴에서 필수 영양분을 함유하고 아기의 첫날 면역력을 높이는 진한 "황금빛 우유"인 **초유**가 누수될 수 있다. 여성들은 종종 이 시기를 기대감과 안도감, 그리고 앞으로의 진통과 출산에 대한 약간의 불안감이 뒤섞인 마음으로 맞이한다.

일반적인 지침 *General Guidelines*

분만 이전에는 임산부의 호흡 능력과 리듬을 개선하기 위해 보다 구체적인 호흡 인식과 기법을 포함할 수 있다. 산전 진통 회기 중에 Braxton Hicks 수축이 있는 경우, 임산부가 긴장하는 부위를 파악하고 이완할 수 있도록 지도해야 한다. 임신 기간 내내 그랬던 것처럼 산모의 이완을 극대화하고 불편함을 최소화할 수 있도록 도와주어야 한다. 임산부의 자기 관리 방법에 대해 논의할 때는 진통이 시작되었다는 신호를 기다리는 동안 자신의 이른 취침 시간, 낮잠, 가벼운 운동, 충분한 영양과 수분 섭취를 반영하는 것도 좋은 방법이다.

특정 기법 *Specific Techniques*

- 전신 이완 또는 스웨덴식 마사지를 통해 자궁이 활동을 시작하는 동안 호흡과 근육 이완에 대해 상기시켜 준다.
- 진통이 시작될 때 몸을 관찰하고 의식과 산전 마사지 기법으로 긴장된 부위를 이완시킨다(4장 참고).
- 진통이 시작되는 동안 길고 느린 에플라지나 목, 어깨, 천골을 꾹꾹 눌러주는 등 다양한 마사지 기법을 시도해 본다. 산모가 가장 편안하게 느끼는 마사지가 무엇인지 파악하고, 분만 시 돌아올 수 있는 예측 가능한 의식을 정한다.
- 긴장된 근육의 심부조직 기법(압박 기법)을 사용하여 특히 골반에 붙어 있는 근육의 깊은 근육 이완을 돕는다(4장 참고).
- 파트너에게 기본적인 마사지 기법을 의식처럼 상기시키거나 가르쳐 준다.
- 그라운딩 홀드(Grounding Hold) 기법(그림 5.11 참고)

분만 1단계 First Stage of Labor

분만은 이제 자궁수축이 변화하고 자궁경부의 확장이 진행되기 때문에 분만 이전 단계와 구별된다. **분만의 첫 단계** 시작은 단순히 산모가 규칙적인 자궁수축을 처음 감지한 시점으로 정의한다. 뒤늦게 수축이 멈추거나 활발한 팽창이 시작되는 시점을 제외하고는 분만의 첫 단계와 분만 이전 단계를 구별하는 것은 불가능하다(Simkin 등 2017). 분만의 첫 단계는 초기(잠복기), 활동기, **전환기** 등의 세 단계로 나누어진다(상자 5.1 참고).

초기(잠복기) 단계-분만 1단계
Early(Latent) Phase–First Stage of Labor

수축이 더 리드미컬해지고 임산부의 체위 변화와 관계없이 발생하면 분만 첫 단계의 초기 단계가 진행 중일 가능성이 높다는 징후이다. 자궁이 탄력을 받으면서 수축이 강해지는데, 그 강도는 미묘한 정도에서 강한 정도까지 다양하며, 때로는 리듬이 불규칙할 수도 있다. 임산부와 파트너에게 있어 이 시기는 종종 흥분과 기대감, 에너지가 커지는 시기이다. Penny Simkin은 특히 이 첫 단계의 분만과 출산을 이완, 리듬, 의식이라는 3 R과 "수축할 때마다 반복되는 개인적으로 의미 있는 리듬 활동"이라고 말했다(Simkin 등 2017). 이 시기는 이런 패턴을 확립하기에 이상적인 시기이며, 진통이 있을 때마다 수분을 섭취하고 주기적으로 간식이나 소량의 식사를 하는 건강하고 지속적인 의식을 실천하는 것이 좋다. 초기 진통을 통해 에너지를 절약하기 위해 "무시할 수 없을 때까지 무시하는 것"도 효과적인 초기 진통 대처법이다. 임산부는 진통이 시작되면 의사, 조산사 또는 간호사에게 전화하여 상담을 요청할 수 있다.

명심하자

Penny Simkin의 3 R(이완, 리듬, 의식)을 기억하고, 각각을 분만 및 출산 마사지 기법에 적용해 본다.

일반적인 지침 *General Guidelines*

초기 진통 중에는 임산부와 파트너에게 전화로 확인하여 3 R을 포함한 산전 지침을 상기시켜 주는 것이 좋다. 특히 초기(잠복기) 진통이 밤에 일어날 때는 가벼운 활동과 중력 자세(그림 5.1 참고)로 휴식, 낮잠, 수면(그림 5.5)을 번갈아 가며 취하는 것이 현명함을 상기시켜 준다. 초기 진통이 느리고 고통스러울 때는 주치의의 존재와 마사지 기법이 매우 도움이 될 수 있다. 리드미컬하고 진정 효과가 있는 스트로크, 홀딩 등의 편안하고 중심을 잡는 터치로 교감신경의 각성을 줄이는 데 집중한다. 중력을 이용한 다양한 자세를 시도하고, 휴식 시간을 번갈아 가며 걸으면서 에너지를 보존해 준다. 산모가 특별히 요청하지 않는 한, 파트너와 긴밀하고 지지적인 신체 접촉을 유지하면서 진통 사이에 수분을 보충하고 간식을 즐기도록 해 준다.

특정 기법 *Specific Techniques*

3 R을 염두에 두고, 효과를 실험해 본다:

- 수축이 시작할 때 임산부의 몸을 관찰하고, 긴장된 부위를 인식하고 산전 마사지 기법을 활용한다(4장 참고).
- 수축이 시작되는 동안 길고 느린 에플라지나 목, 어깨 또는 천골을 정적이고 단단하게 압박 등의 다양한 마사지 기법을 시도해 본다. 고객이 가장 편안하게 느끼는 것이 무엇인지 파악하고 예측 가능한 패턴을 정한다.

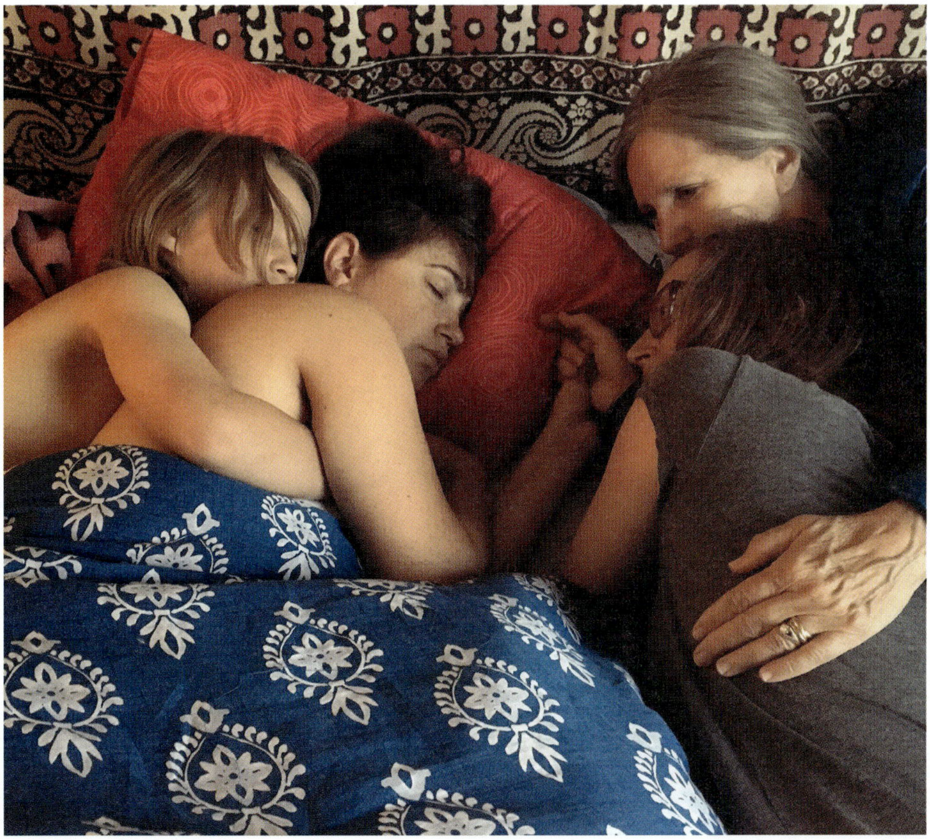

그림 5.5
초기 진통 시의 휴식.

- 긴장된 근육의 심부조직 기법을 사용하여 깊은 근육 이완을 돕는다(4장 참고).
- 파트너에게 기본적인 마사지 기법을 의식처럼 상기시키거나 가르쳐 준다.
- 자율신경성 진정 시퀀스 3-1-1(그림 4.8-그림 4.10 참고)
- 그라운딩 홀딩 기법(그림 5.11 참고)
- 분만 자극점(그림 5.12 참고)
- 국소 마사지(5장 참고)

치료실로부터

딸을 분만할 때 임신 마사지가 아니었다면, 분만이 순조롭게 진행되지 않았을 거라고 생각한다. 진통이 심했지만 마사지 덕분에 편안한 상태가 되어 약물 없이 휴식을 취하고 분만을 마칠 수 있었다. 첫 번째 출산은 제왕절개였지만, 이번 출산은 질 분만으로 "스톱 앤 드롭" 방식이었다. 몇 번만 힘을 주자 딸이 태어났다. 나는 임산부를 만나는 모든 여성에게 나의 분만 마사지 경험을 이야기한다.

– Jessica, 임산부

활동기-분만 1단계
Active Phase-First Stage of Labor

어느 순간, 규칙적으로 더 길고 강한 진통이 나타나는 새로운 단계가 시작된다. 진통이 시작될 때마다 임산부는 평소 하던 활동을 멈추고 내적으로 집중하며 본능적으로 호흡과 움직임에 집중한다. 자궁은 보다 예측 가능하고 빈번한 패턴으로 리드미컬하게 수축하여 자궁경부를 당기고 아기의 머리가 자궁경부와 골반을 통해 아래로 이동하며, 골반 위치(아기 머리 정수리와 골반의 좌골극 지점의 관계)로 측정할 때 **골반 정착지점(pelvic station)**으로 측정된다.

2014년에 미국 산부인과학회(ACOG)는 활동기의 정의를 자궁경부의 확장 4-6cm로 변경했다. "4 대신에 6"을 새롭게 사용하면, 정상적인 생리적 분만 첫 단계의 다양한 변화를 존중하고 과정이 자신의 속도에 맞게 전개되도록 허용하기가 더 쉽다(Simkin 등 2017). 의사와 조산사는 진통이 진행 중인 산모에게 병원이나 출산 센터로 가도록 권장한다. 집에서 출산하는 경우에는 대개 조산사가 집으로 방문한다. 아직 분만 지원을 시작하지 않았다면, 새로운 사람들과 새로운 시설로 바뀌기 전이나 스트레스를 받을 수 있는 상황에서 새로운 가족들과 함께 하기에 이상적인 시기이다. 임산부가 진통이 진행 중인지가 확실하지 않은 경우에는, 의사나 조산사에게 연락할 시기가 언제인지 현명한 직감을 따르도록 장려한다. 어떤 산모는 분만 초기에 선택한 분만실에 있는 것이 가장 안전하다고 느끼는 반면, 어떤 산모는 분만 후기에 분만실로 들어가는 것을 선호한다는 점을 명심한다.

일반적인 지침 General Guidelines

이 단계는 마사지 치료사에게 가장 활동적인 분만의 일부이기도 하다. 진통의 속도가 빨라질수록 다음 진통을 예상하고 임산부가 좋아하는 새로운 또는 "검증된" 터치나 자세를 준비하는 것이 도움이 된다. 임산부를 지원할 때 여러분 자신의 신체역학에 주의해야 한다. 조용히 관찰하며 진통이 시작되는 것을 듣고, 임산부의 마사지와 동시에 시작하고 끝나는 실질적인 편안함을 조치해야 한다. 자궁수축 직전과 수축이 진행되는 동안, 느리고, 꾸준하고, 예측가능하며, 고정적이거나 리드미컬한 지속적인 접촉으로 산모가 새로운 자극에 대처할 수 있도록 도와주어야 한다. 각 수축의 증가기, 최고점, 감소기에 맞춰 접촉 강도를 조절한다.

다시 말하지만, 통증 관문을 닫는 여러 가지 기분 좋은 감각을 결합하는 것이 효과적임을 명심해야 한다. 예를 들어, 근처에 있는 따뜻한 수건으로 척주기립근을 쓰다듬어 준다. 수축하는 동안 정적이거나 매우 느리게 움직이는 스트로크를 본능적으로 몸을 흔들거나 흔들리는 움직임에 맞춰 느리고 꾸준하게 통합한다. 진통 중에도 산모가 움직이지 않는다면, 손을 통해 움직임을 유도한다. 느린 호흡 패턴에 맞춰 움직임을 시작하고, 그 움직임 리듬에 맞춰 산모를 안내한다. 고객이 서 있는 자세에서는 손을 어깨, 등, 그리고 천골에 배치하고, 무릎을 꿇은 자세에서는 손을 엉덩이에 배치하여 산모를 부드럽게 흔들어 준다. 예를 들어, 환자가 식탁이나 병원 침대의 베개에 기대어 있을 때는, 여러분이나 파트너가 천골에 반대압을 가하면서 리듬에 맞춰 천천히 심호흡을 유도할 수 있다(그림 5.6).

수축이 끝나자마자 숨을 완전히 내쉬도록 하여 남은 긴장을 풀어준다. 수축과 수축 사이에 수분 보충과 휴식을 통해 기운을 회복하고 재충전하게 한다. 진통 사이의 휴식 시간을 모두 합치면 자궁이 진통과 출산에 걸리는 총 시간을 훨씬 초과한다는 사실을 임산부에게 상기시켜주는 것이 도움이 될 수 있다. 진통의 진행 속도를 믿으라는 격려의 말을 건네는 것도 도움이 된다. 진통 사이에 등, 어깨, 목, 팔다리를 깨끗이 씻어주고, 때로는 더 빠르게, 때로는 더 힘차게 쓰다듬어주어 긴장을 풀도록 유도한다. 말뿐만 아니라 손과 동작을 통해 안정적이고 확실하며 차분한 분위기를 전달하는 분위기를 조성한다. 특히 출산 직후의 취약한 상태에서 과도한 자극이나 침습을 경험하는 일부 산모에게는 접촉하지 않는 것도 적절한 반응일 수 있음을 고려한다.

산모가 더 길고 강한 진통의 새롭고 높은 고비를 경험하면, 산모가 강하다는 것을 확인한다(그림 5.6 참고). 산모가 의심의 순간이 오면 자신의 감정을 확인하고, 격려를 통해 마음을 다잡거나 새로운 자세와 편안한 방법을 시도한다. 아기가 **후두부 후방 자세(OP)**나 **비동조적** 자세를 취하는 등 신체적 요인으로 인해 진통이 고통스럽고 길어지는 경우에는, 아기의 자발적인 움직임을 유도하는 자세와 기술을 임산부에게 제안하여 더 유리한 자세로 유도한다.

분만 중인 산모는 최소 2시간마다 방광을 비워야 한다는 점에 명심한다. 이렇게 하면 아기가 골반과 방광을 통과할 수 있는 공간을 최대한 확보할 수 있다. 따라서 이런 규칙적인 의식을 화장실의 휴식 자세와 통합시킨다. 간헐적 또는 지속적으로 전자 태아 모니터링을 하는 경우에는, 모니터를 보지 말고 태아에게만 집중한다. 태아 심박동 모니터의 볼륨에 대한 산모의 반응을 관찰한다. 어떤 임산부는 안심이 되는 반면, 어떤 임산부는 더 산만해질 수 있다. 간호사에게 도움을 요청하여 임산부의 선호도에 맞게 볼륨을 조절한다.

파트너도 계속 주시하고 이완, 리듬, 의식에 참여하도록 유도한다. 개인적으로 의미 있고 신체적으로도 안전한 참여를 통

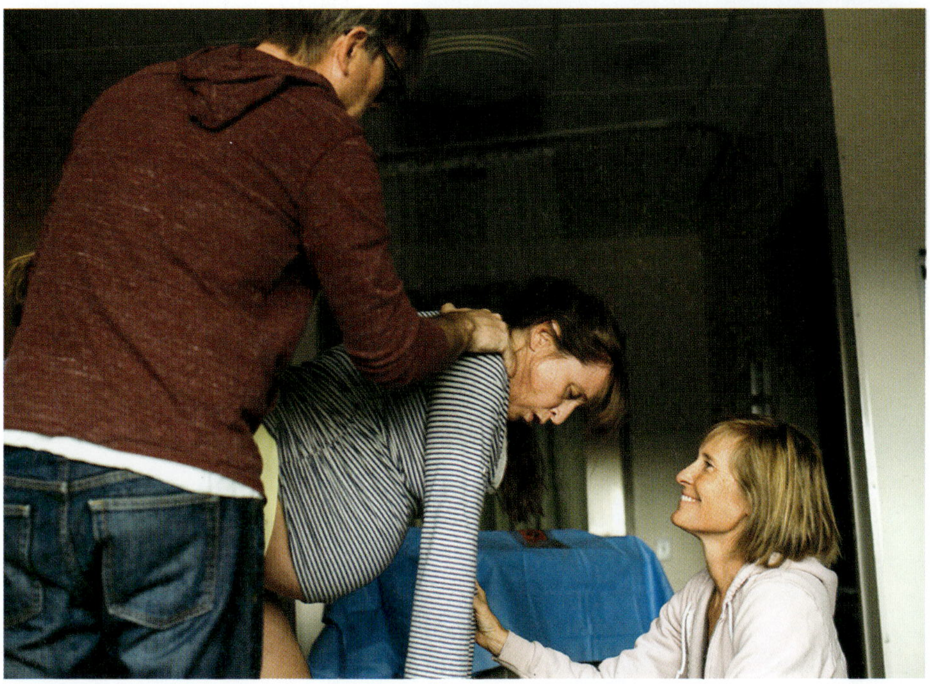

그림 5.6
움직임을 유도하고 힘을 확인한다.

해 파트너의 출산 경험을 촉진한다. 파트너가 식사와 화장실에서 휴식을 취할 수 있도록 도와주고, 여러분과 번갈아 가며 지속적으로 산모를 지원한다. 임산부가 출산에 다른 사람(친한 친구, 부모 또는 형제자매)을 참여시키기로 선택한 경우에는, 이들의 참여와 임산부와 파트너가 그들의 지원에 어떻게 반응하는지를 살펴봐야 한다. 대부분의 임산부는 프라이버시를 선호하고, 많은 지원자의 긍정적인 에너지를 포함시키는 것도 좋다. 분만 중 프라이버시에 대한 임산부의 희망과 요구를 파악한다. 임산부와 파트너의 허락이 있다면, 임산부가 자신을 믿고 출산 계획을 지지하는 사람들에게 둘러싸여 있다는 것을 모범적으로 보여주고 출산 공간을 보호해야 한다.

특정 기법 *Specific Techniques*

- 복부 에플라지(5장)
- 자궁경부 및 골반저 이완 기법(5장)
- 수축 분산 기법(그림 5.10 참고)
- 경련 완화
- 온열 및 냉치료(5장)
- 분만 자극점(그림 5.12 참고)
- 국소 마사지(5장)
- 근긴장 및 관절 통증 완화(5장)
- 천골 반대압(그림 5.13 참고)
- 천장관절 감압기법(그림 4.36과 그림 4.37 참고)
- 천장관절 율동적 심부조직 기법(그림 4.38과 그림 4.39 참고)
- 수축과 수축 사이의 지원(5장)
- 허벅지 내전근 수동 이완 기법(그림 5.14 참고)

수치료 Hydrotherapy

분만 욕조, **분만 풀** 또는 샤워기가 있는 경우에는 분만 시 수치료를 고려할 수 있다. 분만 욕조나 수영장에서의 분만은 부력, 수압, 따뜻함, 피부 자극을 제공하여 이완을 유도한다. 일시적으로 통증의 인식을 감소시키고 카테콜아민 생성을 낮출

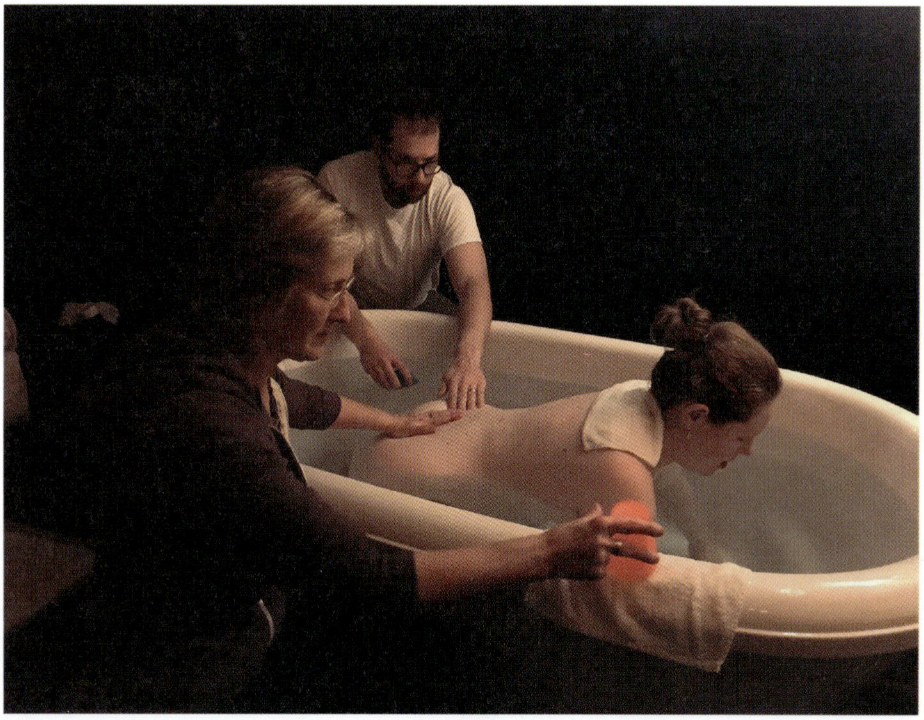

그림 5.7
분만 활동기 시의 수치료.

수 있어 분만 진행 속도를 높일 수 있다(그림 5.7). 분만의 초기에는 진통 수축을 늦추어 휴식을 취하는 데 도움이 되고, 분만이 활동기일 때는 자궁경부의 확장이 빨라질 수 있기 때문에 목욕 시기가 중요할 수 있다. 분만 중인 여성의 체온에 맞게 물의 온도를 조절하는 것이 가장 안전한다. 목, 어깨, 머리는 편안하게 휴식을 취할 수 있도록 하고 파트너가 욕조에 함께 들어가 산모를 안아주고 편안하게 해줄 수도 있다. 임산부는 분만의 1단계와 2단계 때 물속으로 들어가는 것을 선호할 수 있으며, 때로는 분만 풀이나 욕조에서 출산을 하기도 한다.

여러 나라의 전문 조산사 단체는 수중 분만에 대한 안전 지침과 진통 완화 및 진통 진행에 대한 긍정적인 연구 결과를 포함한 광범위한 문헌을 보유하고 있다. 미국 의사들 사이에서는 수중 분만에 대한 합의가 덜 이루어져 있기 때문에, 현재 대부분의 병원에서 수중 분만을 제공하지 않는다(Simkin 등 2017).

치료실로부터

나는 다양한 환경에서 분만하는 산모와 동행할 기회가 있었다. 기억에 남는 한 번은 추운 캐나다의 겨울 밤을 걷던 일이었다. 나는 추위에 대비해 옷을 꽁꽁 싸매고 있었고, Kathy는 코트를 활짝 열고 그 안에 잠옷을 입고 있었다! 우리는 조용하고 어두운 거리를 천천히 걸으며 이야기를 나누고 함께 숨을 쉬며 팔짱을 끼고 걸었다. 진통이 시작될 때마다 4분 정도 Kathy는 심호흡을 하며 "다 왔다"라고 말하곤 했다. 그러면 그녀는 내 목을 팔로 감싸고 무릎을 구부렸고 우리는 진통이 오는 동안 숨을 쉬고 앞뒤로 흔들며 계속 나아갔다. 숲이 우거진 동네에 모여든 사슴들과 함께 새 모이통에서 간식을 먹으며 밤을 보냈던 기억이 난다. 사슴들은 우리의 존재를 편안하게 받아들였다. 하늘이 밝아지기 시작하자 수축이 더 가까워지고 더 길어져서 우리는 집으로 향했다. Kathy는 파트너를 깨우고 내가 준비한 욕조에 올라갔다. Dan은 조산사에게 전화를 걸었고, 곧 도착한 조산사는 Kathy가 8cm에 이르렀고 아기가 거의 다 왔다고 판단했다.

– **Linda Hickey**, 치료사

샤워는 거의 모든 출산 환경에서 쉽게 이용할 수 있으며, 출산 공 위에 앉아서 등, 천골, 배에 휴대용 샤워 스프레이를 사용하면 진통이 진행되는 동안 큰 편안함을 제공할 수 있다.

분만 시의 허리 통증 Back Labor

임신 중에는 자궁 수축의 감각이 등으로 퍼질 수 있는 진통과 함께 요통이 흔하게 발생하지만, 태아가 후두부 후방 자세(OP)를 지속할 때, 즉 아기의 머리가 분만 중인 여성의 천골과 천골 신경총을 누르는 경우에는 심한 통증이 일어나는 "허리 통증"이 종종 발생하기도 한다. 후두부 후방 자세는 초산인 임산부에게 더 흔한 편이다. 좋은 소식은 모든 진통이 시작될 때 후두부 후방 자세의 발생률이 약 30%이지만, 대부분의 태아는 출산하기 전에 이상적인 **후두부 전방**(OA) 자세로 돌아간다는 것이다.

산부인과 의사, 조산사, 침술사, 카이로프랙틱 의사는 아기를 후두부 후방 자세를 바꾸는데 효과적인 기술을 보유하고 있고, 다양한 둔위 자세도 바꿀 수 있다. "태아 자세 바꾸기"가 여러분의 업무를 벗어난다는 점을 명심하고, 적절한 경우에 위의 전문가에게 임산부를 의뢰해야 한다. 또한 태아가 스스로 자궁 자세를 바꿀 수 있도록 돕는 자가 관리법, 조산사 및 출산 둘라 기법도 있다. 마사지 치료는 아니지만, 그 원리를 이해하면 본 장에서 소개하는 몇 가지 마사지 기법을 이해하는 데 도움이 된다. 일부 출산 둘라는 긴 스카프나 **레보조**를 사용하여 자궁과 태아를 들어 올리고 흔들기도 한다(Tully 2019). 효과를 볼 수 있는 자세 변화로는 고관절과 골반을 들어 올리는 런지 자세이다. 이것은 태아의 이동을 제한할 수 있는 자궁 또는 관절인대의 불균형에 도움이 된다. 다른 출산 둘라는 산모를 반쯤 엎드리게 하거나 순차적인 패턴으로 몸을 뒤집어 아기의 위치를 바꾸는 데 도움을 준다. 이런 프로토콜은 중력과 태아가 왼쪽 또는 오른쪽으로 이동하는 성향을 이용한 것이다. 멸균된 물을 등의 4 지점 피부에 주입하는 주사요법도 비약물적인 요법으로서 허리 통증을 완화할 수 있고, 또 분만 시 발생하는 다른 허리 통증에도 도움을 줄 수 있다(Simkin 등 2017).

일반적인 지침 General Guidelines

마사지 치료사는 특정 분만 자세, 동작 및 기법을 사용하여 허리 통증을 완화할 수 있다. 네발자세가 가장 큰 도움이 되는 경우가 많다. 아래 기법과 함께 사용하면 임산부가 대처하는 데 도움이 된다. 천골에 온열과 냉찜질을 적용하고, 팽팽한 고무공이나 얼음이 들어 있는 병을 마사지 도구로 사용하여 천골을 압박하거나 구르기를 한다. 부드러운 복부 마사지/베이비 리프트 기법은 자궁과 태아가 긴장을 풀어 자연스럽게 더 좋은 자세로 움직이도록 유도할 수 있다.

특정 기법 Specific Techniques

- 복부 마사지(5장)
- 베이비 리프트 🌐
- 둔부 더블 스퀴즈(그림 5.2 참고) 또는 더블 힙 스퀴즈 🌐
- 진통 TENS 기구(경피적 전기 신경 자극) 🌐
- 요천관절 감압 기법(그림 4.22 참고)
- 추간판(그림 4.23 참고) 및 외측 골반 심부조직 기법(그림 4.20 참고)
- 흔들기를 통한 수동 및 능동 골반 경사 기법(5장)
- 골반 정렬 교육(그림 4.32 참고)
- 천골 반대압 기법(그림 5.13 참고)
- 천장관절 감압 기법(그림 4.36과 그림 4.37 참고)
- 천장관절 율동적 심부조직 기법(그림 4.38과 그림 4.39 참고)

경막외 마취와 기타 약물 통증 관리 Epidurals and Other Pharmaceutical Pain Management

산모와 아기 모두의 안전을 최우선으로 생각하고, 그 다음 두 번째 우선순위로써 아기 부모와 의료진은 일반적으로 통증 관리를 생각한다. 전 세계 선진국에서는 산모의 절반 이상이 경막외 마취와 기타 약물적 통증 관리를 선택한다. 통증은 때때로 생리적인 분만과 출산의 자연스러운 부분이지만, 이제는 약물을 통한 진통 완화로 길고 힘든 분만의 고통은 선택 사항이다. 안전성과 부작용에 대한 논쟁이 계속 남아 있지만, 이런 주제를 다루는 것이 이 책의 범위를 벗어나기 때문에 여기서는 마사지 치료사가 약물적 통증 완화 옵션을 선택하는 임산부를 편견 없이 지원할 수 있는 현실적이고 실용적인 방법에 초점을 맞추고자 한다. 분만 통증을 관리하는 약물적 방법에는 다양한 유형이 있지만, 경막외 마취는 분만 초기 단계와 병원에서 가장 일반적으로 사용된다. 이것은 가정에서 출산할 계획이 있는 여성은 물론, 집에서 출산하거나 분만 센터에서 출산한 후 병원으로 이동하여 약물적 진통 완화 옵션을 이용하려는 여성에게도 해당되는 사항이다.

경막외 마취는 척수를 보호하는 질긴 막인 경막외 공간에 마약성 또는 아편성 물질이 결합된 국소 마취제를 주사하는 것이다. 이들 약물은 환자의 척추에 고정된 유연한 카테터 튜브를 통해 경막외 공간으로 지속적으로 투여된다. 이 튜브는 침대 옆에 있는 롤링 스탠드에 부착되어 있으며, 연결된 IV 펌프가 출산 후 남은 기간 동안 원하는 약물의 지속적인 투여량에 맞게 자동으로 조절된다. 경막외 마취는 척수에서 나오는 감각신경과 운동신경을 차단하여 일반적으로 자궁 수축 감각을 매우 효과적으로 완화시킨다. 효과적인 용량으로 경막외 마취제를 투여한 후에도 의사나 마취 전문 간호사는 진통 중인 여성이 다리를 움직일 수 있도록 하고, 필요한 경우에는 약간의 도움을 받기를 원한다. 또한 임산부는 분만 2단계인 지속적인 리듬감 있는 자궁 수축과 골반을 통해 아기가 내려오는 과정에서 발생하는 압박감을 느끼면서 적극적으로 힘을 주어야 한다.

하복부, 골반, 다리가 영향을 받기 때문에 경막외 마취를 선택한 여성은 안전을 위해 침대에 누워 있어야 한다. 경막외 약물은 중력에 민감한 편이다; 따라서 초기 용량이 균일하고 효과적으로 관류되면 간호사가 주기적으로 분만 중인 여성의 몸을 좌우로 돌려 약물이 하체에 고르게 전달되도록 도와준다. 경막외 분만을 선택한 임산부는 손이나 팔에 정맥주사 포트, 전완에 혈압 측정기, 손가락이나 발가락에 산소포화도 측정기, 방광 비우기를 위한 요도 카테터를 착용하게 된다. 휴대용 자가 투여 볼러스 버튼을 사용하여 필요에 따라 복용량을 조금씩 늘릴 수 있으며, 최대로 잠글 수 있다. 간호사와 의사는 환자의 요청에 따라 다시 방문하여 환자가 원하는 대로 경막외 약물의 양을 늘리거나 줄이거나 차단할 수도 있다. 임산부가 정맥주사나 아산화질소 흡입과 같은 다른 약물 통증 관리를 선택하는 경우에도 임산부는 안전을 위해 침대에 누워 있어야 한다.

일반적인 지침 General Guidelines

임산부가 경막외 마취 또는 기타 약물적 진통 옵션을 선택해도, 여러분의 지원자 역할은 계속 유지되며 간단히 적응한다. 의사나 마취과 간호사는 마취제를 투여하는 동안 임산부의 파트너 또는 여러분이 병실에 남아 달라고 요청할 수 있다. 곁에 있으면 통증을 관리하고 안심시키는 데 도움이 되며, 고통스러운 감각이 사라질 때까지 태아와 계속 연락하고 대화할 수 있다. 경막외 마취 중에는 파트너와 함께 침대 옆에 있는 의자에 앉아 고객을 마주보고 의사나 간호사가 안내하는 대로 앞으로 몸을 숙이는 것이 좋다.

임산부가 옆으로 누운 자세를 취하면, 이 자세에 대한 전문 지식을 활용하여 임산부가 편안함을 느낄 수 있도록 한다. 편안하고 안전한 자세를 위해 천장 쪽 다리를 높게 하고 수평으로 지지할 수 있도록 복부 밑에 베개를 놓아 지지해 준다(3장 참고). 땅콩 모양의 출산 공도 요즘 많은 병원에서 쉽게 구할 수 있다. 이것은 다른 사람이 지속적으로 지지하지 않고도 임산부가 천장 쪽 다리를 고관절 외전 자세로 유지하도록 도와준다(Simkin 등 2017). 경막외 마취가 효과가 나타나면, 임산부는 즉시 잠들 수 있기 때문에 휴식 중에는 접촉을 잠시 멈추고 이 조용한 시간을 자기 관리를 위해 활용한다. 환자가 깨어 있으면 침대 옆에 서서 또는 의자에 앉아 상체 마사지 기법을 통합할 준비를 하지만, 팔의 정맥주사 포트, 혈압 커프 및 기타 의료 장비를 피하도록 주의한다. 임산부의 파트너에게 복부 에플라지를 계속하도록 권유하거나 임산부를 위해 계속해 주겠다고 제안한다. 또한 태아가 아래로 내려오는 모습, 자궁경부가 열리는 모습, 자궁이 아기를 강하게 "안아주는" 모습을 말로 표현하거나 시각화하여 임산부의 배를 안아줄 수도 있다. 임산부의 복부에 부착된 전자 태아 모니터링 장비 주변에서 마사지를 할 때는 조심해야 한다.

하체 통증 관리가 더 이상 중요하지 않기 때문에 임산부의 엉덩이와 다리를 부드럽게 수동적으로 움직여 주는 것이 큰 도움이 될 수 있다. 체위 변경 전후, 편안하게 잠자는 사이, 진통이 시작되는 단계에 정상적인 가동 범위 내에서 이들 운동을 수행한다. 이런 운동은 골반 관절을 움직이고 골반 근육을 이완시키는 데 도움이 될 뿐만 아니라, 림프 배액을 촉진하고 추가 정맥주사를 통해 다리의 부종을 완화하는 데도 도움이 된다. 경막외 마취를 할 때는 환자가 하체에서 수축의 압력과 간호사의 손길을 감지할 수 있으므로 이런 감각을 통해 계속 함께 마사지를 한다. 이런 기술을 수행하고 자세와 움직임이 바뀌는 동안 임산부의 다리를 지지하면서 여러분의 신체역학과 함께 다리 안쪽의 금기사항을 계속 관찰한다. 허벅지 안쪽에 부착된 소변 카테터, 때때로 손가락 대신 발가락에 부착하는 맥박 산소 측정기 등 하체에 의료 장비를 압박하지 않도록 조심해야 한다.

극심한 통증이 발생하면 즉시 의사나 간호사에게 알리고, 진통제를 사용하지 않을 때와 같은 방법으로 통증이 조절될 때까지 해당 부위에서 계속 마사지한다. 진통제가 출산 계획에 없었다면 임산부와 파트너의 안도감/실망감을 확인하고, 그 순간에 필요한 것에 유연하게 대처할 수 있도록 격려한다. 파트너와 다른 지원 인력을 참여시키고 휴식을 취하도록 한다. 산모의 인식과 허락이 있다면, 산모와 파트너가 쉬는 동안 여러분은 잠시 휴식을 취하거나 낮잠을 자면서 재충전을 하는 것도 좋다.

특정 기법 Specific Techniques

- 복부 에플라지(5장)
- 이용가능한 모든 상체 기법(4장 참고)
- 그라운딩 홀드 기법(그림 5.11 참고)
- 고관절 무한대 가동술(그림 4.44와 그림 4.45 참고)
- 분만 자극점 기법(그림 5.12 참고)

명심하자

분만 중 마사지를 할 때는 다리의 혈전에 대한 모든 예방 조치를 계속 준수해야 한다.

전환기-분만 1단계
Transition Phase–First Stage of Labor

분만(진통)의 첫 단계 중 비교적 짧은 마지막 단계인 전환기에서는 자궁수축이 가장 강하고 길며, 그 사이에 짧은 휴식 시간만 있다. 자궁경부가 10cm 열릴 정도로 완전히 확장되면 자궁 근육의 모든 층이 그 목표를 향해 동시에 강렬하게 작용한다. 초기(잠복기) 및 활동기에 여러분과 파트너가 사용했던 의식과 기법은 지금은 작동하지 않을 수 있다. 임산부는 무슨 일이 일어나고 있는지, 그리고 비교적 짧고 격렬한 마지막 자궁수축에 대처할 힘이 있는지 두려워하고 확신하지 못하는 것처럼 보일 수 있다. 분만 전환기에는 메스꺼움, 구토, 체온 변화, 팔과 다리의 떨림이 흔히 나타나며, 분만 1단계가 끝나면서 호르몬의 변화가 크게 일어난다. 전환기는 종종 산모가 항복하고 "깊이 파고드는" 시간으로 여겨진다.

일반적인 지침 *General Guidelines*

마사지 치료사로서 자율신경성 진정 기법을 최대한 활용한다. 고객이 전환기의 강도를 수용할 수 있도록 견고한 지지대가 되어 준다. 여기에는 일반적으로 단단히 붙잡고 소통하는 것, 호흡을 유도하는 데 더 강한 역할을 하거나, 여러분과 눈을 맞추는 것, 다른 자세나 동작을 취하도록 돕는 것 등이 포함된다. 고객은 촉감, 안심, 따뜻함, 추위, 체위 변경에 대한 욕구 등 시시각각 변화하는 매우 다양한 욕구를 가지고 있을 수 있다. 분만의 전환기 동안에는 긴장된 부위를 단단하게 손을 대고, 감각을 과도하게 자극하는 터치를 피해야 한다. 진통 사이의 짧은 휴식 시간에는 천천히 리드미컬하게 마사지하거나 발바닥을 지압하는 반사 치료를 하면 좋다. 요통과 골반의 통증은 산모에게도 흔한 증상이기 때문에 천골, 천장관절, 방척추근을 단단하고 깊게 압박하는 데 집중해야 한다. 허벅지 안쪽을 근위부에서 원위부 방향으로 리드미컬하고 부드럽게 주무르면 떨리는 다리를 진정시키는 데 도움이 될 수 있다. 여성이 원하는 만큼의 신체적 지지를 받을 수 있는 체위를 제공하고 파트너와 여러분과의 공간에 대한 잠재적 요구를 존중하는 데 집중한다. 임산부가 공간을 요구할 때, 이 취약하고 항복하는 시간에도 여전히 활기차고 언어적으로 그녀와 가까이 있음을 잊어서는 안된다.

대개는 짧은 시간이지만, 산모가 밀어내고 싶은 충동을 느끼기 까지는 시간이 걸린다. 종종 진통이 절정에 달할 때, 우리는 끙끙거리는 소리나 헛소리를 통해 이를 알아차릴 수 있다. 간호사나 의사는 아기의 머리가 질 산도를 통해 내려올 준비가 된 상태에서 자궁경부가 10cm 정도 완전히 확장되었는지 확인할 수 있다. 간혹 자궁경부가 붓거나 아주 드물게 찢어지는 것을 방지하기 위해 조금 더 확장해야 하는 **자궁경부순**이 아기 머리 앞에 남아 있는 경우가 있다. 의사, 조산사 또는 간호사는 이 자궁경부순이 눌리지 않도록 남아 있는 분만 1단계 동안 헐떡이는 자세를 제안하고 요청할 수 있다. 진통이 심하게 밀려오면 매우 힘들기 때문에 산모가 분만 1단계를 잘 마칠 수 있도록 각별한 관심과 지원을 제공한다.

특정 기법 *Specific Techniques*

- 자궁경부와 골반저 이완 기법(5장)
- 수축 분산 기법(그림 5.10 참고)
- 경련 이완
- 온열과 냉치료(5장)
- 수치료(5장)
- 분만 자극점(그림 5.12 참고)
- 국소 마사지(5장)
- 근긴장과 관절 통증 완화(5장)
- 천골 반대압(그림 5.13 참고)
- 천장관절 율동적 심부조직 기법(그림 4.38과 그림 4.39

참고)

- 수축과 수축 사이의 지원(5장)

분만 2단계 Second Stage of Labor

분만 1단계인 힘주기 단계에서는 각성 상태와 큰 신체적 노력이 필요하지만, 일부 분만에서는 분만 1단계가 끝났을 때 임산부의 몸이 즉각적인 힘주기 충동을 느끼지 못하기도 한다. 그 대신, 가벼운 자궁 수축이 계속되는 10-30분 동안 편안한 휴식을 취할 수 있다. 진통이 시작되는 시점을 "진정"시켜 적극적인 힘주기의 시작을 지연시킴으로써, 진통 중인 임산부는 자발적이고 적극적인 힘주기의 충동이 나타나기 전에 다시 준비할 수 있는 기회를 갖게 된다. 일반적으로 힘을 주는 동안 카테콜아민이 분비되며 "태아 배출 반사"를 일으켜 아기가 산도를 통해 내려오는 속도를 높이는 유익한 효과가 있다. 또한 많은 산모는 출산 직전과 직후에 전형적인 카테콜아민 반응인 두려움, 분노 또는 행복감을 잠시 느끼기도 한다. 분만 2단계는 아기가 태어나면 끝난다(상자 5.1 참고) (Simkin 등 2017).

일반적인 지침 *General Guidelines*

마사지 치료사는 산모가 20-30분마다 자세를 바꾸면서 아기가 산도를 통해 안정적으로 내려오는 데 가장 효과적인 자세와 호흡을 탐색하고 찾도록 도와준다. 이런 운동적인 진통 단계에서는 산모를 계속 위로하고 영양을 공급하는 것이 중요하다. 산모는 자신의 자세와 호흡 본능 외에도 의사, 조산사 또는 간호사의 지시와 피드백을 받을 수 있다. 병원에서는 분만봉이 분만 침대에서 중력에 영향을 받는 쭈그려 앉기를 취해 골반 출구를 열 수 있다. 산모는 침대에서 고관절과 슬관절을 굴곡하고 다리를 외전한 옆으로 누워 있는 자세를 선호할 수 있다. 파트너의 선호도를 고려하여 파트너의 머리, 귀 근처의 측면, 허리 등 원하는 위치를 선택한다. 산모와 조용히 대화를 나누거나 힘을 줄 때마다 산모의 다리를 잡아주어 분만을 돕는다. 다른 출산 시설에서는 침대와 스쿼트 스툴도 사용할 수 있다. 중력이 산모의 노력을 보완할 수 있도록 천장에 매달린 출산용 슬링이나 출입구 문턱을 사용할 수도 있다. 분만 센터나 가정에서 출산하는 경우에는, 일부 산모는 분만 욕조에서 힘주기와 출산을 즐길 수 있다.

어떤 자세를 선택하든 힘주기 자세와 움직임으로 관절의 온전성을 유지해야 한다. 파트너와 다른 지원자는 종종 힘주기를 할 때 고관절과 슬관절을 굴곡하고, 고관절을 외전과 외회전하여 골반 출구를 열어주는 방식으로 진통 중인 산모의 다리를 잡아준다. 아기가 골반을 통과하는 바로 이 순간에 대비하여 인대는 더 느슨해지지만, 특히 경막외 분만 시에는 움직임을 느끼지 못하거나 기존에 골반 손상이나 불안정성이 있는 경우 과도한 신장에 더 취약할 수 있음을 명심해야 한다. 아기가 태어났다는 설렘에 휩싸여 선의의 보살핌이 실제로 척추와 골반, 슬관절을 손상시키는지에 대한 집중력을 잃을 가능성이 있다.

진통과 진통 사이에 마사지 기법을 사용하여 해당 자세의 긴장을 줄이도록 도와준다. "아기의 엉덩이가 산도에 부딪히기"와 같이, 느리고 차분한 횡격막 호흡을 하도록 상기시켜 준다. 활력을 주는 수분 음료를 한 모금 마시게 한다. 산모의 머리나 목에 시원한 수건을 대고 휴대용 선풍기의 부드러운 바람으로 이완의 순간을 더욱 강조한다. 계속 만지거나 단단히 안아주면서 산모의 신체적, 정신적 안정을 도모한다.

산모의 수축 동안의 호흡에 대한 증거는 자발적으로 노력을 기울이는 것이 Valsalva 폐성문을 사용하도록 지시받았을 때의 결과와 비교하여 회음부와 아기에게 더 좋은 결과를 가져올 가능성이 더 높다는 것을 암시한다. "10까지 세어 봐"와 같이 오래되고 큰 소리로 응원하는 것 대신에 자연스러운 목소리로 말할 수 있다. "자연스럽게 밀고 나간다. 몸은 어떻게 해야 하는지 잘 알고 있다", "바로 그 방법이다"(Simkin 등 2017)와 같이 긍정적으로 격려한다. 아기의 머리가 나오고 회음부에 크라운이 생기면 아기는 본능적으로 숨을 헐떡이며 호흡을 늦추고 안정시킬 수 있다. 이렇게 하면 골반저 근육이 완전히 이완되고 회음부가 "불의 고리"를 통해 늘어나도록 유도할 수 있다.

또한 다른 사람들이 아기의 탄생을 지켜보는 데 집중하는 동안에도 산모의 얼굴에 시선을 고정하고 필요에 따라 지지적인 눈맞춤을 준비한다. 산모의 산부인과 의사와 협력적인 관계를 유지한다. 분만 중에는 최소한 한 명의 조산사나 간호사가 추가로 팀에 합류하여 신생아를 돌보게 된다는 점을 명심한다. 필요에 따라 의사, 조산사, 간호사가 산모의 출산을 도울 수 있도록 자리를 양보해야 한다.

특정 기법 *Specific Techniques*

- 자궁경부와 골반저 이완(5장)
- 경련 완화
- 온열과 냉 치료(5장)
- 분만 자극점(그림 5.12 참고)
- 요천관절 감압기법(그림 4.22 참고)
- 골반대 감압기법(그림 4.33 참고)
- 수축과 수축 사이의 지원(5장)

당신은 어떻게 할 것인가?

진통의 강도와 통증이 있을 때 허벅지 내전근을 이완할 수 있는 유연성을 갖추면, 분만이 정상적으로 진행되는 데 도움이 되는 경우가 많다. 다리 내측의 정맥에 혈전이 생길 수 있는 우려를 고려할 때 이 부위에서 안전하고 효과적으로 마사지를 하려면 어떻게 해야 하는가? 어떤 유형의 기법을 사용할 수 있으며 무엇을 수정하거나 제거해야 하는가?

분만 난산 Labor Dystocia

분만 난산이란 분만 1단계의 자궁경부 확장 단계에서 **진통이 오래 지속되거나 진통이 중단**된 경우, 또는 분만 2단계에서 진통이 오래 지속되거나 중단된 경우를 말한다(7장 참고).

분만 3단계 Third Stage of Labor

합병증이 없는 생리적 분만에서는 아기가 나오면 산모가 손을 뻗어 아기를 맞이하고 가슴을 잡고 들어 올린다. 또는 의사나 조산사가 아기를 엄마의 복부나 가슴에 피부와 피부가 맞닿는 상태로 직접 안아주며, 탯줄은 아기가 첫 호흡을 할 때까지 몇 분 더 산모와 아기 사이에 생명 순환을 위해 박동을 계속한다. 아기를 품에 안은 산모와 파트너는 대개 새로운 세상에 대한 경이로움에만 집중하지만, 자궁은 출산 후 30분 이내에 태반을 자궁 부착 부위에서 완전히 분리하기 위해 강력하게 수축한다. 아기와 태반이 배출된 후에도 자궁수축이 계속되는 현명한 적응은 부착 부위의 자궁 섬유를 통과하는 수많은 혈관으로 인한 출혈의 위험을 줄여준다. 출산이 시작되면 의사, 조산사, 간호사는 자궁이 더 많이 수축하도록 유도하고, 태반을 완전히 배출하며 자궁을 튼튼하게 유지하기 위해 활동적이고 때로는 고통스러운 자궁 기저부 마사지를 할 수 있다. 병원 시설에서는 산모가 거부하지 않는 한 정맥주사 또는 근육 주사로 피토신을 투여하여 자궁을 단단하고 탄력 있게 유지하는 것이 일상적인 프로토콜이다. **분만 3단계**는 태반이 배출되면 종료된다(상자 5.1 참고).

일반적인 지침 General Guidelines

분만 3단계에서는 새로운 가족에게 아기와 지낼 수 있는 시간과 공간을 제공한다. 지속적으로 말을 통해 격려하고 축하해준다. 산모에게 천천히 하도록 상기시킨다. 천천히 심호흡하고, 자궁 수축, 자궁 기저부 마사지, 필요한 국소 회음부 마취 및 회복을 하도록 한다. 산모가 아기를 한 팔로 안고 있는 동안 다른 손으로 파트너나 여러분을 향해 손을 뻗어 부드럽게 꽉 쥐고 눈을 마주치는 경우가 있다. 산모가 요청하는 대로 이를 제공하고 의사, 조산사, 간호사가 산모와 아기를 돌보고 평가할 수 있는 공간을 제공하기 위해 필요에 따라 침대 옆의 위치를 양보할 준비를 한다. 태반의 배출이 지연되는 경우에는, 자궁수축을 더 강하게 자극하는 지압법을 손이 닿는 범위 내에서 제공할 수 있다.

특정 기법 *Specific Techniques*

- 복부 에플라지(5장)

- 자궁경부와 골반저 이완 기법(5장)
- 분만 자극점(그림 5.12 참고)
- 수축-수축 사이의 지원(5장)

분만 4단계 Fourth Stage of Labor

"골든 아워"라고도 하는 마지막 **네 번째 단계**는 산후 첫 1-2시간으로 구성된다(상자 5.1 참고). 이전의 정의는 산모의 활력 징후 안정, 출혈 조절, **자궁수축** 시작, 회음부 파열 회복 등 산모에 초점을 맞췄다. 보다 현대적인 정의에는 산모와 아기가 함께하는 가족 통합, 가급적 피부대 피부 접촉과 모유수유가 포함된다(그림 5.8). 미국 의사 Marshall Klaus와 John Kennell은 1970년대에 최초로 출생 후 첫 1시간 동안 산모와 아기가 함께 있는 것이 유익하다고 제안했다. 그들은 산모와 아기 모두 생존 기술로서 중요한 유대감을 형성할 수 있도록 호르몬이 준비되어 있다고 주장했다. 수십 년에 걸쳐 그들은 출생 후 약 한 시간 동안 지속되는 "민감한 시기"라는 개념을 발전시켰다. 그들의 연구는 사랑과 애착의 감정이 번성할 수 있는 시기로서 분만의 3단계와 4단계를 강조하는데 중추적인 역할을 했다.

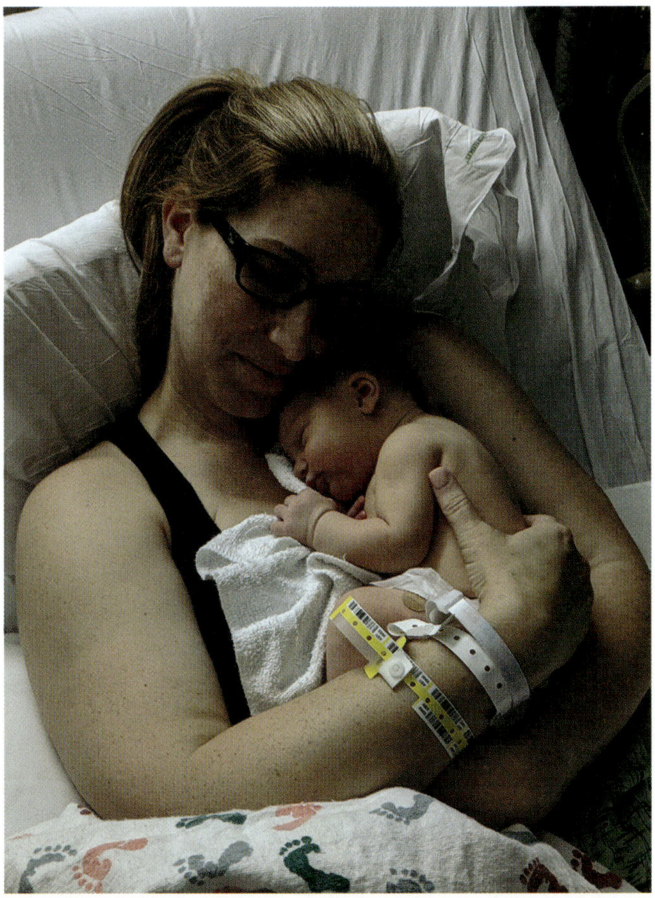

그림 5.8
분만 4단계: "골든 아워".

많은 병원은 출산 직후부터 몇 시간 동안 산모와 아기의 조기 접촉을 권장한다. 2013년 미국 산모를 대상으로 한 대규모 설문조사에 따르면, 58%가 출생 후 첫 1시간 동안 아기를 품에 안았다고 답했다. 60%는 병원에 입원하는 동안 아기와 함께 "방을 썼다"고 답했다(Simkin 등 2017). 아기가 엄마의 가슴에 피부를 맞대고 있으면, 작은 발로 엄마의 자궁을 밀고 마사지하는 아기의 타고난 기기 반사에 모두가 감탄할 수 있다. 아기는 또한 수유 신호를 보내며 첫 모유인 초유를 맛보기 위해 엄마의 가슴을 향해 몸을 내밀기도 한다. 고객이 이런 가족 중심의 "골든 아워"를 원하지만, 병원이 아직 이런 직무를 지원하는지를 확인해 본다. 이런 경우, 출산 계획에 이런 근거 중심 직무를 통합하는 것에 대해 담당 의사와 산전 상담을 하도록 권장한다.

일반적인 지침 General Guidelines

앞의 분만 3단계와 마찬가지로 새로운 가족에게 신생아를 즐길 수 있는 시간과 공간을 계속 제공한다. 산후 초기에는 의료진이 15-30분 간격으로 자궁 기저부 마사지를 계속하면서 천천히 심호흡을 하도록 상기시켜주고, 지속적으로 격려를 해준다. 모유 수유 중 옥시토신이 분비되는 동안, 특히 **다중 태아**의 경우에는 자궁수축이 매우 강할 수 있다. 사진이나 동영상 촬영에 동의했다면 산모가 젖가슴과 회음부를 포함한 사진 촬영에 대한 선호도를 염두에 두어야 한다. 새로운 부모가 아기와 지내는 동안 수분을 보충하는 음료와 한 손에 들고 먹을 수 있는 영양 간식을 계속 제공하고, 산모에게도 영양을 공급하는 것을 잊어서는 안된다. 산모가 여러분과 함께하는 출산 경험에서 완성을 느끼는 것은 필수적이다. 여러분은 떠나기 전에 조용히 시간을 내어 출산을 도와준 영광에 대해 감사의 마음을 표한다. 충분한 휴식을 취한 후 고객의 진통과 출산 과정을 기록한다.

특정 기법 *Specific Techniques*

- 복부 에플라지(5장)
- 자궁경부와 골반저 이완 기법(5장)
- 분만 자극점(그림 5.12 참고)
- 국소 마사지(5장)
- 자궁 기저부 마사지(그림 6.16 참고)

당신은 어떻게 할 것인가?

임신 34주인 고객이 태아가 머리가 아니라, 둔부를 내밀고 있는 모습에 정신이 혼미해졌다. 제왕절개 출산이 두려운 그녀는 아기가 둔위 자세에서 벗어나도록 도와달라고 요구한다. 이런 어려운 상황에서 여러분의 업무 범위 내에서 어떻게 하면 고객을 가장 잘 지원할 수 있는 방법이 있는가?

제왕절개 출산 Cesarean Births

제왕절개는 아기와 태반을 배출하기 위한 복부 수술이다. 적절한 지원만 있다면, 산모와 가족에게 긍정적인 경험이 될 수 있다. 경막외 마취, 척추 마취 또는 드물게 전신 마취 아래에서 의사는 여러 층의 피부, 지방 및 결합 조직, 근육층, 마지막으로 자궁벽을 통해 여러 차례 복부를 절개한다(그림 5.9). 의사는 절개 부위를 통해 아기가 **나오는 부분**(머리, 골반 또는 발)을 움직이고 아기를 들어 올린 다음, 몸 전체와 태반을 들어 올린다. 용해성 봉합사로 각 층의 절개 부위를 봉합한다. 피부는 스테이플이나 봉합사로 봉합하고, 부위가 치유되는 동안 감염을 예방하기 위해 초기 며칠이나 몇 주 동안 붕대로 감는다. 점점 더 많은 병원에서 산모가 아기의 출산을 볼 수 있도록 투명하고 멸균 처리된 커튼을 설치하고, 수술실에서 스킨십과 모유수유를 하는 등 **가족 중심의 제왕절개 출산 지원**을 도입하고 있다. 자궁 하부에 대한 최신 수술 기법은 후속 출산 시 **자궁 파열**의 위험을 줄여준다(그림 5.9 참고).

제왕절개 출산 지원하기 Supporting Cesarean Birth

현재 미국에서는 여성 3명 중 1명이 제왕절개로 출산한다. 분만 난산은 첫 제왕절개 출산의 가장 흔한 원인이다. 난산은 특히 이전 제왕절개 수술 후 질 분만(VBAC) 비율이 낮은 지역에서 반복적인 제왕절개 출산의 증가에 간접적으로 기여한다. 실제로 ACOG는 모든 초산 및 반복 제왕절개의 60%가 난산으로 인한 것으로 추정하고 있다. 제왕절개가 필요할 수 있는 다른 상황으로는 특정 산모의 건강 상태, 아기의 둔위, **임신 연령에 비해 큰** 아기, 쌍둥이 또는 세 명 이상의 **다중 태아 임신** 등이 있다(Simkin 등 2017). 제왕절개 출산은 병원 수술실에서 진행되며 자연 분만이 조기에 시작되거나 산모나 아기에게 의학적 합병증이 발생하면 예정된 출산 날짜가 변경될 수 있다. 분만 난산 또는 기타 합병증이 있는 경우에도 제왕절개 분만을 계획할 수 있다(7장).

일반적인 지침 *General Guidelines*

모든 출산 결정과 마찬가지로 제왕절개 출산의 선택은 임산부와 의사 또는 조산사 간의 충분한 정보에 입각한 배려와 논의 끝에 이루어진다. 또한 여러분 자신의 신념을 탐색하고 산모의 선택을 비판하지 않고 **적극적으로 경청하고** 지지할 수 있는 기회를 제공한다. 병원 정책, 무균 수술실 절차, 공간 요구 사항, 고객과 의사의 희망에 따라 출산 후 수술실과 인접한 회복실에 허용되는 지원 인원의 수와 범위가 결정된다. 수술실에 들어가게 되면 멸균 수술복으로 갈아입게 된다. 모든 의료진에게 자유롭게 협조하고 가족에게 좋은 경험을 선사한다. 마취과 의

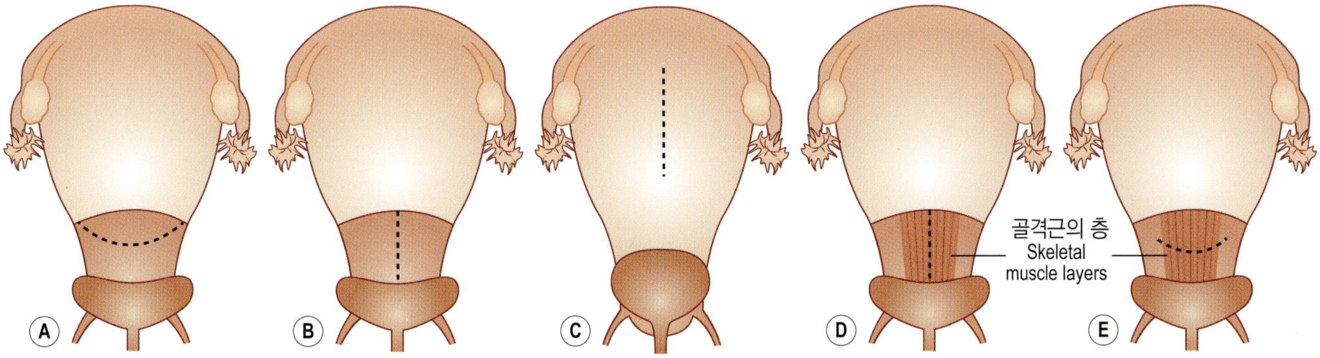

그림 5.9
제왕절개 출산의 절개. 피부와 조직의 각 층을 통해 가능한 다른 절개를 이해하면 산후 제왕절개 마사지(그림 6.13 참고)를 더욱 효과적으로 만들 수 있다. (**A**)는 피부와 자궁층 모두에서 가장 흔한 수평 절개이다. (**B**)는 가장 일반적인 수직 절개이다. (**C**)는 피부, 백선과 자궁을 통해 만들어진 덜 일반적인 "고전적인" 절개이다. 골격근 층에서 (**D**)가 가장 가능성이 높은 수직 절개이며, 경우에 따라 수평 절개(**E**)가 필요하다. 외과의사는 모든 절개를 통해 아기를 들어 올린 다음, 각 층을 봉합하고 피부로 마무리한다. 출처: Gibbs et al(2008) Danforth's Obstetrics and Gynecology, 10th edn. Philadelphia: Wolters Kluwer.

사는 머리맡에 앉아 흔들림 없이 눈을 맞추고 아기의 호흡, 이완, 파트너와의 교감을 유도한다. 머리, 목, 어깨, 가슴을 만지거나 멸균된 복부 수술 부위를 가리는 드레이프 위로 손을 잡을 수 있다. 의사가 아기의 출산을 돕는 동안 산모는 하체에 압박감과 움직임이 느껴질 것이다. 모든 출산과 마찬가지로, 주변의 의료 장비와 절차의 광경, 소리, 냄새로 인해 산만해지지 않도록 주의한다. 가족들이 사진이나 동영상 촬영을 요청하는 경우에는 수술실에 대한 병원 정책을 명확히 숙지하고 따른다.

진통 중인 고객과 함께 있다가 산모나 아기의 건강에 대한 우려로 제왕절개 출산을 하게 되면, 수술실로의 전환이 서서히 진행되거나 빠르게 진행되어 분만실에 혼자 남게 될 수도 있다. 그러나 간호사나 가족과 연락을 유지해야 한다. 허용되고 요청이 있는 경우에는 회복실에서 산모와 파트너에 대한 지원을 다시 시작한다. 가능하면 병원에서 퇴원하기 전에 고객과 파트너와 다시 연락하는 것은 모두에게 출산 경험의 완결감을 주기 위해 필수적이다. 7장에서는 어렵고 충격적인 출산에 대한 자세한 지침을 제공할 것이다.

치료실로부터

Calgary에 있는 한 교육 병원은 산부인과 수술실과 연결된 관람 공간이 있다. 내가 참관하던 분만이 제왕절개로 끝났을 때는 나는 참관 구역에서 기다리며 수술 내내 고객과 눈을 마주치며 활기차게 지냈다. 출산이 끝날 때마다 조산사나 의사는 아기를 창가로 데려와 인사를 건네고 모든 것이 잘 진행되고 있음을 보여줌으로써 내가 산모를 위한 이벤트에 참여했음을 인정해 주었다. 마스크를 쓴 사람들까지 모두 기쁨의 미소를 지었다.

– **Linda Hickey**, 치료사

분만 마사지 기법의 매뉴얼

본 단락에는 분만과 출산을 위해 선택된 기법을 수행하는 방법에 대한 자세한 지침을 다룰 것이다. 분만과 출산 단계에 따라 기법을 정리하지 않고 알파벳순으로 나열되어 있기 때문에 임산부에게 창의적으로 유연하게 대응할 수 있다. 어떤 기법은 분만 내내 도움이 될 것이다. 어떤 마사지는 효과가 없어 보이지만 나중에 유용할 수도 있다. 분만 마사지는 자발성, 세심한 관찰, 시행착오, 성공의 모험이다. 임산부의 자세와 의학적 요구 및 장비에 따라 수정해야 한다.

각 기법은 다음과 같이 설명된다:

[기법의 이름]

목적

마사지 절차의 결과 혹은 목적. 이런 근본적인 근거를 이해하면, 임산부의 변화하는 진통 요구 사항을 보다 정확하고 효과적으로 충족할 수 있다. 또한 다양한 분만 자세에 맞게 수정하고 관련 정보를 공유하고 임산부, 가족 및 의료진과의 의사소통을 개선하는 데 도움이 된다.

절차

기법 완성을 위한 정확한 서면 지침(특정 임산부의 자세를 염두에 두고 작성한)은 일반적으로 해당 기법을 올바르게 수행하는 임산부와 치료사의 사진을 함께 첨부한다(명확성을 위해 임산부는 보통 3장에 보여지듯이 전문적으로 드레이핑된 것이 아니라, 대개 옷을 입고 있다). 대부분의 그림은 자세한 내용을 전달하기 위해 아래의 몇가지를 가지고 있다:

- 관련된 해부학적 구조를 가진 오버레이
- 압박의 벡터 또는 방향을 나타내는 빨간색 실선 화살표
- 기법을 적용할 전체 영역을 표시하는 빨간색 점선 화살표
- 임산부에게 여러분이 요청한 운동을 나타내는 흰색 화살표
- 위치와 소멸을 위한 전형적인 통증유발점을 나타내는 빨간색 점
- 전문 마사지 윤활제를 사용할지의 여부를 나타내는 표시

이들 지시사항은 다음의 용어를 사용한다:

- 가쪽 손 = 테이블 옆에 섰을 때 테이블에서 멀리 떨어져 있는 손이다. 어느 손이 "가쪽 손"인지는 치료사가 머리 쪽을 바라보고 있는지 아니면, 발 쪽을 바라보고 있는지에 따라 달라진다.
- 안쪽 손 = 테이블 옆에 섰을 때 몸통과 테이블 사이에 위치하는 손이다. 어느 손이 "안쪽 손"인지는 치료사가 머리 쪽을 바라보고 있는지 아니면, 발 쪽을 바라보고 있는지에 따라 달라진다.
- 천장 쪽 = 테이블로부터 높은 쪽에 위치하는 임산부의 신체 측면이며, 옆으로 누운 자세를 취할 때 마사지하기가 좋은 쪽이다.
- 테이블 쪽 = 테이블 위에 놓이는 임산부의 신체 부위이다.

힌트

용이성, 다양성 또는 효과를 위한 팁이다. 동일한 효과를 내기 위해 제안되는 대안을 포함하여 여러분 자신의 신체에 맞게 기법을 적용하는 방법에 대한 팁이다.

주의사항

안전 적응과 지침. 특정 기법은 효과적일 뿐만 아니라 안전하기 위해 2장에 설명된 것 이외에, 특정의 지침이 필요하다.

복부 에플라지

목적

특히 복부 근육과 자궁의 이완을 촉진하기 위해; 아기와의 연결을 촉진하기 위해; 아기가 자발적으로 자세를 바꿀 수 있는 공간을 만들기 위해; 자궁경부 확장을 촉진하기 위해.

절차

1. 복부 옆에 위치하여 편안하게 손바닥을 펼쳐 선호하는 윤활액을 고객의 복부 주위에 원을 그리며 표층으로 발라준다. 한 손으로 원을 그리고, 다른 손으로 반원을 그리면서 오일을 발라 산모와 아기를 연결하고 조직을 따뜻하게 해 준다(그림 4.18 참고).
2. 펼친 손가락으로 아랫배 부위에 집중하여 복부 주위를 작은 원을 그리면서 마사지한다.
3. 편안하게 펼친 손으로 아기 등의 가장자리를 부드럽게 잡고 복부를 부드럽게 흔들고 물결치듯 움직인다.
4. 복부 근육을 쓰다듬어 자궁경부에 대한 자궁 근육의 작용을 강화한다. 첫 번째 단계에서는 음부에서 배꼽을 향해 위쪽으로 부드럽게 쓰다듬어 자궁의 세로 평활근 섬유를 들어 올리는 힘을 시뮬레이션한다. 자궁경부를 자궁벽으로 모아 자궁을 여는 각 수축을 시각화하도록 제안하여 이 효과를 증폭시킨다. 두 번째 단계에서는 아기가 아래로 내려오는 것을 시각화하면서 늑골에서 치골 쪽으로 향해 아래로 물 흐르듯이 마사지한다.
5. 태아의 자세를 바꾸려면 복부 근육을 깊게 눌러야 하지만, 너무 많이 깊게 누르지 말고 엄지나 손가락으로 표층으로 부채질하듯이 마사지를 한다. 해당 부위를 집중적으로 쓰다듬어 이완과 공간 확보를 하고, 태아가 자발적으로 더 유리한 태아 자세로 전환할 수 있는 기회를 제공한다. 예를 들어, 앞쪽에서 뒤쪽으로의 회전을 유도하려면 치골보다 위쪽 복부의 아래쪽 부분과 태아 얼굴의 반대쪽을 마사지해 준다. 왼쪽에서 오른쪽 또는 오

큰쪽에서 왼쪽으로 원하는 태아의 움직임 방향으로 움직이면서 복부를 가로질러 옆으로 길고 표층으로 스트로크를 적용한다.

힌트

- 태아의 자세를 바꾸고 싶다면, 임산부가 네발자세를 취하거나, 무릎과 팔꿈치를 꿇고서 위의 절차를 시도하고, 중력에 의해 태아의 머리가 골반 입구에서 약간 벗어나도록 한다. 이렇게 하면 태아가 복부 마사지의 제안에 반응하여 회전할 수 있는 공간을 조금 더 많이 확보한다.
- 위의 자세 중 하나에서 접힌 시트나 레보조를 산모의 복부에 감는다. 산모 뒤에 서서 시트의 양쪽 끝을 잡는다. 위의 흔들기 동작의 다른 버전으로 산모의 복부를 앞뒤로 부드럽게 흔들어 준다.
- 접은 시트를 산모의 엉덩이에 감싸고 골반을 흔들어 준다.
- 산모와 아기 사이에 시각화와 대화를 유도하여 마사지의 원하는 효과를 제안한다.

주의사항

- 복부를 만지기 전에 산모의 허락을 받는다.
- 자궁 깊숙이 침투하지 않도록 압박을 유지한다. 부드럽게 펼친 손바닥을 사용한다. 손가락으로 늑곽 아래, 골반 안으로, 사타구니 또는 복강신경총(명치) 부위를 찌르거나 누르지 않도록 한다.
- 고객이 메스꺼움을 느끼는 경우에는 흔들기를 수행해서는 안된다.
- 전자 태아 모니터링 장비 때문에 긴 스트로크를 할 수 없는 경우에는, 스트로크를 짧게 하고 리듬과 스트로크의 목적을 강조한다.
- 태아의 자세 변경이 필요한 경우에는 간호사, 조산사 또는 의사가 아기의 현재 자세와 최적의 선호 자세를 결정한 후, 자세, 움직임 및 기술 변화에 대한 아기의 반응을 모니터링하면서 함께 마사지를 한다.
- 아기를 강제로 또는 공격적으로 움직이는 시도를 해서는 안된다.

자궁경부와 골반저 이완 기법

목적

자궁경부를 이완시켜 확장 및 배출에 더 잘 반응하도록 하기 위해; 골반저를 이완시켜 고객이 수축의 힘에 저항하지 않고 더 쉽게 수용하도록 하기 위해; 턱과 입의 이완을 통해 골반저를 이완시키기 위해.

절차

1. 고객이 통증에 반응하여 턱을 움켜쥐지 않도록 입을 벌리고 숨을 내쉬도록 유도한다.
2. 신음, 반복되는 소리 등 환자가 내는 저음, 내장 발성을 확인하고 지지한다. 발성이 고음으로 변하고 힘이 들어간다면 두려움을 표현하는 것일 수 있으며, 상체를 더 단단히 움츠리게 될 것이다. 여러분의 목소리를 사용하여 아기를 진정시키고, 아기의 의식을 배 깊숙이 끌어들이고, 목을 이완시키고, 저작근과 측두근을 이완시키는 데 도움이 되는 낮은 소리로 아기를 유도한다.
3. 양쪽 발의 내측 발가락 세 개를 동시에 잡는다. 세 발가락을 꾹 꾹 눌러준다. 골반저 근육/내전근의 이완을 위해 수축하는 동안 2-4초 간격으로 꽉 쥐었다가 리듬에 맞춰 놓는다.
4. 상상과 시각화를 사용하여 자궁경부가 열리고 골반저 근육이 이완되는 것을 돕는다. 예를 들어, 자궁경부가 자신이 좋아하는 꽃의 봉오리라고 상상한다. 각 수축이 시작되고 절정에 다다를 때마다 꽃봉오리가 크고 아름다운 꽃으로 천천히 그리고 쉽게 열리는 모습을 상상하면서 가능한 많은 감각적 디테일을 더하도록 격려한다.

힌트

- 발가락 잡기는 경락이나 내측 근막을 자극하여 효과가 있을 수 있다. 이런 시스템에 익숙해지면 상상과 활기찬 의도를 사용하여 압박을 보완한다. 이 기법은 고객의 다리를 완전히 지지할 때 더욱 효과적이다.
- 여러분이 이들 절차로 마사지할 때, Ina May Gaskin에 의해 설명된 괄약근 법칙의 개념을 유지해야 한다; 괄약근은 친밀감과 사생활이 보장되는 분위기에서 가장 잘 작동한다; 괄약근은 마음대로 열 수 없다; 괄약근은 화가 나거나 겁에 질렸거나 굴욕감을 느끼거나 자의식이 있을 때 닫힐 수 있다; 입과 턱의 이완은 자궁경부, 질, 항문의 완전 개방 능력과 직접적으로 관련이 있다(Gaskin 2019).

수축 분산 기법(그림 5.10)

목적

자궁경부 신장 통증, 자궁 인대 손상 및 기타 전방 통증을 감소시키는 압박과 즐거운 감각으로 뇌를 넘치게 하기 위해; 허리를 이완시키기 위해.

절차

1. 손가락 끝, 엄지, 너클 또는 팔꿈치를 사용하여 T10-L2 레벨에서 척추 근육에 수직으로 직접 압박한다. 자궁 감각과 경쟁하기 위해 수축하는 동안 척주기립근의 측면 경계와 요천 접합부에도 이런 고정된 깊은 압박을 가한다.

2. 수축하는 동안 해당 부위와 천골 전체를 리드미컬하게 에플라지, 니딩, 엄지 패닝을 수행한다.
3. 수축하는 동안 골반을 리드미컬하게 기울이도록 유도한다.
4. 복부를 부드럽게 에플라지하거나, 팔이나 다리를 길고 섬세하게 스트로크하거나, 이마를 부드럽게 패닝하는 동작으로 산모의 주의를 분산시킨다.
5. 중국 경혈점 방광 67(BL-67)을 자극하여 통증을 해결한다. 수축하는 동안 다섯 번째 발가락 손톱의 옆쪽 근위 모서리에 있는 살을 손톱으로 양측으로 세게 눌러준다.

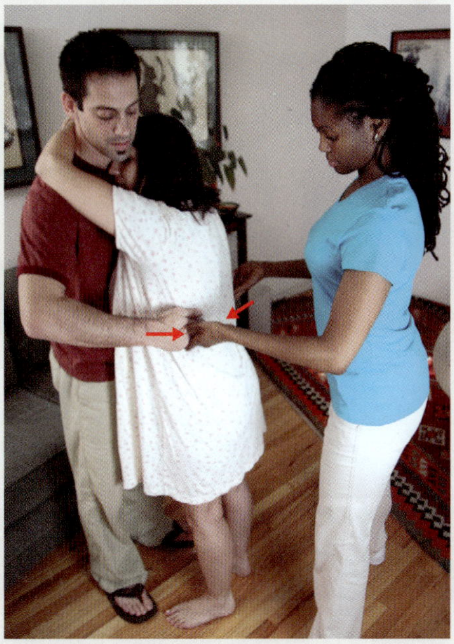

그림 5.10 수축 분산 기법.

그라운딩 홀드(그림 5.11)

목적

아기가 잘 나올 수 있도록 척추를 부드럽게 굴곡시키고, 고통스러운 밀어내기 감각에서 벗어나려는 고객의 자연스러운 경향에 반응하기 위해; 부교감신경계 반응을 촉진하며 후두부와 천골의 긴장된 근육을 이완시키기 위해.

절차

옆으로 누운 자세를 취한다; 다른 분만 자세에 맞게 수정한다.

1. 고객의 어깨높이인 침대의 측면에 위치한다.
2. 양손을 최대한 벌려서 부드럽게 접촉한다. 위쪽 손을 목 아래로 밀어 후두부를 부드럽게 받친다. 반대쪽 손을 아래로 밀어넣어 손바닥으로 환자의 천골을 잡는다. 밀고 쉬는 주기 내내 이 자세를 유지한다. 척추의 섬세한 움직임을 유도하지만, 자세를 잡거나 고정시켜서는 안된다.
3. 수축 사이의 휴식 시간 동안 천골을 손으로 돌리면서 부교감신경 자극을 촉진한다. 위쪽 손으로는 목 근육과 후두부 근육을 부드럽게 마사지한다.
4. 수축이 시작되면, 손의 움직임을 멈추고 제자리에 가만히 있는다. 부드럽게 양손을 벌려 머리와 가슴 위쪽을 구부리고 천골을 골반 쪽으로 기울이도록 유도한다.
5. 수축하고 밀어내는 동안 척추를 길게 늘리고 부드럽게 굴곡 상태를 유지한다. 양손을 섬세하게 흔들며 힘을 주는 것도 도움이 될 수 있다.

주의사항

- 경막외 지점을 피한다.

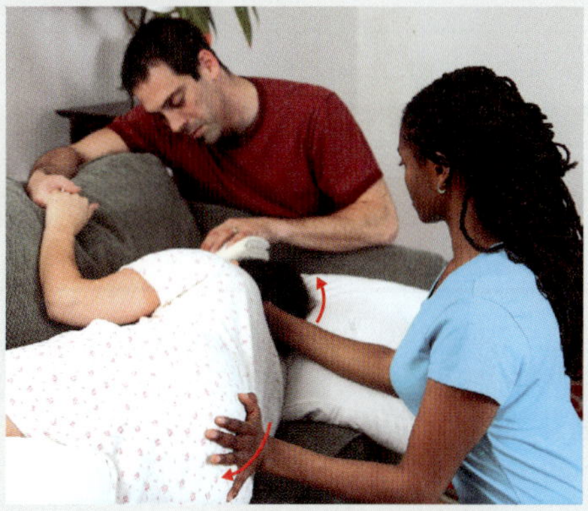

그림 5.11 그라운딩 홀드.

온열과 냉 치료

목적

도수치료를 단독으로 사용하거나 다른 기법과 결합하여 뇌에 경쟁 자극을 보내 통증 감각을 줄이기 위해; 긴장된 근육을 이완하기 위해; 위로와 진정을 하기 위해.

절차

1. 하복부, 등 또는 사타구니에 열원을 배치하여 통증을 완화한다. 따뜻한 담요, 수건, 온열 패드, 물병 또는 가열된 쌀이나 껍질로 채워진 양말을 사용한다.

2. 얼음주머니, 차가운 랩, 얼린 수건, 냉동 완두콩이나 옥수수가 들어 있는 팩을 천골이나 허리에 올려놓고 통증을 완화한다. 얼린 음료수 캔이나 다른 물체를 사용하여 허리 위에서 굴린다.
3. 따뜻한 담요나 수건으로 떨림을 줄이거나 시원한 수건으로 얼굴, 목 등 통증을 완화할 수 있는 곳을 닦아주는 등 진정과 완화에 도움이 되는 다른 온열이나 냉찜질을 국소적으로 적용한다. 간호사, 조산사 또는 의사가 질과 회음부를 이완시키는 데 도움이 되도록 회음부에 온찜질을 적용할 수도 있다.

주의사항

- 뜨겁거나 차가운 물체를 손에 쉽게 잡을 수 있는지 온도 검사를 한다. 물체와 고객의 피부 사이에 천을 넣는다.
- 경막외 마취를 받은 부위에는 감각이 없어 정확한 피드백을 받을 수 없기 때문에 열이나 냉을 적용해서는 안된다.
- 대부분의 병원에서는 물품 내부의 고르지 않은 열로 인한 화상 위험 때문에 분만 중인 환자에게 전자레인지로 가열된 물품을 올려놓지 않는다.

분만 자극점 기법(그림 5.12)

목적

특정 중국 경혈과 반사 경혈을 활성화하여 자궁 수축을 강화하고 분만 진행을 돕기 위해(그림 2.8과 그림 2.9 및 "관점: 분만의 유도 및 증강" 참고); 통증을 줄이기 위해(방광 67(BL-67)). 동일 경혈점이라도 분만 전, 분만 도중, 출산 단계에 따라 효과가 다를 수 있으며, 고객의 고유한 필요에 따라 다르게 반응하기 때문에 동일한 경혈 자리라도 고객마다 효과가 다를 수 있다(Yates 2010).

절차

1. 임신 37주 이후와 분만 및 출산 시 엄지 끝이나 손가락 끝으로 각 경혈(그림 2.8과 그림 2.9 참고)을 양측으로 꾹꾹 눌러준다. 발과 종아리에: 간 3(L-3)(그림 5.12의 여성 치료사가 시연), 신장 3(K-3), 방광 60(BL-60), 방광 67(BL-67), 비장 6(SL-6)을 지압한다. 손 부위에 있는 대장 4(LI-4). 몸통에: 담낭 21(GB-21) 및 방광 31~34(BL-31-34). 내측 종골의 반사 영역에는 자궁이 포함된다.
2. 각 경혈자리를 10초간 누르고, 10초간 해제하는 방식으로 6회 연속 지압을 한다. 그래도 효과가 없다면 1분간 지압을 하고 1분간 휴식을 취한다.
3. 가능하면 모든 경혈자리를 양방향으로 지압한 후, 15-30분간 휴식을 취한다. 원하는 경우에는 발부터 다시 시작한다.
4. 모든 경혈 지점을 사용할 필요는 없다. 고객이 긴장을 풀거나 특정 지점이 "괜찮다"고 느낄 때 주목한다. 또한 특정 경혈자리에서 자궁수축/아기의 움직임이 일어날 때를 주목하고 고객의 요구에 따라 자극을 한다(Yates 2010).

힌트

- 마커나 펜을 사용해 각 지점을 고객에게 표시해 주어, 다른 사람도 이 지점을 활용할 수 있도록 가르친다.

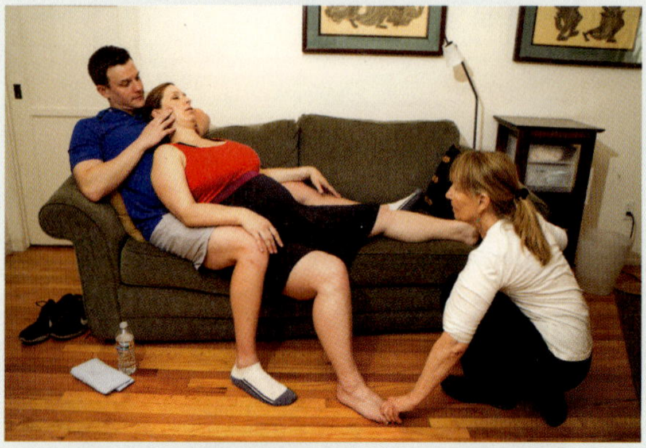

그림 5.12 분만 자극점 기법.

국소 마사지

일부 임산부는 머리, 손, 발 등 한두 군데만 마사지 요법을 받는 것이 가장 편안하다.

목적

부교감신경의 각성을 자극하여 이완을 증가시키기 위해.

절차

1. 두피, 이마, 턱을 중심으로 부드럽고 진정시키는 효과가 있는 얼굴 마사지를 시도해 본다. 머리를 쓰다듬는 것은 많은 사람에게 매우 양육적인 효과가 있다. 목과 상부 어깨도 포함한다. 경추를 부드럽게 물결치듯 주무르고 후두부를 견인하고 흔들어 준다(그림 4.12와 그림 4.14 참고).
2. 특히 진통 중에 고객이 양손을 꽉 쥐고 있다면, 양손을 꼼꼼하게 마사지한다. 손등의 마찰과 동시에 손바닥 중앙선을 압박하면 산모의 전완에 긴장을 유발하지 않으면서 빗이나 다른 물건을 쥐는 전통적인 분만 기법을 시뮬레이션할 수 있다. 손목의 수동 운동을 시도해 본다(그림 4.50 참고).

3. 스웨덴식 마사지, 수동운동과 반사 기법을 발에 사용한다. 리드미컬한 압박을 사용하여 긴장과 통증이 있는 부위에 반사적으로 뼈-뼈 압박을 한다. 골반, 회음부 및 등 반사 신경에 집중한다. 잠재적으로 수축을 촉진하려면 내측 종골의 자궁 혈점을 압박한다.
4. 두개천골 요법은 모든 신체 시스템의 이완과 균형을 촉진하며, 특히 생리적 평형(항상성)을 유지한다. 생체동역학적 두개천골 접근법을 사용한다(Shea 2008). 또는 두개천골 체액 리듬의 스틸 포인트를 유도하여 측두골 유양돌기 부위, 다리를 잡거나 천골에 가벼운 압박을 가하여 밀고 흐르는 체액을 유지했다가 놓아준다. 그 다음, 후두골 기저부, 흉곽 입구, 골반 횡격막과 호흡 횡격막을 풀어준다. 천골 압박/감압기법으로 골반 통증을 완화한다. 치유 에너지를 집중시키는 V-스프레드 기법에 대한 두개천골 참고 문헌을 참고한다.

근긴장과 관절 통증 완화

목적

통증에 반응하여 긴장된 전신 근육과 특정 근육을 이완하기 위해; 아기가 골반으로 내려오고 나올 수 있도록 골반 관절의 긴장을 완화하기 위해; 분만 시 가장 일반적으로 긴장되는 근육은 다음과 같다: 저작근과 측두근, 승모근, 견갑거근 및 기타 상부 등 근육, 손과 손가락 굴곡근, 슬괵근과 대퇴사두근, 장요근, 장내전근, 단내전근 및 대내재근, 척주기립근, 요방형근 및 기타 요추 근육, 항문거근, 회음횡근과 기타 골반저 근육, 비복근, 가자미근 및 족지굴근 등이 있다. 가장 많이 긴장되는 관절은 천장관절, 치골결합, 요추, 추간판, 고관절이다.

절차

1. 해당 부위에 손을 대고 이완에 집중하도록 주문하여 이런 근육의 비생산적인 긴장을 해소한다.
2. 수축하는 동안 너클, 주먹, 손가락이나 팔꿈치를 사용하여 단단하고 고정된 심부조직 기법을 가한다. 통증을 유발하지 않는 일관성 있는 터치를 유지한다. 모든 부위에 적용할 수 있는 일반적인 지침과 심부조직 기법의 원칙은 4장의 기법 매뉴얼을 참고한다.
3. 니딩, 에플라지, 기타 스웨덴식 스트로크는 만성적으로 긴장된 근육을 이완하고 경련을 예방하는 데 도움이 된다. 진통 도중이나 진통과 진통 사이에 원하는 대로 리드미컬하고 견고한 스트로크를 수행한다. 또한 수축 사이에 수동 신장, 보조 저항신장 또는 긴장된 근육의 단축을 사용하여 근육 길이의 고유수용성 조절을 유도하여 해당 부위를 이완시킨다.
4. 4장에 있는 기법 매뉴얼의 다른 산전 기법 중 근육 긴장에 특히 효과적일 수 있는 것은 다음과 같다: 추궁판 고랑 자벌레 기법, 자율신경성 진정 시퀀스 3-1-1, 후두부 견인 및 흔들기, 척추 흔들기 등
5. 관절 문제에 효과적일 수 있는 4장 기법 매뉴얼의 기타 산전 기법은 다음과 같다: 천장관절 율동적 심부조직 기법, 천장관절 감압기법, 요천관절 감압기법, 골반대 감압기법, 고관절 무한대 가동술과 치골결합 재균형 기법 등

힌트

- 시각적 이미지를 사용하여 마사지 기법의 효과를 높인다.

주의사항

- 출혈을 예방하기 위해 혈액 응고 인자가 출생 시 최고 수준에 도달하기 때문에 혈전 위험 부위를 피해야 한다.

천골 반대압 기법(그림 5.13)

(출처: Simkin et al. 2017.)

목적

특히 태아가 후두부 후방 자세로 인해 더 극심한 "허리 진통"을 겪는 분들의 경우에는 천골과 허리 통증을 완화하기 위해; 천골구에 해당하는 방광 31-34(BL-31-34)의 활성화를 통해 자궁 수축을 자극하기 위해.

절차

1. 고객 뒤쪽에 위치하여 팔꿈치, 무릎 또는 너클을 사용하여 천골을 매우 깊게 압박한다. 동시에 미골쪽인 아래쪽으로 압박을 가해 수동적인 골반 경사를 만들어 요추를 보호한다.
2. 압박했을 때 통증이 완화되는 "스위트 지점"을 한두 군데 찾는다. 수축할 때마다 지속적으로 압박한다. 여러분은 다른 손으로 산모의 골반을 지지하여 산모의 골반이 여러분의 압박 아래에서 잘 정렬되도록 한다.
3. 아기가 움직여 진통이 줄어들기 시작하면 위치를 더 멀리 이동하거나 천골의 반대편으로 바꾸어 새로운 "스위트 지점"을 찾는다.

힌트

- 태아의 자세를 개선하기 위해, 손이나 전완, 무릎으로 몸을 받치거나 출산 공 위에 앉도록 유도한다. 골반을 기울이거나 몸을 앞뒤로 흔들어 주는 것도 좋다. 이런 동작은 특히 천골 압박이나 냉찜질과 함께 사용하면 요통을 줄이거나 없애는 데 효과적이다.

- 균형 감각과 조절 능력이 충분하다면, 팔이나 손이 아닌 발꿈치, 무릎, 허벅지 등 뼈가 있는 다른 신체 부위를 사용할 수 있다.
- 손잡이나 T-바와 같은 마사지 도구나 숟가락이나 빗 손잡이 같은 가정용품도 충분히 깊고 뾰족한 압박을 가할 수 있는 좋은 도구가 될 수 있다.
- 천골에 뜨거운 물이나 차가운 물, 샤워기 물 또는 진동 장치를 대는 것도 뇌에 자극을 주는 데 효과적일 수 있다.

주의사항

- 요추를 앞쪽으로 눌러서 압박해서는 안된다. 여러분 또는 이 동작을 가르치는 사람이 요추가 아닌 천골을 압박하고 있는지를 확인한다.
- 수근관이나 기타 손목 또는 손 통증이 있는 경우에는 손바닥이 아닌 전완이나 주먹을 쥔 손으로 실시하도록 안내한다.
- 충분한 반대압을 만들려면, 매우 깊은 압박이 필요하기 때문에 손상을 방지하기 위해 체중을 가할 때 효율적인 구조적 정렬을 사용해야 한다.

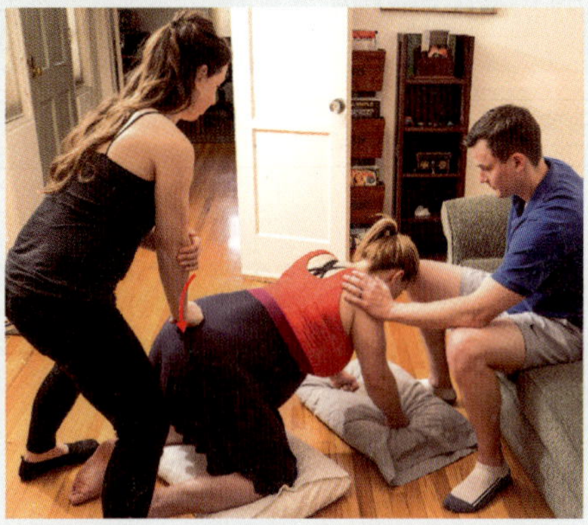

그림 5.13 천골 반대압 기법.

수축과 수축 사이의 지원

목적

분만 자세와 움직임 동안에 족관절, 슬관절 및 고관절, 혹은 손, 손목, 팔꿈치에 축적된 긴장을 완화하기 위해; 산모의 주의를 이 부위에 집중시켜 의식적으로 이완시키기 위해; 다음 진통에 대비하여 사지에 에너지를 공급하기 위해.

다리를 위한 절차

- 손을 컵 모양으로 만들어 슬관절에서 고관절까지 허벅지 둘레를 5-10회 빠르게 쓰다듬는다. 고객의 다리가 접근 가능한 위치에 있으면, 무릎 뒤쪽을 깃털처럼 가볍게 누르면서 30초 동안 진동한 다음, 종아리에도 손을 컵 모양으로 만들어 가볍게 쓰다듬는 동작을 5-10회 반복하면서 종아리 둘레를 여러분의 손으로 마사지한다. 발목과 발등을 부드럽게 꾹꾹 눌러준다. 발목에서 시작하여 엉덩이까지 다리 전체를 위쪽으로 몇 번씩 쓰다듬으면서 마무리를 한다. 다른 쪽 다리도 반복한다.
- 무릎을 꿇고 있는 경우라면, 고객이 종아리를 뒤로 젖히고 앉아서 수축 사이에 휴식을 취할 수 있다. 종아리를 빠르게 표층으로 위쪽으로 쓰다듬고, 네발자세를 위해 앞쪽으로 움직일 때 발목과 발을 부드럽게 조여 다가오는 자궁수축에 대비한다.

팔을 위한 절차

- 고객이 바를 잡고 있거나, 깍지를 끼고 있거나, 손목이나 전완을 구부린 채 앞으로 숙이고 있을 때는 언제든지 컵 모양의 손과 가벼운 터치로 손목에서 어깨까지 빠르게 쓰다듬어 준다. 손으로 고객의 팔 둘레를 감싼다.
- 손바닥으로 손목을 잡고 원을 그리며, 어깨 쪽인 위쪽 방향으로 여러 번 스트로크한 뒤, 다음 자궁수축이 시작되기 전에 손을 마사지한다.

힌트

- 고객의 자세에 따라 수축과 수축 사이의 움직임은 다음을 포함할 수 있다: 무릎 높이의 느린 제자리 걸음; 머리 위쪽이나 옆으로 팔을 흔들기; 어깨 회전하기; 걷기 등
- 20-30분마다 자세를 바꾸도록 장려하고, 2시간마다 소변을 보도록 유도한다.
- 고객이 공 위에 앉아 있는 경우에는, 스트로크를 할 때 균형이 흔들리지 않도록 주의한다.

주의사항

- 무릎을 꿇거나 네발자세일 때 무릎의 무게로 인해 다리가 저리거나 따끔거리는 감각을 경험하는 경우에는, 앞으로 기대어 선 자세로 자세를 바꾸도록 제안한다. 무릎 뒤쪽이나 밑에 공간을 위한 베개와 패딩을 배치한다.
- 임신 중에는 다리의 내측에 깊고 뾰족한 압박을 가하지 않는 주의사항을 준수한다. 분만 중에는 가볍고 부드럽게 쓰다듬는 것이 적절하다.
- 고객이 경막외 마취 상태이거나 움직임에 제한이 있는 경우에는, 위와 같이 다리의 측면, 앞쪽, 뒤쪽에만 깃털처럼 가벼운 배액 기법을 사용한다. 비활동으로 인한 혈전의 위험이 증가하기 때문에, 다리 내측을 마사지해서는 안된다.

분만 기법: 긍정적 출산 경험을 지지

허벅지 내전근 수동 이완(그림 5.14)

목적

분만의 준비로써 유연성을 증진하기 위해; 출산 시 노출과 취약성에 대한 정서적 대비를 준비하기 위해; 이전 출산, 의료 절차, 성적 학대 또는 출산에 부정적인 영향을 미칠 수 있는 기타 경험과 관련된 문제를 해결하는 데 돕기 위해.

분만 동안에는, 허벅지 내전근의 이완과 수동 신장을 유도하기 위해; 분만 동안 허벅지를 쭈그려 앉고 외전하는 능력을 촉진하기 위해.

절차

반쯤 기댄 자세를 취한다.

1. 고객을 마주 보고 선다. 가까운 쪽 다리 밑에 다리 지지대를 밀어내고, 그 무릎을 구부려 다른 쪽 무릎 근처의 테이블이나 분만 침대에 발을 평평하게 배치한다. 테이블이나 침대에 가까운 쪽 손으로 발을 지지하여 미끄러지지 않도록 하지만, 다음 동작을 통해 발을 움직일 수 있도록 한다.
2. 다른 쪽 손이나 전완을 굽힘된 무릎의 측면에 배치한다. 허벅지 안쪽의 힘을 빼서 다리의 체중을 넘겨달라고 요청한다. 다리의 전체 무게를 여러분의 다리로 분산시켜 안정적으로 지지해 준다.
3. 매우 작은 진폭의 율동적인 내전과 외전을 시작하여 내전근의 이완을 유도하는 동시에 고관절을 서서히 외회전시킨다. 팔로만 움직이지 말고 여러분의 다리로 움직임을 시작한다.
4. 무릎을 정중앙으로부터 최대 고관절 가동범위까지 서서히 움직이면서 통증을 유발하지 않는 선에서 작은 흔들기 동작을 계속한다.
5. 다리의 무게로 30초-1분 동안 내전근을 더 신장하거나 보조 저항 신장을 수행한다.
6. 비슷한 동작으로 다리를 정중앙 쪽으로 되돌린다.
7. 볼스터를 배치시키고 그쪽 다리를 뻗은 다음, 반대쪽 다리도 반복한다.

힌트

- 고객이 여러분의 움직임에 자신의 다리를 내려놓는데 어려움이 있다면, 여러분의 손이 강력한 자석이고, 고객의 다리를 금속으로 상상해 보라고 주문한다. 자석의 인력 때문에 다리의 무게를 지탱할 수 없다고 상상하게 한다.
- 근육이 수축하여 움직임의 통제력을 되찾을 때마다(다리가 가벼워질 것이다), 내전근이 이완된 상태에서 수동적이었던 각도로 돌아가도록 운동을 반대로 바꾼다. 고객이 다시 이완할 수 있을 때까지 저항이 있는 부위를 흔드는 동작을 반복한다.
- 고객이 동의하는 경우에는, 다음 치료에서 완전히 옷을 입고 드레이핑한 상태, 속옷만을 입고 드레이핑한 상태, 모든 옷을 입지 않고 드레이핑한 상태(분만 준비로 수행할 경우) 등 고객이 편안한 수준에서 이 기법을 반복 수행하여 출산 시 노출에 대한 수용성을 향상시킨다.

주의사항

- 치골 통증이 있을 때는 이 기법을 수행해서는 안된다.
- 천장관절 또는 기타 골반 부위에 통증이 발생하면, 허벅지의 가쪽 밑에 베개를 받쳐 최대 가동범위를 감소시킨다.
- 인대가 과도하게 늘어나지 않도록 주의한다.

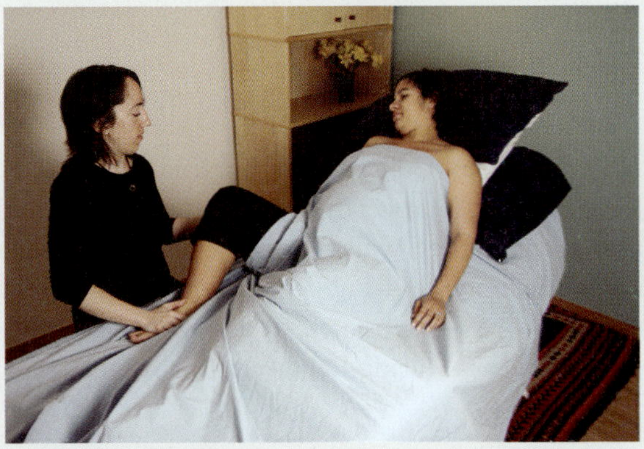

그림 5.14 허벅지 내전근 수동 이완.

본장 요약 Chapter Summary

출산 팀의 일원으로서 임산부의 분만과 출산을 함께 하는 것은 영광스러운 경험이다. 마사지 치료사는 이완, 심신 인식, 통증 완화, 신체적-정서적 양육을 돕는 조력자 역할을 한다. 임산부의 경험, 가족의 발전, 간접적으로는 세상을 향상시킬 수 있다. 본질적으로 민감하고 세심한 마사지 치료는 여성이 침착하고 자신감 있게 분만하고 아기를 출산하는 데 필요한 정서적, 활력적, 신체적 지원을 제공하는 데 매우 적합한다. 인류를 위한 터치의 힘을 온전히 경험할 수 있는 놀라운 기회이다.

잘 생각해 보자

여러분의 지식을 심화하려면, 온라인 리소스로 이동하여 본 장의 테스트 질문에 답하고 더 많이 자세히 살펴본다.

참고문헌과 추천 문헌

ACOG (American College of Obstetricians and Gynecologists) (2019). Approaches to Limit Interventions During Labor and Birth. Available at: https://www.acog.org/Clinical-Guidance-and-Publications/Committee-Opinions/Committee-on-Obstetric-Practice/Approaches-to-Limit-Intervention-During-Labor-and-Birth [accessed July 1, 2019].

Bainbridge D (2000) Making Babies: The Science of Pregnancy. Cambridge, MA: Harvard University Press.

Buckley S (2013) Gentle Birth, Gentle Mothering: A Doctor's Guide to Natural Childbirth and Gentle Early Parenting Choices. Berkeley: Celestial Arts.

Buckley S (2015) Hormonal Physiology of Childbearing. Available at http://www.nationalpartnership.org/our-work/resources/health-care/maternity/hormonal-physiology-of-childbearing.pdf [accessed July 1, 2019].

Chang M, Wang S, Chen C (2002) Effects of massage on pain and anxiety during labour: a randomized controlled trial in Taiwan. J Adv Nurs. 38(1):68–73.

CPWHC (Chartered Physiotherapists in Women's Health and Continence and Directorate of Strategy and Clinical Programmes; Health Service Executive) (2014) Clinical Practice Guideline: Management of Pelvic Girdle Pain in Pregnancy and Post-Partum. Guideline no. 16; revised August.

Dekker R (2017) Natural Labor Induction Series: Acupuncture. Available at https://evidencebasedbirth.com/category/series/natural-labor-induction-series/ [accessed October 29, 2019].

Dekker R (2018) Pain Management During Labor. Available at: https://evidencebasedbirth.com/overview-pain-management-during-labor-birth [accessed January 24, 2018].

DeParle J, Tavernise S (2012) For women under 30, most births occur outside marriage. New York Times, February 17.

DONA International (2019) Benefits of a Doula. Available at: https://www.dona.org/what-is-a-doula/benefits-of-a-doula/ [accessed July 1, 2019].

Erdogan SU, Yanikkerem E, Goker A (2017) Effects of low back massage on perceived birth pain and satisfaction. Complement Ther Clin Pract. 28:169–175.

Center for American Progress (2012) All Children Matter: How Legal and Social Inequalities Hurt LGBT Families. Available at: https://www.americanprogress.org/events/2011/10/25/17153/all-children-matter-how-legal--and-social-inequalities-hurt-lgbt-families/ [accessed June 26, 2020].

Fulton B (2015) The Placebo Effect in Manual Therapy. Edinburgh: Handspring.

Gaskin I (2019) Ina May's Guide to Childbirth. New York: Bantam Dell.

Goldberg AE (2015) Cervical ripening. Available at http://emedicine.medscape.com/article/263311-overview [accessed January 30, 2020].

Greene E, Goodrich-Dunn B (2004) The Psychology of the Body. Baltimore: Lippincott, Williams & Wilkins.

Hastings-Tolsma M, Vincent D, Emeis C et al. (2007) Getting through the birth in one piece: protecting the perineum. Am J Matern Child Nurs. 32(3):158–164.

McCullough J, Close C, Liddle D et al. (2017) A pilot randomised controlled trial exploring the effects of antenatal reflexology on labour outcomes. Midwifery. 55:137–144.

Muza S (2012) Series: Welcoming All Families: An LCCE Shares Tips & Resources for Your Childbirth Practice. Available at: https://www.lamaze.org/Connecting-the-Dots/Post/series-welcoming-all-families-an-lcce-shares-tips-resources-for-your-childbirth-practice [accessed January 30, 2020].

Ricci S (2017) Essentials of Maternity, Newborn, and Women's Health Nursing, 4th edn. Baltimore: Wolters Kluwer.

Schlaeger JM, Gabzdyl EM, Bussell JL et al. (2017) Acupuncture and acupressure in labor. J Midwifery Women's Health. 62(1):12–28.

Shea M (2008) Biodynamic Craniosacral Therapy, vols 1 and 2. Berkeley: North Atlantic Books.

Simkin P (2018) The Birth Partner, 5th edn. Boston: Harvard Common Press.

Simkin P, Bolding A (2004) Update on pharmacological approaches to relieve labor pain and prevent suffering. J Midwifery Women's Health. 49(6):489–504.

Simkin P, Hanson L, Ancheta R (2017) The Labor Progress Handbook, 4th edn. Oxford: Wiley–Blackwell.

Supporting Healthy and Normal Physiologic Childbirth: A Consensus Statement by ACNM, MANA, and NACPM (2013) J Perinat Educ. 22(1):14–18.

Tully G (2019) Easier Childbirth with Fetal Positioning. Available at: https://www.spinningbabies.com [accessed July 1, 2019].

Upledger J, Vredevoogd J (1983) Craniosacral Therapy. Seattle: Eastland Press.

Uvnäs-Moberg K (2014) Oxytocin: The Biological Guide to Motherhood. Amarillo: Praeclarus Press.

Yates S (2010) Pregnancy and Childbirth: A Holistic Approach to Massage and Bodywork. Edinburgh: Elsevier.

본 장을 공부하면 다음과 같은 준비를 할 수 있다:

1. 질 출산과 제왕절개 출산 이후 즉각적인 산후 회복과 장기적인 치유를 위해 안전하고 효과적인 기법과 자세를 갖춘 산후 치료 회기를 계획할 수 있다.
2. 산후 초기의 일반적인 구조적, 생리적, 정서적 적응을 파악할 수 있다.
3. 출산 후 및 산후 기간 동안 산후 마사지 치료의 이점과 목표에 대해 논의할 수 있다.
4. 산후 근골격계 문제의 장기적인 영향을 설명하고 치료 회기에서 이것을 해결할 수 있다.
5. 산후 합병증의 징후를 인지하고, 산후 마사지 치료를 위해 안전한 적응을 할 수 있다.

산후 기법:
치유 촉진

Postpartum Techniques:
Facilitating Restorative Healing

6

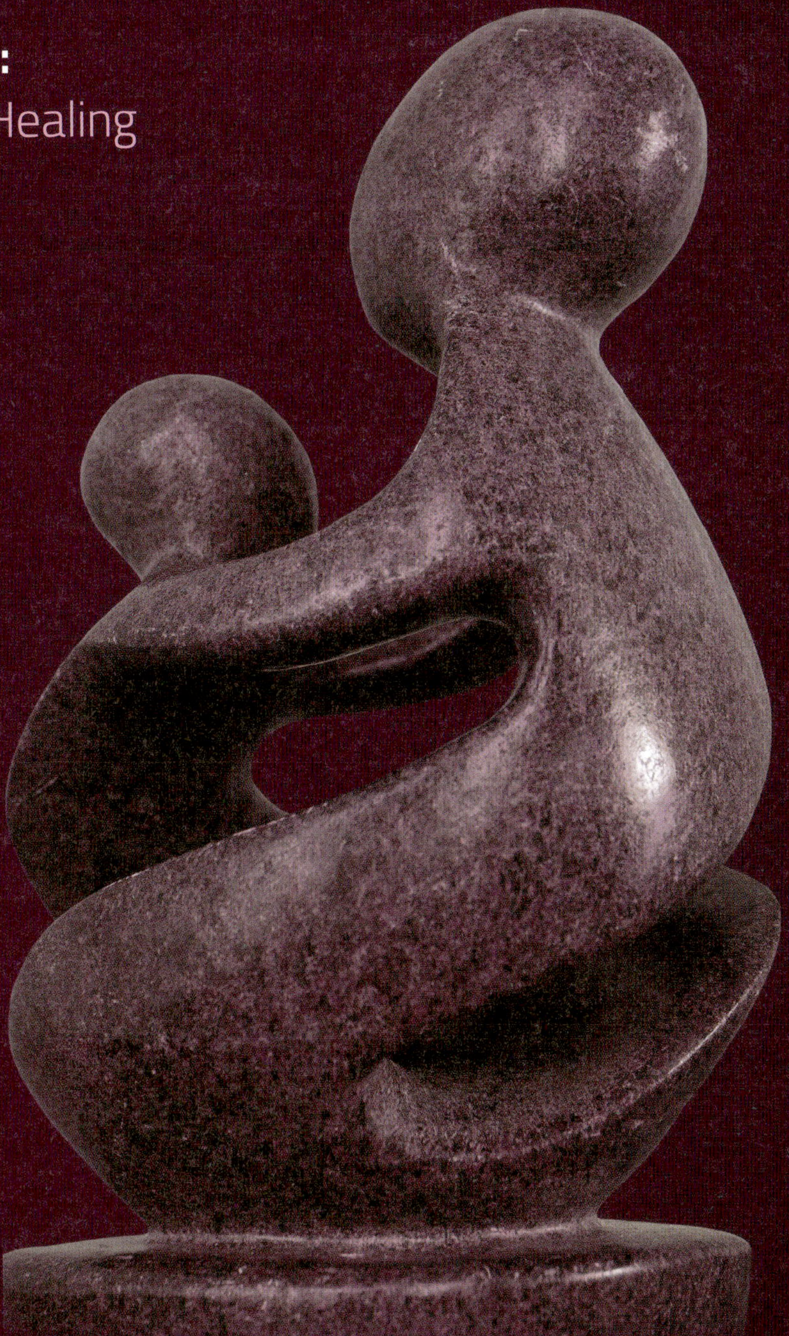

제6장

본장 개요 Chapter Overview

전 세계적으로 초당 5명의 아기가 태어난다(Population Reference Bureau 2014). 이런 작은 기적과 함께 새로운 엄마도 태어난다. 갓 태어난 아기를 따뜻하게 품에 안은 산모는 모성의 기쁨과 도전으로 전환한다. 편안함, 영양, 수면에 대한 신생아의 초기 징후는 부모가 배워야 할 신기한 새 언어이다. 매일, 매주, 매달 산모와 아기에게는 새로운 변화와 발달 이정표가 찾아온다. 아기를 돌보는 일은 짜릿하기도 하고 힘들기도 하다. 산모는 순조롭게 임신과 출산 후 생리적, 구조적, 정서적으로 적응하고 변화하는 것이 좋다. 그렇기 위해서는 돌봄과 지원, 치유를 위한 시간이 필요하다. 본 장에서는 마사지 치료가 어떻게 도움이 될 수 있는지에 대해 설명할 것이다(그림 6.1).

산후라는 단어의 의미는 말 그대로 "출산 이후"를 뜻한다(Johnson 2017). 의학적으로 정의되는 산후 기간 또는 **산욕기**는 수박 크기의 복부 기관이 배 크기의 골반 기관으로 축소되는 자궁 수복을 통해 태반 배출이나 임신이 완료된 후 6주 동안을 말한다. 많은 산모와 이들을 돌보는 전문가들은 이런 "임신 4분기"를 총체적으로 정의하며, 1년 이후에도 지속될 수 있는 무수한 변화에 주목한다. 마사지 치료의 관점에서, 우리는 생후 9–17개월 사이에 아기가 기어다니기 시작하고 궁극적으로 걷기 시작할 때까지 산모가 아기를 안는 방법을 고려한다(Simkin 등 2018). Johnson(2017)은 산후의 정의 자체가 출산 후 여성은 영구적으로 산후에 있다는 점을 강조한다고 주장한다.

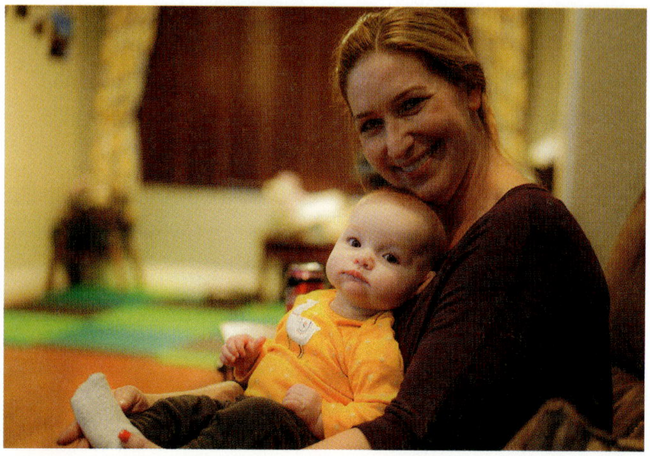

그림 6.1
모성애는 흥분되고 피곤할 수 있다. 사람들은 그들의 아기를 돌보고 가족을 확장하면서 치유할 수 있는 돌봄, 지원, 시간을 필요로 한다.

숙련된 산후 마사지 치료사의 터치를 거치면, 산모는 출산 직후부터 마사지를 즐길 수 있다. 병원, 퇴원 48시간 또는 72시간 전, 출산 센터, 집에서 받을 수 있으며, 산후 초기 몇 주, 몇 달, 몇 년 동안 계속 마사지를 받을 수도 있다(Kolakowski 2018). 여러분은 이 놀라운 전환 과정에서 고객의 편안함과 치유를 향상시킬 수 있다. 본 장은 질 출산과 제왕절개 출산 이후 산후 초기의 일반적인 문제를 해결하는 여러분의 역할에 대한 개요를 제공할 것이다. 또한 여러분은 큰 자녀를 둔 고객을 대상으로 임신과 출산이 남긴 유산과 산후에 남는 문제를 해결하는 데 도움을 줄 수 있는 방법을 알아볼 수 있다.

특히 미국에서 여성의 출산 경험 중 산후 적응만큼 무시되는 부분은 없다. 최대 10개월 동안 관심의 중심이었던 산모는 신생아와 그들의 돌봄이 중심이 되면서 산후에서 소외감을 느낄 수 있다. 의사의 산후 의료 서비스는 역사적으로 산욕기 동안 단 두 번의 방문으로 이루어졌지만, 삶의 질에 매일 영향을 미치고 더 많은 주의가 필요하며 더 오랜 기간 동안 지속되는 다른 많은 조정이 존재한다(Johnson 2017). 아기에 대한 초보 엄마의 애정, 또는 겉으로 보기에 느리게 보이는 애정은 아기와 가족의 발달과 관계에 평생 동안 영향을 미칠 수 있다. 일부 초보 엄마들은 모성애가 촉발하는 적응, 부드러움, 격렬함에 대해 준비가 되지 않았다고 말한다. 산모와 그 가족은 산후 회복을 극대화하고, 가족 발달의 건강한 시작을 촉진하기 위해 수 주, 수개월, 혹은 더 오랜 기간 동안 안정적이고 지속적인 돌봄이 필요하다. 안타깝게도 가족 구성원의 분열과 부적절한 사회적 지원으로 인해 산모는 산후에 필요한 많은 부분에 대한 최소한의 관심도 받지 못한 채 고립될 수 있다. 산후 마사지 치료를 제공하면, 산모에게 일대일 집중 관리를 제공할 수 있다. 여러분의 도움으로 산모가 겪는 마법과도 같은 일상적인 육아 현실에서 벗어나 진정으로 엄마로서의 탄생과 성장을 도울 수 있다.

2018년 미국 산부인과의사협회(ACOG)는 산후조리의 최적화를 위한 권장 사항을 발표했다. 여기에는 산모가 산후 첫 3주 이내에 주치의와 더 많이 연락하고, 필요에 따라 지속적인 관리를 받으며, 출산 후 12주 이내에 신체적, 사회적, 심리적 웰빙에 대한 전체 평가를 통해 종합적인 산후 방문으로 마무리하는 것이 포함되어 있다(ACOG 2018). 의사는 환자의 진료실 방문에 산후 마사지를 통합하여 방문 출석, 산후 관리 만족도 및 경험을 향상시킬 수 있는 방법을 고려해 본다.

전통 문화의 산후 지혜 통합하기

Integrating Traditional Cultures' Postpartum Wisdom

산후 마사지에 대한 놀라운 의식을 가진 전 세계의 전통 문화에서 배울 점이 많다. 전통 문화의 지혜는 임신과 출산, 모성의 장엄함에 대한 존경과 조율을 반영한다. 특정 의식은 산모에게 영양을 공급하고, 돌보며, 활력을 불어넣기 위해 고안되었다. "황금의 달" 동안 새로운 부모는 휴식을 취하고, 회복하며, 세상의 새로운 경이로움과 유대감을 형성할 기회를 갖는다(Johnson 2017). 인도의 아유르베다 전통에서 산모는 출산 후 과도한 *바타*(바람)를 진정시켜 신경을 진정시키는 따뜻한 오일 마사지인 *아브향가*를 매일 받는다(Chopra 등 2009). 라틴 아메리카에서는 산모들이 집에서 배를 마사지하고 자궁을 안정시키고 따뜻하게 해 주는 띠 형태의 천인 *파자*로 감싸고 40일간의 *쿠아렌테나*(*cuarentena*)를 즐긴다. 향후 탈진과 관련된 질환이나 질병을 예방하기 위해 집안 일은 다른 사람에게 위임한다. 아프리카 코트디부아르에서는, 산모의 친척이 산모 집에 도착하여 치유 시어 버터로 마사지를 해 준다. 말레이시아에서는 *멩구루트 바단*을 통해 산모의 머리부터 발끝까지 허브 오일로 마사지하고 복부 관리를 한다(Johnson 2017). 중국의 전통인 *주월지*(周月之)에서는, 산모는 출산 후 30–42일 동안 집에서 휴식을 취하고 산모의 친척이 모든 집안 일을 대신해 준다. 약용 국물 스프는 산후 몸을 재생하고 수유를 촉진한다. 다른 산후 의식으로는 방문객을 제한하여 새 부모의 감정을 보호하고, 외부 드라마가 새 가족에게 영향을 미치지 않도록 전자기기 시청을 피하고, 자궁을 치유하기 위해 산모를 따뜻하게 하거나 "구워 먹기", 찬 공기, 음식, 물을 피하는 것 등이 있다(Ou 등 2016).

이런 산후조리 전통이 사라지는 이유 중 하나는 많은 산모가 유급 출산 휴가가 없어 빨리 직장에 복귀해야 하기 때문이다(Johnson 2017). 마사지를 포함한 이런 전통이 사라진 또 다른 요인은 출산 장소가 집에서 병원으로 바뀌었다는 점도 있다. 1900년에는 미국 출생의 95% 이상이 집에서 이루어졌고, 전 세계에서 온 이민자들의 산후조리 의식이 산모들의 삶에 녹아들었다(Wertz와 Wertz 1989). 마사지 치료사로서 산후 초기 마사지 치료를 여러분의 업무에 어떻게 통합할지 생각해 보자. 이런 문화적 산후 마사지 의식을 공유하여 산후 마사지가 산모에게 사치가 아닌 필수라는 인식을 심어 주어야 한다. 임산부 고객과 산후에 지속적인 마사지 치료의 이점에 대해 이야기하고, 산모가 다시 여러분의 케어를 받을 수 있도록 가족 친화적인 환경을 조성해야 한다.

모두를 위한 케어

전 세계적으로 수천 개의 민족, 문화, 종교 집단이 존재하기 때문에 우리의 배경과 신념이 출산에 미치는 중요한 역할을 이해하고 존중하는 것은 필수사항이다(Ricci 2017). 사람들은 자기 문화의 전통 관습을 고수하는 것이 중요하다고 생각할 수 있다. 성공의 여부와 상관없이 다른 사람들은 자신의 전통 관행을 다른 문화권으로 가져가거나 다른 문화의 관행을 따르려고 노력할 수 있다. 어떤 사람들은 건강 관리 및 의료 결정을 내릴 때 자신의 종교적 신념에 의지하기도 한다. 신앙에 기반한 정숙성에 대한 우려로는 이성의 치료를 받지 않는 것도 포함될 수 있다. 또한 일부 종교에서는 치료 일정에 영향을 줄 수 있는 매일의 기도 시간을 요구하기도 한다(CulturaLink 2016).

최근 연구에서도 산모 관리의 인종적 격차를 지적하고 있다. 모든 소수 민족의 미국 여성은 백인 여성보다 출산 서비스가 훨씬 열악하다(Henderson 등 2013). 미국의 흑인 산모는 백인 산모보다 3-4배 높은 비율로 사망한다(CDC 2019). 산모의 사망과 부상의 일반적인 원인에 대한 연구에 따르면, 흑인 여성은 같은 질환을 가진 백인 여성보다 사망할 확률이 2-3배 더 높았다. 흑인 여성에 대한 불균형적인 피해가 미국의 산모 사망률이 다른 부유한 국가보다 훨씬 높게 나타난 주된 이유이다. 각 고객이 어디에서 왔는지 염두에 두어야 한다. 문화적 역량, 종교적 수용성, 인종적 다양성에 대한 인식을 넓혀 모두를 효과적으로 돌보아야 한다.

자세 취하기와 장비에 유연해지자

Being Flexible with Positioning and Equipment

산후 마사지 치료를 받을 수 있는 자세는 누운 자세, 반쯤 기댄 자세, 옆으로 누운 자세, 엎드린 자세, 앉은 자세 등 모든 자세가 안전한 선택이다. 고객이 질 출산인지 제왕절개 출산인지, 산후 회복 단계에 따라 어떤 자세가 다른 자세보다 더 편할 수 있다. 대부분의 고객은 엎드린 자세에서는 가슴 압통과 충만감을 완화하기 위해 가슴의 압박을 완화하는 유방 보조기, 가슴 베개/복부 베개, 롤 타월 또는 유방 홈이 큰 bodyCushionTM을 추가적으로 사용해야 한다. 제왕절개 출산 후에는 산모가 준비되고 의사의 의학적 동의가 있을 때만 엎드린 자세를 추가할 수 있다.

산전 치료 회기에서와 마찬가지로, 옆으로 누운 자세는 특히 고객이 모유 수유 중이거나 출산 중 경막외 마취 또는 척추 마취 직후인 경우, 뒤쪽 마사지를 하는데 가장 편안할 수 있다(그림 6.2와 그림 6.3). Side Lying Positioning 시스템의 몸통 쿠션은 3장에서 설명한 대로 가슴을 압박하지 않고 받쳐주는 데 특히 효과적이다. 아기가 테이블 위에 함께 있지 않을 경우에는, 산모의 가슴에 베개나 받침대를 대고 산모의 천장쪽 팔을 가슴에서 들어 올려야 한다는 점을 명심해야 한다. 3장에서 설명한 안전하고 편안한 옆으로 누운 자세를 위한 다른 모든 지지대와 지침은 자궁이 완전히 침범하고 절개 부위가 아물면 복부 쐐기 베개를 제거할 수 있다는 점을 제외하면, 여전히 적용가능하다. 누운 자세는 산후 복부 마사지에 이상적인 자세이다. 높은 무릎 받침대를 사용하여 요추 전만증을 수동적으로 줄여줄

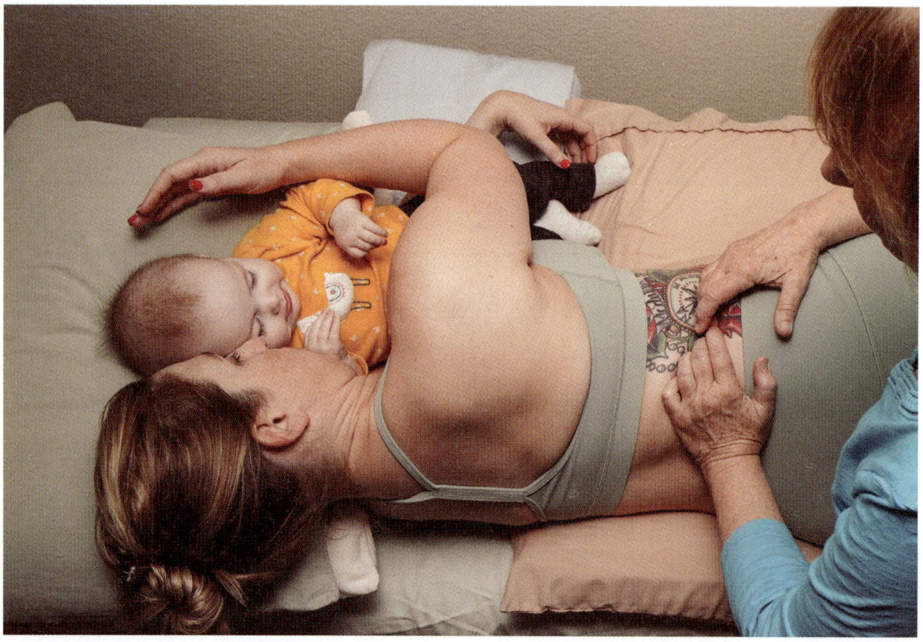

그림 6.2
고객과 신생아 포지셔닝의 유연성은 특히 고객이 아기에게 모유 수유를 하거나 출산 중 경막외 마취 또는 척추마취 직후의 경우에는 뒤쪽 마사지를 위해 옆으로 누운 자세를 포함한다.

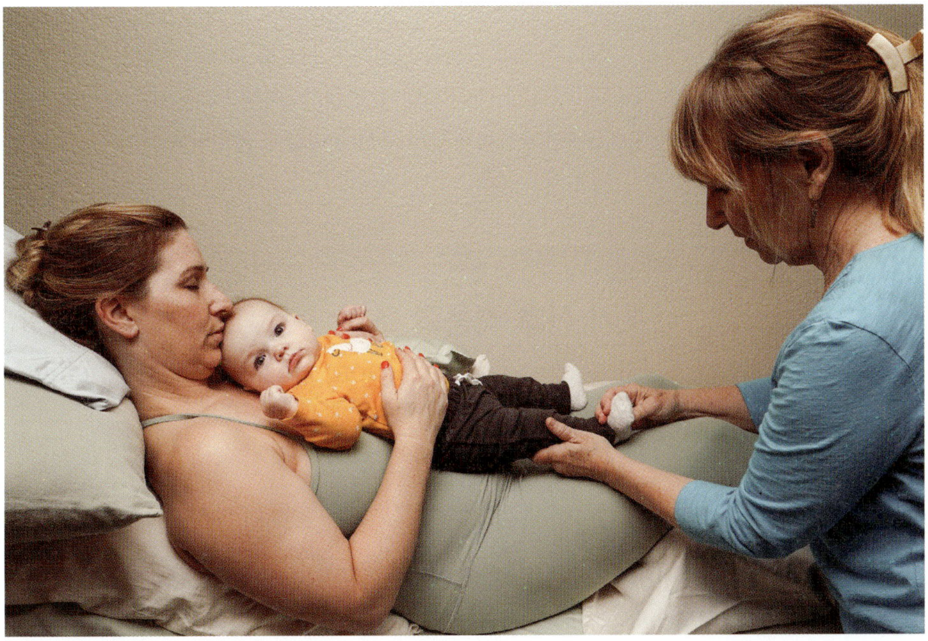

그림 6.3
반쯤 기댄 자세는 피부와 피부의 접촉, 모유 수유 및 터치를 자연스럽게 지원하는 또 다른 자세를 제공한다.

수 있다. 여전히 부종이 있는 경우에는 발과 종아리를 무릎과 수평으로 맞춰주어야 한다.

제왕절개 출산 직후에는 고통스러운 움직임을 피하고 봉합된 절개 부위를 보호하기 위해 자세를 바꿀 때 주의해야 한다. "통나무 구르기" 기법은 고객이 마사지 테이블을 오르내리거나 침대 안팎으로 움직이거나 휴식 자세를 바꿀 때 통증과 불편함을 없앨 수 있다. 고객이 누운 자세 또는 반쯤 기댄 자세에서 베개에 머리를 대고 한 번에 한 발씩 천천히 엉덩이 쪽으로 당기면서 무릎을 구부려 두 발이 마사지 테이블이나 침대에 편평해질 때까지 양쪽 무릎을 굴곡한다. 하복부와 제왕절개 부위에 작은 베개를 수평으로 낮게 배치한 다음, 고객이 몸을 돌릴 방향과 같은 쪽의 손으로 제자리에 고정하도록 요구한다. 슬괵근과 둔부 근육을 부드럽게 수축시켜 골반이 마사지 테이블이나 침대에서 약간 위로 올라가도록 유도한 다음, 엉덩이를 다시 내리면서 옆으로 돌리도록 한다. 옆으로 누운 자세가 되면 자궁과 절개 부위를 지지할 수 있도록 베개를 복부에 받쳐 준다. 병원 침대에는 측면 레일이 있어 고객이 다른 손으로 잡고 옆으로 누운 자세로 전환하는 데 도움을 줄 수 있다. 고객이 일어날 준비가 되면 테이블쪽 팔꿈치와 반대쪽 손을 마사지 테이블이나 침대 위에 올려놓고 천천히 몸을 밀어 올리며 앉도록 한다. 무릎을 천천히 펴고 마사지 테이블이나 침대에서 발을 내리면서 머리를 마지막으로 들어 올려야 한다. 마사지 테이블이나 침대로 다시 누우려면, 위의 순서를 역으로 수행한다(Creager 2001).

일부 산모들은 침구와 식탁에 모유가 새는 것을 걱정하기도 한다. 아기가 수유를 하지 않을 때에도 아기의 생각과 소리에 의해 옥시토신이 분비되어 모유 분비가 촉진될 수 있다. 두꺼운 타월로 테이블의 머리 부분을 덮어 보호하고 따뜻한 베갯잇을 가슴 위에 덮어주는 것이 좋으며, 수유 중에는 브래지어를 착용하는 것이 좋다. 오로(lochia)가 끝날 때까지 테이블 위에 두꺼운 수건을 골반 아래에 두는 것이 이상적이며, 속옷과 페리패드를 계속 착용하는 것이 좋다. 산모가 등 마사지를 요청하고 가슴을 편안하게 하기 위해 브래지어를 착용하고 있다면, 일시적으로 브래지어를 풀었다가 다시 착용하도록 주문한다. 하복부, 천골, 골반 마사지를 위해 속옷을 움직일 때도 마찬가지로 허락을 받거나 움직여 달라고 주문한다. 항상 그렇듯이, 산후에 흔히 발생하는 체액을 제거하기 위해 전문 위생 기준에 따라 침구를 청소하고 테이블과 기타 장비를 정기적으로 소독한다.

피부-피부 접촉과 터치에서 오는 이점
Benefiting from Skin-to-Skin Contact and Touching

임신 4 삼분기(4기) 이후에는 아기가 엄마의 자궁 밖에 있더라도 엄마와 아기를 하나의 가족으로 생각하고 스킨십, 모유 수유, 터치 등 유익한 피부 접촉을 계속하는 것이 중요하다(그림 6.3 참고)(Liu 2017). 출산 중 옥시토신 수치가 증가하면, 산모와 아기의 피부가 접촉, 쓰다듬기, 따뜻함에 민감하게 반응한다. 임신 4기가 되면 산모의 옥시토신 수치는 아기의 피부와 젖을 빨고 서로의 접촉에 반응하여 증가한다. 산모의 가슴 온도가 상승하고 맥박이 뛰면서 아기의 피부 온도도 올라간다. 피부와 피부 접촉은 아기의 코르티솔 수치와 맥박수를 낮추고 아기가 덜 울게 된다. 산모와 아기는 더 많은 상호작용을 하고 음성적 의사소통이 동기화된다. 생후 1년이 되면, 피부-피부 접촉을 한 엄마와 아기는 더 많은 상호작용을 하고 더 직관적인 방식으로 소통한다. 출생 후 엄마와 피부-피부 접촉을 한 아기는 옷을 입고 엄마와 가까이 있었던 아기보다 스트레스를 더 잘 처리한다(Uvnäs-Moberg 2014). 2017년의 획기적인 연구에 따르면, 출생 후 초기 접촉은 신생아의 DNA를 실제로 변화시킴으로써 신생아의 생물학에 지속적인 영향을 미친다고 했다. 연구자들은 접촉이 많은 아이와 적은 아이를 비교 연구한 결과, DNA의 다섯 가지 특정 부위에서 유의미한 차이를 발견했다. 신체 접촉을 적게 경험한 아기들은 그 나이의 아기에 비해 세포가 덜 발달한 것으로 나타났다(Moore 등 2017). 고객이 아기와 함께 할 수 있도록 산후 회기를 유연하게 운영하고, 자신만을 위한 시간과 공간에 대한 고객의 욕구를 존중하는 것이 좋다.

당신은 어떻게 할 것인가?

고객이 신생아를 안고 첫 산후 마사지를 받기 위해 방문했다. 그녀의 딸은 최근 수유 후 졸려했다. 고객이 등, 목, 팔에 초점을 맞춘 전신 마사지를 주문했다. 아기가 최근에 수유를 했다면, 어떤 순서로 고객과 아기의 자세와 기법을 선택해야 그녀의 요구를 충족할 수 있는가? 아기가 상호 작용과 관심을 요청하는 신호를 보내면 어떻게 창의적이고 유연하게 대처할 수 있을까? 사랑스러운 아기보다는 고객에게 집중하면서 고객과 어떻게 상호작용 할 수 있는가?

초기 산후 적응과 조정
Early Postpartum Adaptations and Adjustments

내분비계 Endocrine System

태반이 배출되자마자 극적인 호르몬 변화로 인해 산모의 몸은 임신과 출산에서 모유 수유로 전환된다. 출산은 아드레날린과 옥시토신을 급증시켜 많은 산모에게 산후 행복감을 선사한다. 출산 직후 호르몬에 의해 불수의적인 떨림이 나타나는 것도 흔한 일이다. 특히 모유 수유 중인 산모의 경우에는 옥시토신과 프로락틴 수치가 증가한다(Uvnäs-Moberg 2014). 태반이 배출되면 순환 중이던 에스트로겐과 프로게스테론이 빠르게 감소한다. 에스트로겐은 출산 후 일주일이 지나면 가장 낮은 수치가 되고, 모유 수유를 하는 산모의 경우에는 모유 수유 횟수가 줄어들 때까지 낮은 수치를 유지한다. 모유 수유를 하지 않는 산모의 경우에는 에스트로겐 수치는 산후 2주까지 증가한다. 프로게스테론 수치는 출산 후 2일이 지나면 검출되지 않고, 첫 월경과 함께 생산이 재개된다(Ricci 2017).

복부와 자궁 Abdomen and Uterus

자궁 수복(uterine involution)은 산후통이라고도 하는 산후에 자궁이 원래 크기로 되돌아가는 정상적이고 건강한 과정이다. 자궁을 더 작은 크기로 되돌리고 태반이 이전에 부착되었던 부위의 산후 출혈 위험을 줄여준다. 산후 10일이 지나면 자궁저가 골반으로 다시 내려오기 때문에 촉진하기가 더 어려워진다(그림 6.4)(Ricci 2017). 모유 수유와 자궁 기저부 마사지는 자궁 수복을 촉진시킨다. 일반적으로 복부는 임신 전보다 커지고, 일부는 늘어지고 느슨한 피부와 결합조직이 튼살로 새겨진 채로 약간 늘어지게 된다. 또한, 산모의 코어 안정성은 과긴장성 등 근육과 둔부 근육, 그리고 저긴장성 복부 근육 사이의 불균형으로 인해 약해지고 조정되지 않으며 불편함이 느껴질 수 있는데, 이는 종종 복직근 이개로 인해 더욱 약화되며, 복부 근육에 많은 통증유발점이 생기게 된다(그림 6.12 참고). 복부 근육의 긴장 회복과 복직근 이개의 해결은 적절한 운동을 포함한 산모의 활동과 자기 관리와 관련이 있다(King 등 2019). 최근 연구에 따르면, 임신 기간과 산후 12개월 동안 초산 산모의 60%에서 복직근 이개가 발생했다(Sperstad 등 2016). 또한 복직근 이개는 다중 태아와 다산 여성에게서 더욱 흔하게 나타난다(Creager 2001).

합병증이 없는 질 출산 시의 평균 출혈량은 약 1컵 정도이다. 오로는 태반이 치유되는 과정에서, 이전에 태반이 부착되어 있던 부위에서 나오는 조직 분비물로 출산 후 최대 6–8주 동안 질 밖으로 흘러나올 수 있다. 오로의 변화하는 모습을 알면, 일부 기법 중 고객과의 커뮤니케이션이 더 명확해질 수 있다. 첫 며칠 동안 오로는 작은 혈전이 있는 무거운 월경처럼 보일 수 있다(Simkin 등 2018). 오로는 3단계를 거쳐 진행된다. 출산 후 첫 4일 동안은 진한 붉은색의 조직 분비물인 lochia rubra(붉은 오로)가 나타나며, 약 10일 정도까지는 분홍빛이 도는 갈색 분비물로 이어지며, 이후 남은 몇 주 동안은 크림색 또는 흰색의 lochia alba(흰색 오로)로 마무리된다. 제왕절개 출산 후에는 자궁 조직 중 일부가 태반과 함께 제거되기 때문에, 오로가 줄어드는 경향이 있다. 산모가 모유 수유를 하거나 자궁 마사지를 받거나 출산 후 너무 빨리 과잉 활동을 하면 오로가 더 짙어진다(Ricci 2017).

위장계와 골반저

Gastrointestinal System and Pelvic Floor

산모는 처음에 위장계 기능저하와 변비를 경험할 수 있다. 연동운동의 감소는 수분 섭취 부족, 복강 내 압력 감소, 출산 시 사용한 진통제로 인해 발생할 수 있다. 골반저에 외상이 있는 경우에는, 추가적인 통증이나 손상을 두려워하여 배변을 지연시킬 수 있다(Ricci 2017). 질 출산 이후 회음부는 처음 며칠 동

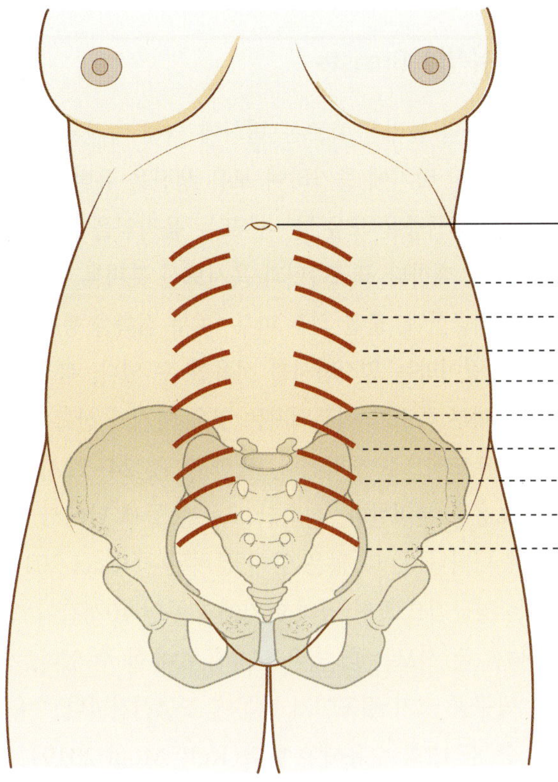

그림 6.4
자궁 수복. 산후 1일에, 자궁저는 배꼽 뒤에서 촉지될 수 있고, 매일 약 1개 손가락의 폭만큼 아래로 내려간다. 자궁저는 다중 태아 산모에서 더 높을 수 있다.

출처: *Ricci S (2017) Essentials of Maternity, Newborn and Women's Health Nursing, 4th edn. New York: Wolters Kluwer.*

안 부드러워지고, 염증이 생기고, 부종과 멍이 들 수 있기 때문에 특별한 관리가 요구된다. 음순이나 질의 미세파열은 저절로 치유될 수 있지만 회음부 파열이나 외음절개는 첫 달 안에 봉합사가 녹아 없어진다(Simkin 등 2018). 회음부 조직이 완전히 치유되는 데는 4–6개월이 걸릴 수도 있다.

골반저 근육 긴장은 정상으로 돌아올 수도 있고 그렇지 않을 수도 있다. 고객은 스트레스성 요실금(소변 또는 변실금 모두)과 치질을 경험할 수 있으며, 이것은 일상 삶의 질에 더 큰 영향을 미칠 수 있다. 이런 증상은 회음부 외상, 장기간의 분만 2단계, 진공 분만과 겸자 분만을 이용하는 보조 분만 이후에 더욱 흔하게 발생한다.

피부 Skin

임신 동안 가슴, 복부, 엉덩이에 생긴 임신선(striae gravidarum)은 붉은색 또는 어두운 선에서 은빛 선으로 점차 희미해진다. 산모는 일시적인 탈모도 겪을 수 있다(Ricci 2017). 산후의 **이뇨** 및 **발한** 작용도 산후 호르몬 변화, 과도한 임신 체액의 보유 및 출산 시 투여된 정맥 내 수액으로 인해 발생한다. 발한증은 산후 몇 시간 이내에 시작되어 산후 첫 몇 주 동안 지속되며, 한 달 이내에 정상으로 돌아온다. 발한은 초기 몇 주 동안, 특히 밤에 흔하게 발생한다.

호흡계 Respiratory System

자궁이 수복되면서 늑골, 흉추, 복부장기와 횡격막이 임신 전의 위치에 가깝게 서서히 제자리로 돌아간다. 호흡 능력과 호흡량은 1–3주 이내에 정상으로 돌아오지만, 임신으로 인해 촉진된 얕은 흉식호흡의 신경근육 패턴은 그대로 남아 있을 수 있다. 심박출량은 출산 후 3개월이 지나면 임신 이전의 수준으로 회복된다(Ricci 2017).

순환계 Circulatory System

산후 응고 인자는 태반의 이전 부착 부위에서 절단된 모체 혈관의 응고를 촉진한다. 이런 보호 변화는 산후 출혈의 위험을 줄이지만, 산모가 혈전성 색전에 걸리는 단점도 있다. 일부 응고 인자는 산후 3주가 지나면 임신 이전의 수준으로 정상화되지만, 남은 응고 인자는 산후 8주 이상 정상 수준으로 돌아오지 않을 수도 있다(King 등, 2019). 회음부 외상, 제왕절개, **난관결찰**(**불임수술**) 또는 **자궁 적출술** 이후의 조직 손상과 그로 인한 비가동(고정)과 정맥 정체는 혈전성 색전증 위험을 더욱 증가시킬 수 있다(Ricci 2017). 이런 문제로 병원에 입원한 산후 환자는 완전히 보행할 때까지 혈전성 색전의 위험을 줄이기 위해 하반신에 공기 압박기를 착용할 수 있다(King 등 2019).

체중 Weight

산모는 첫 주에 5파운드(2.3kg)까지 감량할 수 있으며, 이후 매주 1–2파운드(0.5–1kg), 몇 달에 걸쳐 점차적으로 체중이 감소한다(Simkin 등 2018). 산후 체중 감소의 속도와 양은 기존 체중, 체질량 지수, 식단, 나이, 활동 수준 등 개인의 일생에서 체중 감소에 영향을 미치는 동일한 요인에 의해 결정된다(Ricci 2017).

가슴(유방) Breasts

수유는 더 놀라운 호르몬 변화에 의해 촉진된다. 프로락틴 수치는 임신 말기에 증가하여 모유 생산을 유발한다. 출산 시 옥시토신의 급증은 모유 "분비" 또는 움직임을 촉진하며, 아기가 젖을 빨 때마다 프로락틴과 옥시토신 분비를 위한 지속적인 자극을 제공한다. 출산 직후 피부–피부 접촉을 통해 아기는 **유방 크롤링**이라는 원시반사를 사용할 수 있다. 복부의 **유륜**과 유방의 피부 색소가 어두워지는 것은 아기가 산모의 유방으로 향하는 로드맵으로 생각된다. 출산 후 첫 24–72시간 동안 유방은 초유를 분비한다. 성숙한 모유는 둘째 날에서 다섯째 날 사이에 나타나며, 더 많은 양이 분비된다(Ricci 2017). 모유 수유는 평균적으로 한 명의 아기에게 주당 40시간이 소요되며, 다자녀를 둔 산모는 더 많은 모유를 수유할 수 있다. 신생아의 위는 탁구공 크기 정도이기 때문에 2–4시간마다 수유하여 하루에 총 8–12회 수유해야 한다(KellyMom 2019). 미국 소아과 학회(AAP)는 6개월 동안 모유 수유를 독점한 후 적절한 보완 식품을 도입하고, 산모와 아기가 상호 원하는 기간 동안 모유 수유를 계속할 것을 권장한다(AAP 2012).

산모가 모유 수유를 원하지 않거나 이전에 유방 수술, 입양 또는 태아 사망으로 인해 모유 수유를 할 수 없는 경우에는 수유 억제에 대한 지원을 받을 수 있다. 아기가 사망한 경우에 수유를 억제하면, 모유를 먹지 못하는 아기를 위해 "두 번째 슬픔"을 겪게 될 수 있다. 일부 산모는 아기를 기리기 위해 즉시 수유를 억제하지 않고 젖을 짜서 우유 은행이나 다른 가족에게 기부하기도 한다. 다른 사람들은 공급 과잉을 경험하기 때문에 모유 기부를 한다(Simkin 등 2018).

정서 Emotions

산모가 갓 태어난 아기를 돌보는 동안 다양한 감정을 느끼는 것은 당연한 일이다. 조용하고 귀여운 신생아를 안고 미소 짓는 엄마의 행복감에 대한 고정관념이 있지만, 산모들은 모성이라는 새로운 현실과 기대, 일상의 변화 사이의 간극을 탐색하면서 약간의 양면성, 의심, 후회, 슬픔을 솔직하게 표현할 수도 있다. 신생아와의 유대감은 대개 출산 직후에 바로 이루어지는 것이 아니라, 몇 주 혹은 몇 달에 걸쳐 진행되는 진화하는 과정이다. 산모의 기분 변화는 예상치 못한 힘든 출산, 아기의 예기치 못한 질병이나 상태, 개인적으로 스트레스를 받는 상황으로 인해 악화될 수도 있다. 지원 부족, 외로움이나 고독감, 기분 장애 등의 개인적 또는 가족적 병력이 있는 경우에는 정서가 더욱 불안정해질 수도 있다. 또한 파트너가 있는 경우에는, 파트너와의 관계와 친밀감의 변화를 탐색한다. 미혼모는 특히 적절한 사회적 지원이 없는 경우에 연중무휴 24시간 신생아 돌보기와 자기 관리에 압도당하는 경우가 많다. 대부분의 산모는 자아 정체성의 변화와 새로운 엄마로서의 생활 방식에 대한 정서적 전환을 경험한다(Simkin 등 2018).

약 80%의 산모와 많은 초보 아빠가 출산 후 첫 주에 "**베이비 블루(baby blue)**"를 경험한다. 쉽게 울고, 압도당하거나 통제할 수 없는 느낌, 피로감, 불안감, 슬픔, 부모로서의 자신감 결여 등의 증상이 나타난다. 베이비 블루는 부모의 급격한 변화에 대한 정상적이고 적절한 반응으로 간주되며, 2주 이상 지속되는 경우는 드물다. 휴식을 취하고 스트레스와 통증을 줄이며 새로운 가족에게 충분한 지원을 제공하면 증상이 완화된다. 산모와 일부 아버지의 약 20%가 산후 우울증과 불안 장애를 겪는데, 이것은 적절한 치료를 위해 의뢰가 요구되는 산후 합병증이다(7장 참고)(Simkin 등 2018).

> **명심하자**
>
> 산후 우울증은 가장 흔한 산후 합병증이기 때문에, 고객의 징후와 증상에 주의를 기울여야 한다(7장).

수면과 활동 Sleep and Activity

수면은 또 다른 중요한 산후 적응 과정이다. 첫 달 동안 아기는 하루의 60%를 활동적이고, 가벼운 렘수면과 깊고 조용한 수면 단계로 나뉘어 잠을 자게 된다. 신생아의 수면은 종종 짧은 낮잠으로 이루어지며, 몇 시간마다 수유 징후(입 벌리기, 혀 내밀기, 유방에 기대기 등)가 나타난다. 아기가 조용한 각성, 활동적 각성, 졸음, 울음 등 깨어 있는 상태에서 보내는 시간은 생후 첫 달과 그 이후에 증가한다(King 등 2019). 이로 인한 산모의 피로와 수면 부족은 산후 회복에 큰 어려움을 줄 수 있다. "아기가 잘 때 자자"라는 엄마의 진언은 휴식과 수면이 최우선 과제임을 상기시켜 준다. 잠을 자지 않더라도 낮잠과 휴식을 더 많이 취하면 산모는 24시간 내내 신생아의 필요를 충족시킬 수 있는 에너지를 얻을 수 있다. 아기는 낮에 많이 자거나 밤보다 더 많이 잘 수 있는데, 이것은 일반적인 일시적 신생아 수면 패턴이다(Simkin 등 2018). "수면 수유"에 대한 근거중심 정보는 부모가 수면 리듬에 적응하고, 피로와 수면 부족을 피하는 데 도움이 될 수 있다(McKenna 2020). 수유 사이에 휴식을 취하고, 영양가 좋은 음식을 먹고, 자신의 감정에 대해 솔직하게 이야기하고, 산후 마사지 치료를 받고, 대자연의 느린 리듬과 연결하면 산모가 이런 증상을 피하거나 줄이기 위해 산후 전환을 원활하게 하는 데 도움이 된다(Johnson 2017).

고객에게 산후 회복 중인 몸을 존중하는 내면의 지혜에 귀를 기울이고, 리프팅하기, 운전하기, 계단오르기, 운동하기 등 활동에 대한 의사나 조산사의 권고를 따르도록 상기시킨다. 몇 주에서 몇 달이 지나면, 점차적으로 더 많은 운동을 재개할 수 있다. 많은 산모들이 자신을 너무 세게, 너무 빨리 밀어붙여 피로, 통증, 골반저 무거움, 요실금 증가의 원인이 된다. 자궁 인대는 신체 활동 중 자궁을 효과적으로 안정시킬 수 있는 치유의 시간을 요구한다. 고객에게 추가 안내가 필요한 경우에는, 여성 건강 물리치료사 또는 산후 피트니스 전문가에게 의뢰해야 한다(Simkin 등 2018).

근골격계 Musculoskeletal System

임신, 분만, 출산이 근육과 관절에 미치는 영향은 출산 이후의 여성에게 매우 다양하게 나타난다(Ricci 2017). 임신 중 근골격계 적응은 주로 자궁의 성장, 체중 증가, 무게중심의 변화, 자세 변화, 움직임 및 보행 패턴의 변화, 호르몬 변화와 관련이 있다(1장과 4장). 분만과 출산 시 근골격계의 노력과 적응(5장)을 추가하고 산후에 절정에 이르는 **산모의 체중**을 고려해야 한다. 이런 경험에 신생아 돌보기로 인해 늘어난 관절과 근육, 특히 목, 흉대, 팔, 등, 골반에 가해지는 부담을 더하면 그 결과는 분명하고 광범위하게 나타난다. 산모의 약 절반이 임신과 출산 이후 허리 통증과 임신 관련 골반대 통증, 특히 치골, 천장관절 및 고관절에 잔류 통증이 남는다(King 등 2019).

마사지 치료사로서 우리 모두는 호르몬이 인대와 관절에 미치는 이완 효과가 중단되는 정확한 시기를 알아야 한다. 사실 이런 복잡하고 다양한 역할을 하는 호르몬을 더 잘 이해하는 데 방해가 되는 연구 과제와 상충되는 정보가 존재하기도 한다. 일부 자료에 따르면, 임신 중 관절 적응이 산후 기간 동안에 "다시 돌아간다"고 한다. 많은 임신 호르몬을 만드는 태반이 생성된 후에는 이전에 관절을 이완시키던 릴렉신, 에스트로겐, 프로게스테론과 같은 호르몬이 급감하여 "모든 관절이 임신 이전 상태로 돌아간다"고 한다(Ricci 2017). 그럼에도 불구하고, 일부 산모는 신발 사이즈가 영구적으로 증가한다고 한다(Jordan 등 2014). 일부 자료에 따르면, 출산 이후 6–8주가 지나면 관절이 완전히 안정화되어 정상으로 돌아온다고 한다(Ricci 2017). 다른 자료들은 점차적으로 관절의 탄력과 안정성을 회복한다고 보고하지만, 몇 달에서 몇 년이 걸릴 수 있다(King 등 2019). 릴랙신의 생리적 역할은 아직 제대로 밝혀지지 않았다. 릴랙신의 지속적인 효과는 순환 호르몬의 양과 국소 내분비 환경에 따라 달라질 수 있다(Goldsmith와 Weiss 2009). 호기심을 가지고 고객의 신체를 촉진하고 탐색하여 개별적인 산후 변화를 발견하는 것이 좋다. 이것을 관절의 정상 가동범위에 대한 이해와 결합하여 산후 기간 동안 발견한 내용에 대해 고객과 소통한다. 모든 산모의 독특한 산후 치유 여정에서 해결되는 문제와 해결되지 않는 문제에 대한 주제와 변화를 찾아야 한다.

초기 산후 마사지 치료의 일반적인 지침과 목표 General Guidelines and Goals for Early Postpartum Massage Therapy

산후 마사지 치료는 단 한 번의 치료로도 대부분의 고객에게 큰 효과를 줄 수 있다. 첫 번째 치료 회기에서 깊은 이완, 통증 완화, 안전한 공간을 경험하고 아기의 요구와 마사지를 성공적으로 조율한 후에는 다음 치료 회기를 예약하는 데 더 큰 동기를 부여받는 경우가 많다. 다음 치료 회기에서는 한 번의 산후 마사지 치료나 더 이상적으로는 여러 번의 산후 마사지 치료에 대해 선택할 수 있는 일반적인 지침과 목표를 제공한다.

양육과 정서적 지원 제공하기 Providing Nurturance and Emotional Support

이 시간은 차분한 분위기에서 "산모 돌보기"에 집중하는 특별한 시간으로, 사려 깊은 말과 손, 마음으로 산모의 감정에 적극적으로 귀를 기울인다. 터치와 더불어 배려가 담긴 언어적 상호작용은 "보살핌과 친밀감" 호르몬이라고도 알려진 옥시토신을 자극한다. 혈압을 안정시키고, 코르티솔 수치를 낮추며, 신뢰와 얼굴 인식을 높이고, 불안과 공격적인 행동을 감소시키는 등 산모와 아기에게 미치는 옥시토신의 진정 효과를 꼭 기억해야 한다(King 등 2019).

일반적인 지침 General Guidelines

두피, 얼굴, 상체, 복부, 발에 집중하여 고객이 호르몬에 의한 감정 변화에 적응할 수 있도록 도와준다. 조용하고 차분하며 느린 스웨덴식 마사지와 Esalen 마사지 스타일, 에너지 균형, *결합조직 마사지(Bindegewebs 마사지)*로 깊은 이완을 유도한다. 고독과 회복을 위한 휴식의 시간을 가져본다.

고객의 출산 경험은 출산 이전의 기대와 출산의 모든 현실을 통합하면서 산모의 마음과 감정에 계속 남아 있는다. 산모는 자신의 출산을 이해해야 하며, 무슨 일이 일어났고 어떻게 느꼈는지 자신의 말로 재구성해야 한다. 출산 경험에 대해 열린 마음과 열린 자세로 조기에 중재하면, 출산 경험의 긍정적인 측면과 그 안에서 자신의 역할을 강화하고 심리적 트라우마를 예방할 수 있다. 이런 공유를 지연하거나 회피하면 산모의 장기적 자존감과 정신 건강에 긍정적인 영향을 미칠 수 있는 기회를 놓치게 된다(Simkin 2008). 출산 경험에 대한 만족도는 건강과 웰빙에 평생 영향을 미친다(Karlström 등 2015).

고객은 마사지 치료 중에 자신의 출산 이야기를 공유하고 처리할 수 있다. 그렇다면 고객이 출산을 이야기하는 동안 천천히 발을 마사지한다. 그녀의 발을 잡고 손바닥을 발바닥에 대고 종아리를 길게, 아래 방향으로 쓰다듬어 정서적으로 불안정한 순간을 극복할 수 있도록 한다. 이것은 출산과 산후 생활에 대한 강한 감정의 짐을 내려놓도록 유도할 수 있다. 이런 과정을 통해 산모가 정서적으로 안정된다는 것을 알고 적극적으로 고객의 말을 경청한다.

사회적 지원에 대한 단서를 주의 깊게 관찰하여 치료 회기 사이의 추천과 이를 조율한다. 산모가 제안을 원한다면, 집에 방문자가 도와줄 수 있는 마사지 목록을 게시하고, 가족이나 친구에게 정기적인 식사 배달 일정을 부탁하고, **산후 도우미**를 고용하는 등 유용한 사회적 지원을 추천한다. 산후 도우미가 되어 고객의 가정 방문 관리에 마사지를 통합하고 싶어 할 수도 있다.

출산 후 2주가 지나 "베이비 블루" 증상이나 산후 기분 및 정서 장애가 나타나는 경우에는, "당신은 혼자가 아니다"라는 사실을 상기시키고 전문 의료 평가 의뢰에 대해 논의한다(7장).

아기의 다리, 팔, 등을 위한 간단한 에플라지 기법을 가르쳐 준다. 영아 마사지는 부모와 영아의 건강한 유대감, 영아의 성장과 발달, 지지적인 가족 유대를 촉진한다(Liu 2017). 또한 조산아 및 저체중아의 체중 증가를 촉진하고 조기 퇴원을 유도할 수 있다. 한 연구에 따르면, 하루에 세 번, 매번 15분씩 마사지를 받은 아기는 4일째부터 체중이 유의미하게 더 많이 증가했으며, 그 후 퇴원 시기도 빨라졌다(Rad 등 2016). 배앓이를 하는 영아의 경우에는, 1주간의 중재가 증상을 유의미하게 개선하고 흔들기 기법보다 더 효과적이었다(Sheidaei 등 2016). 영아 마사지 강사의 과정을 수강하여 가족과 간병인을 가르칠 수 있는 이해와 자신감을 키우는 것도 고려해 본다.

대부분의 산모들은 건강한 신생아의 탄생을 기뻐하지만, 일부 산모는 유산, **사산**, 태아/영아 사망 또는 부상 후 슬픔과 고통을 겪고 있다는 사실을 명심한다. 임신 중절을 선택했거나 해야 하는 여성도 산후 회복 중이라는 사실도 명심한다(7장). "내가 여기 있다"고 말하는 터치와 함께 여러분의 자비로운 귀는 이들의 슬픔을 극복하는 데 강력한 도구가 된다.

특정 기법 Specific Techniques

- 자율신경 진정 시퀀스 3-1-1(그림 4.8-그림 4.10 참고)
- 호흡 향상(그림 4.11 참고)
- 자궁경부 가로 흔들기(그림 4.12 참고)
- 발반사 치료(그림 4.13 참고)
- 그라운딩 홀드(그림 5.11 참고)
- 후두부 견인과 흔들기(그림 4.14 참고)
- 흉대 가동술(그림 4.24와 그림 4.25 참고)
- 골반대 감압 기법(그림 4.33 참고)
- 척추 흔들기(그림 4.40 참고)

치료실로부터

나는 산후조리를 처음 하는 산모에게 병상에서 30분간 마사지를 해주기 위해 방으로 들어갔다. 그녀는 불안해하며 허리 통증이 8점이고 아기와 연결되는 데 어려움을 겪고 있다고 불안해했다. 그녀와 함께 천천히 척추를 흔들고 호흡을 강화하는 시각화를 시작한 지 10분 후, 우리는 침대 옆에 있는 요람에서 옆으로 누운 자세로 우는 아기를 맞이했다. 내가 다시 아기의 등을 쓰다듬기 시작하자 산모도 똑같은 리듬으로 아기를 쓰다듬기 시작했다. 그녀는 아기와 눈을 맞추고 잠이 드는 틈틈이 더 많은 이야기를 나누었다. 마사지 후, 그녀는 허리 통증이 2로 낮아졌다고 말했다. 그녀는 아기의 얼굴을 쓰다듬으며 조용히 미소를 지었다.

– **Michele Kolakowski,** 치료사

분만과 출산 이후의 치유
Healing after Labor and Birth

5장을 읽은 후, 여러분은 분만과 출산이 운동 경기와 같기 때문에 여러분의 산후 고객이 산후 스포츠 마사지를 찾는 것을 이해할 수 있다. 근육의 피로와 긴장, 골반 인대와 관절의 긴장 및 통증, 신체적, 정서적 피로를 멋진 산후 마사지로 해결하는 적절한 시기이다.

일반적인 지침 General Guidelines

산후 첫날에 20–30분 정도의 짧은 전신 마사지와 림프 배액 마사지를 받는 것이 가장 이상적이다. 마사지는 출산과 진통으로 인해 힘들게 움직이고, 자세를 유지한 아픈 부위를 진정시킬 수 있다. 연구에 따르면, 이런 현상은 세포 수준에서 발생하여 염증을 감소시키고 근육의 에너지 생성 소기관을 증가시킬 수 있다고 한다(Turchaninov 2011). 마사지 치료는 수술 이후의 불편을 포함한 통증을 관리하고 아편성 약물 사용을 줄이는 데 효과적인 방법일 수 있다(Simonelli 등 2018). 결합조직 마사지는 통증 인식을 낮추고, 베타 엔도르핀 생성을 증가시킬 수 있다(Bauer 등 2010).

마사지는 이뇨와 발한 작용을 촉진하고, 정상적인 산후 생리와 항상성으로 원활하게 전환하는 데 도움이 될 수 있다(Andrade와 Clifford 2008). 결합조직 마사지와 반사 치료법도 신체의 에너지와 호르몬 수치를 정상으로 회복하도록 자극할 수 있다(Enzer 2004). 극적인 산후 생리적 변화로 출산의 감정적 강도가 높아지기 때문에, 일부 사람들은 신경계가 맑아지고 재설정되는 것을 경험할 수 있다. 특히 출산 초기에는 치료 회기 도중이나 회기 이후에 몸을 떨거나 땀을 많이 흘릴 수 있다. 편안하고 따뜻하게 해주고 횡격막을 이용해 심호흡을 하도록 유도한다. 추가적인 가스 통증(gas pain)을 줄이려면 강제로 숨을 내쉬면서 심호흡을 하도록 유도한다. 가스, 변비, 회

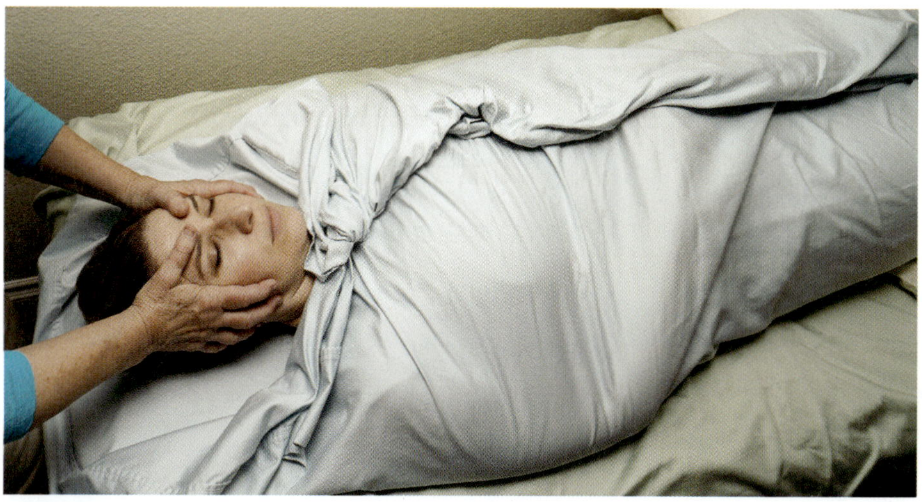

그림 6.5
산후 치료 회기가 끝날 때의 에너지 넘치는 밀봉. 활기찬 폐쇄 효과를 만들어, 치료 회기가 끝날 때 마사지 시트 안에 산모를 고정시켜 휴식을 취하게 한다.

음부 손상 등의 불편이나 통증이 있는 부위를 직접 마사지할 수 없는 경우에는 반사 요법을 사용한다. 이런 산후 변화는 정상적이고 일시적인 현상이라는 점을 인식시켜 안심시켜 준다.

산후 마사지 치료를 아름답게 마무리하는 방법은 "밀봉"이다(그림 6.5). 회기가 끝날 때 마사지 시트로 고객을 감싸서 휴식을 취할 수 있도록 활기찬 마무리 효과를 연출하는 것이 목적이다. 아래쪽 시트나 치료 회기 이전에 추가로 배치한 편평한 시트를 사용하여 고객을 천천히 감싼다. 발에서부터 시작하여 머리에서 마무리하면서 시트의 양쪽 측면을 몸의 정중앙에서 부드럽게 비틀어 단단히 고정시킨다. 각 지점, 특히 그녀가 가장 "열려 있다"고 느끼는 지점을 잡고 그 지점을 힘차게 밀봉한 후 다른 곳으로 이동한다. 고객이 쉽게 숨을 쉴 수 있도록 머리 부분은 열어 둔 채로 남겨둔다. 충분한 휴식이 이루어지면, 머리부터 발끝까지 천천히 밀봉한 것을 풀어준다.

특정 기법 Specific Techniques

- 복부 니딩, 진동, 타포테멘트와 통증유발점(그림 6.9–그림 6.12 참고)
- 호흡 강화(그림 4.11 참고)
- 심부조직 기법–외측 골반, 방척추근, 상부 승모근, 견갑거근, 사각근, 대흉근 및 소흉근, 늑곽(그림 4.20, 그림 4.23, 그림 4.26–그림 4.30 및 그림 4.34 참고)
- 발반사 치료(그림 4.13 참고)
- 고관절 무한대 가동술(그림 4.44와 그림 4.45 참고)
- 고관절 감압 기법(그림 4.46 참고)
- 장요근 구조 균형(그림 6.14 참고)
- 추궁판 고랑 자벌레 기법(그림 4.19 참고)
- 요천관절 감압 기법(그림 4.22 참고)
- 천장관절 율동적 심부조직(그림 4.38과 그림 4.39 참고)
- 앉은 자세 척추 근막 신장(그림 6.15 참고)
- 팔과 다리의 스웨덴식 마사지(4장 참고)
- 치골결합 재균형 기법(그림 4.41과 그림 4.42 참고)
- 등, 목 및 팔 기법(4장 참고)
- 자궁 기저부 마사지(그림 6.16 참고)
- 자궁 자세 취하기(그림 6.17 참고)

치료실로부터

Rhonda는 임신 마지막 두 달 동안과 산후 5주 동안 천골 부위에서 "숨이 멎을 것 같은" 근육 경련을 겪었다. 그녀는 계단을 오르는 것을 두려워했고, 통증이 오면 아기에게 해로울까 봐 두려웠다. 요구한 유아 마사지 레슨을 받은 후, 나는 그녀의 고관절 근육과 이상근에 초점을 맞춰 고관절 근육을 압박했다. 그녀는 3일 동안 즉각적인 완화를 경험했고, 간헐적으로 경련이 재발했다. 두 번째 치료 회기도 비슷하게 진행되었으며, 허리와 골반에 대한 추가 마사지가 적용되었다. 그 후 그녀는 통증이 사라지고 자신감과 정상적인 거동이 가능해졌다.

– **Linda Hickey,** 치료사

제왕절개 출산 이후의 치유
Healing after Cesarean Birth

미국에서는 산모 3명 중 1명이 제왕절개로 출산한다. 산모와 아기의 건강을 보호하기 위해 제왕절개가 필요한 경우도 있지만, 미국 산부인과학회(ACOG)와 산모–태아의학학회에 따르면 제왕절개 출산은 여전히 너무 흔한 편이다. 제왕절개는 감염이나 혈전의 위험을 수반하며, 많은 사람이 회복 기간이 길어지고 향후 임신에 어려움을 겪을 수 있다. 제왕절개는 **신생아 중환자실(NICU)**에서 치료가 필요한 호흡 곤란 등 신생아에게 문제를 일으킬 수도 있다. 장기적으로 제왕절개는 일부 사람들에게 만성 골반통을 유발할 수 있으며, 제왕절개로 태어난 아기는 천식이나 당뇨병과 같은 만성 소아 질환에 걸릴 위험이 높다는 연구 결과도 있다(Leapfrog Group 2019).

제왕절개로 출산한 산모는 계획된 또는 계획되지 않은 복부 수술 회복 중이기 때문에 치료적 마사지가 더욱 필요하다. 짧은 산후 마사지도 산모의 초기 산후 경험에 큰 영향을 미칠 수 있다. 2018년의 한 연구에 따르면, 산후 여성은 신생아를 효과적으로 돌보고 수유하며 긍정적인 유대감을 형성하고 최적의 건강 상태로 돌아가기 위해 각성 상태를 유지해야 한다고 결론지었다. 또한, 연구자들은 수술 후 통합적인 통증 중재로 마사지를 사용하면 산모의 통증과 스트레스 및 아편성 약물 사용을 줄이고 계획되지 않은 제왕절개 출산 후 이완을 증가시키는 것으로 나타났다(Simonelli 등 2018). 또 다른 연구에서는, 선택적 제왕절개로 출산한 여성에게 20분간 손과 발을 마사지한 결과, 마사지 직후와 60분 및 90분 이후에 통증과 불안이 모두 감소되었다(Irani 등. 2015).

일반적인 지침 General Guidelines

연구에 따르면, 마사지 치료에 대한 고객의 급성 반응은 부인과 수술 이후의 수면을 개선하고 불안을 감소시키는 데 있어 모르핀 복용과 동일하다고 한다(McRee 등 2007). 절개 부위의 통증, 무감각, 부종 및 가려움증 외에도 수술 도중 혹은 수술 후 횡격막 아래에 갇힌 장내 가스와 공기로 인한 심한 복부 통증과 견갑하 통증이 있을 수 있다. 마사지할 때는 심호흡을 하고 연동운동을 자극하는 데 집중한다. 6장의 후반부에 설명하겠지만, 직접적인 제왕절개 흉터 마사지 기법(그림 6.13 참고)이 적절할 때까지 반사 기법으로 초기 자궁 수복과 고통스러운 자궁 수복을 해결할 수도 있다.

고객이 준비되면, 조기에 철저한 흉터 마사지를 통해 통증과 둔감을 줄이고 내장 기능장애와 기타 장기적인 자세 불균형을 초래할 수 있는 근막 단축 및 유착을 예방하거나 줄일 수 있음을 알려준다. 흉터 조직은 본질적으로 일반적인 표피 조직과 다르며, 결합조직이 많고 상피가 적기 때문에 유연성이 떨어지고 혈관이 부족해진다. 마사지 치료사로서 우리는 흉터 조직을 촉진하고 마사지하여 유연성을 높이고 열을 발생시키며 결합조직층의 움직임과 활주를 만들어낸다(Whitridge 2019; Smith와 Ryan 2016).

유럽에서는 의사들이 수술 후 환자에게 림프 순환, 면역 기능 및 부교감신경 자극을 향상시키기 위해 림프 배액 마사지를 처방하는 것이 일반적이다. 계획된 제왕절개 분만의 경우에는 수술 전 림프 배액이 도움이 될 수 있으며, 수술 후 전신 림프 배액 기법은 수술 후 회복을 촉진할 수 있다(Chikly와 Chikly 1997). 제왕절개 출산 이후의 산모는 침대에서 일어나 걷거나 아기를 안을 때 통증이 있을 수 있기 때문에 본장의 앞부분에서 설명한 "통나무 구르기" 기법을 가르쳐 준다.

계획되지 않은 제왕절개로 출산이 끝난 경우의 산모는 극도의 피로를 느끼고 어느 순간 불완전 분만 단계로 끝내야 할 필요성을 느낄 수 있다. 복부와 골반의 회복을 도울 때, 산모가 그런 요구를 표현하면 움직이고, 끙끙대고, 참을 수 있도록 격려해 준다. 감정적 해방과 안도감을 느낄 수 있도록 준비한다. 계획되지 않은 제왕절개 출산은 질 출산에 비해 통증과 스트레스의 증가와도 관련이 있기 때문에 이런 요구에 특별히 주의해야 한다.

분만과 수술 후의 외과적 절개와 피로는 산모와 아기의 유대감, 모유 수유 및 양육 능력에 영향을 미칠 수 있기 때문에(Zanardo 등 2010), 이런 목표를 위해 추가적인 지원이 중요하다. 응급 또는 계획되지 않은 제왕절개 출산은 특히 산후 초기 모유 수유에 부정적인 영향을 미칠 수 있기 때문에 본 장의 기법을 참고하기 바란다(Sakalis 등 2013). 퇴원 후 가정 방문을 할 수 있는 모유 수유 컨설턴트에게 의뢰한다. 응급 제왕절개를 한 산모는 몸통과 골반 전체에 보호성 긴장, 경계심, 통제력 상실로 인한 공포감을 느낄 수 있다(7장 참고)(Simkin 등 2018).

제왕절개 흉터조직은 기능적 스트레스에 반응하여 완전히 치유되고, 형성되고, 재형성되는 데 수개월이 걸릴 수 있다. 편안한 분위기에서 부교감신경 반응을 일으키고 고객의 신뢰를 쌓는 것을 목표로 한다. 이를 위한 필수 단계는 고객이 흉터 마사지를 시작할 준비가 되어 있는지를 확인하는 것이다. 고객의 동의가 있으면, 본 장의 기법 매뉴얼에 설명된 흉터 기법을 적용하면서 침습적이지 않으면서도 손상된 취약 부위에 안전한 터치를 제공할 수 있다. 조직을 만지고, 탐색하고, 움직이고,

마사지하여 유연성과 유동성을 느껴 본다. 고객의 즉각적이고 직접적인 언어적 피드백이나 터치에 대한 비언어적 반응을 유도하고, 이에 응답한다. 마사지 회기 중에는 시간을 절약하여 고객이 적절한 기법을 연습할 수 있도록 하며, 집에서 매일 시간을 정하여 연습하는 것을 도와 준다. 변화는 천천히 일어나는 경우가 많기 때문에 자가관리 마사지는 치유 과정을 가속화할 수 있다. 또한 고객에게 각 회기마다 흉터의 컬러 사진을 찍어 흉터 조직의 치유 진행 상황을 추적하고 싶은지를 물어본다. 통증 정도, 감각, 유착 상태 및 움직임, 흉터의 기타 세부 사항 및 변화를 기록한다. 이렇게 하면, 시간이 지남에 따라 제왕절개 흉터 마사지의 효과와 자가관리 마사지의 효과를 평가할 수 있는 완벽한 참고 자료를 만들 수 있다.

부드러운 자극을 주어 국소 염증 반응을 일으켜 자연스럽게 조직 재형성을 유도하는 것이 목적이다. 흉터 조직을 만지고 마사지하는 작업을 반복하면, 흉터 조직을 만질 수 있는 상태가 되어 산모가 통증을 덜 느끼고 더 많이 움직일 수 있게 된다. 제왕절개 출산 흉터를 가진 사람들은 조심스러울 수 있지만, 최종 리모델링에 있어서는 적절한 치유를 위해 취약한 부위 안팎에 기능적 압박을 가해야 한다. 흉터 마사지는 초기에 부드럽고 보수적으로 마사지를 할 때 더 좋은 결과가 나타난다. 긍정적인 결과는 기대치에 따라 달라지기 때문에, 고객이 이 과정을 이해하도록 도와준다. 흉터조직 마사지가 어떻게 치유 염증 반응을 일으켜 더 많은 지속적인 조직 재형성으로 이어질 수 있는지에 대해 설명해 준다(Whitridge 2019).

특정 기법 *Specific Techniques*

- 팔과 다리 스웨덴식 마사지 치료(4장 참고)
- 호흡 향상(그림 4.11 참고)
- 제왕절개 마사지(그림 6.13 참고)
- 발반사 영역 치료 (그림 4.13 참고)

치료실로부터

내 고객은 계획된 제왕절개 출산을 준비하면서, 출산 3일 전에 림프 마사지를 치료에 포함시켰다. 첫 산후 치료 회기 때 제왕절개 흉터 조직 마사지 기법을 시작했다. 그녀는 처음에 긴장했지만, 3개월에 걸친 매 회기마다 극적인 통증 감소와 무감각 해소를 경험했다. 자가 마사지와 함께, 그녀는 흉터의 회복과 외모에 자부심을 느꼈다. 산후 1년이 지난 후, 그녀는 의사에게 아기의 "세상을 향한 창"이 얼마나 아름다운지 보여주며 자랑했다.

– **Michele Kolakowski**, 치료사

당신은 어떻게 할 것인가?

개인적으로 자연분만을 적극 지지하는 고객이지만, 멀리 있는 어머니가 산후조리를 도울 수 있도록 제왕절개 출산을 예약했다. 산후 첫 주에 그녀는 심한 두통과 허리 통증 및 복부 통증으로 집으로 와서 도와달라고 요구했다. 당신은 어떤 산후 합병증에 주의해야 하는가? 산모나 의사에게 더 필요한 정보는 무엇인가? 그녀가 질 출산보다는 제왕절개를 선택한 것에 대한 감정을 어떻게 관리할 것인가?

복부와 골반저의 치유 장려하기

Encouraging Abdominal and Pelvic Floor Healing

산모는 특히 복부와 골반이 임신 이전 상태로 즉시 회복되지 않으면 실망할 수 있다. 산후 마사지를 통해 얻을 수 있는 통증 완화 효과는 이해하지만, 특히 산전 마사지를 즐겼던 산모라면 위축된 신체 이미지가 마사지 치료에 대한 열린 마음과 의지에 큰 영향을 미칠 수 있다. 세심한 의사소통을 통해 이런 거부감을 극복하고 복부와 골반저 근육 마사지의 혜택을 누릴 수 있다. 복부와 골반 마사지를 받을 준비가 된 상태에서 "그녀가 있

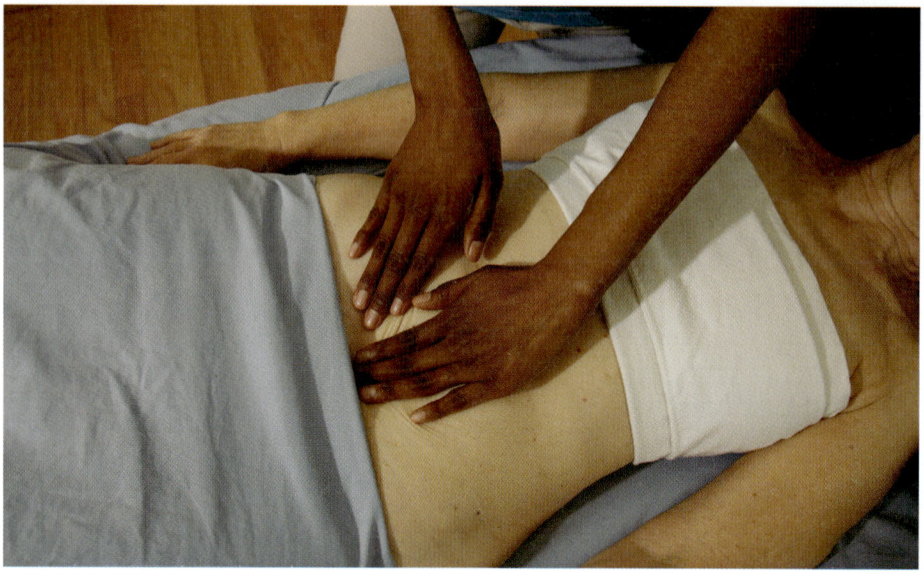

그림 6.6
복부 치유를 장려하기. 산모는 임신 이전 상태로 즉각 돌아가지 않을 때 실망할 수 있다. 복부와 골반 마사지를 받을 준비가 되어 있으면, "그녀가 있는 곳에서 만나겠다"는 여러분의 의사를 전달한다.

는 곳에서 만나겠다"는 의사를 전달한다. 이점에 대해 설명하지만, 동의를 강요하지 말고 환자가 준비될 때까지 기다린다(그림 6.6).

일반적인 지침 *General Guidelines*

산후 직후에는 고객이 극심한 산후통을 느낄 수 있으므로 이를 관리하기 위해 깊은 이완과 횡격막 호흡에 집중해야 한다. 특히 모유 수유 동안, 산모가 출산 후 자궁 무력증을 관리하고 예방하기 위해 피토신 투여를 받는 동안, 그리고 멀티그라비다를 사용하는 경우(Ricci 2017)에는 더욱 그러하다. 복직근 이개의 유병률은 임신 중과 출산 후 모두 약 60%이지만, 복직근 이개가 있는 여성과 없는 여성은 산후 12개월에 동일한 크기의 요추 골반 통증을 보고했다(Sperstad 등 2016). 척추 및 골반 정렬, 자세 기능장애, 내장 및 근골격계 통증에 대한 복직근 이개의 영향을 고려해 본다. 심화 직무 워크숍에서 배운 대로, 환자가 복직근 이개의 여부를 판단하고 그 정도를 측정할 수 있도록 도와준다. 누운 자세에서 일어날 때는 한쪽으로 몸을 구르도록 하고, 이런 취약한 부위에 부담을 주는 잭나이프 같은 동작을 피하도록 상기시켜 준다. 또한 적절한 복부 강화를 위한 리소스를 안내할 수도 있다(Bowman 2016).

복직근 이개의 평가가 완료되면 종합적인 복부와 골반의 치료를 계속한다. 각 복부 근육, 장요근, 요방형근, 척주기립근, 기타 골반 및 후방 부위의 통증유발점과 과긴장으로 발생하는 통증을 줄이는 데 중점을 둔다. 결합조직 마사지와 피부 롤링 기법을 사용하여 복부 피부와 결합조직을 기능적으로 정상화한다. 마사지 윤활액으로 피부에 영양을 공급하고, 산모가 좋아하는 제품을 사용하여 집에서도 같은 마사지를 하도록 권유한다. 제왕절개로 출산한 경우에는, 본 장에서 자세히 설명한 제왕절개 흉터 마사지(그림 6.13 참고)를 병행한다. 튼살은 나중에 붉은 기가 사라지지만, 튼살을 지우는 확실한 방법은 아직 밝혀지지 않았기 때문에 이런 주장을 하는 제품을 선택하는 데 주의해야 한다.

골반의 경우, 회음부 치유를 촉진하기 위해 반사 기법을 통합한다. 골반을 부드럽고 지속적으로 압박하여 개방성과 불안정성을 해결한다. "골반뼈 압박하기"는 많은 전통 문화권에서 시행되는 산후 골반 치유 기법이다. 중남미에서는 조산사들이 산모에게 하복부와 골반을 감싸는 레보조를 가르친다(Gonzalez와 Vinaver 1997). 분만과 출산으로 인해 아프고 긴장될 수 있는 서혜인대와 내전근을 포함한 모든 하부 골반 부착물에 대한 골반 마사지를 가르치는 심화 직무 교육을 받는다.

집에서 할 수 있는 다른 국소적인 편안함 조치로는 회음부에 얼음 팩을 대거나 페리보틀을 사용하여 골반저에 물을 부드럽게 뿌리거나 약용 좌욕기에 골반저를 담그는 것 등이 있다. 적절한 운동으로 골반저 근육을 강화하도록 장려한다. 골반저 근육 운동을 하는 산모는 산후 회복이 훨씬 더 빠르다(Ricci 2017). 산후 요실금을 가진 여성 1,281명을 대상으로 한 21건의 연구에서 골반저 근육 운동을 한 산모는 요실금이 완치되거나 개선되었다고 보고할 가능성이 17배 더 높았으며, 적극적인 치료에 대해 더 만족감을 느낀 것으로 나타났다. 또한 골반저 근육 훈련을 사용하지 않은 여성보다 요실금과 관련된 삶의 질이 더 좋다고 보고했다(Dumoulin 등 2014).

특정 기법 *Specific Techniques*

- 복부 니딩, 타포테멘트 및 통증유발점(그림 6.9–그림 6.12 참고)
- 호흡 향상(그림 4.11 참고)
- 발반사 영역 치료(그림 4.13 참고)
- 장요근 구조 균형(그림 6.14 참고)
- 외측 골반 심부조직 기법(그림 4.20 참고)
- 요천관절 감압 기법(그림 4.22 참고)
- 천장관절 율동적 심부조직 기법(그림 4.38과 그림 4.39 참고)
- 치골결합 재균형(그림 4.41과 그림 4.42 참고)

신생아의 만족스런 수유 지원하기
Supporting Satisfying Feeding of the Newborn

아기에게 젖을 먹이는 것은 종종 초보 엄마의 가장 큰 기쁨 중 하나이다. 모유 수유를 하는 엄마라면, 그녀는 그 활동만으로 풀타임 직업을 가지고 있고, 더 많은 것을 가지고 있는 것이다. 유두가 아프거나 갈라지거나 물집이 잡히는 등 모유 수유를 시작하기 힘들거나 유방이 부어오르면, 사기가 떨어지고 낙담할 수 있다. 편안하고 안정된 산모는 일반적으로 더 쉽고 만족스러운 수유 경험을 하게 된다.

일반적인 지침 *General Guidelines*

고객이 원하는 대로 모유 수유, 젖병 수유, 보충제 수유를 선택할 수 있도록 동정심을 갖고 지원하며 비판하지 않는다. 모든 기법을 사용하여 고객의 이완을 돕고, 목, 가슴, 몸통, 팔의 움직임과 유연성을 높인다. 특히 대흉근과 소흉근에 대한 신장과 심부조직 압박으로 임신 이전의 어깨 회전의 잔재를 해결하는 데 흉대를 수동과 능동으로 신장하는 스웨덴식 마사지가 도움이 될 수 있다. 경추와 흉추를 가동하여 유방 조직에 인접한 늑곽 근막을 풀어주면 증상 완화에도 도움이 된다. 상체를 위한 림프 배액 기법은 자가 림프 마사지를 가르치는 것과 마찬가지로 **울혈**과 **유선염**에 특히 도움이 될 수 있다. 수유를 위해 정기적으로 팔을 바꾸고, 주기적으로 목을 들고 펴는 동작을 하도록 권장한다.

기댄 자세, 옆으로 누운 자세, 앉은 자세, 선 자세 등 산모가 하루 중 어떤 수유 자세를 취하든 이상적인 신체역학을 사용할 수 있도록 도와준다. 목, 팔, 등, 다리를 받쳐주는 베개가 수유 시 해당 부위의 긴장을 감소시키고, 편안한 수유를 돕는 방법을 알려준다. 고객이 반대 방향으로 균형을 잡고 신장하는 동안, 주기적으로 각 어깨 뒤쪽을 어떻게 쳐다보는지를 고객에게 보여준다. 아기를 안고 있지 않을 때는 어깨 돌리기, 팔 뻗기, 귀 뒤쪽을 위로 들어 올리는 것은 근육을 이완하고 신장하는데 도움이 된다(그림 4.15 참고). 반사 기법을 사용하여 유방과 아기의 발에 있는 림프 부위를 해결해 준다.

치료적 유방 마사지를 통해 만족스러운 수유 경험을 크게 향상시킬 수 있다. 치료적 유방 마사지 제공에 관한 현지 법률을 검토하고 준수해야 한다("관점: 유방 마사지" 참고). 유방 마사지 과정을 수강하여 기법과 지식을 넓히고, 고객에게 유방 마사지 기술을 시연할 수 있는 휴대용 유방 모형을 준비한다. 유방 마사지는 전반적인 유방 건강을 개선할 수 있다(Simkin 등 2018). 수유 중 치료적 유방 마사지는 젖의 정체와 관련된 급성 유방 통증을 줄이는 데 도움이 된다. 산모들은 즉각적인 효과와 잠재적인 재발 문제를 관리하는 데 도움이 된다(Witt 등 2015; Bolman 2020).

산후 기간 동안 수유 도중이나 수유 후에 유축이나 펌핑을 할 때, 유방 마사지와 온찜질을 병행하면 산모의 증상을 개선할 수 있다(King 등 2019). 유방 마사지, 따뜻한 샤워 및 온열은 울혈을 완화하고 유관의 막힘을 예방하며, 유방염을 예방하는 데 도움이 될 수 있다(Simkin 등 2018). 유방염이 있는 경우에는, 냉찜질이나 수건으로 유방을 감싸면 통증이 줄어들고 유방이 치유되면서 염증을 줄일 수 있다. 모유 수유에 문제가 있는 경우에는 수유 컨설턴트나 지역 La Leche League(모유수유 모임)에 조언을 구한다. 젖병 수유를 하는 경우에도, 유방 마사지는 장기적인 유방 건강에 대한 모유 수유의 이점을 보완하는 데 도움이 되는 매우 중요한 자가 관리 방법이다(Curties 2011).

수유 중 유방 자가 마사지는 일반적으로 손가락 끝을 사용하여 유륜과 유두를 피해 유방 조직과 기저 구조물을 천천히 리드미컬하게 원을 그리는 동작을 한다(그림 6.7). 또한 수유 중에 산모는 양쪽 유방을 리드미컬하게 압박하여 모유의 흐름을 개선할 수 있다. 이 기법은 아기가 더 많이 먹도록, 특히 천천히 체중이 증가하는 아기를 장려하고, 졸린 아기가 계속해서 모유를 먹도록 유도한다. 또한 수유 중 유방의 충만감을 완화하고 막힌 유관을 비우는 데 도움이 된다(Simkin 등 2018; Bolman 2020).

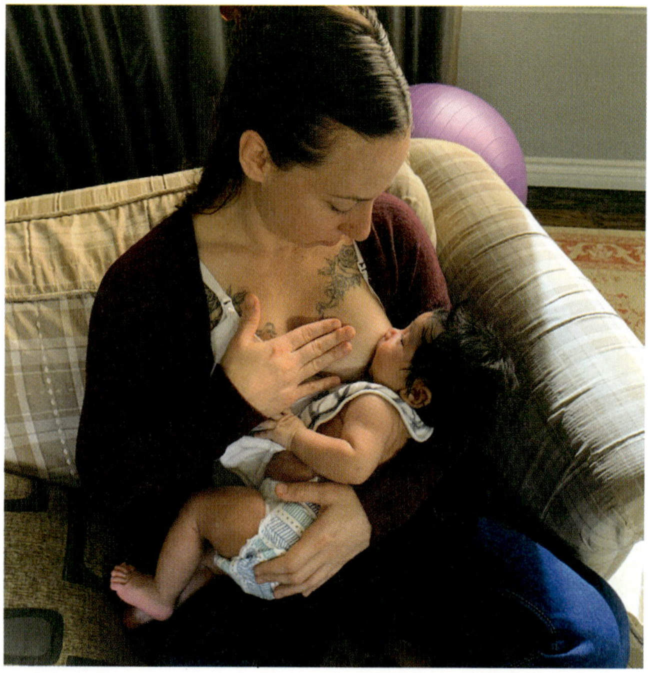

그림 6.7
치료적 자기 유방 마사지. 고객에게 손끝으로 천천히, 리드미컬하게, 가장 말초적인 유방 조직(유륜과 유두를 피하고)을 대상으로 원 그리듯이 마사지 하도록 가르친다.

관점: 유방 마사지

Debra Curties(2011)는 일반적인 유방 건강 및 유방 조직에 영향을 미치는 특정 질환에 대한 치료적 유방 마사지의 많은 이점을 강조해 왔다. 모유 수유와 이유식 기간 동안 수유 컨설턴트는 유방 통증, 울혈, 유관 막힘, 유방염 및 이유식 불편을 신속하게 해결하기 위해 "수유 중 치료적 유방 마사지"라는 기법을 제공하고 가르친다(Bolman 2020). 일부 전문가들은 마사지 치료사가 유방 마사지를 해야 하는지의 여부에 대해 동의하지 않는다. 매우 민감하고 때로는 성적인 신체 영역에서 일하는 치료사에 대한 반대 주장과 함께 오랜 논쟁이 계속되고 있다: 법적 제한; 오해된 의도의 가능성 증가; 전문적 업무 경계를 넘는 것; 그리고 훈련 부족 또는 불충분한 훈련으로 인한 손상(Polseno-Crawford 1998). 일부 학자들은 치료적 유방 마사지의 많은 장점으로 인해 서면 동의가 있는 치료적 유방 마사지를 치료 옵션으로 제공해야 한다고 주장한다. 그들은 또한 치료사가 유방 해부학 및 생리학에 대한 교육과 스킬을 향상시켜야 한다고 강조한다. 명확한 고객과의 소통, 사전 동의, 가능한 심리적 및 정서적 반응, 정확한 드레이핑에 대해 배우는 것도 필수적이다(Fitch 1998).

치료실로부터

자영업 마사지 치료사로서, 나는 아기가 생후 6주가 되면 직장에 복귀할 계획이었다. 아기를 안는 일이 너무 힘들어졌고, 건염이 발생했다. 나는 마사지 치료사를 찾아 심부조직 기법을 위해 전완, 손목, 손의 심부조직 기법을 받았다. 단 한 번의 치료만으로 편안하게 직장에 복귀할 수 있었고 모유 수유도 훨씬 쉬워졌다.

– **Karen Salas**, 치료사

수면과 휴식 촉진하기 Promoting Sleep and Rest

산후에는 일반적으로 산모가 아기를 돌보고 먹이는 새로운 책임과 일과로 인해 새로운 수면 리듬에 적응해야 한다(Goyal 등 2009). 산후 산모들은 산전과 주산기 전문가인 우리에게 산후 초기의 주요 스트레스 요인으로 불충분한 수면을 꼽았다(Hung 2006). 수면 시간이 짧고 수면 장애가 많고 피로가 심하면, 산모의 우울 증상과 관련이 있기 때문에 충분한 수면과 휴식은 필수적이다(Parfitt와 Ayers 2014). 한 연구에서 산모들은 매일 저녁 시간에 20분간 등 마사지를 5일 동안 연속으로 한 번씩 받았다. 치료 회기는 공인 마사지 치료사가 진행했으며, 이런 간단한 중재로 산모의 수면 질이 크게 개선되었다(Ko와 Lee 2016). 연구에 따르면, 밤에 4시간 미만, 낮잠이 1시간 미만인 불규칙한 수면을 취하는 산모는 산후 3개월에 우울증에 걸릴 위험이 높다고 한다. 산후 우울증의 가능성을 낮추는 데는 아기의 기질보다는 최소 4시간 이상의 수면을 보장하는 것이 더 중요한 요인으로 작용했다(Goyal 등 2009).

일반적인 지침 *General Guidelines*

교감신경 흥분을 진정시키면 산모의 불안감을 줄이고 더 깊은 수면을 취할 수 있고, 결과적으로 더 빨리 회복하는 데 도움이 될 수 있다. 산모가 수면과 휴식에 대한 필요성을 인식하고 있는지, 산모가 얼마나 현실적인 기대를 하는지를 관찰한다. 산모가 여러분의 의견에 동조한다면, 아기가 자는 동안 낮잠을 자고, 가족이나 친구에게 부탁하거나 산후 도우미 또는 야간 보모를 고용하여 아기를 돌봐달라고 요청하는 등 수면과 휴식을 촉진하기 위한 제안을 할 수 있다. 모유 수유 중인 산모의 경우에는, 필요에 따라 밤에 아기를 "룸서비스"로 돌봐주면 수면 시간을 최대한 늘릴 수 있다. 집안일과 자녀 돌봄을 돕는 사람을 제외한 방문객을 줄이고, 집 밖에서의 활동 참여도 줄이면 에너지를 절약하고 더 많은 휴식을 취할 수 있다. 가족 전체의 웰빙을 위해 일상을 검토하고 에너지를 절약하고 휴식을 촉진하기 위해 일과를 정리할 필요가 있다(Ricci 2017). 마사지 치료에 아기를 통합하기 위한 본 장의 제안을 검토한다. 모유 수유를 위해 아기와 함께 있거나, 산후 마사지를 받은 후 둘 다 편안하게 낮잠을 자고, 혹은 마사지 테이블에서 깊이 휴식할 수 있도록 혼자만의 시간을 갖는 치료 회기가 어떻게 이러한 클러스터링 목표를 달성할 수 있는지 생각해 본다.

특정 기법 *Specific Techniques*

- 팔과 다리 스웨덴식 마사지(4장 참고)
- 자율신경 진정 시퀀스 3-1-1(그림 4.8-그림 4.10 참고)
- 호흡 향상(그림 4.11 참고)
- 자궁경부 횡단 흔들기(그림 4.12 참고)
- 발반사 영역 치료(그림 4.13 참고)
- 그라운딩 홀드(그림 5.11 참고)
- 후두부 견인과 흔들기(그림 4.14 참고)
- 흉대 가동술(그림 4.24와 그림 4.25 참고)
- 골반대 감압 기법(그림 4.33 참고)
- 척추 흔들기(그림 4.40 참고)

육아 활동으로 인한 문제와 통증 예방하기 Preventing Strain and Pain from Childcare Activities

육아는 일반적으로 사랑으로 가득 차 있지만, 특히 이전에 매우 활동적이었던 엄마에게는 놀라울 정도로 힘들고 지루하며 일상적으로 느껴질 수 있다. 기저귀를 채우고, 아기를 달래고, 안고, 업고, 아기와 상호작용하는 일은 하루 종일 반복적으로 몸을 앞으로 굴곡하는 동작과 자세를 유지해야 하는 경우가 많기 때문이다. 산모는 목과 고개를 옆으로 구부리고 앞으로 기울이는 자세로 많은 시간을 보내게 되며, 대부분 상부 등 근육을 정적으로 사용하기 때문에 "산모 목"이라고 하는 과사용 증후군이 발생할 수 있다(그림 6.8). 또한, 산모는 앉거나 서 있는 동안 아기를 팔로 견고하게 안기 위해 어깨를 외회전과 내회전하고, 팔을 굴곡과 회전하며, 손목을 굴곡하고 외측과 내측으로 편위하고, 손과 손가락 근육을 굽힌 상태로 오랜 시간 동안 유지해야 한다. 모유 수유를 처음 배우는 산모는 처음에 아기에게 젖을 물리기 위해 몸을 앞으로 숙이고 옆으로 굴곡하는 자세를 취하게 된다. 젖병 수유를 하는 산모는 다른 팔과 손에 무리가 가는 방식으로 젖병을 잡기도 한다. 아기가 머리 조절 능력과 운동 능력을 발달시킴에 따라, 엄마의 신체역학도 자신의 엉덩이 위로 아기를 더 많이 들어 올리고, 내려놓고, 비틀고, 또 균형을 잡을 수 있도록 진화한다.

임신으로 인한 수근관 증후군의 위험 증가는 임신성 수근관 증후군이 산후에도 계속되는 산모에게 육체적, 정서적으로 쇠약해질 수 있다. 활동과 관련되는 야행성 손 감각 이상은 임신하지 않은 사람에 비해 양쪽으로 발생할 가능성이 더 높다 (King 등 2019). 아기를 안전하게 안고, 젖을 먹이는 자신감과 능력이 심각하게 손상될 수 있다. 그리고 손을 사용할 때 통증이 유발될 수 있다. 새로운 연구에 따르면, 임신성 수근관 증후군은 임신 후에도 지속될 수 있다. 이전에 증상이 없던 여성의 약 28%가 임신 3 삼분기에 임신성 수근관 증후군을 경험한다. 산후 첫 6주 동안 여성의 85%는 증상이 서서히 호전되는 것을 경험한다. 나머지 15%는 시간이 지남에 따라 증상이 지속되고 악화될 가능성이 높다. 12개월이 지나면, 약 5%는 임신 3개월 동안 초기 증상보다 더 심한 증상이 지속된다. 체질량지수가 높고 흡연 및 자간전증 병력이 있는 소수 민족의 여성은 위험이 더 높아진다(Mora 등 2019).

일반적인 지침 *General Guidelines*

산후 마사지 치료는 산모의 즐거움을 방해하는 과도한 근골격계 문제와 통증의 가능성을 줄일 수 있다. 또한 연구에 따르면, 마사지 치료는 두통, 요통, 수근관 증후군, **드 쿠르뱅 증후군** 등 산후에 겪을 수 있는 여러 질환에도 도움이 되는 것으로 나타났다(Zulak 2018). 이상적인 신체역학에 대한 전문 지식은 유아 돌봄 시의 문제와 통증을 예방하는 데도 큰 도움이 될 수 있다. 산후 기간 동안 가장 흔한 영아 돌보기와 관련된 문제와 통증을 줄이는 데 집중해야 한다. 기능 평가에 대한 교육을 받은 경우, 이런 검사를 사용하여 기법의 선택을 더욱 세분화한

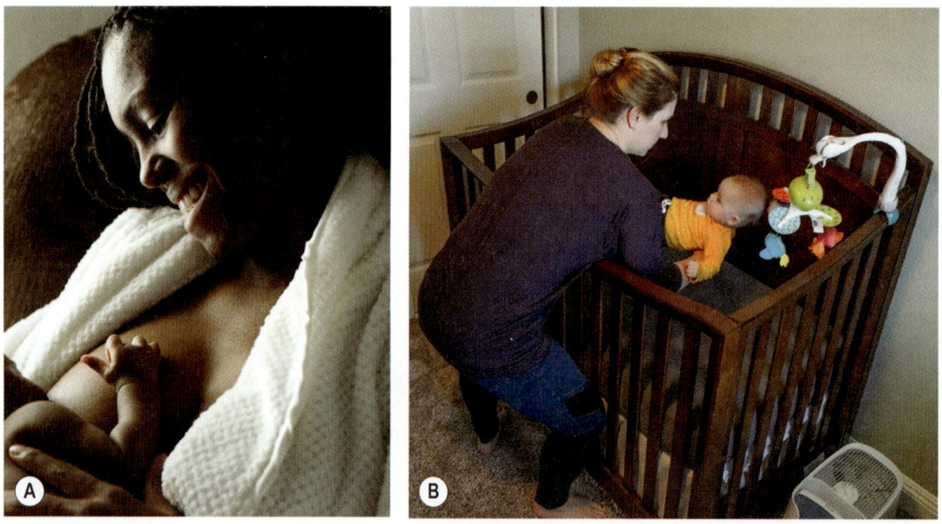

그림 6.8A–B
육아활동에서 오는 문제와 통증. (A) "산모의 목"; (B) 전방 굽힘 운동.

다(Zulak 2018).

대부분의 산후 치료에는 육아 활동으로 인한 상체의 문제를 줄이기 위한 상당한 시간이 포함되어야 한다. 산모와 파트너, 다른 간병인들은 아기를 들어 올리고, 안고, 옮기고, 구부리는 방법을 배우면 도움이 된다. 가능하면 산전 교육을 통해 출산 후 바로 시작할 수 있도록 하는 것이 좋다. 물건을 들어 올릴 때처럼, 아기를 들어 올리도록 지시한다. 무릎을 구부리고 부드럽고 지속적인 복횡근 수축으로 고객의 코어를 참여시켜 척추를 보호한다. 등이나 흉대로 들어 올리는 것이 아니라, 무릎을 펴면서 다리로 들어 올린다(그림 6.8B). 가능하면, 특히 카시트의 추가적인 무게로 척추를 동시에 들어 올리거나 비틀어서는 안된다(특히 그림 6.8C). 가능하면 아기를 엄마의 무게중심 가까이로 안고 아기의 골반 밑을 잡도록 지도한다. 이렇게 하면 아기의 운동 능력 발달에 도움이 되고 아기의 정위반응을 자극하여 몸통 근육을 강화할 수 있다. 아기의 팔 밑으로 들어 올리지 않음으로써 손목과 엄지에 무리가 가는 드 쿠르뱅 증후군도 예방할 수 있다(Creager 2001).

척추가 정상 중립위를 넘어서서 후방으로 신전하는 일반적인 운반 경향을 수정하도록 지침을 제공한다. 그 이유는 이것이 요추를 고통스럽게 압박하고 허리 신전근과 어깨 근육을 수축시키기 때문이다. 척추와 골반 정렬을 유지할 수 없다면, 아기를 허리 높이에서 바깥쪽으로 바라보는 것도 좋은 대안이다. 엄마의 전완을 아기의 골반 밑으로 지지하고, 아기는 엄마의 다른 전완에 배를 대고 앞으로 숙인다. 아기를 엎드린 상태에서 엄마의 전완으로 안는 "풋볼 홀드"도 또 다른 대안이다. 이런 두 가지 안기 방법은 아기의 발달에 좋은 엎드린 자세에 부가적인 이점을 제공한다(Creager 2001). 아기를 안은 어깨를 좀 더 편안한 수준으로 내려놓으라고 알려준다. 아기를 품에 안는 대신, 인체공학적으로 설계된 아기띠나 캐리어를 사용하는 등의 대안을 제시한다. 아기띠 착용의 장점은 더 행복하고 건강한 아기, 더 자신감 있는 부모, 편안함과 편리함, 그리고 다른 잠재적 간병인이 엄마에게 휴식을 제공할 수 있도록 돕는 것 등을 들 수 있다(Blois 2016). 고객에게 더 나은 서비스를 제공할 수 있는 옵션에 대한 인식을 넓히기 위해 아기띠 착용의 워크숍에 참여하는 것도 고려해 본다.

아기가 성장함에 따라 아기를 한쪽 엉덩이에 올려놓거나 아기띠나 캐리어로 옆으로 안는 경향이 있는지를 확인한다. 이것은 아기에게 추가적인 지지력을 제공하지만, 산모의 요방형근, 척주기립근 및 복사근에 과도한 긴장과 통증유발점을 일으킬 수 있다. 수유 중에는 엄마가 목, 등, 어깨, 손목, 손을 편안하게 하고 바르게 정렬할 수 있도록 등받이와 낮은 팔걸이가 있는 의자, 그리고 아기를 받쳐줄 충분한 베개가 필요하다는 것을 명심한다. 임신 중이거나 출산 후에도 팔과 손의 부종이 지속되는 경우에는 림프 배액 기법을 포함한 4장의 팔 관리법을 함께 적용한다. 수근관 증상이 있는 경우에는, 스웨덴식 마사지, 수동 손목 운동, 횡섬유 마찰 및 압박 기법을 치료 회기에 포함시킨다. 일주일에 두 번씩 30분 마사지하는 것과 같이, 더 짧고 더 자주 마사지를 받는 것도 좋다. 연구에 따르면, 마사지 치료는 세포 수준의 염증을 줄이고 근육 내 에너지 생산 소기관을 증가시켜 수근관 수술의 유효한 대안이 될 수 있다는 사실을 명심한다(Turchaninov 2011).

아기를 차에 태우고 내릴 때, 유모차를 사용할 때, 무거운 카시트와 기저귀 가방을 들고 다닐 때, 신체역학에 대한 팁을 제공해 준다. 또한 근골격계의 편안함과 통증에 영향을 줄 수 있는 아기 가구, 유모차, 욕조 높이를 적절히 선택하여 집안의 인체공학적 상태를 점검하도록 권장한다. 심부조직 압박 기법, 수동 운동, 신장과 통증유발점 치료를 흉쇄유돌근, 후두하근, 견갑거근, 극상근, 극하근, 견갑하근, 대흉근 및 소흉근, 능형근 및 광배근에 적용한다. 그런 다음, 승모근, 광배근 및 척주기립근 등을 마사지한다. 상체에서 다리로 체중이 내려가는 천장관절에도 주의를 기울여 골반을 교정하는 것을 명심한다. 등, 목, 어깨와 관련된 발반사 영역을 자극하여 긴장되고 아픈 부위를 감소시킨다.

특정 기법 *Specific Techniques*

- 팔과 다리 스웨덴식 마사지(4장 참고)
- 자율신경 진정 시퀀스 3-1-1(그림 4.8-그림 4.10 참고)

- 발반사 영역 치료(그림 4.13 참고)
- 장요근 구조 균형(그림 6.14 참고)
- 추궁판 고랑 자벌레 기법(그림 4.19 참고)
- 외측 골반 심부조직 기법(그림 4.20 참고)
- 요천관절 감압 기법(그림 4.22 참고)
- 방척추근 심부조직 기법(그림 4.23 참고)
- 흉대 횡섬유 마찰 기법(그림 4.31 참고)
- 흉대 심부조직 기법(그림 4.26–그림4.30 참고)
- 흉대 가동술(그림 4.24와 그림 4.25 참고)
- 늑곽 심부조직 기법과 통증유발점(그림 4.34와 그림 4.35 참고)
- 천장관절 율동적 심부조직 기법(그림 4.38과 그림 4.39 참고)
- 앉은 자세 척추 근막 신장(그림 6.15 참고)
- 구조 균형 교육(그림 4.15–그림 4.17 참고)
- 치골결합 재균형(그림 4.41과 그림 4.42 참고)

치료실로부터

Hillary는 제왕절개로 둘째를 낳았다. 임신 3 삼분기 동안, 우리는 세 살배기 아기를 안고 있을 때 가끔씩 발생하는 고관절 통증과 왼쪽 흉대 문제를 해결했다. 첫 산후 마사지를 시작하기 위해, 우리는 회복 중인 왼쪽 어깨와 허리를 보호하기 위해 아기를 안는 자세와 다른 방법을 연구했다. 옆으로 누운 자세에서 나는 리드미컬한 수동 운동, 자세 이완술, 심부조직 기법과 횡섬유 마찰 기법을 흉대와 척추 근육에 포함시켰다. 통증유발점을 없앤 후, 그녀는 통증이 완전히 해결되었다고 보고했다. 부드러운 복부와 발 마사지를 포함하여 이 치료 회기를 마치고 다음 치료 회기때 제왕절개 흉터 마사지를 시작하기로 계획을 세웠다.

– **Carole Osborne,** 치료사

잔존 통증 감소와 구조적 온전성 촉진

Reducing Residual Pain and Promoting Structural Integrity

임신과 관련된 골반대 통증은 대부분의 여성에서 출산 후 3개월 이내에 해결된다. 출산 후 1년이 지나면 1–2%의 여성만이 통증이 지속되고, 이들은 대개 임신 기간 동안 더 심한 증상을 겪은 여성들이다(CPWHC 2014). 산후 요통 및 임신과 관련된 골반대 통증이 남을 가능성이 높은 요인으로는 요통의 이력, 산모의 체중 증가, 태아의 밀기 단계 기간 등이 있다. 요추, 고관절, 천골 또는 골반에 가벼운 통증에서 중등도의 통증을 유발할 수 있는 어색하고 지속적인 분만 자세로 인해 증상이 시작될 가능성도 있다. 여성의 골반 크기와 모양, 아기의 머리 크기 및 자세와의 관계도 출산 시 골반 인대의 문제에 영향을 미친다(King 등 2019). 분만 기간이 길어질수록, 산모는 산후 18개월까지 증상이 나타날 위험이 더 커진다. 후속 임신의 경우에는 임신과 관련된 골반대 통증이 재발할 위험이 높지만, 조기에 치료하고 잘 관리하면 증상이 심하지 않을 수도 있다(CPWHC 2014). 거의 모든 산후 여성이 임신 후기에 임신과 관련된 골반대 통증을 경험하는 만큼이나 많은 여성이 산후에도 임신과 관련된 골반대 통증을 경험한다(Howard 2000).

임신과 관련된 골반대 통증과 허리 통증의 잔존을 줄이는 것 외에도, 구조적 온전성과 기능적 움직임 패턴의 재구성을 촉진하고자 한다. 장요근은 골반 안정화 근육으로, 몸통과 등에 영향을 미치는 주요 고관절 굴곡근이며 보행에도 통합적으로 관여한다. 이상적으로는, 장요근이 다리를 굴곡하고, 그 다음 대퇴직근과 나머지 대퇴사두근의 수축이 뒤따른다. 체중부하쪽 장요근과 반대쪽 장요근이 동시에 골반을 안정화하여 과도한 골반 회전과 골반 경사를 방지한다. 임신 기간 동안에는 지속적인 자궁의 전방 무게가 보행에 대한 장요근의 기능을 방해하는데, 이들 두 장요근이 이런 현상에 적응하게 된다. 그 대신, 고관절이 외회전을 일으키고, 장요근이 아닌 고관절 외전근이 각 보행을 일으키기 시작한다. 그 결과 "오리 걸음" 또는 "세일러 롤(sailor's roll)"이 임신 3기와 산후에 나타나고, 장요근에 경련과 과긴장이 발생하기 쉽다.

일반적인 지침 General Guidelines

골반과 허리 통증을 완화하고 구조적 온전성을 촉진하려면, 처음에는 고객의 등을 넓게, 표면적으로 쓰다듬은 다음, 더 깊고 구체적인 마사지로 진행한다. 두개천골 기법과 결합조직 기법도 사용한다. 경막외 마취나 척추 마취를 받은 경우에는, 산후 첫 주에는 보통 L3 또는 L4에 있는 투여 부위에 특히 주의를 기울여야 한다. 이 부위는 종종 부드러워서 투여 중 움직이지 않고 자세를 취하면 심리적 보호 반응을 일으킬 수 있다. 드물게 척추성 두통이 발생할 수 있지만, 발과 엉덩이를 머리보다 약간 높게 하여 자세를 취하면 이것을 완화하는 데 도움이 될 수 있다. 경막외 또는 척추 부위의 통증이 해결되지 않으면, 의사의 진료를 받도록 지도한다. 심부 근막 기법과 자세 안내는 긴장된 골반 관절의 치유를 촉진하고 만성 근육 긴장과 단축된 후방 근막을 풀어준다.

특히 천장관절, 요천관절, 치골결합, 천미관절에 주의를 기울인다. 출산 전 또는 출산 시 손상을 입은 적이 있다면, 이들 관절은 치유하는 데 시간이 걸릴 수 있으며 여성 건강 물리치료사의 치료가 필요할 수도 있다(Ricci 2017). 연구에 따르면, 작은 골반대 근육과 복부 근육, 그리고 전신 근육을 강화하는 운동이 임신과 관련된 골반대 통증을 줄이는 데 효과적이다(Bowman 2016; Stuge 등 2006). 마찬가지로, 먼저 중둔근과 기타 고관절 근육, 요방형근 및 장요근의 균형을 맞춰야 한다. 다음으로 척주기립근, 흉요근막, 광배근, 대둔근 및 소둔근, 이상근 및 대퇴근막장근에 집중한다. 장요근 외에도, 복부 근육에는 중간 등과 하부 등과 천골을 지칭하는 통증유발점이 있다는 점을 기억한다. 신경근 치료, 율동적 운동과 자세 운동 기법, 심부조직 기법을 사용하여 통증유발점을 없앤다(그림 6.12 참고). 기능 평가에 대한 교육을 받은 경우에는, 이들 검사를 이용하여 보다 목표에 맞는 기법을 선택한다(Zulak 2018).

이미지와 섬세한 심부조직 기법을 사용하여 장요근의 사용을 회복하고, 과긴장 또는 저긴장 상태를 해결하고, 이런 불완전한 자세 근육에 대한 인식을 높이도록 안내한다. 장요근은 신장기법으로도 도움을 받을 수 있다. 산후 여성이 둔부, 다리 또는 상복부 근육이 아닌 장요근을 사용하여 골반을 후방경사하여 요추 전만증을 반복적으로 감소시킬 때 일부 장요근의 강화가 일어난다. 임신과 마찬가지로 능동 및 수동 골반경사도 요통 완화에 도움이 된다. 힘들이지 않고 우아하게 정렬을 다시 하고, 근골격계 부담을 줄이기 위해 그녀에게 서기 자세, 앉기 자세, 그리고 아기를 운반하는 산후 자세를 알려준다. 자세 지도를 통해 전형적인 골반의 전방경사와 요추 만곡을 교정한다. 자궁의 위치가 잘못된 경우에는, 자궁 인대 통증이 허리와 골반으로 전달될 수 있음을 고려하면서 자궁의 이상적인 위치 변경을 유도한다(그림 1.7 참고). 고객의 발에 있는 머리, 척추 및 골반 부위의 반사 영역을 치료한다. 고객이 임신과 관련된 골반대 통증 증후군, 배뇨 또는 배변 조절의 어려움, 배변이나 성교 중 가스 발생, 배변 또는 성교 시 골반 통증, **미골통**의 증상 등이 있으면, 여성 건강 물리치료사에게 의뢰한다.

특정 기법 Specific Techniques

- 복부 니딩, 진동, 타포테멘트 및 통증유발점(그림 6.9–그림 6.12 참고)
- 호흡 향상(그림 4.11 참고)
- 발반사 영역 치료(그림 4.13 참고)
- 고관절 무한대 가동술(그림 4.44와 그림 4.45 참고)
- 고관절 감압 기법(그림 4.46 참고)
- 장요근 구조 균형(그림 6.14 참고)
- 추궁판고랑 자벌레 기법(그림 4.19 참고)
- 외측 골반 심부조직 기법(그림 4.20 참고)
- 요추 신장(그림 4.21 참고)
- 요천관절 감압 기법(그림 4.22 참고)
- 방척추근 심부조직 기법(그림 4.23 참고)
- 흉대 횡섬유 마찰(그림 4.31 참고)
- 흉대 심부조직 기법(그림 4.26–그림 4.30 참고)
- 흉대 가동술(그림 4.24와 그림 4.25 참고)

- 골반 정렬 교육(그림 4.32 참고)
- 늑곽 심부조직 기법과 통증유발점(그림 4.34와 그림 4.35 참고)
- 천장관절 율동적 심부조직 기법(그림 4.38과 그림 4.39 참고)
- 치골결합 재균형(그림 4.41과 그림 4.42 참고)
- 앉은 자세 척추 근막 신장(그림 6.15 참고)
- 자궁 자세 취하기(그림 6.17 참고)

명심하자

장요근은 주요 자세 근육으로서 기능을 회복하고 개선하기 위해 산후에 중요하게 고려해야 한다.

치료실로부터

산후 11일째인 한 신규 고객이 몇 달 동안 "안장에 앉아있던" 것처럼 허리를 구부리고 걷는 자세로 문 앞에서 나를 맞이했다. 나는 즉시 그녀가 해왔던 것처럼 둔근과 복부에 힘을 주지 않고 골반을 기울이는 동작을 가르쳐 주었다. 엉덩이, 복부, 허리 등 깊은 압박 기법이 감사하게도 잘 받아들여졌지만, 그보다 내가 공유한 정보는 그녀에게 생명줄과도 같았다. 그녀는 아는 모든 여성들에게 "왜 이렇게 아프고, 왜 똑바로 서지 못하는 걸까?"라고 물어보곤 했다. 그녀는 대학에서 해부학 교육을 충분히 받았기 때문에, 나의 설명을 이해할 수 있었고, 내가 대요근을 분리했을 때 그것은 그녀에게 빛이 들어오는 것과 같았다. 그녀는 100% 더 나은 자세로 테이블에서 내려왔지만, 그것은 단지 나의 노력 때문만은 아니었다. 그녀가 지금 무슨 일이 일어나고 있는지 이해했고, 그것을 처리할 수 있는 도구가 있음에 안도감을 느꼈다.

– **Deborah Donaldson**, 치료사

산후 마사지 치료의 몇 개월 및 몇 년 이후
The Later Months and Years of Postpartum Massage Therapy

의사나 조산사가 산후관리에서 퇴원시키는 것은 산후조리가 끝났다는 신호이지만, 대부분의 여성은 그 후에도 산후 회복을 계속한다. 아기를 갖는데 40주가 걸리고, 임신과 출산 이후 회복하는 데 적어도 이와 동일한 시간이 걸린다는 것은 합리적인 생각이다. 이것은 일부 문화권에서 산후 기간을 6주 또는 약 "40일"로 보는 통상적인 단기적 관점보다 훨씬 긴 기간이다. 이 기간 동안 마사지 치료 회기에는 이전의 접근 방식과 다른 양식이 포함될 수 있다. 구조적 온전성과 기능을 회복하고 개선하기 위해 롤핑, 구조적 통합, **Aston 패터닝** 또는 기타 구조적 균형 기법을 완벽하게 즐기기에 좋은 시기이다. 골반 인대의 회복 속도가 느릴 수 있다. 고객이 만성 골반 통증이 있는 경우에는, 후방 골반 인대 전체에 횡섬유 마찰 기법을 적용한다. 몇 달이 지나면, 자세 온전성의 핵심인 복부근, 장요근, 골반저 근육의 근력을 서서히 회복할 수 있다. 아직 운동을 시작하지 않았다면, 이들 주요 자세 근육을 대상으로 하는 점진적인 운동을 시작하도록 권장한다. "한 번 엄마가 되면 영원한 엄마"라는 말이 일부 여성들의 몸에도 해당된다. 그들의 "아기"가 30세가 넘어도, 여성들은 산후 마사지 기법을 통해 종종 혜택을 볼 수 있다. 증상이 언제 처음 시작되었는지 물어보고, 오랫동안 지속된 문제를 해결하기 위해 기법을 선택한다.

산후 마사지 치료의 주의사항
Precautions for Postpartum Massage Therapy

이들은 상자 6.1에 요약되어 있다.

상자 6.1
산후 마사지 치료의 주의사항

- 산후 초기에는 고객이 치료적 이완과 쾌락 통증 수준의 목표에 도달할 수 있도록 면밀히 관찰하고 소통해야 한다. 고객이 진통제를 복용하고 있어 기법 수행에 대한 인식을 바꿀 수 있거나 두통, 요통, 발열 등의 약물 부작용을 경험하는 경우에는 그에 따라 압박과 기법을 적절히 조정해야 한다. 정맥 천자, 경막외 마취, 척추 마취 또는 상처 부위가 있는지를 살피고 그에 따라 기법을 조정해야 한다.
- 대퇴정맥과 장골정맥에 혈전이 흔히 발생하기 때문에, 산후 8-10주 동안, 하복부와 사타구니 부위를 포함한 다리와 골반 마사지 치료로 모든 산전 예방 조치를 계속 해야 한다. 앉아서 생활하는 시간이 많은 산모일수록 이런 보수적 예방 조치는 더욱 신중해야 한다. 제왕절개, 자궁적출술, 난관 결찰을 받은 산모는 고위험군에 속한다.
- 복부 기법의 경우에는, 고객은 방광이 비어 있는 상태가 더 편안할 것이다. 복직근 이개가 있는 경우, 치유될 때까지 이개 부위에 옆으로 향하는 압박 기법을 피해야 한다. 고객이 취약하고 자의식 또는 감정을 느낄 수 있기 때문에 얼굴과 눈을 마주치며 신뢰 관계를 유지한다.
- 고객이 정서적 이완을 경험하는 경우, 고객의 상태를 확인하고 적극적으로 경청하는 동안 기법을 천천히 멈춘다. 정서적 이완의 표현을 정상화하고 고객의 감정을 확인한다.
- 제왕절개 출산 후에는 의사의 수술 후 마사지 치료에 대한 동의를 받은 후, 복부 마사지 기법을 수행한다. 그 후, 손의 위생을 철저히 하고 절개 부위에 의도치 않게 손을 대거나 움직이지 않도록 기법을 수행해야 한다(그림 6.13 참고).

치료실로부터

두통과 허리 통증으로 고통받는 54세의 활동적인 여성이 치료실로 찾아왔다. 제왕절개로 두 아들을 출산한 후, 20대에 산발적인 두통이 시작되었고 지금은 두 아들이 28세와 30세가 되었다. 나는 그녀에게 복부 마사지에 대한 동의를 구하고 승낙을 받은 뒤, 허리 마사지와 함께 통증과의 연관성을 확인하기 위해 복부 마사지를 제안했다. 그녀의 복직근과 장요근에는 정확한 통증을 재현하는 통증유발점이 많이 생겼다. 나는 그녀의 제왕절개 흉터가 주름지고 두꺼운 유착으로 변형된 것을 관찰했다. 나는 의자를 탁자 옆으로 끌어당긴 뒤, 그녀의 허락을 얻어 손을 제왕절개 흉터 위에 올려놓았다. 그녀는 자신의 출산을 기억하며 눈물을 흘렸다. 나는 그녀가 표현한 두려움, 슬픔, 분노를 적극적인 경청하고, 횡격막 호흡을 활용해 그녀가 이를 표현하도록 도왔다. 감정을 다 푼 후, 그녀는 미소를 지으며 "아무에게도 이런 얘기를 한 적이 없어요."라고 말했다. 나를 믿고 이런 이야기를 해준 그녀에게 감사했으며, 두통과 척추 전체에 해당하는 발반사 영역을 자극하는 것으로 마무리했다. 이틀 후 전화로 안부를 물었더니 허리 통증과 두통이 사라졌다고 했다.

– **Michele Kolakowski,** 치료사

산후 마사지 치료 기법의 매뉴얼

본 단락은 산후 고객을 위해 선택한 기법을 수행할 때 필요한 자세한 지침이 포함된다. 기법은 지정된 순서에 따라 정리되지 않고, 알파벳순으로 나열되었기 때문에 고객에게 창의적이고 유연하게 대응할 수 있다. 온라인 자료에는 보다 개별화된 회기를 자신있게 설계할 수 있는 충분한 경험을 쌓을 때까지 기본적인 회기 구조를 제공할 수 있는 몇 가지 특정 순서가 포함되어 있다는 점을 명심한다.

각 기법은 다음과 같이 기술될 것이다:

[기법의 이름]

목적

마사지 절차의 결과 혹은 목적. 이런 근본적인 근거를 이해하면, 임산부의 변화하는 진통 요구 사항을 보다 정확하고 효과적으로 충족할 수 있다. 또한 다양한 분만 자세에 맞게 수정하고 관련 정보를 공유하고 임산부, 가족 및 의료진과의 의사소통을 개선하는 데 도움이 된다.

절차

기법 완성을 위한 정확한 서면 지침(특정 임산부의 자세를 염두에 두고 작성한)은 일반적으로 해당 기법을 올바르게 수행하는 임산부와 치료사의 사진을 함께 첨부한다(명확성을 위해 임산부는 보통 3장에 보여지듯이 전문적으로 드레이핑된 것이 아니라, 대개 옷을 입고 있다). 대부분의 그림은 자세한 내용을 전달하기 위해 아래의 몇가지를 가지고 있다:

- 관련된 해부학적 구조를 가진 오버레이
- 압박의 벡터 또는 방향을 나타내는 빨간색 실선 화살표
- 기법을 적용할 전체 영역을 표시하는 빨간색 점선 화살표
- 임산부에게 여러분이 요청한 운동을 나타내는 흰색 화살표
- 위치와 소멸을 위한 전형적인 통증유발점을 나타내는 빨간색 점
- 전문 마사지 윤활제를 사용할지의 여부를 나타내는 표시

이들 지시사항은 다음의 용어를 사용한다:

- 가쪽 손 = 테이블 옆에 섰을 때 테이블에서 멀리 떨어져 있는 손이다. 어느 손이 "가쪽 손"인지는 치료사가 머리 쪽을 바라보고 있는지 아니면, 발 쪽을 바라보고 있는지에 따라 달라진다.
- 안쪽 손 = 테이블 옆에 섰을 때 몸통과 테이블 사이에 위치하는 손이다. 어느 손이 "안쪽 손"인지는 치료사가 머리 쪽을 바라보고 있는지 아니면, 발 쪽을 바라보고 있는지에 따라 달라진다.
- 천장쪽 = 테이블로부터 높은 쪽에 위치하는 임산부의 신체 측면이며, 옆으로 누운 자세를 취할 때 마사지하기가 좋은 쪽이다.
- 테이블쪽 = 테이블 위에 놓이는 임산부의 신체 부위이다.

힌트

용이성, 다양성 또는 효과를 위한 팁이다. 동일한 효과를 내기 위해 제안되는 대안을 포함하여 여러분 자신의 신체에 맞게 기법을 적용하는 방법에 대한 팁이다.

주의사항

안전 적응과 지침. 특정 기법은 효과적일 뿐만 아니라 안전하기 위해 2장에 설명된 것 이외에, 특정의 지침이 필요하다.

복부 니딩, 진동, 타포테멘트 및 통증유발점

목적

이완을 촉진하기 위해;, 복부 피부에 윤활액을 공급하여 건조함과 가려움증을 줄이기 위해; 몸통 관절을 부드럽게 가동시키기 위해; 복부, 골반 및 다리 부종을 줄이기 위해; 내장기의 공간을 정상화하여 내장기 치유를 촉진하기 위해; 연동운동을 자극하여 복부 가스를 줄이고 복부 정체를 완화하기 위해; 복부 근육의 긴장을 자극하기 위해; 모든 복부 근육의 통증유발점을 찾아 소멸시킴으로써 복부와 등의 통증을 감소시키기 위해; 산후 복부와 산후 신체 이미지를 쉽게 연결하기 위해.

절차

이들 모든 복부 기법은 무릎세우고 누운 자세에서 수행하는 것이 가장 좋다.

니딩(그림 6.9)

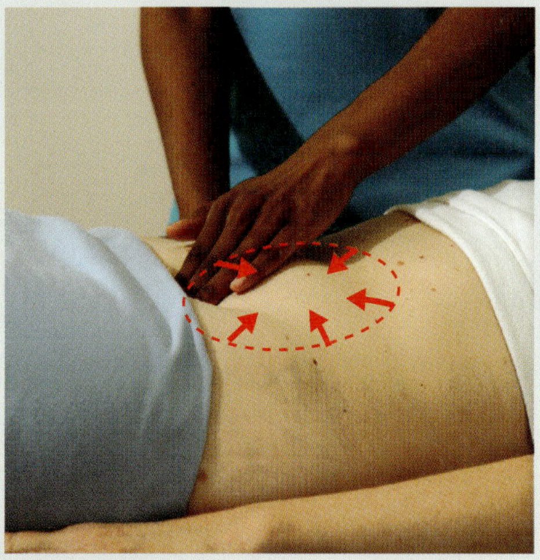

그림 6.9 복부 니딩.

1. 고객의 골반 높이에 위치하여 고객의 머리 쪽을 바라본다.
2. 손꿈치/손가락 끝으로 연동운동을 하면서 시계방향으로 복부를 니딩한다.
3. 복부의 측면에 집중하여 전방 늑곽 바로 아래에 위치한 대장의 비장과 간 굴곡을 포함하여 정중앙과 배꼽 쪽으로 스쿠핑(scooping)한다.

진동(그림 6.10)

1. 윤활액의 사용과 관계없이, 고객의 복부를 바라보고 선 자세를 취한다. 비우세손의 손바닥을 복부에 대고 우세손의 손바닥을 복부 바로 위에 배치한다.
2. 고객이 숨을 내쉴 때 서서히 복부를 누른 다음, 여러분의 어깨로부터 진동을 일으켜 척추 깊숙이 후방으로 침투하는 깊은 고주파 진동을 만든다.
3. 숨을 내쉴 때 5-10초간 진동을 일으키고, 다시 숨을 들이마실 때 압박을 줄인다.
4. 두 번 더 반복한다.
5. 손을 다른 곳으로 이동시키고, 고객의 복부 전체에서 진동이 느껴질 때까지 반복한다.

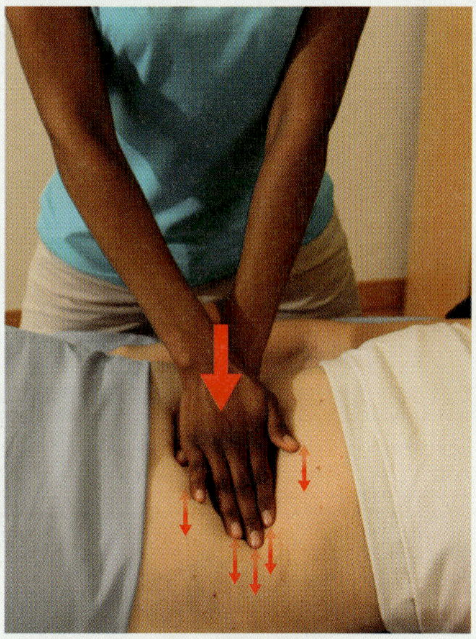

그림 6.10 복부 진동기법.

타포테멘트(그림 6.11)

1. 손목을 느슨하게 유지한 상태에서 손가락 끝이나 다섯 번째 중수골의 측면으로 늑곽 밑의 부착점에서부터 치골 바로 위까지 복직근, 내복사근, 외복사근, 복횡근을 부드럽게 두드려 고유수용기를 활성화하고 근육을 자극한다.
2. 복부 근육이 여러분의 타포테멘트 아래에서 반사적으로 조여지는 느낌이 들 때까지 10-20초간 반복한다.

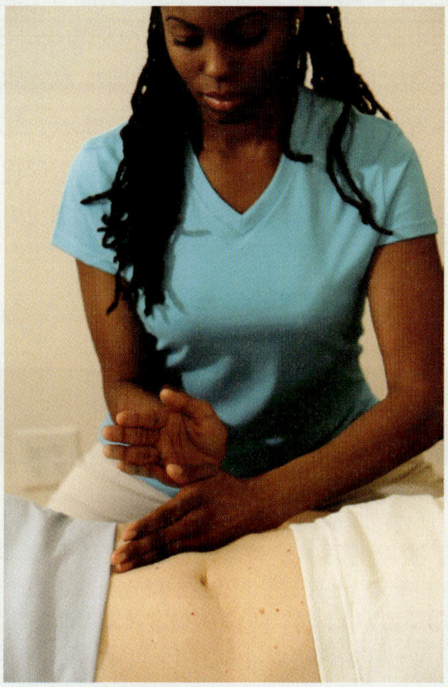

그림 6.11 복부 타포테멘트.

통증유발점(그림 6.12)

1. 골반 높이에 서서 고객의 머리 쪽을 바라본다.
2. 여러분이 복부 근육의 부착점을 마찰할 때, 고객에게 몸통의 앞쪽과 뒤쪽 부위에서 압통이나 통증이 발생하는지를 말하도록 요구한다.

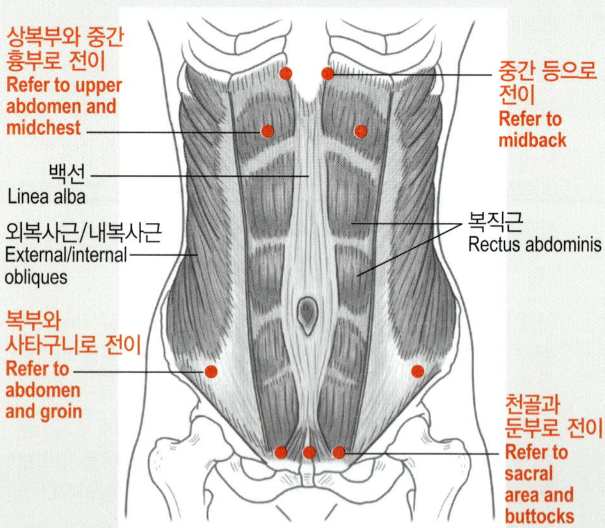

그림 6.12 복부 통증유발점.

3. 여러 손가락 끝을 사용하여 그림 6.12에 표시된 위치를 포함하여 톱질하듯이 움직인다:
   - 검상돌기 밑으로 1-2인치(2.5-5cm) 떨어진 지점
   - 늑골 경계 바로 밑 지점과 늑골 8-12번의 표면
   - ASIS의 내측
   - 치골의 앞쪽을 따라(치골결합은 피하고)
4. 고객의 점프 반응을 유도하고, 그 지점을 확인한다.
5. 통증이 통증 경계선에서 느껴지는 쾌락보다 강하지 않을 때까지 해당 지점을 자극하는 압박을 천천히 풀어준다.
6. 뼈 부착점에서 떨어진 부드러운 복부의 통증이 실제로 내장기의 압통이 아닌 통증유발점인지를 확인한다. 해당 근육군을 활성화시키기 위해 고객에게 머리/몸통을 들어 올리도록 주문함으로써 확인한다. 만약 수축 시 통증이 증가하면, 이것이 통증유발점이기 때문에, 통증유발점을 없앤다. 만약 수축 시 통증이 감소하면, 그 통증은 내장기에 의한 통증이기 때문에, 통증유발점 치료에 반응하지 않으므로 압박을 해제한다.
7. 통증 강도의 변화에 대해 고객에게 피드백을 요청한다. 통증이 사라지면 7-20초 동안 더 계속 압박한다.
8. 가능하면 통증유발점 부위를 30-60초 동안 신장하거나 통증유발점 위에서 국소적으로 패닝(fanning) 기법을 적용한다.
9. 대부분의 복부 통증유발점은 복부 내부에 위치하며, 복직근 부착점의 통증유발점을 제외하고는 대부분 중간 등, 천골 및 둔부 쪽에 연관통을 일으킨다.

주의사항

산후 복부 운동을 안전하게 시작할 수 있는 시기를 결정하려면, 본장의 앞부분에서 설명한 내용을 참고한다.

제왕절개 마사지

목적

유착을 예방하거나 감소시켜 건강하고 기능적인 흉터 조직을 만들기 위해; 부종을 줄이고, 치유를 지원하고, 절개 부위와 그 주변의 통증 및 둔감을 완화하기 위해; 오래된 흉터에 적용할 경우에는, 기능장애성 자세, 내장 불균형 또는 기타 불균형을 줄이기 위해.

절차

편안함을 제공하기 위해 누워 있는 고객의 무릎 밑에 볼스터를 배치하는 것이 가장 좋은 자세이다.

1. 제왕절개(그림 5.9 참고)를 검토하여 피부밑과 각 조직층을 통해 가능한 다양한 절개 방법을 이해하여 가장 효과적인 마사지를 수행한다. 고객이 원하는 속도에 따라 몇 주, 몇 달 또는 몇 년에 걸쳐 여러 치료 회기에 걸쳐 일련의 기법을 제공한다.
2. 고객은 처음에는 붕대가 감긴 "절개 부위"에 손을 얹고, 그 부위에 따뜻함과 치유 의도를 전달한다(그림 6.13A).

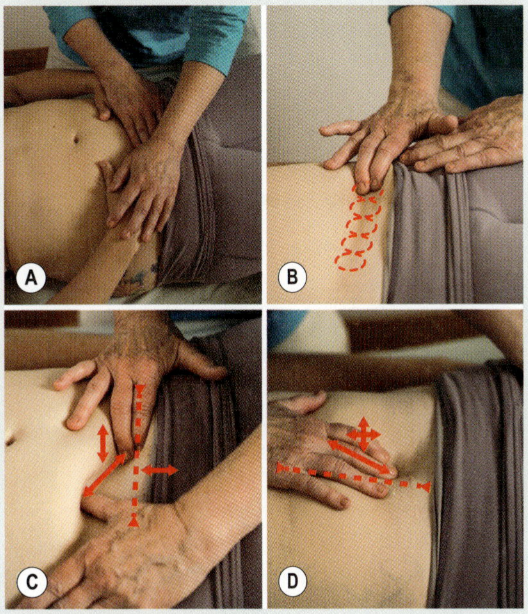

그림 6.13 A-D 제왕절개 마사지.

3. 제왕절개 출산 후 초기 몇 주 동안은 깃털처럼 가벼운 손가락 끝 진동으로 흉터 위와 아래의 국소 부종을 사타구니 림프절 쪽으로 이동시키면서 정중앙에서 가쪽으로 움직이도록 가르친다(한번에 한쪽 측면으로). 몇 주 후 피부가 치유되고 닫힌 후에는 손을 가볍게 얹고 고객이 신체적, 정서적으로 견딜 수 있는 수준까지 따뜻함과 진동을 사용하여 통증이 아닌 즐거움을 느끼게 한다.
4. 수술 후 마사지 치료에 대한 동의를 얻은 후에는 윤활액을 바르지 않은 상태에서 손가락 끝으로 가볍게 원을 그리며 피부에 보이는 표재성 근막의 흉터를 부드럽게 움직이기 시작한다. 흉터와 그 아래 근육층의 표재성 근막을 부드럽게 움직일 수 있도록 압박을 가한다.
5. 원을 그리며 움직이지 않는 유착 부위를 찾아낸다(그림 6.13B). 윤활액을 바르지 않은 상태에서 손가락 끝으로 흉터조직을 최대한 편안한 동작으로 신장하고, 각 신장을 최소 30초간 유지한다. 수평, 수직, 대각선 등 여러 방향으로 이 동작을 반복한다. 흉터의 한쪽이 다른 쪽보다 더 아프거나 저리거나 유착되는 것이 일반적인 현상임을 명심한다. 감각이 없는 부위에서는 며칠 또는 몇 주에 걸쳐 서서히 감각이 돌아올 때까지 조직을 더 보수적으로 움직인다. 용해성 봉합사는 용해되는 동안 몇 주 동안

만져질 수 있다. 특히 절개부위의 가쪽 끝에서 봉합사를 더 쉽게 확인할 수 있다.

6. 상피층이 움직이면, 그 다음에는 더 깊은층인 근육, 근막 및 내장층을 움직이는 쪽으로 진행한다. 흉터 중심에서 배꼽 쪽으로 원을 그리고, 움직이지 않는 부위를 찾았으면 최소 30초 동안 신장을 적용한다(그림 6.13C). 대부분의 제왕절개 분만은 그림 5.9와 같이 피부에 수평으로 "비키니 라인" 절개를 하고, 근육은 배꼽 높이의 백선에서 수직으로 개방되고, 자궁은 수평으로 절개된다.
7. 표층 조직으로 돌아와 손가락 끝으로 횡섬유 마찰을 적용한다. 각 유착 부위에서 흉터 조직을 기저 조직에 압박하고 3-5분 동안 빠르게 고정 마찰을 수행한다(그림 6.13D).
8. 위 단계와 같이 정중선에서 위쪽으로 이동하여 더 깊은 근막층까지 마찰을 수행한다.
9. 엄지와 손가락 끝을 사용하여 흉터를 들어 올리고 피부를 한 번에 길게 또는 단면으로 모든 방향으로 부드럽게 롤링한다. 유착 부위에서는 팽팽하게 잡아 당겨서 조직을 들어 올린 후 모든 방향으로 천천히 부드럽게 움직인다.

힌트

- 고객의 승낙을 확보하기 전에 제왕절개를 계획하고 있거나 가능한 한 빨리 산후 출산을 계획하고 있다면, 이런 기법의 이점에 대해 논의한다.
- 여러분의 팔이나 고객의 팔에 대한 진행 과정에서 다음의 적절한 기법을 시연하고, 편안함에 대한 피드백을 얻는 연습을 한다.
- 집에서 계속할 수 있는 모든 기법을 고객에게 교육시킨다. 고객은 피부의 색과 외모를 개선하기 위해 흉터 오일 제품을 사용하는 것을 선택할 수 있다. 절개의 어두운 색소 침착은 일반적으로 산후 약 1년까지 남아있을 수 있다.

주의사항

- 출산 직후에 위의 2단계와 3단계를 수행할 수 있다. 4단계에서 9단계까지는 의사가 마사지 치료에 대한 수술 후 동의를 한 경우에만 수행해야 한다.

발반사 영역 치료

목적

전신 이완을 촉진하는 부교감신경을 자극하기 위해; 신진대사 기능을 촉진하고 산후 회복, 특히 근골격계 문제와 내장기 기능장애를 반사적으로 촉진하기 위해.

절차

이 절차는 모든 자세에서 수행할 수 있다.

1. 엄지 또는 손가락의 측면을 사용하여 발의 뼈와 뼈 사이에 압박을 가한다. 미세하고 중첩되는 동작으로 이동하면서 발의 피부와 미분화된 신경을 저면에 있는 뼈에 압박한다(그림 4.13 참고).
2. 특정 반사 지점(영역) 또는 발 전체를 리드미컬하게 압박한다. 원하는 효과를 얻으려면 문지르지 말고 압박을 가한다. 손가락이나 엄지를 작은 자벌레처럼 움직인다고 상상한다.
3. 목, 등, 척추, 골반, 천골의 근골격계 문제, 두통, 횡격막, 변비, 치질, 자궁 후통, 방광통, 골반통, 유방통 등 산후 통증 부위에 초점을 맞춰 각 반사 지점에 세 번씩 압박을 반복한다.

힌트

- 가장 효율적이고 정렬된 신체역학을 극대화하기 위해 앉거나 서 있는 자세를 선택한다.
- 기법 이후에는 수치료, 하이드로콜레이터 팩 또는 양말을 착용하여 발을 따뜻하게 해 준다.

주의사항

- 종아리의 경련 발생을 피하기 위해 발목을 저측굴곡하지 않는다.

장요근 구조 균형(그림 6.14)

(출처: Maupin 2005.)

목적

장요근의 경련을 줄이기 위해; 장요근의 인식과 긴장도를 활성화하고 강화하기 위해; 부적절한 척추 및 골반 정렬로 인한 요통을 줄이기 위해.

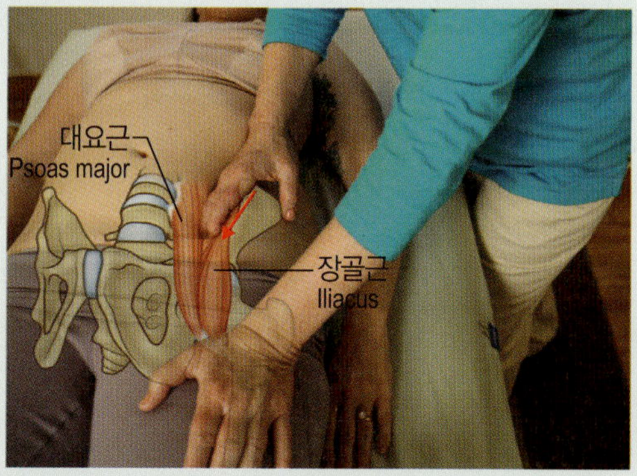

그림 6.14 장요근 구조 균형기법.

절차

이 절차는 옆으로 누운 자세나 누운 자세에서 수행할 수 있다.

1. 골반 높이에 위치하여 고객의 발을 바라본다. 가쪽 손으로 상부 허벅지의 앞쪽면을 지지한다. 안쪽 손을 곧게 편 다음, 약지에서 중지까지 손가락의 측면을 이용하여 ASIA의 바로 내측인 골반 안으로 점차적으로 압박하고 장골의 내측으로 활주시킨다. 이때 의도하지 않은 뾰족한 압박이 복부 장기에 가해져서는 안된다.
2. 장골을 향해 그리고 장요근을 향해 계속 압박하여 압통과 통증을 완화한다. 인내심을 갖고 천천히 진행하며, 여러 번의 치료 회기에 걸쳐 더 깊은 조직으로 들어갈 수 있음을 인지한다.
3. 각 지점에서 최소 30-60초 동안 압박을 유지한다.
4. 필요에 따라 장요근 통증유발점을 없앤다.

힌트

- 요추를 테이블에 대고 길게 늘리거나 골반에 대해 허벅지를 구부리는 것을 상상하면서 장요근을 활성화하도록 고객에게 가르친다. 길게 늘리려면, 골반 정렬 교육 기법의 이미지(그림 4.32 참고)를 12회까지 반복한다. 고관절이 굴곡된 경우에는 줄이 허벅지 위쪽 부분에 묶여 있다고 상상한다. 펼친 손바닥을 서혜인대 바로 밑인 허벅지의 앞쪽에 배치한다. 줄은 천장을 향해 계속 올라간다. 거대한 인형이 줄을 잡아당겨 허벅지 위쪽을 테이블에서 살짝 들어 올리고, 허리는 테이블을 향해 길게 늘어뜨린다는 것을 상상하도록 주문한다. 그런 동작을 여러 번 상상한 후, 고객에게 그 동작을 시작하도록 주문한다. 가능하면 숨을 내쉬면서 움직임을 조정하도록 지도한다.
- 위의 동작 중 하나를 할 수 있게 되면, 장요근을 서서히 압박한 후, 고객에게 그것을 상상하도록 하고, 그 동작을 수행하도록 주문한다. 장요근이 활성화될 때마다 압박을 유지한다. 손끝으로 장요근이 활성화되는 것을 확인할 수 있을 때까지 고객에게 그 동작을 지도한다. 조직이 부드러워지고 길어지면 조직 변화를 따른다.
- 여러분은 장요근의 더 위쪽 부분을 이완할 수 있다. 배꼽 높이인 복직근의 측면 가장자리로 들어가서 장요근의 중간 부분을 마사지한다. 복직근이 늑곽을 가로질러 부착점을 향하는 검상돌기에 압박을 가하지 않도록 늑곽 경계면의 바로 내측을 압박한다. 이런 위쪽 부위에서는 고관절 굴곡보다는 골반을 경사시키는 것이 더 생산적인 동작이다.
- 외상성 출산을 경험한 고객의 경우에는, 장요근이 "투쟁 또는 도피"로 활성화될 때 고객의 보호 반응을 관찰하면서 더욱 세심하고 신중하게 마사지를 진행한다.

주의사항

- 서혜인대가 약해지면 탈장이 일어날 수 있기 때문에, 서혜인대에서 아랫방향으로 직접 압박해서는 안된다.

앉은 자세 척추 근막 신장(그림 6.15)

(출처: Maupin 2005)

목적

근막 조직 및 근막층을 신장하기 위해; 척추 정렬을 재교육하고 척추 만곡을 정상화함으로써 허리 통증을 줄이기 위해.

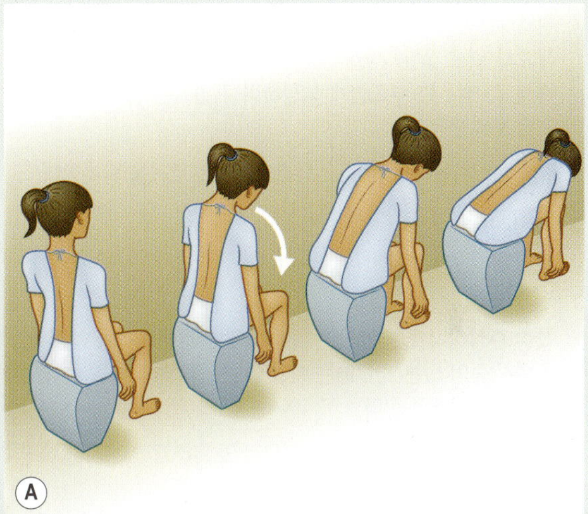

그림 6.15A 앉은 자세 척추 근막 신장(고객 움직임).

절차

고객이 튼튼한 의자나 등받이가 없는 의자에 앉은 자세에서 허벅지가 바닥과 평행이 되도록 높이를 조절하고 발을 지면에 편평하게 배치한 상태에서 수행한다.

1. 고객의 가슴을 적당히 덮고, 목에서 팬티 라인까지 맨살이 드러나지 않도록 드레이핑하고, 병원 가운이나 큰 버튼다운 셔츠 또는 가운을 거꾸로 입는다.
2. 고객에게 다음 동작을 수행하도록 지시한다. 목 뒤쪽을 쭉 편 채로 똑바로 앉아서 양팔을 옆구리에 붙인다. 먼저 턱을 가슴 쪽으로 떨어뜨려 몸통을 허벅지 쪽으로 움직이기 시작한다. 상부 척추에서부터 척추뼈 하나하나씩 앞뒤로 서서히 롤링한다(그림 6.15A).
3. 몸통이 허벅지에 닿거나 더 이상 롤링할 수 없을 때, 반대로 척추를 움직이면서 몸통을 똑바로 세운다. 좌골로 의자를 압박하고 발로 지면바닥을 누르도록 지시한다. 천골과 허리 라인을 먼저 뒤로 움직이게 하여 척추를 아래에서 위로 척추뼈를 하나씩 똑바로 세우는 토대를 마련한다. 마지막으로, 머리를 위로 올리고 정수리를 위쪽으로 향하게 안내한다.
4. 고객 움직임의 유동성과 범위를 관찰한다. 척추가 개별적으로 움직이는 것이 아니라, 하나의 단위로 움직이는 부분에 주목한다.

5. 여러분은 주먹을 쥐고 방척추근과 근막층의 양쪽을 깊숙이 쓰다듬는 동안 고객에게 이 동작을 반복하도록 주문한다. 고객의 뒤쪽에 서서 꽉 쥔 주먹을 C7 근처에 배치한다. 꼬리쪽과 내측으로 압박을 가한다. 환자가 척추를 아래로 롤링할 때, 그림 6.15B와 같이 등 아래로 활주하듯이 움직이도록 한다. 가능하면 척추를 따라 미골까지 진행한다.
6. 척추를 내려갈 때 고객의 움직임 속도에 따라 여러분의 마사지 속도와 강도를 조절한다.
7. 위의 3단계에서와 같이 고객이 움직임을 역전할 때, 척추를 아래에서 위로 쌓는 개별적인 척추 움직임에 주의를 환기시키기 위해 각 척추를 부드럽게 탭핑하여 개별화된 움직임을 유도하도록 도와준다.
8. 팔꿈치를 사용하여 더 좁고 내측으로 스트로크를 반복한다.
9. 추궁판고랑 안을 너클로 반복한다.

주의사항

- 척추 손상이나 질병이 있는 고객에게는 수행해서는 안된다. 척추 측만증이 있는 경우에는 뼈가 아닌 근막과 접촉할 수 있도록 각별히 주의해야 한다.
- 고객이 이 절차를 통해 정상적으로 호흡하고 있는지를 확인하고, 어지럽거나 머리가 어찔해지면 중단한다.

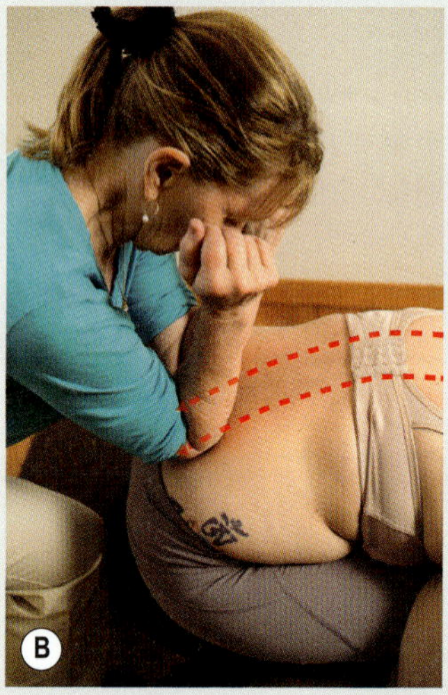

그림 6.15B 앉은 자세 척추 근막 신장(치료사 움직임).

자궁 기저부 마사지(그림 6.16)

목적

이완을 촉진하기 위해; 자궁 후통의 불편함을 줄이기 위해; 자궁 수복을 촉진하고 자궁 긴장을 개선하여 산후 출혈을 예방하기 위해; 산후 복부와의 연결을 촉진하고 건강한 산후 신체 이미지를 갖도록 하기 위해.

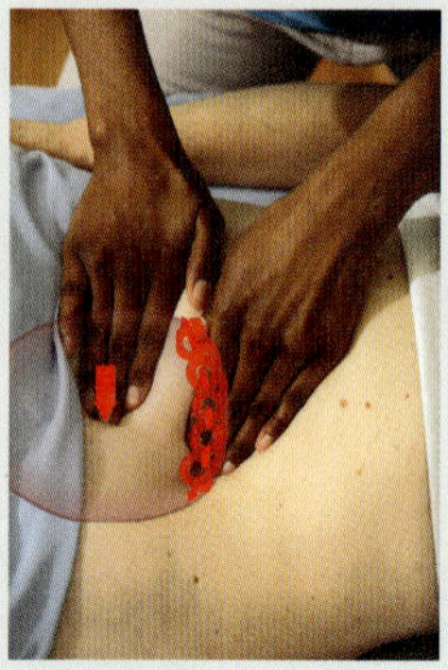

그림 6.16 자궁 기저부 마사지.

절차

윤활액의 사용과 관계없이, 고객의 무릎을 편안하게 편 상태의 누운 자세에서 수행하는 것이 가장 좋다.

1. 고객의 복부를 바라보고 선 자세를 취한다. 한 손을 치골 바로 위에 배치하고, 여러 개의 손가락 끝은 모으고 엄지손가락을 벌려 자궁의 양쪽 측면을 안정시킨다. 다음 단계 내내 위쪽 방향의 압박을 유지한다.
2. 출산 직후에 수행하는 경우에는, 다른 손의 손가락 끝을 배꼽 높이나 바로 위에 배치한다. 산후 매일 배꼽 밑에서 1개의 손가락 너비 만큼씩 치골 쪽으로 이동시킨다.
3. 내장기 레벨까지 압박하여 자궁 기저부에 닿도록 한다. 자궁 수복으로 자궁이 더 단단해지거나 자궁 수복이 느껴질 때까지 기저부를 깊숙이 원을 그리면서 스트로크한다(자궁 기저부 높이의 산후 변화에 대해서는 그림 6.4를 참고한다).
4. 산후 2주 후에는 치골 바로 위의 자궁 기저부 위에 양쪽 손가락 끝을 대고 손가락 끝이 치골을 향하도록 자세를 바꾸고 계속 원을 그리면서 니딩한다.

힌트

- 기본 마사지를 받으면 최대 2-3주 동안 마사지 도중이나 직후에 약간의 산후통과 오로가 증가할 것으로 예상된다.
- 이것은 의사와 조산사가 분만 3단계와 4단계에서 사용하는 기본 마사지보다 훨씬 부드러운 기법이다. 고객에게 여러분의 친절한 의도를 설명한다. 고객에게 이 기법을 가르쳐서 필요에 따라 매일 그리고 산후 몇 시간마다 산후 자가 관리를 하도록 한다.

산후 기법: 치유 촉진

자궁 자세취하기(그림 6.17)

목적

자궁 수복을 촉진하고 산후 출혈을 막는 자궁의 긴장도를 개선하기 위해; 자궁과 방광을 근막 기질 내에서 이상적인 위치로 재배치하기 위해.

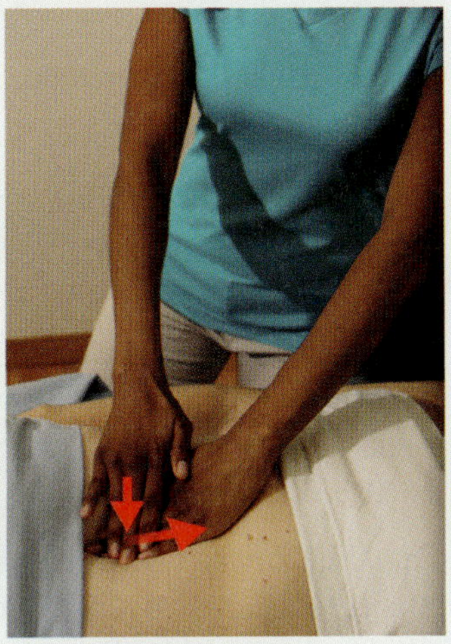

그림 6.17 자궁 자세취하기.

절차

누운 자세에서 고객의 무릎을 편안하게 받쳐주고 윤활액을 사용하지 않은 것이 가장 좋은 방법이다.

1. 여러분은 고객의 치골과 무릎을 바라보고 선 자세를 취한다. 숨을 내쉴 때 원위 손가락을 치골 바로 위쪽의 중간 지점에 배치하고 장기 높이까지 압박한다. 고객의 피부를 활주하지 않고, 체중을 머리 쪽으로 이동하여 방광과 자궁 주변의 근막 기질을 당긴다. 숨을 참으면서 5-10초간 유지한 다음, 다시 숨을 들이마시면서 천천히 풀어준다.
2. 두 번 더 반복한다.

주의사항

- 골반 장기(방광, 자궁 또는 장)가 탈장한 경우에는, 이 기법은 도움이 되지 않고, 담당 의사, 조산사 및 여성 건강 물리치료사에게 의뢰를 요구한다.

본장 요약 Chapter Summary

서구 문화권에서 여성의 출산 과정 중 산후 기간만큼 소홀히 취급되는 부분은 없다. 산모는 신생아를 돌보는 데 집중하는 동시에 임신의 놀라운 적응과 고된 출산으로부터 회복하는 과정에서 초기 몇 주와 몇 달은 짜릿하지만 피곤한 시간이 될 수 있다. 산모와 그 가족은 산후 회복을 극대화하고 가족의 건강한 발달을 촉진하기 위해 몇 주, 몇 달 동안 안정적이고 지속적인 돌봄이 필요하다. 질 출산과 제왕절개 출산 직후부터, 향후 몇 주, 몇 달, 어쩌면 몇 년 동안 간병인의 도움이 필요할 수 있다. 배려심과 지식이 풍부한 터치와 마음으로 고객이 엄마로서 변화하는 과정과 그 과정에서 그들 자신과 다음 세대를 양육하는 데 도움을 줄 수 있다.

잘 생각해 보자

여러분의 지식을 심화하려면, 온라인 리소스로 이동하여 본 장의 테스트 질문에 답하고 더 많이 자세히 살펴본다.

참고문헌과 추천 문헌

AAP(American Academy of Pediatrics) (2012) Breastfeeding and the Use of Human Milk. Available at: https://pediatrics.aappublications.org/content/129/3/e827.full#content-block [accessed October 31, 2019].

Abbasi S, Hamid M, Ahmed Z et al. (2014) Prevalence of low back pain experienced after delivery with and without epidural analgesia. Indian J Anaesth. 58(2):143–148.

ACOG (2018) Committee Opinion on Optimizing Postpartum Care. Available at: https://www.acog.org/Clinical-Guidance-and-Publications/Committee-Opinions/Committee-on-Obstetric-Practice/Optimizing-Postpartum-Care [accessed October 31, 2019].

Andrade C, Clifford P (2008) Outcome-based Massage: From Evidence to Practice, 2nd edn. Baltimore: Lippincott, Williams & Wilkins.

Bauer B, Cutshall S, Wentworth L et al. (2010) Effect of massage therapy on pain, anxiety, and tension after cardiac surgery: a randomized study. Complement Ther Clin Pract. 16(2):70–75.

Blois M (2016) Babywearing: The Benefits and Beauty of This Ancient Tradition. Amarillo, TX: Praeclareus Press.

Bolman M (2020) The art of therapeutic breast massage in supporting breastfeeding. GOLD Learning Online Continuing Education Webinar. Available at: https://www.goldlearning.com/ce-library/all-lectures/art-of-therapeutic-breast-massage-54r-detail [accessed May 30, 2020].

Bowman K (2016) Diastasis recti. Seattle: Propriometrics Press.

CDC (Centers for Disease Control) (2019) Pregnancy Mortality Surveillance System. Available at: https://www.cdc.gov/reproductivehealth/maternal-mortality/pregnancy-mortality-surveillance-system.htm?CDC_AA_refVal=https%3A%2F%2Fwww.cdc.gov%2Freproductivehealth%2Fmaternalinfanthealth%2Fpregnancy-mortality-surveillance-system.htm [accessed January 30, 2020].

CPWHC (Chartered Physiotherapists in Women's Health and Continence) (2014) Management of pelvic girdle pain in pregnancy and post-partum. Royal Coll Physicians Ireland. Guideline no. 16. Revised August.

Chikly B, Chikly A (1997) Applications of pre- and post-surgical lymphatic drainage therapy. Massage Bodywork. Summer/Fall:64–67.

Chopra D, Simon D, Abrams V (2009) Magical Beginnings, Enchanted Lives: A Holistic Guide to Pregnancy and Childbirth. New York: Three Rivers Press.

Creager C (2001) Bounce Back Into Shape After Baby. Berthoud, CO: Executive Physical Therapy.

CulturaLink (2016) The Impact Religion Can Play in Healthcare. Available at: https://theculturalink.com/2016/10/17/the-impact-religion-can-play-in-healthcare/ [accessed January 30, 2020].

Curties D (2011) Breast Massage. New Brunswick, Canada: Curties-Overzet.

Dumoulin C, Hay-Smith E, Mac Habée-Séguin G (2014) Pelvic floor muscle training versus no treatment or inactive control treatments for urinary incontinence in women. Cochrane Database Syst Rev. 2014(5):CD005654.

Enzer S (2004) Maternity Reflexology. UK: Soul to Sole Reflexology.

Fitch P (1998) The case for breast massage. Massage Ther J. 36(4):64–78.

Goldsmith L, Weiss G (2009) Relaxin in human pregnancy. Ann N Y Acad Sci. 1160:10.1111.

Gonzalez H, Vinaver N (1997) Massage techniques from Mexico. Workshop Presentation at Midwifery Today Conference, San Diego, March.

Goyal D, Gay C, Lee K (2009) Fragmented maternal sleep is more strongly correlated with depressive symptoms than infant temperament at three months postpartum. Arch Womens Ment Health. 12:229–237.

Henderson J, Gao H, Redshaw M (2013) Experiencing maternity care: the care received and perceptions of women from different ethnic groups. BMC Pregnancy Childbirth. 13:196.

Howard F (2000) Pelvic Pain: Diagnosis and Management. Baltimore: Lippincott, Williams & Wilkins.

Hung C (2006) Correlates of first-time mothers' postpartum stress. Kaohsiung K Med Sci. 22:500–507.

Irani M, Kordi M, Tara F et al. (2015) The effect of hand and foot massage on post-cesarean pain and anxiety. J Midwifery Reprod Health. 3(4):465–471.

Jefferies J, Bochner F (1991) Thromboembolism and its management in pregnancy. Med J Aust. 155:253–258.

Johnson K (2017) The Fourth Trimester: A Postpartum Guide to Healing Your Body, Balancing Your Emotions and Restoring Your Vitality. Boulder, CO: Shambhala.

Jordan R, Engstrom J, Marfell J et al. (2014) Prenatal and Postnatal Care: A Women-centered Approach. Ames, IA: John Wiley and Sons.

Karlström A, Nystedt A, Hildingsson I (2015) The meaning of a very positive birth experience: focus groups discussions with women. BMC Pregnancy Childbirth. 15:251.

KellyMom (2019) Breastfeeding. Available at: https://kellymom.com/category/bf// [accessed October 31, 2019].

King T, Brucker M, Osborne K et al. (2019) Varney's Midwifery, 6th edn. Burlington, MA: Jones & Bartlett Learning.

Kitzinger S (1994) The Year After Childbirth. New York: Charles Scribner's Sons.

Ko Y, Lee H (2016) Randomized controlled trial of the effectiveness of using back massage to improve sleep quality postpartum. J Clin Nursing. 25(3–4): 332–339.

Kolakowski M (2018) Massage therapy provides proven benefits to new mothers. Massage Magazine. 267:40–45.

Leapfrog Group (2019) Leapfrog Maternity Care Report. Available at: https://www.leapfroggroup.org/node/1064 [accessed October 31, 2019].

Lett A (2000) Reflex Zone Therapy for Health Professionals. London: Harcourt.

Liu C (2017) The caregiver–infant dyad as a buffer or transducer of resource enhancing or depleting factors that shape psychobiological development. Aust NZ J Fam Ther. 38(4): 561–572.

Maupin E (2005) Dynamic Relationship to Gravity, vols 1 and 2. San Diego: Dawn Eve Press.

McKenna J (2020) Safe Infant Sleep. Washington, DC: Platypus Media.

McRee L, Pasvogel A, Hallum A et al. (2007) Effects of preoperative massage on intra- and postoperative outcomes. J Gynecol Surg. 23(3):97–103.

Moore S, McEwen L, Quirt J et al. (2017) Epigenetic correlates of neonatal contact in humans. Dev Psychopathol. 29(5):1517–1538.

Mora A, Blazar P, Teplitz B et al. (2019) Gestational Carpal Tunnel Syndrome Found to Be Persistent in Women Post Pregnancy. 2019 Annual Meeting of the American Academy of Orthopaedic Surgeons (AAOS), Las Vegas, March 12. Available at: https://aaos-annualmeeting-presskit.org/2019/research-news/gestational_carpal_tunnel/ [accessed July 1, 2020].

Ou H, Greeven A, Belger M (2016) The First Forty Days: The Essential Art of Nourishing the New Mother. New York: Stewart, Tabori & Chang.

Parfitt Y, Ayers S (2014) Transition to parenthood and mental health in first-time parents. Infant Ment Health J. 35(3):263–273.

Polseno-Crawford D (1998) Why don't we do breast massage? Massage Ther J. 36(4):95–106.

Population Reference Bureau (2014) International Data. Available: https://www.prb.org/international/ [accessed May 29, 2020].

Rad Z, Haghshenas M, Javadian Y et al. (2016) The effect of massage on weight gain in very low birth weight neonates. J Clin Neonatol. 5(2):96–99.

Ricci S (2017) Essentials of Maternity, Newborn and Women's Health Nursing, 4th edn. New York: Wolters Kluwer.

Sakalis V, William T, Hepworth G et al. (2013) A comparison of early sucking dynamics during breastfeeding after cesarean section and vaginal birth. Breastfeeding Med. 8(1):79–85.

Serrallach O (2018) The Postpartum Depletion Cure: A Complete Guide to Rebuilding Your Health and Reclaiming Your Energy for Mothers of Newborns, Toddlers and Young Children. New York: Hachette.

Sheidaei A, Abadi A, Zayeri F et al. (2016) The effectiveness of massage therapy in the treatment of infantile colic symptoms: a randomized controlled trial. Med J Islam Repub Iran. 30:351.

Simkin P (2008) Processing the birth experience with the woman. DONA International birth doula training manual.

Simkin P, Whalley J, Keppler A et al. (2018) Pregnancy, Childbirth and the Newborn: The Complete Guide, 5th edn. New York: Da Capo Lifelong Books.

Simonelli M, Doyle L, Columbia M et al. (2018) Effects of connective tissue massage on pain in primiparous women after cesarean birth. J Obstet Gynecol Neonatal Nurs. 47(5):591–601.

Smith NK, Ryan K (2016) Traumatic Scar Tissue Management: Massage Therapy Principles, Practice and Protocols. Edinburgh: Handspring.

Sperstad J, Tennfjord M, Hilde G et al. (2016) Diastasis recti abdominis during pregnancy and 12 months after childbirth: prevalence, risk factors and report of lumbopelvic pain. Br J Sports Med. 50(17):1092–1096.

Stuge B, Holm I, Vøllestad N (2006) To treat or not to treat postpartum pelvic girdle pain with stabilizing exercises? Man Ther. 11:337–343.

Turchaninov R (2011) How massage therapy heals the body: Part 3 Vasodilation and mechanisms. J Massage Sci. 3(3):4–6.

Uvnäs-Moberg K (2014) Oxytocin: The Biological Guide to Motherhood. Amarillo, TX: Praeclarus Press.

Wertz R, Wertz D (1989) Lying-In: A History of Childbirth in America. New Haven, CT: Yale University Press.

Whitridge P (2019) Scar tissue and massage. American Massage Therapy Association Online Courses. Available at: https://www.amtamassage.org/courses/detail/117/scar-tissue-and-massage [accessed October 18, 2019].

Wisner K, Sit D, McShea M et al. (2013) Onset timing, thoughts of self-harm, and diagnoses in postpartum women with screen-positive depression findings. JAMA Psychiatry. 70(5):490–498.

Witt A, Bolman M, Kredit S et al. (2015) Therapeutic breast massage in lactation for the management of engorgement, plugged ducts, and mastitis. J Hum Lact. 32(1):123–131.

Zanardo V, Sveglido G, Cavallin F et al. (2010) Elective cesarean delivery: does it have a negative effect on breast-feeding? Birth. 37(4):275–279.

Zulak D (2018) Clinical Assessment for Massage Therapy. Edinburgh: Handspring.

본 장을 공부하면 다음과 같은 준비를 할 수 있다:

1. 보조 생식 기술을 사용하는 사람들을 자신 있게 돌볼 수 있다.
2. 가장 흔한 고위험 요인과 산전 및 주산기 합병증의 경고 징후와 증상을 인식할 수 있다.
3. 침상 안정 중인 고객에게 수정된 안전하고 효과적인 마사지 치료 회기를 제공할 수 있다.
4. 특별한 요구, 고위험 상태 및 합병증을 가진 고객을 위해 산전 및 주산기 마사지 치료와 출산 지원을 적절히 조정할 수 있다.
5. 트라우마 및 비극적인 결과를 초래한 경우를 포함해 합병증과 고위험 상태로부터 회복 중인 고객의 스트레스 관리를 지원할 수 있다.

부가적인 고려사항:
특별한 요구를 하는 고객을 마사지할 때

Additional Considerations:
Working with Special Needs Clients

7

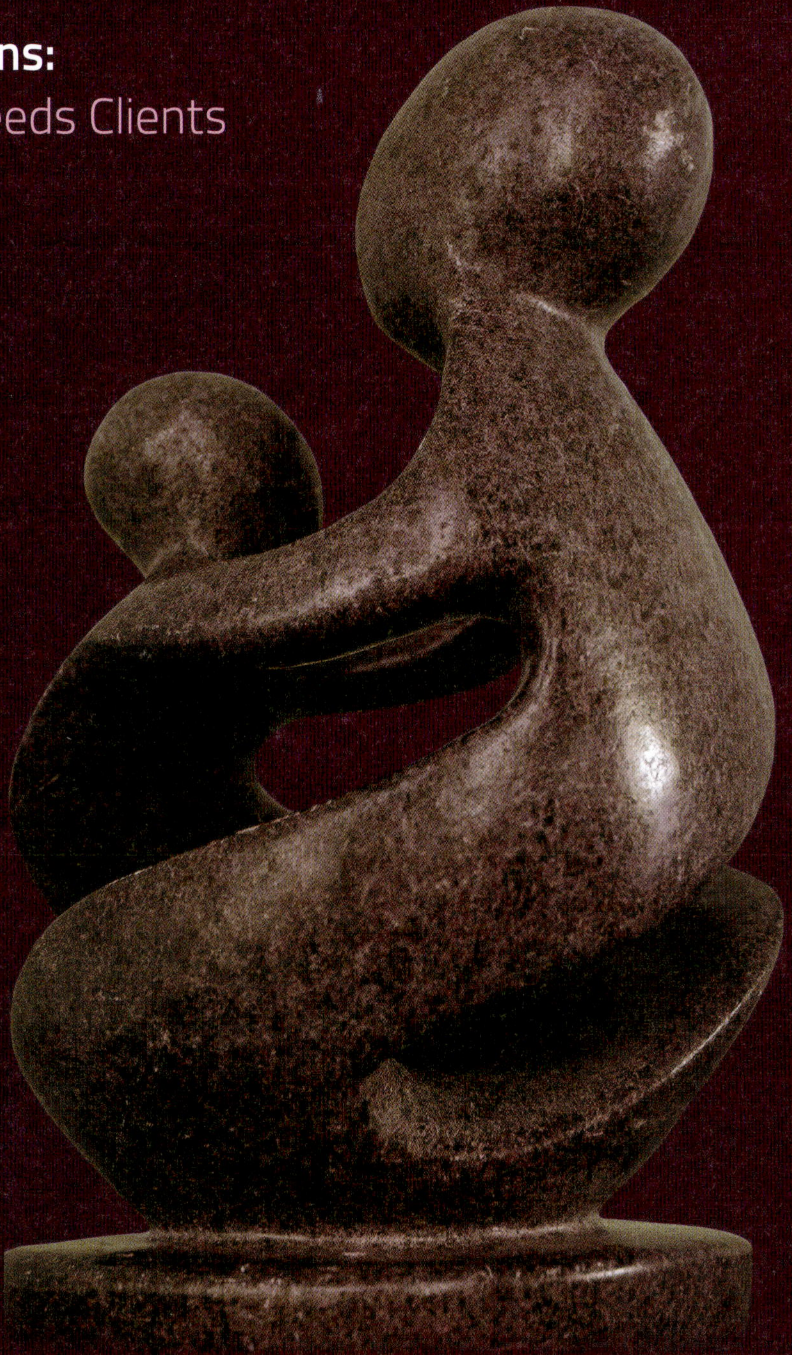

본장 개요 Chapter Overview

앞의 장들은 임신, 출산 및 산후 기간이 정상적이고 건강할 때 예상되는 사항과 고객을 돌보는 방법에 중점을 두었다. 이제는 더 복잡하고 예상치 못한 상황에 대비할 수 있도록 준비한다. 스트레스 완화, 안전, 산전 및 주산기 마사지 치료를 필요로 하는 다양한 고객을 여러분께 소개하고자 한다. 여기에는 보조 생식 기술을 사용하는 점점 더 많은 사람들의 특별한 요구가 포함된다. 또한 임산부의 4명 중 1명은 고위험 요인 또는 합병증이 있는 것으로 진단받는다(Ricci 2017).

본 단락은 잠재적 고객의 4분의 1에게만 해당되지만, 모든 고객은 이런 가능성을 항상 인지하고 경계해야 한다. 또한 여러분 자신의 감정을 의식하고 존중해야 한다. 가임기의 건강 문제는 무서울 수 있으며, 특히 본인이나 가까운 사람이 힘든 건강 문제를 경험한 적이 있다면, 이런 고객을 치료하는 것이 부담스럽게 느껴질 수 있다. 이런 고객을 돌보는 데 의학적 배경 지식이 필요하지 않으며, 고객 및 의료 전문가와 어깨를 나란히 하고 치료와 결과를 최적화하기 위해 기꺼이 협력하겠다는 마음만 있으면 된다는 점을 명심한다. 또한 본 장은 여러분을 포함한 모든 사람이 겪을 수 있는 어렵고 비극적인 결과와 치유 과정에 필수적인 슬픔에 대비할 수 있도록 준비하고자 한다.

이 책에서 소개하는 전문 산전 및 주산기 마사지 치료와 함께, 여러분의 관찰과 의사소통 기술이 이런 고객과 아기가 직면한 어려움에도 불구하고 최상의 결과를 얻을 수 있도록 지원하는 큰 잠재력을 가지고 있음을 확신해야 한다. 마사지를 통해 산모와 아기에게 휴식을 제공하고, 일부 치료의 불편과 부작용을 줄임으로써 기분 좋은 휴식을 선사할 수 있다. 치료하는 몇 분 동안만이라도, 여러분은 고객이 비정상의 경험을 겪으면서도 정상이라고 느낄 수 있도록 도울 수 있다. 이렇게 용감하고 감사하는 사람들은 종종 가장 만족스럽고 고마운 고객이 되기도 한다. 그리고 본 장을 여러분의 자신감과 능력, 그리고 더 많은 공부를 통해 이런 고객의 특별한 요구를 안전하게 충족시킬 수 있는 지속적인 자원, 격려, 발판으로 삼길 바란다.

보조 생식 기술을 사용하는 고객 지원하기 Supporting Clients Using Assisted Reproductive Technology

가족을 만들거나 성장시키고자 하는 많은 사람들에게 아이를 갖는 꿈은 쉽게 실현되지 않는다. 1981년부터 보조 생식 기술은 사람들의 임신을 돕기 위해 사용되어 왔다. 가장 일반적인 방법은 수정란을 자궁에 이식하는 것이다. 일부 사람들에게는 비용이 많이 들고 시간이 오래 걸리며, 종종 감정적으로 힘든 이런 치료를 받을지의 여부를 결정하고 시작하는 것이 어려울 수 있다. 최근 수십 년 동안 전 세계적으로 보조 생식 기술의 사용이 급격히 증가하면서 많은 사람들이 임신을 할 수 있게 되었다. 매년 미국에서 태어나는 신생아 중 약 2%가 보조 생식 기술을 통해 임신한 것이다. 2011년부터 2015년까지 15–44세 사이의 여성 약 6,100만 명 중 12%에 해당하는 700만 명 이상이 **불임** 치료를 받았다. 15–44세 기혼 여성의 약 7%가 최소 12개월 연속 임신 시도 후에도 임신에 성공하지 못했다(ACOG 2016).

체외 수정 In Vitro Fertilization

가장 일반적인 보조 생식 기술은 **체외 수정(IVF)**이다. 이런 고객에게 효과적이고 안전하며 자비로운 산전 및 주산기 치료를 제공하기 위해 다음 절차에 대한 세부 사항을 이해해야 한다. 보조 생식 기술은 2주간 여러 단계로 구성되며, 이를 치료 주기라고 한다. 치료 주기는 배아를 이식하기 전에 난자 생산을 촉진하는 약물을 복용하거나 난소 모니터링을 하면서 시작된다. 보조 생식 기술을 통해 임신이 이루어진 경우에는, 일반적인 **마지막 생리 날짜**가 아니라, 수정 또는 배아 이식 날짜를 사용한다(King 등 2019).

치료실로부터

나는 여성들이 체외 수정 실패 이후, 아기와 임신 이미지를 장식한 마사지 치료실로 다시 오는 것이 어렵다는 사실을 알게 되었다. 그래서 고객들에게 내 방으로 돌아올 준비가 될 때까지 다른 치료실을 사용할 수 있는 선택권을 주었다. 이런 민감한 옵션을 제공하더라도, 처음 다시 방문하는 일은 정서적으로 어려울 수 있지만, 익숙한 환경에서는 곧 편안함을 되찾는다.

– Linda Hickey, 치료사

일부 체외수정 시술은 다중 태아 임신의 위험을 증가시킬 수 있으며, 이것은 고위험 요인으로 간주된다(상자 7.1)(CDC 2019a). 또한 보조 생식 기술로 임신한 단태아는 자연 임신의 단태아보다 위험이 더 높을 수 있다. 이런 연관성이 불임의 근본적인 원인과 어느 정도 연관성이 있는지는 아직 명확하지 않다. 보조 생식 기술을 시작하기 전에, 이런 고객은 산부인과 의료진과 함께 철저한 의료 평가를 완료하여 산모의 건강 상태를 확인하고 위험에 대한 상담을 받는다. 산모와 임산부 또는 난자/정자 기증자의 건강 문제(유전적 질환 포함)가 고려되며, 다중 태아 위험성이 높아지면 **다중 태아 감소** 옵션에 대해 논의할 수 있다. 고객이 다중 태아 임신을 계속할 경우, 지속적인 산부인과 의사와 다중 태아 전문 병원과 예상되는 위험과 결과를 관리할 수 있는 병원이 필요하다(ACOG 2016).

상자 7.1
산전과 주산기의 고위험 요소

생물리적 요인

- 임신 전 합병증의 병력(유산, 주산기 기분과 불안 장애 등)
- 자가 면역 질환
- 심장혈관 질환, **헤모글로빈 병증**, **혈우병** 및 **Rh 비호환성**
- 자궁경부와 자궁의 이상 및 질병(**diethylstilbestrol 증후군**)
- 염색체 이상
- 만성 고혈압
- 당뇨병과 임신성 당뇨병
- 유전적 질환과 장애
- 감염(COVID-19, 성병 및 기타 바이러스 및 세균성 질병)
- 임신기간에 비해 과체중인 아기 또는 **거대아**
- 다중 임신
- 출산 경험 – 첫 번째 임신과 1세대 이후 임신
- 주산기의 기분과 불안 장애, 또는 우울증 또는 정신 건강 장애의 병력
- 태반 이상
- 좋지 못한 영양 상태
- 조기 또는 후기 분만과 출산
- 신장 질환
- 천식을 포함한 호흡기 질환
- 임신기간에 비해 작은 아기
- 갑상선 질환
- 저체중(거식증, 폭식증) 또는 과체중 산모 상태(비만)

심리사회적 요인

- 연령(15세 이상 또는 35세 미만)
- 음주 및 약물 남용
- 인종–백인이 아닌 사람들의 위험 증가
- 성적 학대의 이력이나 현재의 성적 학대
- 불법 약물 사용 및 약물 남용
- 부적절한 지원 시스템
- 산전, 출산 및 산후 관리 부족
- 결혼 상태 – 미혼 여성의 위험 증가
- 빈곤
- 낙상, 사고, 배우자 학대, 자연 재해 및 전쟁, 개인적 스트레스를 포함한 상황적 위기

- 흡연
- 외상성 출산 또는 외상후 스트레스 장애(PTSD)
- **기형유발 물질**(방사선, 산업 또는 가정용 오염 물질 및 화학 물질)에 노출되는 것을 포함해 안전하지 않은 직업, 위험하거나 건강에 해로운 생활 방식, 간접흡연

출처: *Ricci S (2017) Essentials of Maternity, Newborn and Women's Health Nursing, 4th edn. New York: Wolters Kluwer*

일반적인 지침 General Guidelines

- 고객의 편안함을 위해 모든 임신 삼분기와 산후에 적절한 포지셔닝을 사용한다. 더 감정적인 불안정을 경험할 수 있는 고객과 쉽게 의사소통하고 추적할 수 있는 옆으로 누운 자세의 장점을 기억한다(3장).
- 마사지 치료 기법, 환경 및 고객과의 관계를 이용하여 두드러진 치료 의도로서 부교감신경 각성에 집중한다(4장과 6장).
- 수정 또는 배아 이식 전에, 이들 영역의 근막 제한과 울혈을 줄이는 더 깊은 복부 및 골반 기법을 제공한다(6장).
- 수정 또는 배아 이식 후, 4장에 있는 임신 삼분기의 적절한 복부 마사지에 대한 권장사항을 따른다. 복부 마사지를 고려할 때는 마사지 치료와 잠재적으로 실패할 수 있는 수정 또는 배아 이식 또는 유산 사이의 연관성에 대한 위험 허용 범위를 고려하고, 환자가 복부 기술에 동의하는 경우에는 차트 기록에 그 동의를 기록한다.
- 완전한 적극적인 경청을 통해 임신에 도움을 받는 것에 대한 감정의 강도와 결을 인정하고 확인하며, 이러한 감정이 임신 유지, 분만과 출산에 대한 대처, 그리고 엄마가 되기 위한 자신감에 어떤 영향을 미치는지 살핀다.
- 고객이 영유아를 둔 다른 엄마를 보고 듣거나 출산 관련 장식물을 마주하는 것이 어려울 수 있다는 점을 고려하여 세심하게 약속 일정을 잡는다.
- **대리모**가 되기로 한 여성의 경우에는, 관계적 기교와 정서적 인식을 활용하여 임신과의 연결과 균형을 맞추고 정서적 거리를 유지해야 할 필요성을 파악한다. 그녀가 임신에 대해 어떻게 느끼는지 알아보고, 그녀로부터 아기와의 관계를 얼마나 선호하는지 또는 얼마나 선호하지 않는지 단서를 얻는다. 어떤 경우에는 생모와 대리모 모두와 소통하거나 마사지를 수행하게 되므로 고객이 대리모, 생모 또는 둘 중 누구인지 미리 명확히 정하는 것이 도움이 된다.

명심하자

마사지 치료사들은 고위험 요인과 의학적 합병증을 진단할 수 없다. 의사와 조산사는 고위험 요인과 합병증을 모니터링하고, 선별검사하며, 진단하고 치료한다. 조산사의 보살핌은 주나 국가마다 직무 범위가 명확하게 규정되어 있으며 건강한 출산자에게 초점을 둔다. 어떤 경우에는 여성의 의료 서비스가 고위험 요인과 합병증을 전문으로 하는 의사와 함께 시작되거나 공유하거나 또는 완전히 의뢰되어야 한다.

고위험 요인과 합병증 이해하기
Understanding High-Risk Factors and Complications

고위험 요인은 의학적 합병증이 발생할 가능성이 높은 고객의 현재 생물리적 문제와 심리사회적 문제를 포함한다(상자 7.1 참고). 이들 사람들은 종종 더 집중적인 의학적 평가와 치료를 받는다. 고위험 요인을 하나 이상 가지고 있는 것으로 확인된 대부분의 사람들은 건강한 임신, 출산, 산후 기간을 보내지만, 6–8%는 그렇지 않으며, 면밀한 의료 관리가 요구된다(Ricci 2017).

이와 대조적으로 합병증은 임신, 출산, 산후에 발생하며, 장기나 신체 계통에 건강하지 않은 상태가 발생하고 생리적, 신체적 또는 심리적 적응이 정상에서 벗어나는 것을 말한다(상자

7.2) (Nagtalon-Ramos 2014). 많은 합병증을 조기에 발견하면 성공적으로 치료할 수 있다.

고위험 요인이나 합병증을 가진 임산부는 일반 임산부에 비해 이환율과 사망률이 더 높은 편이다. 이런 상태는 임신, 분만, 출산 또는 산후에 언제든지 나타날 수 있으며, 심지어 이전에 알려진 위험이 없던 사람에게서도 나타날 수 있다(Ricci 2017).

상자 7.2
산전과 주산기 합병증의 흔한 징후와 증상

- 징후와 증상이 함께 그룹화되어 있으며, 그 앞에 해당되는 가장 흔한 산전 및 주산기 합병증의 *이탤릭체* 목록(용어해설 단락에는 **굵은** 글씨로 표시되어 있음)이 존재한다.
- 산전 질 출혈, 분비물, 분출, 양수 분출 또는 느린 누출, 허리 통증 또는 골반 통증, 자궁 경련, 자궁 수축, 골반 또는 허벅지 압박: *유산*; *임신성 영양막 질환*; *자궁외 임신*; *자궁경부 기능장애*; *조기 분만*; *양수막의 조기 파열*; *태반 이상*; *사산*
- 심한 메스꺼움, 체중 감소, 탈수: *임신 오조(hyperemesis gravidarum)*
- 낮거나 높은 체중 증가, 태아 운동 감소: *자궁 내 성장 제한(IUGR) 또는 임신기간에 비해 작은 아기*; *임신기간에 비해 큰 아기 혹은 거대아*; *사산*
- 고혈압, 단백뇨, 빠른 체중 증가, 전신 부종과 함몰성 부종, 두통, 구토, 시각 장애, 흐린 시야, 특히 오른쪽의 상지 허리 통증, 발작: *임신성 고혈압 질환*
- 발열, 부종, 발적, 청색증 또는 편측 팔이나 다리의 통증: *혈전증*
- 과도한 굶주림과 갈증, 빈번한 배뇨, 당뇨성 소변: *임신성 당뇨병*
- 산후 질 출혈(정상 오로 이상, 그리고 한 시간에 한번 이상의 페리패드에 담그기), 계란 크기 이상의 혈액 응고: *출혈*
- 100.4 ℉(38℃) 이상의 발열; 악취성 오로나 예기치 못한 색 변화; 유방 팽창, 발적; 회음부 파열 또는 회음절개, 경막외 절개, 척추 절개 또는 제왕절개 부위의 팽창, 발적 또는 배출; *배뇨 장애* 또는 방광의 불완전한 비우기: *감염*
- 호흡 곤란 또는 노력없는 호흡 곤란; 가슴 통증; 방향 감각 상실: *심혈관 질환*, *급성 천식성 발작 또는 폐색전증*
- 우울증, 극심한 불안, 기분 변화, 수면과 식사의 어려움, 체중 감소, 자신이나 아기를 다치게 하는 생각: *주산기 기분과 불안 장애*
- 혈액 및 기타 병리 검사, 태아 및 모성 모니터링 절차의 비정상: *위의 모든 합병증*

출처: *Ricci S (2017) Essentials of Maternity, Newborn and Women's Health Nursing, 4th edn. New York: Wolters Kluwer*

명심하자

고객이 고위험 요인이나 합병증을 가지고 있더라도, 대부분의 경우는 정상적인 임신, 출산 및 산후 시간을 보낼 가능성이 높다.

우리가 도울 수 있는 방법 How We Can Help

임신 중인 고객에 대한 세심한 관찰자로서 여러분의 역할은 여러 가지 유익한 방식으로 드러난다. 일부 고객은 산부인과 의사가 임신을 확인하기도 전에 여러분과 상담 일정을 잡을 수 있다. 산전 또는 산후 의료 서비스 시작을 늦추거나 의료 서비스 방문을 건너뛰는 경우도 발생한다. 또한 임신이 진행되면, 의료 서비스 방문 이전이나 방문 사이에 새로운 징후와 증상을 발견할 수도 있다. 또한, 산전 및 주산기 마사지 치료사는 치료 회기나 출산 중에도 고객의 몸과 마음을 더 많이 관찰할 수 있을 뿐만 아니라, 다른 케어 팀원보다 더 많은 시간을 고객과 함께 할 수 있는 특권을 누릴 수 있다. 철저한 서면 또는 구두 고객 정보 수집과 신중한 비판적 사고(8장 참고)는 여러분이 모든 고객에게 제공하는 많은 혜택, 특히 본 장에서 설명되는 혜택을 줄 수 있다.

명심하자

고위험 상태 및 합병증을 가진 고객을 대상으로 치료를 할 때, 고객의 산부인과 의사와 상의하고 의료진의 동의를 받으면 고객의 치료가 향상되고 마사지 치료사인 여러분에게 발생할 수 있는 책임 문제가 줄어든다.

일반적인 지침 General Guidelines

잠재적 고객 또는 현재 고객이 우려스러운 징후나 증상을 보고하거나 발견할 때마다(상자 7.2 참고) 다음 조치를 취하고 그 결과와 대응을 차트에 기록한다:

- 산부인과 의사의 이름과 연락처 정보를 포함하여 서면 또는 구두로 고객 문진을 철저히 작성한다(8장 참고).
- 접수 중 또는 치료 중에 추가 질문을 하고 환자를 촉진하고 관찰하여 다른 합병증 징후가 있는지를 평가한다.
- 침착하고 전문적이며 긍정적인 의도를 가지고, 우려 사항을 논의하며, 불안한 반응으로 인해 추가적인 스트레스를 유발하지 않도록 한다. 예를 들면 다음과 같다:
  - "나는 고객님과 아기의 안녕을 걱정한다. 출혈과 허리 통증이 있는 고객이 있을 때마다, 나는 마사지를 진행하기 전에 조산사와 연결해달라고 요청한다. 이 진단을 먼저 받는 것이 여러분의 웰빙을 위한 것이다."
  - "부종과 숨가쁨은 임신 중에 흔히 발생한다. 이 두 가지에 대해 의사와 상의했는가, 상의했다면 언제였는가? 상담 전에 의사와 상의하고, 의사의 의견을 알려주겠는가?"
- 의사나 조산사가 여러분이 관찰한 내용을 알고 있는지를 물어본다. 그렇지 않다면 산부인과 의사에게 해당 우려 사항을 알려달라고 요구해야 한다.
- 가장 최근에 담당 의사나 조산사를 방문한 날짜와 결과를 물어본다. 의료적 진단 검사 결과가 나오면 그 결과가 나올 때까지 일정을 고려한다. 또는 결과가 양성, 음성 또는 결정적이지 않을 수 있다는 점을 고려하여 안전하다면 마사지를 진행하고, 필요한 모든 조치를 취해야 한다.
- 이미 진단이 확정된 경우에는 의사 또는 조산사와 마사지 치료에 대해 상의한다. 마사지를 전혀 하지 않는 것에서부터 자세와 기법을 세부적으로 수정하는 것까지 고객의 우려 수준을 고려한다. 고객이 입원 중인 경우에는 치료를 제공하기 전에 필요한 동의서를 확보하고 제한 사항을 이해한다.
- 고객의 치료에 대해 전화, 이메일 또는 기타 커뮤니케이션을 하기 전에 기밀 의료기록 및 치료 노트의 공개와 여러분과 산부인과 의사 간의 커뮤니케이션에 대한 서면 동의를 확보한다(8장). 서면 동의가 불가능한 경우에는, 고객에게 다음 사항에 대해 의사나 조산사와 논의한 내용을 구두로 보고해 달라고 요구한다.

예비 평가와 의사소통이 완료되면 치료를 진행할 때 다음과 같은 중요한 일반적인 지침을 명심한다:

- 철저한 업데이트 요청하기; 구두, 시각 및 촉진 평가 수행하기; 각 치료 회기가 끝난 후에 차트 작성하기. 필요한 경우에는, 관련 징후와 증상을 검토한다. 근거중심 연구 참고자료를 사용하여 상태, 원인 요인 및 현재 사용 가능한 치료법에 대해 자세히 알아본다.

부가적인 고려사항: 특별한 요구를 하는 고객을 마사지할 때

- 비판적 사고 방법을 이용하여 고객 치료에 대한 올바른 임상 결정을 내리는 데 도움을 준다(8장).
- 특히, 아기가 신생아 집중치료실(NICU)에 있거나 고객이 아기와 분리되어 있을 때, 집이나 병원에서 침상 안정 중에 마사지 치료를 할 수 있는 방법을 고려한다.
- 이런 고객이 추가로 받을 수 있는 의료 서비스 예약을 고려하여 치료 회기를 계획한다.
- 만성 스트레스는 종종 고위험 요인과 합병증을 유발하는 원인이 되기도 하고, 그 결과이기도 하다. 고객과의 모든 상호작용과 모든 기법을 부교감신경 활성화에 초점을 맞춘다(4–6장). 가족에게 간단한 마사지 기법을 교육시켜 가족도 정기적으로 마사지를 제공할 수 있도록 한다.
- 고객이 의학적으로 안정된 경우, 즉 고위험 상태나 합병증이 성공적으로 관리되거나 치료되고 있는 경우에는, 필요한 치료 회기 조정이 필요한지를 고려한다. 의학적으로 안정적이지 않은 경우에는 추가적인 조정이 필요하다.
- 자세가 확실하지 않거나 구체적인 지침이 없는 경우에는 왼쪽 옆으로 누운 자세를 취한다.
- 병원에서 마사지를 제공하는 경우에는, 유압 마사지 테이블을 사용하는 것과 마찬가지로 병원 침대를 사용하여 올바른 자세를 취하고 최적의 신체역학이 가능하도록 한다.
- 집이나 병원에서 여러분의 마사지 자세를 따라 할 수 있는 방법을 알려주고, 마사지 효과를 더욱 높일 수 있도록 한다.
- 모든 기법의 목적과 긍정적, 부정적 효과를 신중하게 고려한다. 확실하지 않은 경우에는 마사지를 조심해서 사용하면 큰 문제가 일어나지 않을 것이다.
- 약물이나 치료에 대한 마사지 기법과 그 부작용에 대해서는 근거중심 마사지 치료 교재를 참고한다.
- 많은 문제가 아기의 건강과 산모의 복부 구조와 직접적으로 관련되어 있기 때문에 직접적인 복부 마사지 및 복부에 간접적으로 영향을 미치는 모든 기법과 관련된 인식, 영향 및 책임을 신중하게 고려한다. 여러분이나 여러분의 고용주는 법적 위험을 줄이기 위해 스트레스를 줄여주는 목적에도 불구하고 이런 기법을 사용하지 않을 수도 있다.
- 모든 고객에게 복부 마사지에 대한 선호도를 물어본다. 고객이 복부 마사지를 신뢰하고 편안해 하며 동의하는 경우에는, 치료 노트에 고객의 동의를 기록한다.
- 고객이 직접적인 복부 기법을 선호하지 않는다면 호흡, 반사 기법, 시각화 기법을 대신 사용한다. 아기 주변의 빛, 에너지 또는 보호 장치를 시각화하는 것이 종종 도움이 된다.
- 친절하고 침착하고, 또 판단하지 않는 적극적인 경청으로 고객의 정서적 불안정을 지원해 준다.
- 고위험 요인과 합병증은 때때로 고객의 자가 관리와 의료 순응도를 높일 수 있지만, 산후에 힘들게 낳은 아기에게 집중하다 보면 고객 자신의 지속적인 관리 필요성을 소홀히 할 수 있다. 여러분의 업무는 어떻게 하면 산모가 출산 후에도 일관되고 의미 있는 보살핌을 받을 수 있을지를 생각하는 것이다.
- 의학적으로 취약한 아기를 위한 유아 마사지를 배워 아기가 신생아 중환자실에 있는 동안은 물론, 아기가 집으로 돌아갔을 때(희망적으로는 언제든) 가족들과 그 혜택을 공유하는 것을 고려해 본다.
- 고객이 여러분의 업무 범위를 벗어난 어려움을 겪을 때는, 리소스 및 추천에 대한 고객의 관심에 대해 물어본다. 고객이 괜찮다고 하면, 강력한 목록, 사무실 리소스 노트, 후속 전화나 이메일, 웹사이트의 리소스 페이지를 제공한다.
- 특히 어려운 결과에 대해서는 스스로도 전문적이고 기밀이 유지되는 지원을 확보한다.

당신은 어떻게 할 것인가?

10대 엄마들을 위한 지역 단체에서 마사지를 제공하는 자원봉사를 하고 있다. 이 상황에서 어떤 위험 요소와 합병증이 발생할 수 있는가? 어떤 유형의 기법과 자세를 수정할 수 있는가? 그곳의 고객이 미혼모로서 아기를 키울지 아니면 입양을 보낼지 고민하고 있다면, 여러분은 업무 범위 내에서 어떻게 그 고민을 지원해야 하는가?

침상 안정 Bed Rest

일반적인 고위험 요인과 합병증을 자세히 알아보기 전에, 이런 질환에 대한 일반적인 치료법이자 산전 및 주산기 마사지 치료 적응과 관련된 침상 안정에 대해 알아보고자 한다. 고위험 상태나 합병증을 관리하기 위해, 산모 5명 중 1명은 임신 20주 이후 일정 기간 동안 산부인과 의사로부터 침상 안정이라는 처방을 받는다. 질환의 심각성과 임신 주수에 따라 며칠, 몇 주 또는 몇 달 동안 집이나 병원 침대에서 지내야 하는 경우도 있다. 일부 임산부는 출산 후에도 침상 안정을 위해 입원하기도 하다. 침상 안정은 임신이 지속될 확률을 높이고 출산 전과 출산 후의 상태를 안정시키기 위한 것이다(Gilbert 2011). 침상 안정은 신체 활동이 조산을 촉진할 수 있다는 논리에 따라 자궁 활동을 줄이기 위해 전통적으로 처방되어 왔지만, 침상 안정에는 주의해야 할 부작용이 있다(상자 7.3). 최근 발표된 두 건의 연구에서 조산의 예방을 위해 가정이나 병원에서 침상 안정을 사용하는 것을 지지하거나 반박하는 증거를 찾지 못했다(Sosa 등 2015).

상자 7.3
침상 안정과 그의 효과

침상 안정이 일반적으로 처방되는 질환

- 만삭 임신 전의 자궁경부 변화
- 임신성 당뇨병
- 임신 손실, 사산 또는 조산의 병력
- 고혈압 질환
- 다중 태아(쌍둥이, 세쌍둥이 및 고차 다중 태아)
- 태반 기능장애, 태반 조기 박리, 전치 태반 및 **유착 태반**, **감입 태반 및 침윤 태반**
- 태아 성장 부진
- 조기 분만
- 질 출혈

침상 안정의 몇 가지 부작용

- 근육 약화 및 강직
- 6시간 이내에 근육 위축, 3-7일 내에 가장 큰 위축 발생
- 5주 동안 25-30% 이상의 근육 감소
- 근육 및 심혈관계의 탈컨디셔닝으로 인한 산후 신체 회복 기간 연장
- 혈액 응고 증가
- 속쓰림, 역류 및 변비 증가
- 포도당 과민증 및 인슐린 저항성 증가
- 칼로리 섭취량 조절 및 활동량 감소에도 불구하고 체중 감소
- 혈액량 및 혈장 감소 체중의 약 7% 감소
- 심박출량 및 1회 박출량의 감소
- 고립감, 죄책감, 분노, 외로움, 지루함, 불안, 우울증, 부적절함 및 타인에 대한 의존성 증가
- 건강, 신체 이미지, 가족 상태 및 일상의 혼란에 대한 우려 증가
- 가족/결혼 스트레스 증가 및 산모의 수입 손실

출처: Gilbert E (2011) Manual of High-risk Pregnancy and Delivery, 5th edn. St. Louis: Mosby

일반적인 지침 General Guidelines

- 고객에게 침상 안정이 처방된 진단에 대해 물어보고, 본 장의 관련 단락에 설명된 산전 및 주산기 마사지 지침을 참고하여 해당 진단에 따라 고객에게 가장 적합한 마사지 치료를 선택한다.
- 고객의 제한 정도에 따라 집이나 병실에서 마사지를 진행한다.
- 고객이 병원에 있는 경우, 유압 마사지 테이블을 사용하는 것과 마찬가지로 환자의 병원 침대를 사용하여 동일한 자세와 이상적인 신체역학으로 마사지를 진행한다. 고객이 자신의 집에 있는 경우에는, 고객이 치료 테이블로 이동할 수 있는지의 여부를 확인한다.
- 병원에 있을 때는, 의료 장비, 포트, 튜브 및 정맥 천자 부위를 조심한다.
- 태아의 혈액 순환을 극대화하기 위해 왼쪽 옆으로 누운 자세를 취할 수 있는지를 확인한다. 왼쪽으로 장시간 옆으로 누워 있을 때 발생하는 압박과 통증을 완화하기 위해 반쯤 기댄 자세나 오른쪽 옆으로 누운 자세 등 다른 자세를 취할 수 있도록 산부인과 의사의 동의를 구한다.
- 이완, 중심화 및 돌봄에 집중한다. 침상 안정 효과를 해결한다(상자 7.3 참고). 두개천골 기법을 통합하고 몸통과 팔에 대한 스웨덴식 마사지와 림프 배액 마사지에 집중한다. 환자가 더 깊은 호흡을 하도록 도와준다. 이완을 위해 발, 머리, 목 마사지를 부드럽게 실시하고, 혈전 위험이 높은 경우에는 발반사 기법을 피한다(Enzer 2004).
- 혈전 위험 증가를 고려하여 다리 부위에는 가벼운 스트로크만 적용한다. 다리와 팔의 혈전 위험 수준에 대해 의사와 상의하고, 그에 따라 적절히 조정하는 것이 좋다.
- 적절한 근막, 수동 운동, 신장 및 통증유발점 기법, 특히 척추와 흉대 및 골반대 부위의 근골격계 통증을 더욱 줄여준다.
- 치료 회기 시간을 넉넉히 할애하여 전문적 범위 내에서 충족할 수 있는 보살핌의 상호작용에 대한 그녀의 요구를 듣거나 해결한다. 이런 "타임 아웃"을 통해 아기에게 집중하고 신체적, 정서적 필요를 충분히 충족할 수 있도록 장려한다. 산전 및 주산기 마사지 이외에도, 침상 안정 중인 고객을 위한 자가 관리에는 일기 쓰기, 휴식, 명상 또는 기도가 포함될 수 있다(그림 7.1).

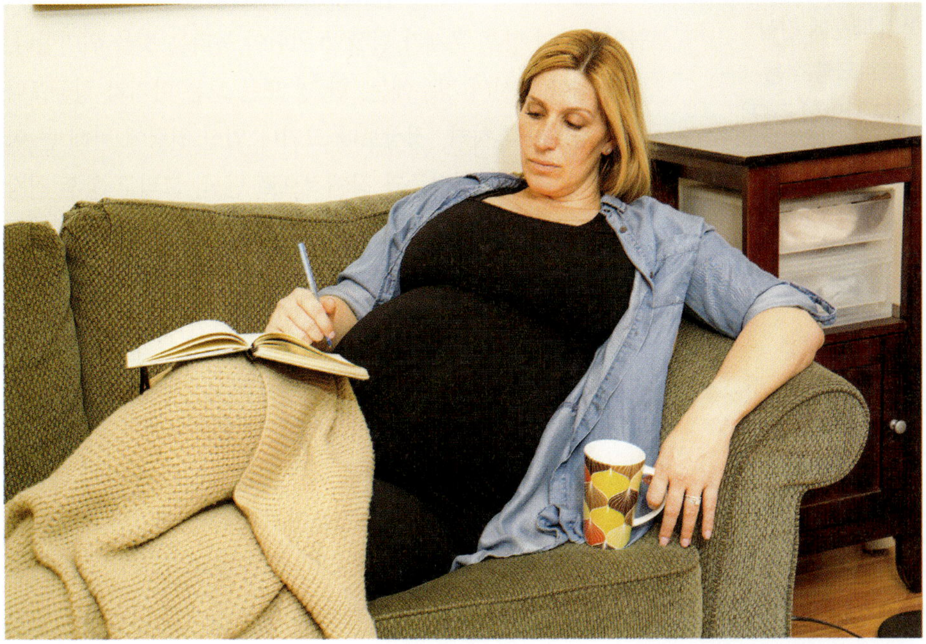

그림 7.1
침대 안정 동안 고객의 자기 관리. 침대에서 휴식을 취하는 위험이 높은 요인이나 합병증이 있는 임산부에게는 종종 일기쓰기, 온라인 커뮤니티 및 기타 형태의 자기 관리가 도움이 된다.

- 침상에서 이루어지는 신장과 운동 중심의 가정 물리치료 및 병원 물리치료와 연계하여 이런 활동을 더 어렵게 하거나 고통스럽게 만드는 근막 제한을 감소시킨다.

당신은 어떻게 할 것인가?

당신은 2주마다 건강한 임산부 고객을 치료해 왔다. 임신 32주차에 질 출혈을 해결하기 위해 일주일 동안 침상 안정을 취하고 있는 고객이 다음 치료 예약을 취소하기 위해 전화했다. 병원에서 평가를 받은 뒤, 의사는 그녀에게 하루 총 2시간 이내에서만 일어서서 활동하도록 처방을 내리고 그녀를 집으로 퇴원시켰다. 그녀는 평소보다 두통이 심해졌고, 침상 안정으로 인해 속 쓰림과 통증도 생겼다. 지금 그녀를 치료하기 전에, 어떤 추가 정보와 커뮤니케이션이 필요한가? 다음 예약은 어느 장소에서 진행할 것인가? 또한 자세는 어떻게 취하게 하고, 기법은 어떻게 수정할 것인가?

명심하자

침상 안정과 관련된 혈전 위험이 증가하기 때문에 침상 안정 중인 고객에게는 다리에만 가벼운 스트로크를 적용해야 한다. 정맥혈전성 색전은 미국에서 산모 사망의 주요 원인 중 하나로, 전체 산모 사망의 9%를 차지한다(ACOG 2018).

고위험 요인과 합병증

High-Risk Factors and Complications

본 장은 일부 고객에게 임신, 출산 및 산후 기간 동안 나타날 수 있는 가장 흔한 고위험 요인과 합병증에 대해 살펴볼 것이다. 쉽게 참고할 수 있도록 알파벳 순으로 나열했다. 각 단락은 질환, 징후, 증상 및 유병률, 산모와 아기에게 미치는 영향에 대한 강조를 간략하게 포함시켰다. 각 단락은 마사지 지침으로 끝난다. 일부 질환은 산전 및 주산기 마사지에 상당한 적응이 필요할 정도로 크고 명백한 영향을 미치는 반면, 어떤 질환은 치료 회기 중에 인식하지 못할 수도 있지만 여전히 약간의 적응이 요구된다. 그러나 이런 모든 조건에 대해 크든 작든 여러분의 치료 회기를 조정하여 이런 고객을 치료하는 데 중요한 역할을 한다.

비정상 태아 성장/운동

Abnormal Fetal Growth and/or Movement

성공적인 태아의 성장은 유전적, 태반 및 산모의 요인에 따라 달라진다. 신생아의 약 10%는 임신 기간에 비해 큰 덩치로 태어나고, 또 다른 10%는 임신 기간에 비해 작게 태어난다. 이런 편차는 유전적 소인의 결과일 수도 있고, 산모의 질병이나 기타 임신 조건으로 인해 신생아가 표준보다 크거나 작게 자랐을 수도 있다. 자궁 내 성장 제한을 경험한 아기는 산소, 영양소 및 기타 성장에 필요한 구성 요소가 감소하여 예상보다 작은 크기를 갖게 된다. 태반 기능장애, 고혈압, 인슐린 의존성 당뇨병 및 기타 질병, 담배 및 알코올 사용 등과 같은 생활 습관으로 인해 이런 성장 장애가 발생할 수도 있다. 태아가 정상보다 작으면 성장이 잘 이루어지지 않고, 조산, 체온 및 산소 균형이 불안정하며 향후 문제가 발생할 위험이 높다는 것을 의미한다. 다중 태아 임신의 경우에는, 한 명 또는 모든 아기가 평균보다 작은 경우가 흔하다. 정상보다 크거나 임신 연령에 비해 큰 아기(거대아)는 저혈당증과 잠재적으로 난산, 그리고 향후 건강상의 문제를 일으킬 위험이 더 높을 수 있다(Ricci 2017).

태아의 움직임도 아기의 건강 상태를 나타내는 지표로 간주된다. 작은 크기의 아기는 에너지를 절약하기 위해 덜 움직이는 경우가 많다. 다른 아기들은 정상적으로 성장하고 있지만 감소된 자궁 내 움직임을 보여준다. 이런 문제는 산모의 약물 사용, 신장 및 기타 태아의 기능장애 또는 태아의 수면 주기의 결과일 수도 있다. 임산부는 일반적으로 아기의 수면 주기인 20–40분 동안 자궁 내 움직임이 멈추고 밤에 점차 증가한다는 것을 알 수 있다. 태동의 양과 질은 태아의 건강 상태를 나타내는 일반적인 지표이므로 임산부는 아기의 움직임을 면밀히 관찰하는 법을 배워야 한다(Ricci 2017).

일반적인 지침 General Guidelines

- 태아 순환을 최대화하기 위해서는, 왼쪽 옆으로 누운 자세를 사용한다.
- 고객의 편의를 위해 다른 포지셔닝을 사용하고자 할 때는 산부인과 의사의 동의를 얻는다.
- 아기 주변의 빛, 에너지 또는 보호 장치를 시각화할 수 있도록 안내한다. 아기와의 연결을 이끌어낸다.

양수 불균형과 감염 Amniotic Fluid Imbalances and Infections

양수는 임신 중 아기가 소화기관을 통과하여 아기와 탯줄을 감싸고 있는 양막으로 소변을 배출하는 멸균된 태아의 요소이다. **양수 과다증**은 32–36주 사이에 아기를 둘러싼 양수가 너무 많은 상태를 의미한다. 당뇨병을 가진 모든 임산부의 약 18%는 양수 과다증에 걸린다. 전반적으로 조산, **탯줄 탈출**, 둔위 출산, 제왕절개 출산 등의 발생률 증가와 관련이 있다. 반대로 **양수 과소증**은 32–36주 사이에 양수의 양이 감소되는 것을 말한다. 임신 40주 이후에도 임신을 지속하는 임산부 8명 중 1명은 양수 수치가 만삭 때 자연적으로 감소하면서 양수 과소증이 발생한다(Ricci 2017). 양수가 감소하면 탯줄 압박과 그로 인한 저산소증의 위험 없이 아기가 자유롭게 움직일 수 있는 능력이 저하시킬 수 있다(Queenan 등 2015). 양수는 맑아야 한다. 분만과 출산 중 양막이 자연적으로 또는 인위적으로 파열될 때 양수가 탁하거나 악취가 나면 감염된 것을 의미한다. 녹색 또는 갈색의 양수는 아기가 자궁에서 **태변**을 통과했음을 나타낸다. 이것은 둔위 증상을 보이는 아기에게는 정상으로 간주되지만, 다른 아기에게는 저산소증, 임신 말기, 탯줄 압박, 자궁 내 성장 제한, 산모의 고혈압, 당뇨병 또는 **융모양막염**에 대한 스트레스성 반응일 수 있다(Ricci 2017).

일반적인 지침 General Guidelines

- 태아 순환을 최대화하기 위해 왼쪽 옆으로 누운 자세를 이용한다. 산모와 아기가 안정적이라면 태아 순환을 최대화하기 위해 왼쪽 옆으로 누운 자세를 계속 이용하고, 고객의 편의를 위해 의사의 동의를 확보하여 다른 임신 삼분기나 산후에도 이 자세를 이용한다.
- 아기 주변의 빛, 에너지 또는 보호 장치를 시각화할 수 있도록 안내한다.
- 감염의 경우에는, 본 장의 후반부에 있는 감염 지침을 준수한다.

천식 Asthma

천식은 폐의 세기관지를 수축시키는 다양한 자극에 대한 알레르기성 염증성 호흡기 반응이다. 증상으로는 숨가쁨, 쌕쌕거림, 기침, 가슴 답답함, 점액 분비 등이 있으며, 이로 인해 공기 이동이 제한되고 호흡이 더욱 어려워진다. 전 세계 임산부의 약 13%가 천식의 영향을 받고 있으며 그 수는 점점 증가하고 있지만, 임신이 천식에 미치는 영향은 예측할 수 없다. 임신부의 1/3은 천식이 악화되고, 다음 1/3은 호전되며, 마지막 1/3은 변화가 없다(Ricci 2017). 중증 지속성 천식은 태아 합병증뿐만 아니라 고혈압, 전자간증, 양수 과소증, 자궁출혈 등 산모 합병증과 관련이 있다(Vanders와 Murphy 2015).

천식 발작은 임신기간 내 언제든지 발생할 수 있지만, 임신 24–36주 사이에 가장 많이 발생한다. 흥미롭게도 임신 마지막 4주 동안과 분만 중에는 발작이 거의 발생하지 않는다(AAAAI 2015). 임산부의 천식은 일반적으로 아기의 건강을 위해 지속적인 산소 공급을 보장하고, 태아의 저산소증 발생을 예방하기 위해 적극적으로 치료되어야 한다. 흡입용 코르티코스테로이드가 대부분의 경우에 선호되는 치료법이다. 천식 발작을 예방함으로써 얻을 수 있는 이득은 약물 치료의 위험보다 더 크다(NAEPP 2015). 분만과 출산 중에는 일반적으로 천식 약물을 계속 복용하고, 더 자주 또는 지속적으로 전자 태아 모니터링과 함께 산모의 산소 포화도를 면밀히 모니터링해야 한다. 또한 경막외 마취를 통한 통증 관리는 급성 천식 발작을 유발할 수 있는 잠재적 스트레스를 더욱 줄일 수 있다(Ricci 2017). 천식은 일반적으로 산후 3개월 이내에 임신 이전의 수준으로 회복된다(Bolz 등 2017).

1장에서 설명한 대로 모든 임산부는 호흡기에 영향을 미치는 생리적 및 해부학적 변화가 심하게 나타나며, 천식으로 인해 호흡기의 증상이 더 심해지는 경우가 많다. 만삭 임신 시에는 높은 프로게스테론 수치로 인해 과환기가 48%까지 증가하는 경향이 있다. 에스트로겐은 더 많은 코 점액을 생성한다. 또한 아기가 성장함에 따라 산모의 횡격막은 정상적인 움직임을 위한 공간이 제한되어 복식 호흡에서 흉식호흡으로 변하게 된다.

일반적인 지침 *General Guidelines*

- 강한 냄새, 대기오염 물질, 연기 등 여러분의 치료실과 출산실 주변에서 천식을 유발할 수 있는 모든 요소를 제거한다. 업무 공간에 동물이 들어오는 경우, 고객에게 알레르기가 있는지를 반드시 확인한다.
- 산모와 아기가 안정된 경우에는, 산부인과 의사의 동의를 얻어 산모의 편안함을 위해 임신 기간 또는 출산에 적합한 자세를 취하도록 한다. 종종 반쯤 기댄 자세를 취하면 호흡이 더 쉬워질 수 있다.
- 확실하지 않거나 산모와 아기가 안정적이지 않은 경우에는 태아의 산소 공급을 극대화하기 위해 왼쪽 옆으로 누운 자세를 취하게 한다.
- 자율신경 진정과 사각근, 흉쇄유돌근, 대흉근 및 소흉근, 늑간근 및 늑곽 부착점을 포함한 호흡 근육의 긴장을 줄이고 편안하게 하는 데 중점을 둔다(4장).
- 보다 직립 자세를 취하도록 안내하고, 척주기립근, 후두하근, 대흉근 및 소흉근을 포함하여 수직 정렬을 제한할 수 있는 과긴장성 근육을 이완시킨다(4장).
- 치료 이전, 치료 도중, 치료 이후에 처방받은 천식 약을 사용할 수 있는 장소와 시간을 제공한다.

명심하자

고위험 요인과 의학적 합병증이 많기 때문에 왼쪽 옆으로 누운 자세는 태아에게 최대한의 혈액 순환을 보장해 준다.

심혈관 질환과 고혈압 질환

Cardiovascular Disease and Hypertensive Disorders

미국에서 심혈관계 질환은 현재 임신, 출산 및 산후 기간의 주요 사망 원인이다. 임신과 관련된 사망의 약 27%를 차지하며, 유색 인종 여성과 소득이 낮은 여성에서 사망률이 더 높은 편이다. 기존의 심장 질환 외에도, 후천성 심장 질환이 가장 흔하며 임신 도중 또는 임신 후에 조용하고 갑자기 발생할 수 있다. 현재 **산후 심근증**은 산모 사망의 주요 원인으로, 산후 사망의 23%를 차지한다(ACOG 2019). 징후와 증상으로는 흉통과 호흡곤란 또는 힘을 쓰지 않아도 숨이 차는 호흡 곤란 등이 있다.

임신성 고혈압 질환으로 통칭되는 또 다른 관련 합병증 그룹은 임신부의 최대 15%에 영향을 미치는 가장 흔한 산전 및 주산기 합병증으로 남아 있다. 아래에서 자세히 설명되겠지만, 이런 모든 고혈압 질환이 증가하고 있으며 산모, 태아 및 영아 사망률과 심각한 이환율, 특히 중증 전자간증, **자간증** 및 **HELLP 증후군**(Ricci 2017)의 경우에는 심각한 이환율과 관련이 있다. 증상의 정도는 경미한 혈압 상승에서부터 중증 전자간증과 자간증까지 다양하다(Ricci 2017). 임신성 고혈압 질환에는 다음 등이 포함된다:

- 만성 고혈압: 임신 이전부터 존재했거나 임신 20주 이전에 발병한 고혈압
- 임신성 고혈압: 임신 20주 이후에 **단백뇨** 없이 혈압 상승(140/90mmHg)이 확인된 경우
- 전자간증: 임신 20주 이후에 단백뇨와 함께 발생하는 가장 흔한 임신성 고혈압 질환이다. 징후와 증상으로는 급

격한 체중 증가, 전신 부종이나 함몰 부종(그림 7.2), 두통, 구토, 시각 장애, 시야 흐림, 우상 복부 또는 중-하복부 통증 등이 있다. 이것은 장기 기능장애의 정도에 따라 경증 또는 중증으로 분류되는 다중 장기 질환이다. 전자간증은 임신의 약 3–5%에서 합병증을 유발한다. 전 세계적으로 매년 76,000명의 여성과 50만 명의 아기가 전자간증과 고혈압으로 사망한다(FIGO 2019).

- 자간증: 전자간증이 있는 임산부의 발작 활동 시작
- 전자간증이 중첩된 만성 고혈압: 임산부의 약 20%에서 발생하며 산모와 태아의 이환율이 증가한다(King 등 2019).
- HELLP 증후군: 용혈, 간 효소 수치 상승, 혈소판 수치 감소의 약자로, 전자간증/자간증 증후군의 생명을 위협하는 변종으로 중증 사례의 10–20%에서 발생한다(King 등 2019).

일반적인 지침 General Guidelines

- 태아의 순환을 최대화하기 위해 왼쪽 옆으로 누운 자세를 이용한다.
- 부종이 생기면, "관점: 부종"을 참고한다.
- 전자간증, 자간증 및 HELLP 증후군의 경우에는 간과 신장에 연관통 패턴과 근골격계 통증을 고려한다. 활동이나 자세의 변화는 종종 이런 상태와 관련된 지속적인 장기 통증에 대해 유의미한 완화를 제공하지 않는다. 간 문제는 일반적으로 우상 복부 통증이나 중간 등 통증에서 특히 오른쪽 어깨 통증을 일으킨다. 신장 통증은 일반적으로 중간 등과 하부 등에 통증을 일으킨다.

관점: 부종

특히 팔, 손, 하체, 발에 나타나는 부종(림프 부종 또는 비함몰 부종이라고도 함)은 산전 호르몬 및 순환계 변화, 성장하는 자궁이 골반 혈관에 가하는 압박, 활동량으로 인해 나타나는 정상적인 결과이다. 산전 및 주산기 마사지 치료사는 일반적으로 건강한 임신에 이차적으로 나타나는

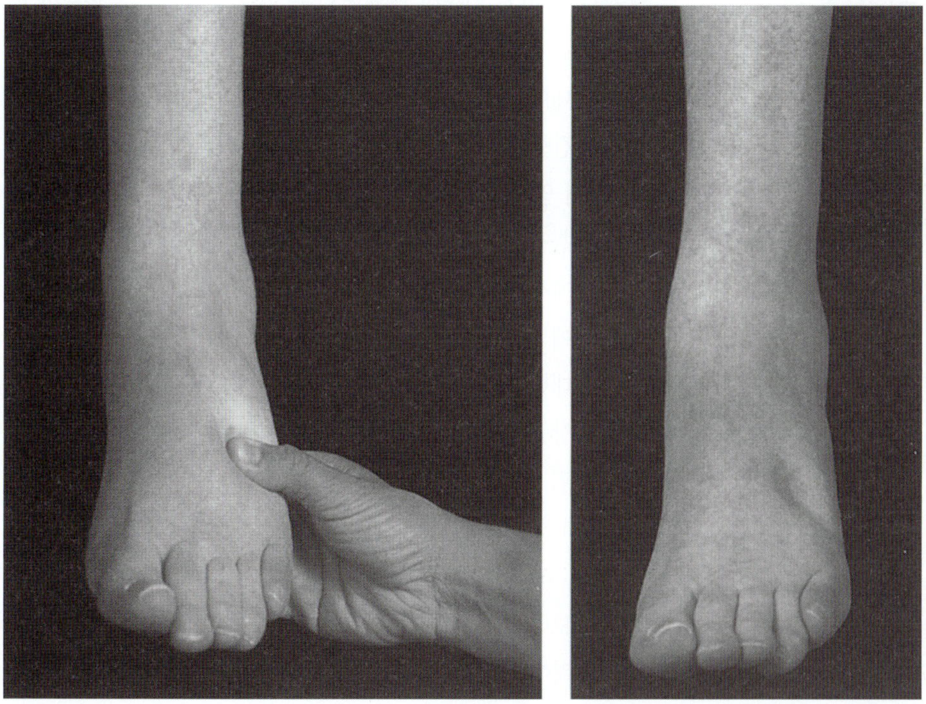

그림 7.2
함몰 부종. 함몰 부종으로 누르는 부위가 쑥 들어가고, 다시 회복되는 10초에서 30초 이상 걸린다.

이런 유형의 부종은 일반적으로 림프 배수 기법에 잘 반응한다는 것에 동의한다. 이것은 주로 왼쪽 쇄골하정맥의 림프계 말단 부위를 향한 가벼운 율동적 스트로크이며, 원위부로 이동하기 전에 근위 부위에서 먼저 수행된다. 어떤 치료사들은 몸 전체의 림프절을 자극하는 중요한 첫 단계를 강조하는 반면, 다른 치료사들은 각각 팔과 다리의 부종과 림프를 가동하기 위해 액와 림프절과 서혜 림프절을 자극해야 한다고 생각한다.

이런 가벼운 마사지를 시작할지 아니면 끝낼지에 대해서는 상당한 의견 차이가 있다. 표층에 시작하는 것을 옹호하는 치료사들과 이런 방식으로 마무리하는 것을 선호하는 치료사들은 다른 더 깊은 기법이 림프관을 압박하여 체액 흐름을 방해한다고 주장한다. 이 논리를 적용하면, 더 깊은 마사지를 한 다음 더 표층 마사지를 사용하면 가벼운 스트로크가 효과가 없는 것처럼 보이고, 가벼운 마사지를 한 다음, 더 깊은 마사지를 하면 림프관이 다시 압박되어 과도한 체액이 빠르게 되돌아오는 것으로 여겨진다. 따라서 일부 치료사들은 산전 및 주산기 마사지 시 부종이 있는 사지의 어느 부위든 깊은 압력을 가하지 않도록 경고한다.

부종은 기저질환으로 인한 신장, 심장 또는 간 기능장애의 증거일 수 있으며, 더 흔하게는 전자간증이나 자간증으로 인한 부종일 수도 있다. 여기에서는 산부인과 의사가 개별적으로 평가하고 권고해야 한다는 점에 동의한다. 조직 손상이나 장기 기능장애로 인해 부종이 발생하고 고혈압이 치료되지 않거나 조절되지 않는 경우에는, 표층 마사지가 필수적이다. 이런 경우에는 잘 훈련되고 인증된 수동 림프 배액 마사지 전문가가 가장 적합할 수 있다.

물론 부종이 있는 사지에 림프를 강제로 배액하는 것은 비생산적이다. 반면에 산전 및 주산기 부종이 거의 없거나 정상의 일부 고객은 근육 긴장, 사지의 근막 제한, 사지의 관절 제한을 완화해야 할 필요성이 더 크다. 가장 표층 마사지를 제외한 모든 기법을 적용하지 않으면, 이런 고객이 더 깊은 스웨덴식 마사지나 심부조직 기법과 선택된 근막 마사지를 통해 얻을 수 있는 완화 효과를 얻기 어려울 수 있다. 이런 기법은 허벅지의 내측면을 제외하고, 2장에서 설명한 다른 제한 사항을 포함하여 건강한 고객의 다리에는 안전한 편이다. 심한 하지정맥류, 침상 안정 또는 혈전 위험 증가와 같이 다리 심부의 지압에 대한 다른 금기 사항이 있는 경우에는, 심부 압박을 해서는 안된다. 최적의 골반 정렬은 앞쪽 몸통을 열어 림프가 서혜인대를 더 쉽게 통과할 수 있도록 도와준다. 스트레스와 통증이 줄어들고 대부분의 경우에는 활동량이 증가하면 부종을 완화하고 예방하는 데 도움이 된다. 여러분의 마사지는 고객의 신체 전반에 걸쳐 이런 목적에 초점을 맞춰야 한다. 산전 및 주산기 마사지에 대한 많은 논쟁과 마찬가지로, 모든 치료사들은 실제 마사지 치료 데이터가 거의 없는 상황에서 자신의 지식과 추론을 마사지에 적용하고 있는 것이다 (Stager 2010; Stillerman 2008; Yates 2010).

임신성 당뇨병 Gestational Diabetes

임신성 당뇨병은 보통 임신 24주경에 시작되거나 임신 중에 처음 발견되는 포도당 과민증이다. 미국에서는 임신성 당뇨병의 발병률이 증가하고 있으며, 이는 전체 임신의 최대 10%에 영향을 미친다. 임신성 당뇨병의 징후와 증상으로는 과도한 배고픔과 갈증, 잦은 배뇨, 소변 내 당분 등이 있다. 임신성 당뇨병은 거대아, 저혈당증 및 출산 외상과 같은 신생아 합병증 또는 전자간증 및 제왕절개 출산과 같은 산모 합병증과 관련이 있다. 현재 임신성 당뇨병의 병태생리에 대한 이해는 임신 전 췌장의 기능장애가 임신 중 인슐린 저항성이 정상적으로 적응하는 과정에서 드러나는 것으로 알려져 있다. 임신은 포도당 항상성 기전에 대한 스트레스 검사로 볼 수 있으며, 산모의 몸은 인슐린에 대한 말초 저항성을 증가시켜 아기에게 충분한 영양 공급을 보장한다. 이런 적응은 정상적인 혈당 수치를 유지하기 위해 인슐린 분비를 보상적으로 증가시키는 태반 호르몬에 의해 조율된다. 유리한 임신 결과를 얻기 위해서는, 더 잦은 산전 진료 방문, 식단 변화, 혈당 수치의 자가 모니터링, 빈번한 검사, 그리고 보다 집중적인 태아 모니터링에 대한 산모의 꾸준한 참여와 노력이 필요하다(Ricci 2017).

일반적인 지침 *General Guidelines*

- 임신성 당뇨병이 성공적으로 치료되지 않는다면, 왼쪽 옆으로 누운 자세가 가장 좋은 방법이고, 혈당 수치가 안정적으로 관리되고 있다면, 임신과 산후에 권장되는 모든 자세를 취할 수 있다.
- 좌식생활 습관이나 새로 처방받은 운동 요법과 관련된 통증에 집중하고, 자세 지도, 통증 부위의 근막 및 심부조직 기법, 통증유발점 기법과 기타 관절가동술을 통해 근골격계 및 부종 통증을 줄인다.
- 혈당 수치가 불안정한 경우에는 수치가 안정될 때까지 사지에 가해지는 압박을 가볍게 조정한다.
- 발반사 영역을 자극하여 췌장, 간, 위장관, 뇌 및 신장 등 영향을 받는 장기의 건강한 기능을 지원한다(그림 4.13 참고).
- 고객이 치료 회기 전후에 혈당 수치를 확인할 수 있는 장소와 시간을 제공하고, 회기 중에 건강한 수분과 간식을 섭취하도록 권장한다.

치료실로부터

임신성 당뇨병에 걸렸을 때, 처음에는 놀랐지만, 치료사가 나를 진정시키는 데 도움을 주었다. 치료사는 나에게 호흡을 더 깊게 하도록 가르쳐 주었고, 나는 내 몸의 신호에 더 잘 귀를 기울일 수 있게 되었다. 덕분에 혈당 변동을 더 잘 알 수 있었고, 영양사의 지침에 따라 식사를 할 수 있었다.

– **Rosalea**, 임산부

임신 오조 Hyperemesis Gravidarum

여성 4명 중 3명 이상이 임신 중 메스꺼움과 구토를 경험한다(Castillo와 Phillippi 2015). 연구에 따르면, 임신 중 메스꺼움과 구토는 유산율 감소 등 태아 결과 개선과 관련이 있다고 한다(Ayyavoo 외. 2014). 이런 입덧 증상은 보통 임신 초기가 지나면 사라지지만, 임신 오조는 임신 초기에 시작되어 탈수, 케톤증 및 임신 전 체중의 5% 이상을 감소시키는 지속적이고 조절할 수 없는 오심과 구토를 동반하는 임신 합병증이다. 이로 인한 탈수, 체중 감소 및 전해질 불균형은 종종 입원을 필요로 한다(Taylor 2014). 임신 오조는 임신의 약 2%에서 발생하며, 임신 이상과 다태 임신에서 유병률이 증가한다. 임신 8~12주에 가장 많이 발생하며, 보통 임신 20주가 되면 증상이 사라진다(Maltepe 등 2015).

정확한 원인은 밝혀지지 않았지만, 과다출혈의 영향으로는 태반 혈류 감소, 모체 혈류 감소, 산모와 아기의 건강을 위협할 수 있는 산증 등이 있다. 탈수는 또한 조기 진통으로 이어질 수 있다(Smith 등 2016). 양수 과다증의 원인으로는 높은 수준의 융모성선자극호르몬과 에스트로겐, 비타민 B6 결핍, 유전적 요인, 심리적 스트레스 등이 거론되고 있지만, 한 가지 원인을 규명할 수 있는 증거는 거의 없다. 여러 요인이 복합적으로 작용할 가능성이 높다(Ricci 2017).

가정에서 가장 보수적인 치료는 식이 요법과 생활 습관 변화에 중점을 두지만, 이런 치료로도 메스꺼움과 구토가 멈추지 않으면 침상 안정, "장 휴식", 정맥 수액, 항구토제 및 영양 공급 튜브를 통한 입원 치료가 필요하다. 최근 연구에 따르면, 오심과 구토를 줄이기 위해 심막 6(PC-6) 경혈을 지압한 결과, 긍정적인 결과가 보고되었다(그림 7.3)(Ozgoli와 Naz 2018). 한 가지 요법으로 증상이 완전히 완화되는 사람은 거의 없다(Ricci 2017).

일반적인 지침 *General Guidelines*

- 왼쪽 옆으로 누운 자세는 태아의 혈액 순환을 최대화하기 위해서만 사용하며, 산모와 아기가 안정되면 왼쪽 옆으로 누운 자세를 계속 사용하여 태아의 혈액 순환을 최대화한다. 산부인과 의료진의 동의를 얻어 고객의 편의를 위해 임신기간에 적합한 다른 자세를 사용할 수 있도록 한다. 일부 고객은 식도 괄약근과 위의 상향 압력을 줄여주는

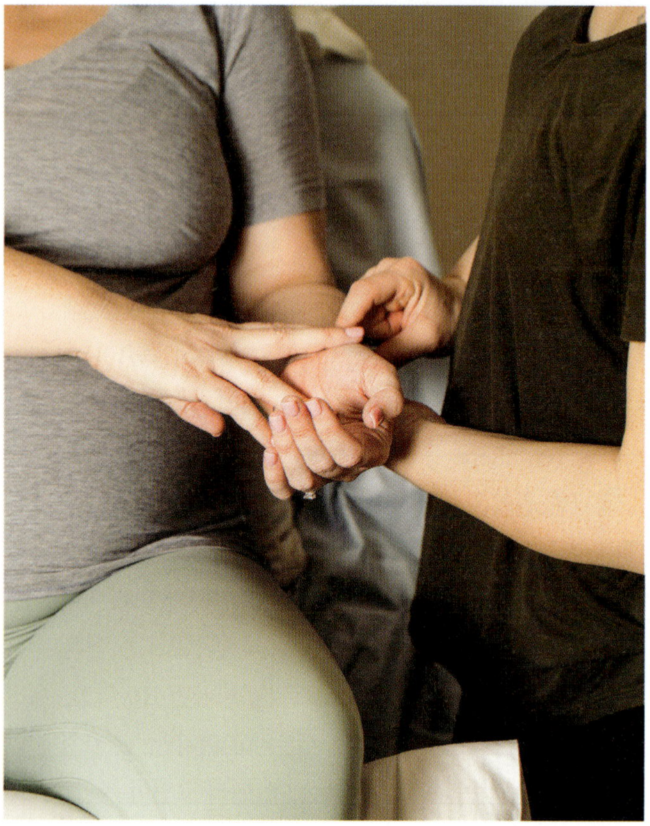

그림 7.3
임신오조에 대한 지압 완화. 심막 6(PC-6) 경혈을 찾아 양쪽 전완의 이 경혈을 엄지 또는 손가락 끝으로 깊고 리드미컬하게 지압하고 필요에 따라 하루에 4회, 한 번 지압할 때마다 10분씩 지압한다.

똑바로 누운 자세를 취하는 것이 덜 힘들 수 있다.

- 강한 냄새에 대한 임신부의 일반적인 반응은 메스꺼움이기 때문에 강한 냄새, 향기, 연기를 피하고 작업 환경에 노출되지 않도록 주의한다.
- 전완의 앞쪽면에 있는 요측수근굴근 힘줄과 장장근 힘줄 사이와, 손목 주름으로 근위 부위인 2개 손가락너비만큼 떨어져 있는 심막 6(PC-6) 경혈점을 찾는다. 엄지 끝이나 손가락 끝으로 양쪽 전완의 이 경혈점을 깊고 리드미컬하게 지압하도록 가르치고, 한 번 지압할 때마다 10분씩 하루에 네 번씩 지압한다. 고객과 가족에게 이 기법을 교육한다(그림 7.3 참고).
- 실수로 메스꺼움을 증가시킬 수 있는 흔들기를 하지 않도록 한다.
- 구토가 발생할 경우를 대비하여 빈 쓰레기통과 닦을 수 있는 수건을 미리 준비한다.

감염 Infections

임신, 출산 및 산후에 가장 흔하게 발생하는 감염은 요로 감염, 상처나 수술 부위의 감염, 유방염 및 **자궁내막염**이다. 감염의 일반적인 징후와 증상으로는 발열(체온이 100.4°F 이상)이다. 다른 징후와 증상으로는, 국소 부종, 발적 또는 악취가 나거나 색이나 양에 예기치 않은 변화가 있는 분비물이다. 항생제 치료는 이런 유형의 감염을 치료하는 중요한 치료법이다.

요로 감염은 장내 세균집락에서 흔히 발견되는 박테리아에 의해 발생하며 배뇨 장애를 동반한다. 부적절한 배뇨, 경막외 마취 또는 척추 마취 후 요도 카테터 삽입, 잦은 질 검사, 회음부 외상은 요로 감염의 가능성을 높이며, 이것은 산후 산모에게 발열을 일으키는 가장 흔한 원인이다.

출산 중 피부나 점막에 상처가 생기면 제왕절개, 외음 절개, 회음부 파열 등 수술 부위 상처와 수술 절개 부위가 감염될 수 있다. 상처 감염은 일반적으로 출산 후 24–48시간이 지나야 증상이 나타날 수 있기 때문에 퇴원할 때까지 확인되지 않을 수 있다(Ricci 2017).

유방염은 유방 조직의 염증으로, 산후 첫 3주 동안 가장 흔하게 발생하지만 수유 중 어느 단계에서나 발생할 수 있다. 서양 여성의 유방염 발병률은 20%이지만, 모유 수유를 자주 하는 국가에서는 유방염이 흔하지 않다. 유방염은 빠르게 발병할 수 있으며 대개 한쪽 유방에만 영향을 미친다(KellyMom 2018). 독감과 유사한 증상은 종종 산모의 첫 번째 단서이며, 유방이 붉고 부드러워지고 따뜻해진다. 유방염은 심각한 불편함을 유발할 뿐만 아니라 엄마들이 모유 수유를 중단하는 가장 흔한 이유이기도 하다. 유방염은 유방의 배액 부족, 모유 과다 분비, 잘 맞지 않는 브래지어로 인한 유방 압박, 유관이 막힌 경우, 수유를 놓친 경우, 유두의 균열이나 물집, 급격한 이유식 시작으로 인한 유즙 정체 등으로 발생한다. 유방염을 젖 배출, 진통제 및 항생제 등으로 적절히 치료하지 않으면, 유방 농양이 생길 수 있다(Ricci 2017).

자궁내막염은 자궁내막, 자궁경부 및 인접한 자궁근막의 감염이다. 양막은 무균 환경이지만 분만 중 양막 파열이 발생하면 자궁은 특히 장기간의 분만 시 세균 집락과 감염에 더 취약해진다(Ricci 2017). 제왕절개 출산 후 자궁내막염의 위험은 급격히 증가하며, 제왕절개 출산 중 10~20%가 자궁내막염으로 인해 합병증을 겪는다. 이것은 산후 첫 2일 이내에 발생하거나, 산후 2-6주 정도 늦게 발생하기도 한다(King 등 2019).

거대세포 바이러스, **풍진**, **생식기 포진**, B형 간염, 수두 대상포진 바이러스, 파보 바이러스 B19, 그룹 B 연쇄상구균, 톡소플라즈마증, HIV/AIDS 및 성병과 같은 다른 감염도 임신, 출산 및 산후 기간에 부정적인 영향을 미칠 수 있다. 이 책을 집필하는 요즘도 신종 코로나바이러스인 코로나19가 임신, 분만, 출산, 산후 및 신생아에게 미치는 영향은 아직 명확하게 확인되지 않았다. 이런 감염에 대해 자세히 알아보려면, 근거 중심 자료를 참고한다.

치료실로부터

코로나19 팬데믹 기간 동안 나는 임산부 및 산후 고객과 실습 세션과 동일한 간격으로 가상으로 연락을 유지했다. 나는 그들과 함께 새로운 사실과 모범 사례를 최신 상태로 유지하면서 알려지지 않은 이 새로운 감염으로 인한 추가적인 스트레스를 관리할 수 있도록 도왔다.

– **Carole Osborne**, 치료사

일반적인 지침 *General Guidelines*

- 고객이 편안하고 감염된 부위에 압박을 가하지 않도록 임신기간이나 산후에 적합한 체위를 사용한다.
- 감염 부위와의 직접적인 접촉을 피하고 감염이 해결될 때까지 반사 기법을 사용하여 해당 부위를 해결한다.
- 제왕절개 감염의 경우에는, 제왕절개 흉터 마사지에 관한 6장의 지침을 준수한다(그림 6.13 참고).
- 유방염이 있는 경우에는, 6장의 자가 유방 마사지의 지침을 따른다(그림 6.7 참고).
- 마사지 지연을 포함하여 고객이 경험하는 개별 감염에 적용되는 모든 최신 장비 요건, 위생과 위생 권장 사항을 준수한다.

진통성 난산과 조기 진통

Labor Dystocia and Precipitous Labor

진통성 난산은 복잡하고 예측하기 어려운 진통의 합병증이다. 이것은 기능장애성 진통, 진통 진행 실패, 진통의 정체 또는 하강 정체 등으로 불리며, 진통이 정상적으로 진행하지 못하고, 분만이 지연되거나 중단되는 상황을 의미이다. 난산의 발생 시기는 원인을 파악하고, 의학적 중재를 선택할 때 중요한 고려 사항이다. 진통 진행이 멈추거나 정체되면, 일반적으로 피토신으로 자궁을 자극하는 분만 증강을 선택할 수 있다. 분만 유도 중에는 지속적인 전자 태아 모니터링이 요구된다(Ricci 2017).

진통성 난산은 **일차 제왕절개** 출산의 가장 흔한 원인이다. 진통성 난산은 특히 과거 제왕절개 후 질 출산(VBAC) 비율이 낮은 국가에서 제왕절개를 반복하는 데 간접적으로 기여하기도 한다. 미국 산부인과 학회(ACOG)는 미국 내 모든 제왕절개(초산 및 반복)의 60%가 진통 난산으로 인한 것으로 추정되고 있다. 진통성 난산으로 인한 일차 제왕절개 출산을 예방하면, 반복 제왕절개 출산 횟수를 크게 줄일 수 있고, 비용이 많이 들거나 위험한 다른 산과적 조치를 줄일 수 있다. 또한 진통성 난산을 예방하면, 분만이 길어지거나 복잡해지면서 산모가 겪을 수 있는 신체적 어려움과 정서적 실망과 낙담을 방지할 수 있다(Simkin 등 2018).

산모는 짧은 진통에 대한 환상을 가질 수 있지만, 3시간 이하로 지속되는 **조기 진통**은 그 자체로 합병증을 동반할 수 있다. 회음부 조직이 부드러워지고 늘어나는 데 필요한 시간이 부족할 수 있기 때문에 아기는 머리 손상이나 신경 외상과 산소 부족의 위험이 더 커지고, 또 자궁 수축 사이에 휴식 시간이 거의 없기 때문에 급격한 자궁수축으로 인해 산소 부족에 시달릴 수 있다(Ricci 2017). 급격한 진통의 놀라움, 강도, 고통으로 인해 당황하거나 낙담하거나 화를 내는 산모는 압도당하고 방심하게 될 수 있다. 출산과 관련된 서적이나 초산의 산모를 위한 교육에서 설명하는 평균 12-18시간의 진통에 대해 미리 대비하고 있었을 수도 있다.

진통성 난산의 원인은 상자 7.4에 수록되어 있다.

상자 7.4
난산의 원인

진통은 분만 초기, 분만 활동기 혹은 분만 2단계와 3단계 동안 분만 중 언제든지 여러 가지 이유로 지연, 느려지거나 멈출 수 있다. 때로는 여러 원인의 요소들이 한 번에 발생하기도 한다.

내적 원인(Penny Simkin이 만든 "5P")

- 힘(자궁 수축)
- 통로(골반 크기, 모양 및 관절의 가동성, 산도의 신축성 및 탄력성)
- 태아(태아의 머리 크기 및 모양, 태아의 모습 및 자세)
- 통증(및 이에 대처하는 태아의 능력)
- 심리 상태(산모의 감정 상태)

외적 원인

- 환경(산모 주변 사람들이 느끼는 신체적, 정서적 안전감)
- 민족-문화적 요인(문화적 기반 요구 및 선호도에 대한 민감성과 존중의 정도)
- 병원이나 간병인 정책(유연성 정도, 가족 또는 여성 중심 및 근거중심 치료)
- 심리-정서적 관리(출산 경험의 비의학적 측면에 대한 우선순위)

출처: Simkin P, Ancheta R (2018) The Labor Progress Handbook, 5th edn. Oxford: Blackwell Science.

일반적인 지침 *General Guidelines*

- 산모와 아기가 안정된 상태라면 시간과 인내가 가장 좋은 중재이자 조력자이다.
- 고객이 진통을 촉진하기 위해 다른 진통 촉진 방법을 고려하고 있다면 산모와 의료진에게 비의학적 촉진 방법을 시도해보고 싶은지 물어 본다(5장, "관점: 분만 유도와 분만 촉진" 참고). 이런 방법을 실험해 보면, 산모를 "문제의 열쇠가 아니라 해결의 열쇠"로 여기고 산모와 출산 둘라, 의료진 간의 협력 관계를 형성하거나 강화할 수 있는 몇 가지 장점이 있다. 이런 조치는 또한 산모와 태아에게 해를 끼치거나 바람직하지 않은 부작용의 위험을 줄이고, 위험하고 비용이 많이 든 복잡한 중재를 줄이며, 출산 경험에 대한 산모의 정서적 만족도를 높일 수 있다. 해결책의 선택은 원인이 알려진 경우에는 원인에 따라 달라지지만, 원인이 불분명한 경우에는 시행착오가 일어날 수 있다. 가장 큰 단점은 산모가 이런 중재를 원치 않을 수 있고, 시간이 오래 걸리며, 진통을 촉진하지 않을 수 있다는 점이다.
- 진통이 지연되거나 중단되면, 정서적 고통을 최소화하는 데 집중한다. 진통 진행 상황을 유지하는 생리적 조치를 장려하고 휴식과 움직임 및 자세 변경을 장려한다(Tully 2020). 마사지 치료는 종종 문제의 근원이 되는 산모의 고통을 줄이는 데 도움이 될 수 있으며, 이것은 거의 확실하게 진통성 난산으로 일어난다. 마사지 치료는 의학적 중재를 보완하거나 의학적 중재를 대체할 수 있으며, 산모가 이런 중재로 인해 발생할 수 있는 진통의 강도와 스트레스에 대응하는 데 도움이 될 수 있다(Simkin 등 2018).
- 난산 치료에 사용되는 모든 의료 장비를 고려하여 산모의 자세와 편안함을 위한 조치를 선택한다(5장).
- 고객과 조산사, 산부인과 의사와의 긴밀한 협력을 하여 고객이 안전하다고 느끼는 최상의 결과를 얻을 수 있도록

돕는다.

- 고객이 자신감과 집중력을 잃었을 때, 고객이 다시 마음을 가다듬을 수 있을 때까지 리드미컬한 대처 반응을 회복할 수 있도록 직접적이고 주도적인 안내를 제공한다. 고객 가까이에서 단호하고 침착하고 자신감 있고 친절하게 낙관적으로 말하고 행동해야 한다. 여러분은 부드러운 눈으로 고객과의 눈맞춤을 유도하고, 리드미컬한 말과 터치로 고객의 호흡과 발성 속도를 조절하도록 도와준다 (Simkin 등 2018).
- 진통이 시작되면, 고객이 진통의 강도와 속도에 대응하는 데 집중한다. 산모의 양쪽 발, 다리 또는 어깨를 압박한다. 산모가 통증을 느끼고 긴장된 부위를 파악하여 그곳을 양쪽으로 압박한다. 이런 격렬한 작업 중에 여러분 자신의 신체역학에 유의하여 터치의 질을 향상시키고 자신의 신체를 보호해야 한다.
- 여러분의 업무 범위도 아니고, 급박한 출산을 도와야 할 가능성이 희박하지만, 현실적으로 출산을 도와야 할 상황이 발생할 수 있다는 것에 대비한다. 파트너나 의료 전문가가 없는 경우에는, 911(또는 다른 국가에서는 이에 준하는 기관)에 연락하고, 산모가 진통을 느낄 때 왼쪽으로 눕게 하거나 턱을 들어 호흡하도록 유도한다. 산부인과 의사를 기다리는 동안 산모를 안심시키고 침착한 태도를 유지하며 열원 장치를 켠다. 가능하면 손을 씻고 아기를 산모의 가슴까지 들어 올릴 준비를 한다. 따뜻한 옷으로 아기를 안고 힘차게 문질러 피부의 양수를 제거한다. 태반이 나올 때까지 인내심을 갖고 기다렸다가 나중에 의학적 평가를 위해 태반을 보관한다. 자궁 기저부 마사지를 시작하도록 허락을 받고(그림 6.16 참고), 아기가 아직 젖가슴에 있지 않으면, 출혈을 예방하기 위해 본인 또는 파트너가 젖꼭지를 자극하여 옥시토신을 방출하도록 한다(Simkin 등 2018).

치료실로부터

슬픔은 육아에서 매우 현실적인 부분이다. 모든 산모는 각기 다른 방식과 정도의 슬픔을 경험한다. 슬픔은 아기를 갖기 전의 자신의 정체성을 상실하거나, 자신이 생각했던 엄마의 모습이 현실의 엄마와 다르다는 것을 깨닫는 데서 느낄 수 있다. 아기의 성별이 예상치 못한 성별이라는 사실에 놀라움과 함께, 슬픔이 찾아올 수도 있다. 그리고 아기가 사망했을 때 슬픔은 피할 수 없다. 우리는 산모의 슬픔을 강요할 수 없으며, 산모의 여정을 판단할 권리도 없다. 나는 마사지실이 산모가 슬픔에 잠길 수 있는 공간이 될 수 있도록 최선을 다하고, 그 곳에서 산모를 만난다.

– **Andrea Engi**, 치료사

유산 및 사산 Miscarriage and Stillbirth

자녀 상실은 산모와 가족에게 평생 동안 영향을 미칠 수 있다. 슬픔을 나누고 힘을 다시 얻어야 하는 것은 자녀를 잃은 모든 가족에게 보편적인 것이다(Ricci 2017). 자연유산이라고도 하는 유산은 임신 초기의 가장 흔한 합병증으로, 임신 20주 이전에 자연적인 원인, 즉 시술에 의해 선택하거나 치료적이지 않은 유산을 말한다(Tulandi와 Al-Fozan 2015). 유산은 종종 임신 초기에 발생하기 때문에, 임산부가 임신 사실을 인지하지 못할 수도 있다. 심한 출혈이 가장 흔한 징후이며, 종종 자궁 경련을 동반한다. 인지된 임신 중 15-20%는 유산으로 이어지며, 약 80%가 임신 초기에 발생한다. 임산부는 안도감에서부터 슬픔과 절망에 이르기까지 다양한 감정을 표현할 수 있다 (Ricci 2017).

사산은 임신 20주 이후부터 분만과 출산 사이에 태아를 잃는 것을 말한다. 사산은 유산보다 훨씬 드물며, 임신 약 160건 중 1건 정도에서 발생한다(March of Dimes 2015b). 징후와 증상으로는 태아의 움직임 감소, 조기 자궁 수축, 양수 손실, 질 출혈 등이 있다. 때때로 임박한 슬픔에 대한 경고가 거의 없거나 전혀 준비되지 않은 경우도 있다. 약 90%의 산모가 태아 사망 후 2주 이내에 자연분만을 하게 된다. 자궁 내 태아 사망이 확인되면, 대부분의 산모는 즉시 자연분만을 선택한다(Green 2016).

산모의 꿈과 희망은 아기를 잃은 후 갑자기 사라진다. 슬픔, 공허함, 분노, 불안, 외로움, 무력감, 불신, 비현실감, 무력감 등의 깊은 감정이 흔하게 나타난다. 슬픔 과정은 길고 다양한 기간에 걸쳐 진행되며, 일부의 경우에는 슬픔 과정이 쉽게 끝나지 않는다. 많은 산모에게 정서적 치유는 산후의 신체적 치유보다 훨씬 더 오래 걸릴 수 있다. 슬픔은 일반적으로 다음과 같은 단계를 거친다:

- 상실의 현실을 받아들이기
- 고통을 느끼지만, 상실로 인한 고통을 극복하는 단계
- 아기가 없는 새로운 환경에 적응하기
- 정서적으로 아기를 역사의 일부로 간주하고, 고객의 삶을 앞으로 나아가는 단계(Grunebaum과 Chervenak 2014).

사산은 다음 임신에서 외상 후 스트레스 장애(PTSD)로 나타날 수 있다(Robinson 2014).

일반적인 지침 *General Guidelines*

- 유산의 위험이 있는 경우, 태아의 혈액 순환을 극대화하기 위해 왼쪽 옆으로 누운 자세를 사용하고, 유산이 확인된 경우에는 고객의 편의를 위해 임신과 산후에 적합한 자세를 계속 유지한다.
- 산후 회복 목표에 집중한다. 스웨덴식 마사지 또는 수동 운동의 전신 회기는 두개천골기법과 기타 활기찬 마사지와 마찬가지로 온전한 느낌을 전달할 수 있다.
- 복부, 가슴, 팔 등 아기를 잃었다고 느끼는 부위를 마사지하면 감정의 홍수를 불러일으킬 수 있다는 점을 명심한다. 밀봉 기법(그림 6.5 참고)을 치료 회기 안에 통합한다.
- 산후 자궁 무력증의 경우를 제외하고는, 모든 복부 기법을 수행하지 않는다. 이 경우에는 자궁 기저부 마사지를 적용한다(그림 6.16 참고).
- 세심한 침묵, 진심 어린 "정말 죄송하다" 또는 "무엇을 도와드릴까?"라는 말, 말하거나 울 때 위로하는 터치 등 완벽한 적극적인 경청을 통해 다양한 강도와 질의 슬픔을 인정하고 확인한다.
- 아이의 감정을 온전히 표현하는 것이 목표일 때는 목과 목구멍에 체성-정서 통합 기법을 사용하되, 어떤 사람은 슬픔을 완전히 억제할 수 있고 어떤 사람은 다른 유아나 나이가 많은 아이를 돌보기 위해 슬픔을 늦출 수 있다는 사실을 존중한다.
- 유아를 동반한 다른 산모들을 보고 듣거나 아기와 관련된 사무실 장식을 보는 것도 어려울 수 있다는 점을 고려하여 약속 일정을 세심하게 잡는다.
- 가능하면 일정을 유연하게 조정하여 산모가 자신의 이야기를 할 수 있도록 하고, 산모가 이야기할 때 손과 발을 움직여 안정감을 느낄 수 있도록 도와준다.
- 정신건강 전문가와 사별 전후 및 사별 후 파트너/관계 지원을 전문으로 하는 지원 단체에 소개해 준다. 능숙한 중재를 통해 유가족이 슬픔을 극복하고 앞으로 나아갈 수 있도록 더 잘 준비할 수 있다는 사실을 알아둔다.
- 사산아를 도울 수 있는 권한이 있다면, 손을 잡거나 어깨를 어루만지는 등 적절하게 손을 사용하여 진통과 출산을 겪는 산모를 위로한다(그림 7.4). 산부인과 의사가 가족에게 사산아를 보고 만지고 안아볼 수 있는 기회를 제공하여 사망을 확인하고 가족이 함께 슬퍼할 수 있는 시간을 제공한다.
- 산후 슬픔에 대해 자세히 알아보고 상실과 죽음에 대한 자신의 감정을 솔직하게 다루어 고객을 잘 돕도록 한다.

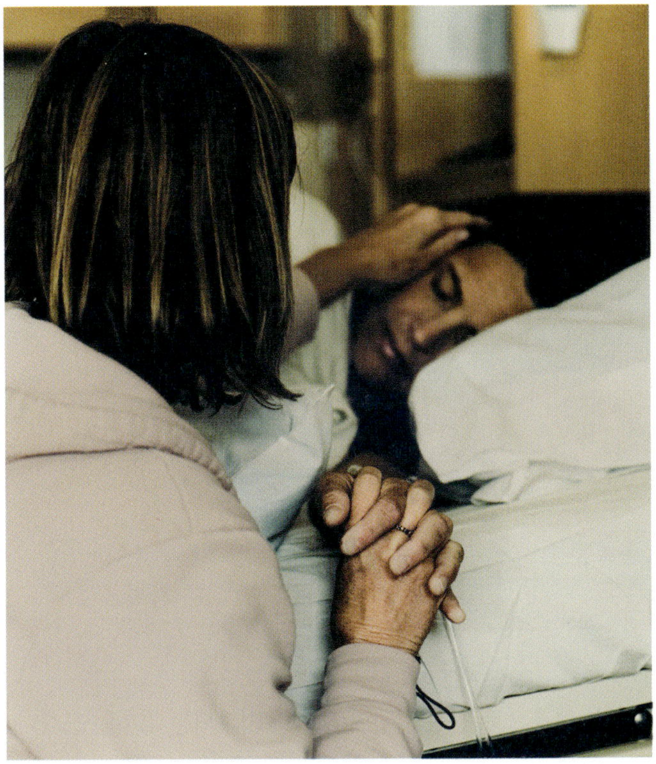

그림 7.4
사산 지원하기. 사산을 지원할 수 있는 권한이 있는 경우에는, 진통이 진행되는 동안 고객과 침착하게 신체 접촉을 유지하면서 산모를 위로한다.

치료실로부터

나는 바디워크를 받기 전에 두 번의 유산을 경험했다. 상담을 받는 과정에서 유산하기 수년 전에 내가 품고 출산했던 아이에 대해 쌓여 있던 많은 감정을 발견했다. 나는 아기에 대한 감정과 유산에 대한 감정을 처리할 수 있었다. 나의 다음 임신으로 소중한 Brittany를 낳았다.

– **Courtney**, 임산부

다중 태아 임신 Multiple Gestations

다중 태아 임신은 두 명 이상의 태아가 있는 임신으로 정의된다. 여기에는 쌍둥이와 세쌍둥이 및 네쌍둥이와 같은 고차 다중 태아도 포함된다. 미국에서는 지난 20년 동안 보조 생식 기술과 고령 임신을 선택하는 사람들로 인해 다중 태아 임신 건수가 급격히 증가했다. 보조 생식 기술을 통한 출생의 약 1/3이 두 명 이상의 아기를 낳으며, 쌍둥이는 전체 다중 태아의 85%를 차지한다(De Sutter 2015). 쌍둥이의 전체 유병률은 1,000명당 약 12명이며, 3분의 2는 일란성 쌍둥이다(March of Dimes 2015c). 쌍둥이의 두 가지 일반적인 유형은 **일란성**과 **이란성**이다. 세쌍둥이의 유형도 일란성, 이란성 또는 **삼란성**일 수 있다.

다중 태아 산모는 조기 진통, 양수 과다증, 자간과다 출혈, 빈혈, 전자간증, 산전 우울증, 산전 및 주산기 출혈의 위험이 더 높다. 미숙아, 호흡곤란 증후군, 출산 시 질식, 선천성 기형, **쌍둥이간 수혈 증후군**, 자궁 내 성장 제한 및 결합증 등의 위험과 합병증도 있다(Martin 등 2014).

일반적인 지침 General Guidelines

- 옆으로 누운 자세와 바로 누운 자세의 이점을 극대화하고 누운 자세성 저혈압 증후군을 피하기 위해, 다중 태아 임신 초기에 임신 2기와 3기 때 권장하는 자세로 전환하는 것을 고려한다.
- 다중 태아 임신 초기에 일어날 수 있는 여러 가지 호르몬, 신체적, 정서적 적응을 고려한다.
- 자세 변화에 초점을 맞추고 고객의 골반과 발을 포함한 모든 체중을 지탱하는 근골격 구조와 관절에 특별한 주의를 기울인다.
- 특히 만삭에 가까워지면 연부조직이 더 늘어나고 저긴장 상태가 될 수 있기 때문에 복부 관리를 추가로 제공한다.
- 산후에는 다중 태아 돌봄이 증가하기 때문에, 목, 어깨, 팔, 등에 집중적인 운동을 제공하고, 산모가 코어의 힘과 온전함을 회복할 수 있도록 지원한다(4장과 6장).

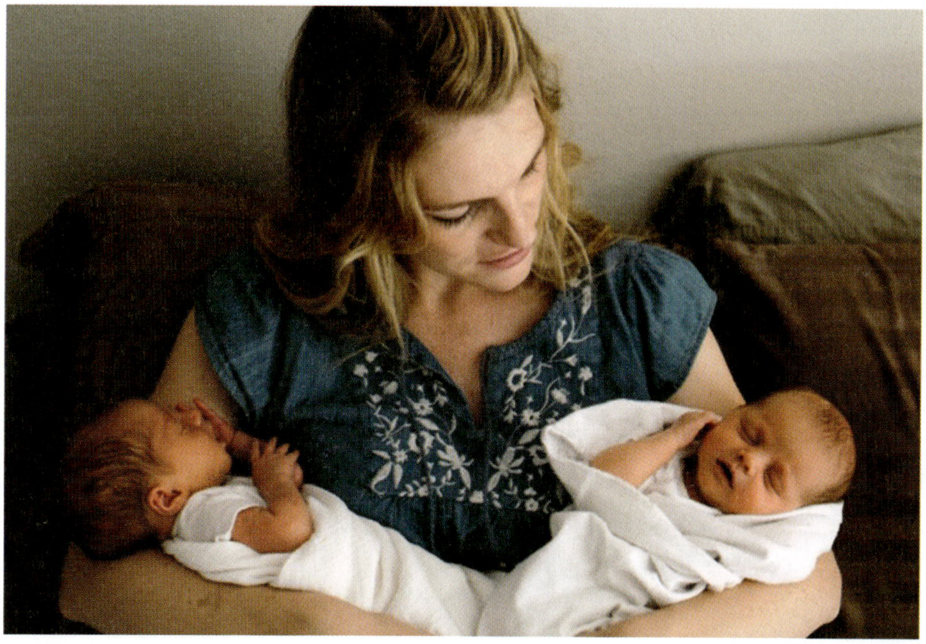

그림 7.5
쌍둥이 다중 태아 임신. 기쁨은 두 배, 신생아 돌보기의 부담이 두 배로 늘어난 산모에게는 힐링 산후 마사지가 필요하다.

치료실로부터

나는 세쌍둥이를 임신하고 있었기 때문에 22주부터 출산 35주까지 완전한 침상안정을 취했다. 정말 정신이 없었다. 항상 통증이 있거나 몸이 전반적으로 아팠다. 임신 마지막 몇 주 동안은 매주 마사지를 받았는데, 그 마사지가 매주 하이라이트였다. 마사지가 없었다면 아기를 이렇게 오래 안고 있을 수도 없었을 것이다. 마사지는 임신과 나의 정신을 유지하는 데 큰 도움이 되었다.

– **Kristen**, 임산부

주산기 기분과 불안장애(PMAD)

Perinatal Mood and Anxiety Disorders (PMADs)

주산기 기분과 불안 장애는 가임기의 가장 흔한 합병증이며, 산모 이환율과 사망률의 주요 원인이기도 하다. 임신 중이나 임신 후, 유산 후 또는 입양 후 언제든지 발생할 수 있다. 1장과 6장에서 설명한 바와 같이, 정서적 불안정은 정상적인 산전 경험이며, "베이비 블루"는 부모가 겪는 큰 변화에 대한 정상적이고 적절한 반응으로 간주되며, 2주 이상 지속되는 경우는 드물다. 충분한 휴식과 스트레스와 통증 감소, 가족의 충분한 지원으로 증상이 완화된다(Simkin 등 2018). 산모 7명 중 1명 이상이 임신 기간이나 산후에 심각한 우울증이나 불안을 경험하고 1,000명 중 1–2명이 산후 정신병을 앓고 있다. 또한 10명 중 1명의 아버지와 파트너도 산후 우울증이나 불안을 경험한다는 사실을 명심한다.

산후 우울증의 징후와 증상은 산후 훨씬 이전부터 나타나는 경우가 많다(상자 7.5). 출산 후 우울증 증상을 보인 사람의 30%는 임신 이전에 우울 증상을 경험한 적이 있었다. 40%는 임신 중 우울증 에피소드를 경험했으며, 3분의 2 이상은 불안장애의 징후도 보였다. 산후 우울증 환자 중 5명 중 1명은 자해충동을 느낀 적이 있었다. 자살은 산후 우울증의 두 번째 주요 사망 원인이다. 이런 모든 냉정한 통계는 산후 우울증에 대한 조기 보편적 선별 검사의 필요성을 지적한다.

2019년 미국 산전 예방 서비스 태스크포스의 권고에 따라, 미국 소아과학회와 미국의사협회(ACOG)는 임산부 및 산후 여성에게 주산기 기분과 불안장애에 대한 필수 선별검사를 권장하고 있다. 또 다른 단체인 국제 산후 지원 단체에서는

부가적인 고려사항: 특별한 요구를 하는 고객을 마사지할 때

Edinburgh 산후 우울증 선별검사(EPDS) 또는 환자 건강 설문지(PHQ-9)와 같은 근거중심 도구를 사용하여 보편적인 선별검사를 권장하고 있다. 이런 도구는 무료이며, 자가 관리가 가능하고, 작성하기 쉽고, 여러 언어로 번역되어 있으며, 산모와 아버지, 파트너의 기분을 측정하는 신뢰할 수 있고 유효한 척도이다.

물론 선별검사 자체만으로는, 산모와 그 가족의 결과가 개선되는 것은 아니다. 산후 기분과 불안장애를 전문으로 하는 행동건강 전문가에게 적절한 후속 조치와 치료를 받는 것이 필요하다(Postpartum Support International 2019).

상자 7.5
주산기 기분과 불안 장애(PMADs)의 징후와 증상

- 불안, 우울증 및 기분 변화
- 산모로서의 자신감 상실과 죄책감 및 실패감
- 식욕 부진, 체중 감소, 변비
- 특히 아침 때의 가라앉은 기분, 슬픔, 눈물
- 에너지 저하, 수면으로도 해소되지 않는 피로, 수면장애(불면증)
- 과민성, 우유부단함, 집중력 저하
- 강압적이고 강박적인 사고
- 기쁨, 즐거움 또는 성욕 상실
- 개인 위생 불량
- 절망과 삶에 대한 낮은 관심
- 암울하고 비관적인 미래 전망
- 영아의 신호에 대한 반응 부족이나 돌봄에 대한 울음
- 사회적 고립(문의나 전화에 반응하지 않음)
- 자신이나 아기를 다치게 할 생각

출처: Ricci S(2017) Essentials of Maternity, Newborn and Women's Health Nursing, 4th edn. New York: Wolters Kluwer

명심하자

주산기 기분과 불안장애가 있는 모든 사람은 개인과 그룹 행동건강 치료, 영양 조절, 보충제, 약물, 마사지 치료를 포함한 통합적 양식을 혼합한 맞춤형 다학문적 치료계획을 필요로 한다(King 등 2019; Ricci 2017).

수많은 연구 결과에 따르면, 마사지 치료는 우울하고 불안한 산모와 아기에게 큰 잠재력을 가지고 있다고 한다. 한 연구에 따르면, 주요 우울증 진단을 받은 임산부가 매주 산전 마사지를 받은 경우 산전 및 주산기 우울증이 감소한 것으로 나타났다. 또한 이들의 신생아는 조산 및 저체중아로 태어날 가능성이 적었고, 신생아 적응도 더 빨랐다(Field 등 2010). 우울한 임신 후기 여성을 대상으로 한 또 다른 소규모 연구에서는, 허리 통증과 다리 통증이 감소하고 스트레스와 관련된 신경전달물질 수치가 낮아졌으며 불안감이 덜 보고된 것으로 나타났다. 그들 산모의 아기는 우울증을 가진 산모의 아기보다 조산의 가능성이 적었고, 신생아 평가 척도에서 더 높은 점수를 받았다(Field 등 2004).

최근 연구도 염증과 산모의 정신건강 사이의 연관성을 지적하고 있다(Achtyes 등 2020). 염증은 산전 및 주산기 기간과 무관하게 주요 우울 장애의 발병과 관련이 있다. 스트레스에서 정제된 당분과 화학물질 노출에 이르기까지 다양한 원인이 뇌와 장에 염증을 유발하여 세로토닌과 같은 기분을 좋게 하는 신경전달물질의 생성에 영향을 미칠 수 있다(Deans 2017).

일반적인 지침 *General Guidelines*

- 고객의 편안함을 위해 임신기간 또는 산후에 적합한 자세를 취하도록 한다.
- 자세 지도와 온전성 기법(그림 4.15–그림 4.17 참고)을 통합하여 억압된 기분을 표현한 전형적인 "닫힌 몸" 자세를 해결한다.
- "산모는 혼자가 아니며 기분이 나아질 자격이 있고 나아

질 수 있다"는 사실을 상기시켜 준다. 그녀와 그녀의 가족을 걱정하고 있다고 말한다. 모든 고객에게 주산기 기분과 불안 장애를 전문으로 하는 전문 행동건강 서비스 제공자 목록을 제공하고, 고객이 이런 도움을 요청할 때 해당 서비스 제공자와 연결할 수 있는 소개와 지원을 제공한다. 고객의 사전 허가를 받은 경우에는 산부인과 의사에게도 알려준다.

- 고객이 가족과 친구로부터 자신과 가족을 위한 사회적 지원을 받도록 격려한다.

태반 이상 Placental Abnormalities

전치 태반은 "출산 후 첫 태반"이라는 뜻으로 태반이 자궁경부 입구나 그 근처에서 착상하여 발달하는 것을 말한다. 전치태반은 자궁경부의 범위 또는 근접성에 따라 전치태반, 부분 전치태반, 변연 전치태반 또는 낮은 위치 전치태반으로 분류된다(Ricci 2017). 첫 임신에서 전치 태반의 위험은 400명 중 1명이지만, 제왕절개 출산 후 160명 중 1명, 두 번째 출산 이후에는 60명 중 1명, 세 번째 출산 이후에는 30명 중 1명, 네 번째 출산 이후에는 10명 중 1명으로 증가한다. 전치태반은 출혈, 태반 조기박리 또는 응급 제왕절개 출산과 관련이 있다(Joy와 Temming 2015). 제왕절개 출산이 증가하고 산모의 연령이 높아지고 불임치료가 늘어나면서 전치태반의 발생률이 급격히 증가하고 있다.

산전 관리와 초음파를 통한 전치태반의 적시 진단은 예후를 개선할 수 있다. 임신 말기 출혈은 즉각적인 치료가 필요한 매우 걱정스러운 증상이다. 의학적 치료의 선택은 부분적으로 출혈의 정도와 태반이 자궁경부를 덮는 정도, 아기가 자궁 밖에서 생존할 수 있을 만큼 충분히 발달했는지, 산모가 진통 중인지 아닌지에 따라 달라진다(Yeomans 2017). 산모와 아기가 모두 안정된 경우에는, 출혈이 없는 상태에서 집에서 또는 병원 산부인과에서 지속적인 관리와 모니터링을 위해 "주의깊은 관찰"의 "임산부 관리"가 의료 치료에 포함될 수 있다.

또한 태반이 자궁 근육층에 더 깊고 직접 부착되어 태반 혈관 형성에 결함이 있을 수 있다. 가장 가벼운 경우에는 유착 태반(placenta accreta)으로 진단되고, 자궁근육층에 부착된 경우는 감입 태반(placenta increta)으로 진단하고, 자궁 근육층을 통과해 부착되어 있는 가장 심한 경우는 침윤 태반(placenta percreta)이라고 진단한다.

태반 조기박리는 임신 20주 이후부터 출산 이전까지의 태반이 조기에 분리되는 것으로, 은폐성 또는 명백성, 경증, 중등도 또는 중증 출혈이 뒤따른다(Ricci 2017). 아기의 혈액 공급이 손상되고 **태아의 고통**은 태반 박리의 정도에 비례하여 진행된다. 태반 조기박리는 임신 3기 출혈의 중요한 원인이며 전 세계 모든 임신의 약 1%에서 발생한다. 태아 사망률은 50%, 제왕절개 출산, 출혈 및 응고성 폐증과 관련된 산모 사망률은 6%로 잠재적으로 치명적일 수 있다(Jaju 등 2014). 산모에 대한 위험에는 출혈, 수혈, 응급 자궁 절제술, **파종성 혈관 내 응고병증** 및 신부전 등이 있다(Mukherjee 등 2014).

일반적인 지침 General Guidelines

- 산모가 현재 출혈이 있는 경우에는 마사지를 하기 전에 산부인과 의사에게 문의한다.
- 태아 순환을 최대화하기 위해서만 왼쪽 옆으로 누운 자세를 이용한다.
- 산모와 아기가 안정적이라면, 태아 순환을 극대화하기 위해 왼쪽 옆으로 누운 자세를 계속 이용하고, 임산부 건강 관리 제공자는 편안함을 위해 다른 임신 삼분기나 산후에 적절한 체위를 사용하는 데 동의한다.

조기 진통과 조산 Preterm Labor and Birth

아기는 임신기간 내내 성장하며, 특히 뇌, 폐, 간이 완전히 발달하는 마지막 몇 주에 가장 많이 성장한다. 임신 37주 이전에 아기가 태어나면 조산으로 간주한다. 만삭 진통과 동일한 징후와 증상(조기 양막 파열 또는 혈뇨를 나타내는 질 분비물의 변화, 율동적이고 둔한 요통, 규칙적이거나 빈번한 자궁수축, 골반 압박 증가, 설사, 자궁경부의 퇴축 또는 팽창 변화)이 나타나지만, 너무 일찍 시작된다. 조산 경험이 있거나 다중 태아를 임신한 경우, 자궁경부 무력증이 있는 경우, 흡연자이며 산전 관리를 받은 적이 없는 여성은 조기 진통의 위험이 더욱 높다(King 등 2019). 2018년에 조산은 미국에서 태어난 신생아 10명 중 1명에게 영향을 미쳤다. 아프리카계 미국인 여성의 조산율은 14%, 백인 여성의 조산율은 9%로 인종과 민족에 따른 조산율의 지속적인 차이가 나타나고 있다.

조산 및 32주 이전에 태어난 아기는 사망률과 장애 발생률이 더 높다. 2017년에 조산과 저체중 출생은 유아 사망의 약 17%를 차지했다. 조산아는 정상적으로 태어난 아이들에 비해 **뇌성마비**, 감각 결함, 학습 장애, 호흡기 질환의 발병률이 높으며, 평생 또는 생명을 위협하는 건강 문제를 겪을 수 있다. 조산은 또한 가족에게 정서적 피해를 입히고 재정적 부담을 줄 수 있다(CDC 2019c). 치료는 일반적으로 침상 안정, 자궁 수축을 늦추거나 중단하는 용해제, 태아의 폐 성숙을 돕는 코르티코스테로이드 등을 사용하여 태아가 자궁에서 계속 성장하도록 하는 데 중점을 둔다(King 등 2019).

일반적인 지침 *General Guidelines*

- 태아 순환을 최대화하기 위해서만 왼쪽 옆으로 누운 자세를 취한다. 산모와 아기가 안정적이라면, 왼쪽 옆으로 누운 자세를 계속 사용하여 태아의 혈액 순환을 최대화하고, 임산부 건강 서비스 제공자가 고객의 편안함을 위해 다른 임신 삼분기에 적절한 체위를 하도록 동의한다.
- 고객이 침대에서 휴식을 취할 때, 우리의 권장 지침을 따른다.
- 치료 회기 중에 더 많은 누출이 발생할 경우를 대비하여 테이블에 추가 수건이나 방수 덮개를 사용한다.

외상성 출산과 외상후 스트레스 장애(PTSD)
Traumatic Birth and Post-Traumatic Stress Disorder (PTSD)

출산은 충격적인 경험일 수 있다. 이것은 다른 사람들이 사건을 어떻게 인식하는가보다는 산모가 사건을 어떻게 인식하는가에 따라 크게 달라진다(Beck 등 2013). 진통이 산모의 대처 능력을 넘어설 때, 합병증을 가진 출산일 때(조기 진통, 출혈, 예기치 않은 자궁 적출, 생명을 위협하는 자간전증 또는 전자간증, 회음부 외상, 응급 제왕절개 출산 등), 산모나 아기가 신생아 집중 치료실에 입원하거나 아기가 예상하지 못한 선천적 결함을 가지고 있거나 사망할 때, 산모는 출산이 외상이라고 경험할 가능성이 더 높다. 산모는 생명을 위해 싸우는 연약한 아이 때문에 괴로워할 수 있다. 충격과 죄책감을 느끼며, 아기가 사망할 경우 고통을 최소화하기 위해 유대감과 거리두기 사이에서 갈등할 수 있다. 생존에 대한 희망과 아기가 정상이 될지에 대한 걱정은 꿈에 그리던 이상적인 아기를 잃은 것에 대한 불안과 슬픔으로 즐거운 기대를 뒤집고 아기와의 이별을 겪을 수 있다.

외상성 출산은 출산의 25-34%에서 발생한다(PATTCH 2019). 여러 국가의 연구에 따르면, 의사가 무관심하다고 느끼거나, 무시를 당하거나 자신의 존엄성이 박탈당했다고 느끼거나, 자신이나 아기에게 행해지는 일을 통제할 수 없다고 생각하는 경우 출산을 트라우마로 경험할 가능성이 더 높은 것으로 나타났다.

이 중 약 1/3은 외상후 스트레스 장애를 겪을 수 있다(PATTCH 2019). 이들은 종종 극도의 무력감, 고립감, 돌봄 부족, 두려움, 불안을 경험한다(Simkin 등 2018). 징후와 증상으로는 지속적인 각성 증가(과민성, 수면 장애, 과잉 경계, 과장된 놀람 반응), 생각, 감정, 사람, 장소, 사건의 세부 사항 등 출산과 관련된 자극 회피, 불안과 공황 발작, 회상 또는 악몽과 함께 과거 외상성 사건의 강박적 재경험, 비현실감과 분리감 등이 있다(PATTCH 2019).

2014년 세계보건기구(WHO)는 "출산 중 무례와 학대 예방 및 근절"이라는 성명을 발표했다. 이 성명서에서 "전 세계적으로 많은 여성들이 출산 시설에서 출산 중 무례하고 학대적인 대우를 경험하고 있다"고 보고했다. 이런 처우는 존중받을 권리를 침해할 뿐만 아니라 생명, 건강, 신체적 완전성, 차별로부터의 자유에 대한 권리를 위협할 수 있다. 이런 처우는 신체적, 정신적 피해뿐만 아니라, 분만 진행 불량과 태아 고통으로 이어질 수 있다. 특히 젊거나 미혼이거나, 가난하거나 인종적으로 배제된 사람들이 잔인한 대우를 받을 가능성이 높지만, 교육을 잘 받은 중산층 여성도 이런 대우를 받는다. WHO는 존중하고 유능한 모성 건강 관리의 요소는 다음과 같다: "선택의 동반자, 가동성, 음식과 수액에 대한 접근성, **비밀 보장**, 프라이버시, 정보에 입각한 선택, 여성의 권리에 대한 정보, 높은 수준의 전문적 임상 치료 표준을 통한 사회적 지원"(WHO 2014).

또한 이전에 성적 외상을 경험한 생존자는 출산 사건을 위험한 것으로 인식하고 그 결과로 외상을 다시 입기 쉽다(Poote 등 2015). 임신, 출산, 모유 수유의 성적인 특성과 신체 노출, 골반 침투, 통증, 신체의 성적 부위 손상 가능성은 성적 학대와 출산 모두에서 매우 현실적일 수 있다. 일부는 트라우마와 관련된 외상, 불안, 방해가 되는 생각을 경험하며, 이는 분만 전, 분만 중, 분만 후에 두려움과 불안을 크게 가중시킨다(Seng과 Taylor 2015; James 2015). 여러 국가의 연구에 대한 메타분석에 따르면, 가임 여성 5명 중 1명은 유아기부터 18세 사이에 성적 트라우마를 경험한 것으로 나타났다. 신체적, 정서적 학대도 흔하다. 강간이나 친밀한 파트너 학대 등 성인기의 트라우마도 임신한 여성에게 큰 타격을 준다. 몇 년이 지난 후에도 일부 개인은 외상후 스트레스 장애를 겪을 수 있다(Simkin과 Klaus 2011).

명심하자

여러분의 고객들 중 몇몇은 그들이 여러분에게 어떻게 말하든 트라우마 생존자일 것이다. 여러분의 업무는 신체 인식과 스트레스와 고통으로 힘들어 하는 사람에게 도움을 줌으로써 그런 효과와 출산을 탐색하는 데 도움이 될 수 있다.

우리 삶의 경험은 낯선 장소, 사람, 사건을 안전하거나 위협적인 것으로, 합리적이거나 비합리적인 것으로, 도움이 되거나 그렇지 않은 것으로 인식하는 데 큰 영향을 미친다. 성적 트라우마의 생존자는 치료 중에 무의식적으로 극심한 공포나 긴장을 경험할 수 있다. 이것은 옷을 벗으라고 하거나, 등을 대고 누워 자궁경부 검사를 받거나, 벨트로 모니터에 부착되는 등 다른 여성들이 평범하다고 여기는 자극에 의해 유발될 수 있다. 이들은 정상적인 분만 진통이 압도적인 것으로 느껴질 수 있다. 진통이 완화되더라도 성폭력 생존자는 등자에 다리가 묶이고, 사적인 부위가 노출되고, 사람들이 자신을 쳐다보는 것에 대해 침해당했다고 느낄 수 있다(Beck 등 2004). 여성이 이전에 외상을 경험했는지 여부에 관계없이 외상성 출산 경험은 고통을 가중시키고, 산후 회복과 영아 돌봄에 모든 리소스가 필요한 시기에 자신감을 떨어뜨릴 수 있다(Simkin과 Klaus 2011).

많은 임신부가 어렸을 때 또는 성인이 되었을 때 트라우마를 경험했기 때문에 트라우마 정보에 기반한 치료는 두려움을 줄이고 신뢰를 높이는 데 필수적인 전략적 접근법이다. 현재 많은 전문가들은 트라우마에 기반한 치료가 산전 관리에서 "보편적인 예방 조치"가 되어야 한다고 제안한다(상자 7.6). 트라우마 정보에 기반한 치료는 대부분의 사람들에게 호평을 받을 뿐만 아니라 트라우마 경험의 영향을 치유하기 시작할 수 있다(Simkin 등 2018). 산모가 존중받고, 지지받고, 정보를 얻고, 의사 결정에 참여하고, 자신과 아기에게 일어나는 일을 적절히 통제할 수 있다고 느끼면, 트라우마 없이도 무섭거나 어려운 임상적 사건을 경험할 수 있다. 사실, 산모는 임상 전문가가 특히 자신을 지지했고 숙련되었다고 느낄 수도 있다. 트라우마에 기반한 치료는 이런 유형의 결과를 지원하고 트라우마 반응과 외상후 스트레스 장애를 예방하는 데 도움이 된다(Poote와 McKenzie-McHarg 2015).

Simkin과 Klaus(2011)는 그들의 연구에서 이것을 설득력 있게 요약하고 있다. 여성이 정의하는 만족스러운 출산 경험은 존중하고 친절하며 여성의 필요에 맞게 개별화된 간호가 제공될 때 치유와 힘을 줄 수 있다. 어린 시절 학대를 당한 여성은 트라우마에 기반한 돌봄을 통해 자신의 자녀가 학대를 당할 위험을 줄일 수 있다. 적절한 마사지와 바디워크는 임신 생존자가 불안과 통증을 줄이고, 더 깊은 이완 상태에 도달하고, 신체 인식을 개선하고, 긍정적인 접촉 경험을 구현하고, 외상성 기억과 감정을 해소하고, 출산과 육아를 신체적, 정서적으로 준비하는 데 도움이 될 수 있다.

상자 7.6
외상을 고려한 산전 관리와 주산기 관리의 기본 사항

- 신규 고객에게 트라우마 병력이 있는지를 확인한다. "여성 4명 중 1명은 어린 시절에 성적 학대를 당한 경험이 있으며, 슬프게도 성인에게도 이런 일이 발생한다"라고 이야기하여 고객의 질문을 받는 경험을 정상화한다. 이런 경험은 임신, 출산, 산후에 영향을 미칠 수 있기 때문에, 나는 모든 고객에게 원치 않는 성적 경험에 대해 묻는다." 고객이 감정적 방어력을 유지할 수 있도록 고객이 말하는 내용과 시기를 스스로 통제할 수 있도록 한다. 트라우마를 공개하는 고객을 산전 및 주산기 외상후 스트레스 장애를 전문으로 하는 정신건강 전문가에게 의뢰한다.
- 고객의 치료를 조정할 수 있는 많은 기회를 파악한다. 존중하는 말로 세심한 주의를 기울여 고객이 통제력을 유지할 수 있도록 하고 허락을 받고 의사 결정을 공유한다.
- 고객의 두려움과 스트레스를 줄이는 것을 상담의 주요 목표로 삼는다.
- 분만과 출산 중에는 산모의 통제력과 안전감을 높이는 데 도움이 되는 집중적인 지원과 의사소통을 제공한다.
- 산후 초기에는 산모가 출산에 대해 이해할 수 있도록 시간과 공간을 허용하여 출산 당시의 상황과 느낌을 자신의 말로 재구성하고, 산모의 지각이 곧 현실이라는 사실을 명심한다. 성찰적 경청 기술을 사용하고 공감을 표현한다. 출산 경험에 대해 "서두르지 않고, 열린 마음으로, 조기 중재는 출산과 그 안에서 자신의 역할을 긍정적으로 향상시키고 트라우마를 예방할 수 있다는 점을 명심한다. 이런 공유를 지연하거나 회피하면 임산부의 장기적 자존감과 정신 건강에 긍정적인 영향을 미칠 수 있는 기회를 놓치게 된다." (Simkin 등 2018).
- 산후 건강과 가족 간의 건강한 터치와 애착을 지원한다.

Adapted from King T, Brucker M, Osborne K, Jevitt C (2019) Varney's Midwifery, 6th edn. Burlington, MA: Jones & Bartlett Learning and Simkin P, Klaus P (2011) When Survivors Give Birth, 2nd edn. Seattle: Classic Day.

일반적인 지침 General Guidelines

- 고객의 편안함을 위해 임신과 산후에 적합한 자세를 사용한다. 옆으로 누운 자세는 외상 이력이 있는 고객과 쉽게 소통하고 추적할 수 있다는 점을 명심한다.
- 특히 골반 근처에서 마사지를 할 때는 엎드린 자세보다 더 나은 자세를 취하여 고객의 통제감을 높이고 긍정적인 터치 경험을 제공한다.
- 트라우마에 기반한 산전 및 주산기 관리의 기본 사항(상자 7.6 참고)을 검토하고 치료 회기 안에 통합한다. 트라우마에 기반한 치료와 산전, 산후 및 출산 후 외상후 스트레스 장애에 대한 추가 교육을 받는다.
- 산전, 산후 및 출산 후 외상후 스트레스 장애를 전문으로 하는 정신건강 전문가에게 의뢰하고 상담한다.

질 출혈 Vaginal Bleeding

질 출혈의 원인은 여러 가지가 있으며, 산모의 일반적인 반응은 두려움이다. 가벼운 혈흔에서 출혈에 이르기까지 질 출혈은 임신기간 중 언제든지 발생할 수 있다. 분만과 출산 과정에서 정상적인 출혈 이상의 질 출혈이나 3단계 출혈은 걱정스러운 일이다. 산후 기간에 정상적인 오로 분비물을 초과하는 질 출혈이 발생하면, 즉시 산부인과 의사의 진료를 받아야 한다.

임산부의 최대 20%가 임신 초기에 질 출혈을 경험하지만, 이 중 절반 정도만이 실제로 임신 손실을 경험한다(Gilbert 2011). 임신 초기 출혈의 원인으로는 **착상 출혈**, 유산, 자궁외 임신, 포상기태, **융모막하 출혈**, 자궁경부 검사, 자궁경부암 검사 또는 성관계 등이 있다(Grindell 2019). 임신 20주 이후의 질 출혈과 관련된 질환으로는 전치태반, 태반 조기발리, 유착태반, 감입태반 및 침윤태반 등이 있다(Ricci 2017).

일반적인 지침 General Guidelines

- 골반 통증, 허리 통증 또는 복부 통증이 동반되거나 동반되지 않은 출혈이 있을 때마다 근골격계 통증인지를 확인한다. 그렇지 않은 경우, 유산이나 조기 진통을 암시하는 자궁 수축으로 인한 통증일 수 있다.
- 출혈이 멈출 때까지, 태아의 혈액 순환을 극대화하기 위해 왼쪽 옆으로 누운 자세만 사용한다.
- 산후 자궁무력증의 경우를 제외하고는 모든 복부 기법을 수행하지 않는다. 이 경우에는 자궁 기저부 마사지를 적용한다(그림 6.16 참고).
- 고객이 출혈의 징후를 보이면 즉시 911(또는 이에 상응하는 기관)에 전화하고 고객의 동의를 얻어 의사가 도착할 때까지 자궁 기저부 마사지를 계속한다(그림 6.16 참고)(Simkin 등 2018).

본장 요약 Chapter Summary

특별한 도움이 필요한 고객, 즉 고위험 안면 마비 및 합병증을 가진 고객을 마사지를 하면, 산전 및 주산기 마사지 치료사로서의 능력에 도전하고 확장할 수 있다. 두려움과 공포가 느껴질 수도 있지만, 두려움에 맞서고 인생의 도전을 성장의 기회로 받아들일 때 여러분과 고객 모두에게 놀라운 보상이 주어질 수 있다는 점을 고려하기 바란다. 임신의 의학적 측면에 대한 이해를 높여 마사지 치료가 고객의 의료 치료를 능숙하게 보완할 수 있도록 한다. 의학 용어와 고위험 요인 및 합병증에 대한 추가 자료를 준비하여 산전 및 주산기 마사지 치료 교육을 계속 진행한다. 여러분의 사려 깊고 세심한 치유적인 산전 및 주산기마사지 치료를 받을 자격이 있고 필요로 하는 고객을 안전하게 돌볼 수 있는 기회가 생기면 본장을 다시 한번 읽어보길 바란다.

잘 생각해 보자

여러분의 지식을 심화하려면, 온라인 리소스로 이동하여 본 장의 테스트 질문에 답하고 더 많이 자세히 살펴본다.

참고문헌과 추천 문헌

AAAAI (American Academy of Allergy, Asthma & Immunology) (2015) Asthma and Pregnancy. Available at: http://www.aaaai.org/conditions-and-treatments/library/asthma-library/asthma-and-pregnancy.aspx [accessed February 2, 2020].

Achtyes E, Keaton SA, Smart L et al. (2020) Inflammation and kynurenine pathway dysregulation in post-partum women with severe and suicidal depression. Brain Beh Immun. 83:239–247.

ACOG (American College of Obstetricians and Gynecologists) (2014) ACOG Task Force on Hypertension in Pregnancy – A Step Forward in Management. Contemporary OB/GYN. Available at: https://www.contemporaryobgyn.net/view/acog-task-force-hypertension-pregnancy-step-forward-management [accessed July 27, 2019].

ACOG (American College of Obstetricians and Gynecologists) (2016) Perinatal risks associated with assisted reproductive technology, Committee Opinion, no. 671, September. Available at: https://www.acog.org/Clinical-Guidance-and-Publications/Committee-Opinions/Committee-on-Obstetric-Practice/Perinatal-Risks-Associated-With-Assisted-Reproductive-Technology, [accessed November 15, 2019].

ACOG (American College of Obstetricians and Gynecologists) (2018) ACOG Practice Bulletin No. 196: Thromboembolism in pregnancy. Obstet Gynecol. 132(1):e1–e17.

ACOG (American College of Obstetricians and Gynecologists) (2019) ACOG Practice Bulletin No. 212: Pregnancy and heart disease. Obstet Gynecol. 133(5):e320–e356.

American Pregnancy Association (2019a) Bed Rest During Pregnancy. Available at: https://americanpregnancy.org/pregnancy-complications/bed-rest/ [accessed October 30, 2019].

American Pregnancy Association (2019b) Pregnancy Concerns. Available at: http://www.americanpregnancy.org/main/statistics.html [accessed July 31, 2020].

Ayyavoo A, Derraik JB, Hofman PL et al. (2014) Hyperemesis gravidarum and long-term health of the offspring. Am J Obstet Gynecol. 210(6):521–525.

Beck C, Driscoll J, Watson S (2013) Traumatic Childbirth. New York: Routledge.

Bolz M, Körber S, Reimer T et al. (2017) Treatment of illnesses arising in pregnancy. Dtsch Arztebl Int. 114:616–626.

Castillo MJ, Phillippi JC (2015) Hyperemesis gravidarum: a holistic overview and approach to clinical assessment and management. J Perinat Neonatal Nurs. 29(1):12–22.

CDC (Centers for Disease Control) (2019a) Infertility services. Available at: https://www.cdc.gov/nchs/nsfg/key_statistics/i.htm#infertilityservices [accessed November 15, 2019].

CDC (Centers for Disease Control) (2019b) Pregnancy Complications. Available at: https://www.cdc.gov/reproductive-health/maternalinfanthealth/pregnancy-complications.html [accessed October 15, 2019].

CDC (Centers for Disease Control) (2019c) Preterm birth. Available at: https://www.cdc.gov/reproductivehealth/MaternalInfantHealth/PretermBirth.htm [accessed November 15, 2019].

Cornell S (2015) Continual evolution of type 2 diabetes: an update on pathophysiology and emerging treatment options. Ther Clin Risk Man. 11:621–632.

De Sutter P (2015) The Challenge of Multiple Pregnancies in Reducing Risk in Fertility Treatment. London: Springer, pp. 1–17.

Deans E (2017) Microbiome and mental health in the modern environment. J Physiol Anthropol. 36:1.

Enzer S (2004) Reflexology: A Tool for Midwives. Pymble, Australia: Susanne Enzer.

Field T, Grizzle N, Scafidi F et al. (1996) Massage and relaxation therapies' effects on depressed adolescent mothers. Adolescence. 31:903–911.

Field T, Diego MA, Hernandez-Reif M (2004) Massage therapy effects on depressed pregnant women. J Psychos Obstet Gynecol. 25:115–122.

Field T, Diego M, Hernandez-Reif M et al. (2009) Pregnancy massage reduces prematurity, low birthweight and postpartum depression. Infant Behav Dev. 32(4):454–60.

Field T, Diego M, Hernandez-Reif M (2010) Prenatal depression effects and interventions: a review. Infant Behav Dev. 33(4):409–418.

Field T, Diego M, Hernandez-Reif M (2012) Yoga and massage therapy reduce prenatal depression and prematurity. J Bodyw Mov Ther. 16(2):204-9.

FIGO (International Federation of Gynecology and Obstetrics) (2019) Predicting and Preventing Pre-eclampsia: The Challenge. Available at: https://www.figo.org/figo-releases-new-guidelines-combat-pre-eclampsia [accessed May 20, 2020].

Genetic and Rare Diseases Information Center (2018) Diethylstilbestrol syndrome. Available at: https://rare-diseases.info.nih.gov/diseases/1859/diethylstilbestrol-syndrome [accessed July 25, 2020].

Gilbert E (2011) Manual of High-risk Pregnancy and Delivery, 5th edn. St. Louis: Mosby/Elsevier.

Green CJ (2016) Maternal Newborn Nursing Care Plans, 3rd edn. Burlington, MA: Jones & Bartlett Learning.

Grindell S (2019) What Causes First Trimester Bleeding? An OB-GYN Weighs In. Available at: https://www.romper.com/p/what-causes-first-trimester-bleeding-ob-gyn-weighs-in-18662834 [accessed November 12, 2019].

Grunebaum A, Chervenak FA (2014) Counseling Parents After Fetal Demise and Stillbirth. Available at: https://www.uptodate.com/contents/stillbirth-maternal-care?search=counseling%20parents-after-fetal-demise-and-stillbirth&source=search_result&selectedTitle=1~150&usage_type=default&display_rank=1 [accessed November 12, 2019].

Hung T, Lo L, Chiu T et al. (2010) A longitudinal study of oxidative stress and antioxidant status in women with uncomplicated pregnancies throughout gestation. Reprod Sci. 17(4):401–409.

Ingram J, Domagala C, Yates S (2005) The effects of shiatsu on post-term pregnancies. Complement Ther Med. 13:11–15.

Jaju KG, Kulkarni AP, Mundada SK (2014) Study of perinatal outcome in relation to abruptio placentae. Int J Recent Trends Sci Tech. 11(3):355–358.

James S (2015) Women's experiences of symptoms of posttraumatic stress disorder after traumatic childbirth: a review and critical appraisal. Arch Womens Ment Health. 18(6):761–771.

Joy S, Temming L (2015) Placenta Previa. Available at: http://emedicine.medscape.com/article/262063-overview [accessed November 4, 2019].

KellyMom (2018) Mastitis. Available at: https://kellymom.com/bf/concerns/mother/mastitis [accessed November 7, 2019].

King T, Brucker M, Osborne K et al. (2019) Varney's Midwifery, 6th edn. Burlington, MA: Jones & Bartlett Learning.

Kleiber B, Dimidjian S (2014) Postpartum depression among adolescent mothers: a comprehensive review of prevalence, course, correlates, consequences, and interventions. Clin Psychology: Sci Pract. 21(1):48–66.

Maltepe C, Popa M, Bertucci C et al. (2015) The effects of counseling and predictors of pregnancy outcomes in women with hyperemesis gravidarum. Obstet Gynecol. 316(125):101S.

March of Dimes (2015a) Asthma During Pregnancy. Available at: https://www.marchofdimes.org/complications/asthma-during-pregnancy.aspx [accessed February 2, 2020].

March of Dimes (2015b) Pregnancy Loss. Available at: https://www.marchofdimes.org/complications/stillbirth.aspx [accessed October 30, 2019].

March of Dimes (2015c) Multiples: Twins, Triplets and Beyond. Available at: https://www.marchofdimes.org/complications/being-pregnant-with-twins-triplets-and-other-multiples.aspx [accessed November 8, 2019].

March of Dimes (2017) Signs and Symptoms of Preterm Labor. Available at: https://www.marchofdimes.org/complications/signs-and-symptoms-of-preterm-labor.aspx [accessed November 10, 2019].

Martin R, Fanaroff A, Walsh M (2014) Fanaroff & Martin's Neonatal Perinatal Medicine, 10th edn. Philadelphia: Elsevier Health Sciences.

Mukherjee S, Bawa A, Sharma S et al. (2014) Retrospective study of risk factors and maternal and fetal outcome in patients with abruptio placentae. J Nat Sci Biol Med. 5(2):425–428.

NAEPP (National Asthma Education and Prevention Program) (2015) Available at: https://www.nhlbi.nih.gov/science/national-asthma-education-and-prevention-program-naepp [accessed May 28, 2019].

Nagtalon-Ramos J (2014) Maternal-Newborn Nursing Care: Best Evidence-based Practices. Philadelphia: F. A. Davis.

Osborne C (2009) Pre- and Perinatal Massage Therapy: Survey of Massage Therapists. Available at www.bodytherapyeducation.com [accessed June 10, 2010].

Osborne C (2015a) Postpartum Depression and Massage Therapy: Selected Research. Available at: https://www.massagemag.com/postpartum-depression-massage-therapy-selected-research-33226/ [accessed October 10, 2019].

Osborne C (2015b) Postpartum depression: physical and emotional benefits of massage. Massage Magazine. November.

Ozgoli G, Naz MS (2018) Effects of complementary medicine on nausea and vomiting in pregnancy: a systematic review. Int J Prev Med. 9:75.

PATTCH (Prevention and Treatment of Traumatic Childbirth) (2019) Resource Guide. Available at: http://pattch.org/resource-guide [accessed November 10, 2019].

Poote A, McKenzie-McHarg K (2015) The experience of post-traumatic stress disorder following childbirth. J Health Visiting. 3(2):92–98.

Postpartum Support International (2019). Available at: https://www.postpartum.net/learn-more/pregnancy-postpartum-mental-health/ [accessed May 16, 2019].

Preeclampsia (2019) Women and Families. Available at: https://www.preeclampsia.org/women-and-families [accessed October 30, 2019].

Queenan J, Spong C, Lockwood C (2015) Protocols for High-risk Pregnancies: An Evidence-based Approach. West Sussex: John Wiley & Sons, pp. 315–328.

Ricci S (2017) Essentials of Maternity, Newborn and Women's Health Nursing, 4th edn. New York: Wolters Kluwer.

Robinson G (2014) Pregnancy loss. Best Pract Res Clin Obstet and Gynaecol. 28(1):169–178.

Seng J, Taylor J (2015) Trauma Informed Care in the Perinatal Period: Protecting Children and Young People. Edinburgh: Dunedin Academic Press.

Serrallach O (2018) The Postpartum Depletion Cure: A Complete Guide to Rebuilding Your Health and Reclaiming Your Energy for Mothers of Newborns, Toddlers and Young Children. New York: Hachette.

Simkin P, Ancheta R (2018) The Labor Progress Handbook, 5th edn. Oxford: Blackwell Science.

Simkin P, Klaus P (2011) When Survivors Give Birth, 2nd edn. Seattle: Classic Day.

Simkin P, Whalley J, Keppler A et al. (2018) Pregnancy, Childbirth and the Newborn: The Complete Guide, 5th edn. New York: Da Capo Lifelong Books.

Smith J, Refuerzo J, Ramin S (2016) Nausea and Vomiting of Pregnancy: Beyond the Basics. Available at: http://www.uptodate.com/contents/nauseaand-vomiting-of-pregnancy-beyond-the-basics [accessed October 15, 2019].

Sosa C, Althabe F, Belizan J et al. (2015) Bed rest in singleton pregnancies for preventing preterm birth. Cochrane Database Syst Rev. 3:CD003581.

Sperlich M, Seng J, Li Y et al. (2017) Integrating trauma-informed care into maternity care practice: conceptual and practical issues. J Midwifery Women's Health. 62(6):661–672.

Stager L (2010) Nurturing Massage for Pregnancy. Baltimore: Lippincott, Williams & Wilkins.

Stillerman E (2008) Prenatal Massage. St. Louis: Mosby/Elsevier.

Taylor T (2014) Treatment of nausea and vomiting in pregnancy. Aust Prescr. 37(2):42–45.

Tulandi T, Al-Fozan H (2015) Spontaneous Abortion: Management. Available at: http://www.uptodate.com/contents/spontaneous-abortion-risk-factors-etiology-clinical-manifestations-and-diagnostic-evaluation [accessed November 1, 2019].

Tully G (2020) Changing Birth on Earth. Bloomington: Maternity House Publishing.

US Preventive Services Task Force, Curry SJ, Krist AH, et al. (2019) Interventions to Prevent Perinatal Depression: US Preventive Services Recommendation Statement. JAMA. 321(6):580–587.

Vanders RL, Murphy VE (2015) Maternal complications and the management of asthma in pregnancy. Womens Health. 11(2):183–191.

Wisner K, Sit D, McShea M et al. (2013) Onset timing, thoughts of self-harm, and diagnoses in postpartum women with screen-positive depression findings. JAMA Psych. 70(5):490–498.

WHO (World Health Organization) (2014) Prevention and Elimination of Disrespect and Abuse During Childbirth. Available at: https://www.who.int/reproductivehealth/topics/maternal_perinatal/statement-childbirth/en/ [accessed November 10, 2019].

WHO (World Health Organization) (2010) The Worldwide Incidence of Preterm Birth: A Systematic Review of Maternal Mortality and Morbidity. Available at: https://www.who.int/bulletin/volumes/88/1/08-062554/en/ [accessed November 13, 2019].

Yates S (2010) Pregnancy and Childbirth: A Holistic Approach to Massage and Bodywork. Edinburgh: Elsevier.

Yeomans E (2017) Cunningham and Gilstrap's Operative Obstetrics, 3rd edn. New York: McGraw-Hill.

본 장을 공부하면 다음과 같은 준비를 할 수 있다:

1. 산전과 주산기 때의 여러분의 기반과 성장을 계획할 수 있다.
2. 여러분의 비즈니스를 홍보하기 위해 가능하면 많은 마케팅 활동을 선택할 수 있다.
3. 효과적인 고객 인터뷰를 수행하고 효과적인 차트 시스템을 관리하여 관련된 고객의 건강 정보를 수집할 수 있다.
4. 유용하고 안전한 치료 회기를 만들기 위해 논리적이고 비판적으로 사고할 수 있다.
5. 다른 산모 건강관리 제공자와 소통할 수 있다.
6. 비즈니스를 유지하고 성공을 위해 일반적인 장애물을 극복할 수 있다.
7. 성공적인 치료사의 사례를 바탕으로 다양한 업무 환경과 치료 모델에 대해 고민할 수 있다.

직무상 고려사항:
만족스런 경력을 성장시킨다.

Practice Considerations:
Growing a Satisfying Career

8

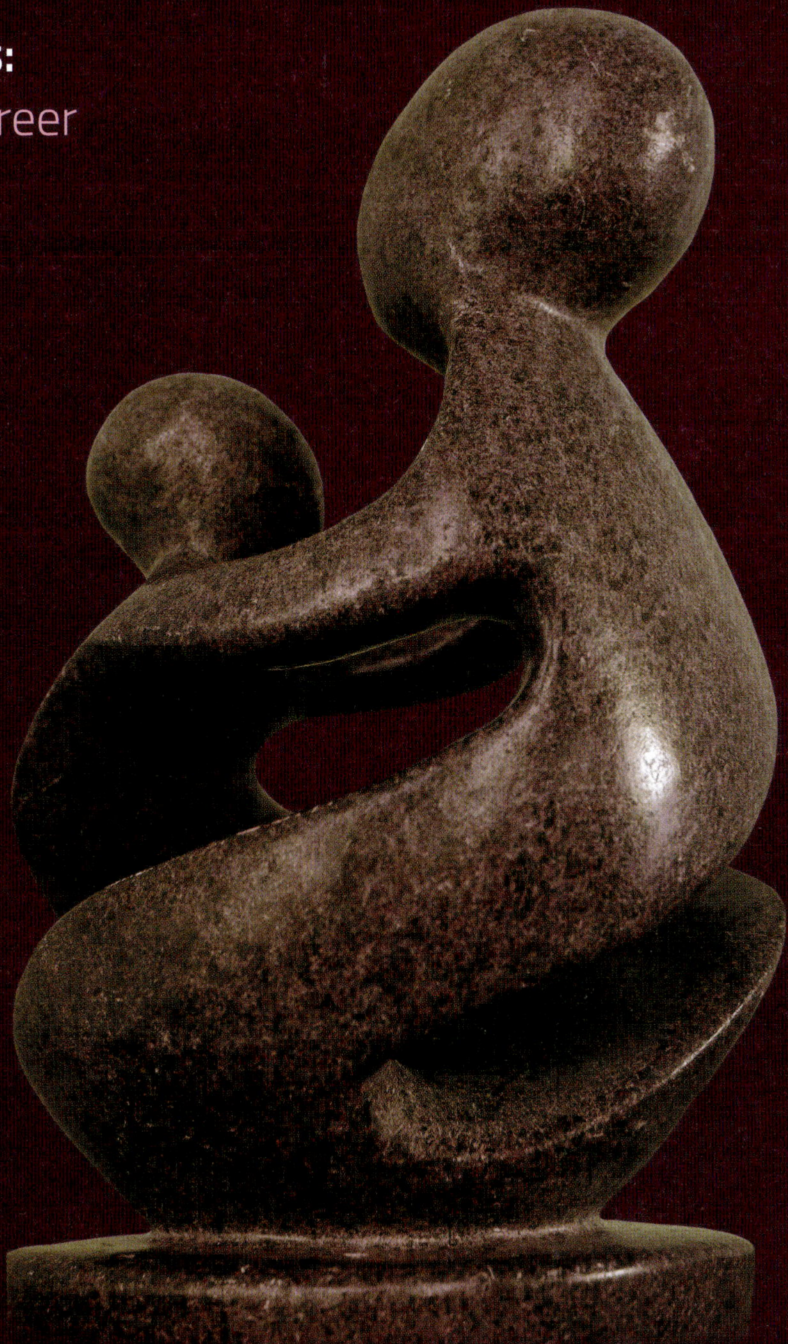

제8장

본장 개요 Chapter Overview

이전 장들에서는 출산과 관련된 일반적인 지식과 구체적인 기법들을 소개했다. 이제는 산전 및 주산기 마사지 치료 비즈니스를 성장시키고 운영하는 데 필요한 실용적인 부분에 초점을 맞추겠다. 수십 년 동안 임산부라는 특정 집단을 치료하면서, 다양한 홍보 아이디어, 중요한 건강 정보를 수집하고 기록하는 방법, 생각을 정리하는 전략, 안전하고 효과적인 치료 회기를 만드는 방법 등 공유하는 구체적인 지혜를 얻었다. 교육 활동을 통해 여러분은 고객의 경험을 향상시키는 방법, 오래 지속되는 주산기 직무를 확장하고 다양화하는 방법, 성공에 대한 내적 장애물과 외적 장애물을 극복하는 방법 등도 배울 것이다.

3분의 1 이상의 마사지가 치료실에서 이루어지기 때문에(AMTA 2018), 본 장에서는 마사지 치료실에 초점을 맞추겠지만, 여기서 아이디어와 통찰력은 다른 업무 환경에도 적용할 수 있는 것이 대부분이다. 산모 마사지 및 통합 의료 센터, 병원 기반 프로그램, 산부인과, 조산원 및 기타 의료 서비스 제공자의 사무실, 스파 및 리조트, 현장 및 프랜차이즈 마사지 장소에서도 마사지가 이루어지는 기회가 많다. 본 장의 마지막 단락에서는 이런 다양한 환경에서 일해 온 치료사들의 지혜와 통찰을 다룰 것이다.

시작해 볼까 Getting Started

산전, 분만 및 산후 마사지 치료는 다양한 시설 환경에서 활용될 수 있기 때문에 앞으로의 가능성은 무궁무진하다. 그러나 만족스러운 서비스를 성장시키려면, 끊임없는 자기성찰(*Bower's The Accidental Business Owner*, 2018의 1–3장 참고)과 정체성, 신뢰성 및 신용을 구축하는 홍보 기반이 필요하다. 이들 질문은 사려 깊고 완전한 답을 요구한다:

- **여러분은 여러분 자신을 무엇이라고 부를 것인가?** 여러분이 산전 및 주산기 고객을 전문적으로 다루고자 한다면, "산모 마사지 치료사" 또는 "산전 및 주산기 마사지 치료사"와 같은 이름을 강조하고 싶을지도 모른다.
- **무엇이 여러분에게 전문가로서 신뢰성을 제공하는가?** 많은 고용주와 고객들은 기본적인 산전 마사지 치료 이상의 교육을 받은 치료사를 찾을 것이다. 그들은 공식력 있는 강사 또는 기관에서 검증한 종합적인 산전 및 주산기 교육을 받은 치료사를 원한다. 필요한 교육을 이수하고 해당 교육과 경험, 직업적 소속, 외모, 태도, 의사소통, 대중 이미지 및 다른 사람들의 추천을 활용하여 신뢰도를 높일 계획을 세워야 한다.
- **여러분은 출산 주기의 어느 시기에 어떤 모달리티 서비스를 제공할 것인가?** 여러분 자신이 잘하는 치료 모달리티를 파악하고 이런 기술의 장점을 홍보하는 데 주력해야 한다. 어떤 치료사들은 분만 마사지를 제공하고, 많은 치료사들은 출산 후에도 산후 치료의 절실히 필요한 혜택을 출산 후에도 지속적으로 제공하는 것을 좋아한다.
- **여러분은 자기소개를 어떻게 하는가?** 과도한 전문 용어 없이 자신의 업무를 간략하게 설명하는 것을 목표로 한다. 다음은 두 가지 예시이다:
    - "나는 산전 고객과 산후 고객에게 휴식을 취하고 기분을 좋게 하며 아기를 더 건강하게 키울 수 있는 기회를 제공할 수 있다. 나는 통증이 있는 근육에는 통증을 완화시키는 적절한 기법을 적용하고, 긴장된 부위에는 진정 효과가 있는 스트로크를 사용하며, 모두에게 안전하고 효과적인 경험이 될 수 있도록 압박을 조절할 수 있다."
    - "나는 산모들이 분만과 출산을 하는 동안 마사지를 적용한다. 또한 분만을 돕는 사람들에게 편안하고 통증을 완화하는 마사지를 가르치는 것을 좋아한다."

명심하자

이 단락에 포함된 질문에 대한 답을 적어두면, 성공적인 산모 마사지 치료에 한 걸음 더 다가갈 수 있다.

여러분의 비즈니스(능력) 홍보하기
Promoting Your Business

여러분의 업무 마케팅은 "나를 필요로 하는 사람들이 나를 찾을 수 있도록 내가 존재한다는 것을 세상에 알리는 것(Bowers 2018)"처럼 간단하다. 제품을 판매하기보다는 여러분 자신이 누구인지, 여러분의 업무에 대한 열정을 보여주는 데 초점을 맞춰야 한다. 온라인 리소스와 아래 단락에서는 이를 위한 구체적인 방법을 제시하고 있다.

추천 Referrals

임산부들은 블로그와 소셜 미디어, 산전/산후 운동, 요가 및 출산 교육 클래스, 베이비페어 등에서 다른 사람들과 팁과 리소스에 대해 이야기하고 공유하는 경향이 많기 때문에, 입소문에 의한 추천이 매우 효과적이다. 현재 임신하지 않은 고객들도 여러분의 전문화된 기법을 알고 있는지를 확인한다. 무엇보다도 서비스에 대한 좋은 소문을 쉽게 퍼뜨릴 수 있도록 최소한 기본적이면서도 유익한 웹사이트와 최신 명함을 준비해야 한다. 잠재적 고객에게 무료 전화 또는 이메일 상담을 제공한다. 현재 고객과 다른 사람들이 임신 중인 가족, 친구, 동료에게 선물할 수 있는 마사지 치료 이용권을 준비하는 것도 좋다.

명심하자

여러분의 현재 고객에게 임산부를 위한 마사지가 준비가 되어 있음을 알린다. 산전 고객이나 산후 고객을 위한 마사지 상품권 구매 시 인센티브 할인을 제공하는 것도 고려해 본다.

네트워킹 Networking

산전 운동 및 요가 강사, 출산 교육자, 출산 및 산후 도우미, 조산사, 출산 센터, 산부인과 의사, 가정의학과 의사, 병원, 수유 상담사, 가정 간호사, 카이로프랙터, 물리치료사, 침술사, 육아 문제 전문 심리학자 등 다양한 출산 전문가와의 관계를 발전시킬 필요가 있다. 서로에게 도움이 될 수 있는 방법을 연구해야 한다. 홍보 자료를 준비해 둔다. 그들의 블로그에 글을 쓰기도 한다. 그들의 스탭이나 고객을 위한 교육 프레젠테이션, 무료 소개 세션, 추가 세션 할인을 제공한다. 커뮤니티에서 이런 고객층을 대상으로 전문가로서 명성을 쌓아나가야 한다.

치료실로부터

나는 지역 온라인 네트워크 그룹에 가입했다. 소정의 수수료를 내면 사이트에 등록할 수 있다. 또한 지역 모임과 매월 "둘라의 만나는 밤"도 열었다. 이 행사에서 나는 정보를 나누고 예비 부모들에게 산전 마사지 치료의 장점에 대해 이야기했다. 내 명함과 함께 할인 쿠폰을 제공했는데, 사람들의 반응이 매우 좋았다.

나는 업무를 통해 직업적 명성을 쌓았다. 당신이 좋아도(또는 그렇지 않아도) 당신에 대한 소문은 빠르게 퍼진다. 수년 동안 지역 출산 센터의 조산사 및 간호사들과 분만실에서 함께 일하면서 그들도 나를 알게 되었다. 그들은 내가 지식이 풍부하고 전문적이며 윤리적이라는 것을 알게 되었다.

– **Nanci Newton**, 치료사

인터넷 마케팅 Internet Marketing

오늘날 대부분의 임산부는 모든 것을 Google에서 검색하고, Alexa에게 물어보며, 일반적으로 인터넷을 통해 자기 관리 및 건강 관리 정보를 찾는다. 최소한 산전 및 주산기 서비스를 강조하는 유익한 웹사이트와 소셜 미디어가 필요하다. 온라인 예약도 도움이 될 수 있다. 블로그를 통해 자신의 전문성과 태도를 전달할 수도 있다(내가 즐겨찾는 사이트와 블로그는 온라인 리소스를 참고하기를 바란다). 대리모, 보조 생식 기술을 통해 임신한 사람, 성소수자 고객, 군인 가족, 나이 많은 산모, 아동기 또는 신체적 학대의 생존자, 침상 안정 중인 사람, 다둥이 엄마 등 출산 영역 내에서 틈새 시장을 개척할 수 있다. 그렇다면, 블로그 기사를 제출하거나 해당 틈새 시장의 관련 사이트 및 소셜 미디어 매체에 정기적으로 기고하는 것도 좋은 방법이다.

나만의 고객 데이터베이스는 이메일 마케팅 캠페인의 시작이다. 더 많은 연락처가 필요한 경우에는 목록을 구매할 수도 있다. 공지사항 및 전자 뉴스레터 **이메일 발송**을 전문으로 하는 여러 인터넷 비즈니스 중 하나에 가입하는 것도 고려해 본다. 이렇게 하면 책임감 있게 마케팅하고 이메일이 스팸으로 필터링되는 것을 방지하는 데 도움이 된다. **검색 엔진 최적화**, **배너 광고** 및 기타 **전자 광고** 측면에 대한 도움말을 찾아본다. 인터넷은 복잡하게 느껴질 수 있기 때문에 집중력을 잃지 않고 탐색하는 데 요구되는 것을 모두 실행에 옮긴다.

명심하자

웹사이트와 적절한 소셜 미디어를 통해 활발한 인터넷 활동을 유지한다. 이메일 블래스트를 통해 의미있는 정보와 제안을 보낸다. 뉴스레터를 구독하고 평판이 좋은 전문가와 단체를 팔로우한다.

인쇄물 마케팅 Print Marketing

인터넷에 의존하는 시대임에도 불구하고, 대부분의 치료사는 여전히 명함을 사용한다. 인쇄물 브로셔도 서비스와 그 혜택을 설명하는 데 도움이 된다. 고객이 가장 많이 찾는 혜택인 요통 완화, 휴식 및 수면 도움, 허리 통증, 목 통증 및 천골 통증 감소(Osborne 2009)를 가장 눈에 띄면서도 간결하게 소개한다. 기사(글), 사용 후기 및 관련 연구로 구성된 정보 패킷을 개발하여 배포하는 것도 고려해 볼 수 있다. 예비 고객과 파트너를 위한 자료는 예비 고객과 파트너를 위해, 다른 자료는 의사 및 조산사를 위해, 일부 다른 자료는 다른 주산기 전문가를 위해 맞춤화하는 것도 좋다. 위의 모든 자료를 전자 파일과 인쇄본으로 준비한다.

지역 신문, 뉴스레터 또는 기타 인쇄 출판물에도 글을 쓸 수 있는 옵션을 살펴본다. 우편 서비스를 이용해 엽서를 **대량으로 발송**하고, 직장 근처에서 가장 가까운 지리적 주소를 이용하면 우편 서비스를 더 경제적이고 효과적으로 이용할 수 있다.

치료실로부터

병원에서 일하기 전에는, 인근 산부인과를 방문해 안내 데스크에 내 소개를 하며 자료를 배포했다. 지금은 침상 안정을 취하는 환자들이 있는 병원에서 일하기 때문에, 고위험군 환자도 마사지를 받을 수 있다는 내용의 전단지를 준비했다. 나는 침상안정 중인 산모들에게 이 전단지와 잡지인 Sidelines(침상안정 중인 여성을 위한 간행물)를 나눠주고 원하는 분들에게 손 마사지를 해주면서 간단히 이야기를 나누었다. 대부분의 침상안정을 취하는 산모들은 불안과 외로움을 느끼기 때문에 이러한 접촉은 이들에게 큰 힘이 되기도 한다. 이런 접근 방식과 입소문 덕분에 나는 바쁘게 지낼 만큼 충분한 고객을 확보할 수 있었다.

– **Mia Harper**, 치료사

명심하자

산전 및 주산기 서비스의 이점을 전달할 수 있는 브로셔와 이를 보완하는 명함을 준비하거나 개발한다.

프레젠테이션 Presentations

직접 대면하는 강연, 데모 또는 수업만큼 내가 하는 일과 내가 누구인지에 대한 느낌을 잘 전달해 주는 것은 없다. 최대한 많은 청중을 감동시킨다. 전문적인 터치에서 느껴지는 따뜻함, 유대감, 자신감은 천 마디 말이나 천 개의 웹사이트보다 더 가치가 있다. 가장 좋은 장소로는, 출산 및 산후 둘라 모임, 출산 교육 강좌의 한 부분, 산부인과 또는 조산원에서의 점심시간 프레제테이션, 산전 운동 강좌 이후 등이다.

연설과 시연을 통한 3분에서 20분 정도의 시간은 청중을 교육하고 또 여러분 자신을 청중에게 소개하기에 충분하다. 1시간에서 몇 시간 동안의 강좌는 고객이 치료사를 선택할 때 고려하는 두 가지 주요 요소인 지식의 폭과 깊이, 그리고 상호작용 스타일을 강조할 수 있다(Fogarty 등 2020). 치료 회기를 판매하기보다는 학생들에게 정보를 제공하는 편이, 진행하는 모든 수업에서 새로운 고객을 확보하는 데 더 도움이 된다. 산모와 파트너를 위한 1–3시간의 간단한 이완 기법, 커뮤니티 센터에서 여성 건강을 위한 1시간의 셀프 마사지 등 출산과 관련된 적절한 수업 아이디어가 있다; 또는 성인 교육 프로그램에서는 "가족 마사지"에 대한 짧은 강좌를 진행할 수도 있다.

일반인에게는 훈련되지 않은 손과 마음으로도 할 수 있는 기법만 가르치면 된다. 즉, 고도의 해부학적 지식이나 정교한 촉진 기법이 필요한 기술은 시연하지 않는 편이 더 낫다. 안전 예방 조치를 제공하면서 경각심이 확산되지 않도록 정보를 제공하고 안심시켜야 한다. 다른 강사의 강의 자료를 빼앗거나 모순하지 않으면서 보완할 수 있도록 준비해야 한다(수업 계획 및 팁은 온라인 리소스를 참고하기를 바란다).

고객 교육 Client Education

자기관리 교육은 고객의 성과를 개선하는 강력한 수단이며, 고객이 여러분의 업무를 열렬히 홍보하는 역할도 한다. 불편을 완화하는 일상적인 방법을 가르치는 것은 여러분의 지식과 배려를 전달하며, 이것은 신뢰받는 평판을 구축하는 데 도움이 된다. 이런 유익한 공유를 세션 전, 세션 중 및 후, 웹 사이트, 소셜 미디어 및 비디오 및 특별 교육 행사 등에서도 통합할 수 있다. 여러분은 쉽게 이용할 수 있는 책, 기타 미디어 및 리소스 등도 만들 수 있다.

다음은 고객이나 커뮤니티에게 제공할 수 있는 다양한 주제 중 몇 가지 내용이다:

- 편안한 수면을 위한 정렬 및 지지대
- 스트레스와 근육 긴장을 완화하기 위한 신장 기법, 셀프 마사지 및 기타 생활 습관
- 발, 다리, 손 등의 부종에 대처하는 방법
- 분만과 출산 중 편안함과 이완을 위한 마사지
- 아기, 나이가 많은 자녀 또는 파트너와 연결하고 마사지하는 방법
- 수유 및 기타 육아 활동을 더 쉽게 하기 위한 베개, 자세, 셀프 마사지 및 신장 기법

이 모든 주제는 마사지 치료사를 위한 일반적인 치료의 범위 안에 속한다(Sefton 등 2011)(치료사 웹사이트에 있는 고객 교육의 예시는 온라인 리소스를 참고하기를 바란다).

고객을 위한 교육적 가치가 풍부한 업무 환경을 조성한다. 강연, 상영, 지원 그룹과 같은 지역 행사에 대한 공지를 게시한다. 가정 폭력 핫라인, WIC(여성, 영유아 및 아동을 위한 특별 보충 영양 프로그램) 등 고객이 문의하기를 꺼릴 수 있는 서비스에 대해 선호하는 산모 관리 전문 제공자 및 소개 웹사이트와 전화번호 리소스 목록을 작성한다. 모든 산모 고객에게 이 자료 목록을 산모 관리의 일부로 제공한다.

도서, 정기 간행물 및 미디어를 대여하는 라이브러리 이외에도, 모유 수유 모임(La Leche League) 또는 기타 모유 수유 지원 단체, 미국 보건복지부 및 기타 기관에서 유익한 팜플렛을 구하여 배포할 수 있다. 마사지 오일, 배꼽 베개, 허리 지지대 등 고객을 진정시키고 긴장을 완화할 수 있는 제품을 판매할 수도 있다.

명심하자

더 나은 결과를 위한 고객 교육 활동과 자료를 개발하여 더 많은 산전 및 주산기 고객을 유치하고 유지하기 위한 마케팅 활동으로 활용한다.

치료실로부터

나는 기회가 있을 때마다 기사를 쓰고 강연을 하면서 전문가로서의 명성을 쌓았다. 내가 회원으로 있는 지역 자연주의 출산 협회에 글을 기고하고 몇 차례 컨퍼런스에서 연설하기도 했다. 또한 출산 교육자 컨퍼런스, 분만 간호사 전문성 개발의 행사, 교사 전문성 개발의 행사, 유아 중재 직원 개발의 행사, 그리고 특수아동 부모 단체 행사 등에서도 발표를 했다. 기회가 생길 때마다 나는 열정적으로 "예!"라고 대답했다.

– **Linda Hickey**, 치료사

광고하기 Advertising

인쇄물 광고는 비용이 많이 들 수 있다. 그러나 관련 클럽, 커뮤니티 조직이나 의료 서비스 제공자가 발행하는 틈새 간행물은 저렴하고 목표물이 명확하기 때문에 충분히 가치가 있다. 온라인 광고는 비용은 저렴하지만, 일부 치료사에게는 혼란스러울 수 있다. 모든 인터넷 활동과 마찬가지로 친구나 전문가에게 도움을 구해보는 것도 좋은 방법이다.

여러분의 비즈니스 적응하기 Adapting Your Business

여러분과 직장의 행정 스탭은 산모 고객의 요구에 맞게 여러분의 비즈니스를 맞춤으로써 보다 효율적인 업무를 수행할 수 있도록 한다. 여기에는 고객 정보 수집 및 차트 작성 방법, 의료 서비스 제공자와의 의사소통, 보험 및 책임 문제 등이 포함된다. 본 장의 참고 자료와 같은 책과 웹 리소스 전체가 이런 각 활동에 대해 다루고 있다. 본 단락에서 출산 고객과 관련된 몇 가지 주요 사항을 간략하게 설명하고자 한다.

고객과의 첫 만남 First Contact

정보 수집은 산전 또는 주산기 고객이 처음 문의하거나 예약을 잡을 때 시작하는 것이 가장 이상적이다. 효과적이고 안전한 치료 회기를 위해 물어봐야 할 기본적인 질문은 다음과 같다:

- 최상의 치료를 제공하고 싶은데, 몇 가지 질문을 해도 되는가?
- 마사지 치료를 통해 무엇을 얻고자 하는가?
- 산전 또는 산후 기간이 얼마나 지났는가?
- 의학적 합병증이나 저위험 또는 고위험 요인이 있었는가? 그렇다면 그런 우려사항은 무엇인가? 그런 우려가 해결되었는가?
- 그리고 산후 고객의 경우에는 언제 어떻게 출산했는가? 합병증은 없었는가?

심문하는 듯한 느낌을 주지 않으면서 꼭 필요한 정보를 얻어야 한다. 수용성, 진심 어린 관심, 지식을 전달하는 전문적인 태도로 경청해야 한다.

이런 기본적인 사실을 바탕으로 산모를 만나기 전에 산모나 산부인과 의사로부터 추가 정보나 서류가 필요한지 여부를 결정할 수 있다. 첫 치료 이전에 필요한 서류 또는 승인(상자 8.1)을 받도록 계획한다. 나중에 이런 정보를 사용하여 치료 접근 방식을 명확히 하고, 자세, 기법 및 예방 조치에 대한 최적의 결정을 내릴 수 있도록 논의한다.

일단 고객이 여러분의 치료실에 오면, 고객에게 보살핌을 받는다는 느낌을 주는 것이 얼마나 중요한지를 명심해야 한다. 부풀어 오른 배나 갓 태어난 아기가 여러분의 주의를 끌겠지만, 그 고객에게 더 많은 관심을 기울여야 한다. 고객은 여러분과 소통하고 교류해야 할 중요한 사람이다. "와, 이 배 좀 봐요!"보다는 "안녕하세요, 잘 지내세요?"가 고객 중심적인 인사말이다. "아기는 어때요?" 대신 "어떻게 지내세요?"라고 물어봐야 한다. 아기의 배를 만지고 싶은 충동을 참고, 그 대신 고객에게 악수를 청한다. 고객이 화장실에 갈 수 있도록 도와준다. 수유하는 동안 물과 다리를 받쳐줄 의자, 모유 수유용 베개(산후 고객을 위한)를 제공한다.

상자 8.1
건강관리 제공자와의 의사소통 예시

To: 산모 건강관리 제공자

Re: 산전/산후 동안의 치료적 마사지

당신의 환자 ______________ 는(은) 산전/산후 치료 마사지를 요청했다. 치료적 마사지는 필기 및 실기 시험 기준을 충족한 마사지 치료사가 산전 및 산후 보조 건강 관리로 제공한다. 산부인과 의사는 산모와 함께 이 요청을 검토한 경우에만 함께 업무하는 것이 당사의 정책이다. 또한 고위험 임신이거나 산전 또는 산후 합병증 또는 금기 질환을 경험한 적이 있는 경우에는, 적절한 것으로 판단되는 특정 제한 사항이나 예방 조치를 명시한 의사의 서면 통지서가 필요하다.

아래 서명을 통해 마사지 치료에 대한 허가를 확인하기 바란다. 이 확인은 건강 상태가 변경될 경우에는 언제든지 수정하거나 철회할 수 있다. 당신의 환자에게 각자의 산전 관리를 제공할 수 있는 이 기회를 환영한다. 시간과 도움을 주셔서 감사하다.

환자의 임신 상태: _____ 정상 진행 _____ 고위험군

특정 제한 사항이나 예방 조치: ________________

이 환자에 대한 설명이나 우려사항이 있으면 나에게 직접 연락해 주기 바란다. _______ 예 _______ 아니요

서명: ___________ MD DO 조산사 ___________

날짜: ___________

여러분의 이름을 적으시오: ___________________

선호하는 만남의 장소 이름: ___________________

사무실 전화번호: ____________

팩스: ________________

이메일: ________________

접수 등록과 평가 Intake and Assessment

각 고객의 강점과 능력을 파악하고, 잠재적인 문제를 평가한 다음, 고객의 요구를 가장 잘 반영하도록 여러분 자신의 업무를 변경하는 것이 목표가 되어야 한다. 이전 장에서 이들 목표에 필수적인 여러 가지 고려사항에 대해 자세히 설명했다. 대부분의 고객은 편안하다고 느끼면 자신의 출산 및 일반 건강 기록에 대해 필요한 모든 정보를 기꺼이 제공한다. 가능하면 구두 인터뷰를 통해 이런 세부 정보를 이끌어내고, 대화가 진행되면 직접 기록하는 것이 좋다. 행간을 주의 깊게 들으면 필요한 정보를 얻을 수 있을 뿐만 아니라 산모의 감정과 생각을 더욱 섬세하게 파악할 수 있다.

혹은 첫 상담을 하기 전에 서면 접수 양식을 작성하면, 여러분 자신의 해석, 오해 또는 기억에 영향을 받지 않는 기록을 확보할 수 있다는 장점이 있다. 두 가지 방법 중 여러분 자신에게 가장 적합한 방법을 결정한다.

다음은 비판적 사고와 효과적인 치료 계획을 확보하기 위해 산전 고객으로부터 여러분이 요구하는 정보들이다:

1. 어떤 불편, 통증 또는 기타 요구 사항이 해결되기를 바라는가?
2. 어떤 활동이나 자세가 불편을 악화시키거나 완화시키는가?
3. 임신은 몇 주째인가?
4. 정기적으로 의사, 간호사, 조산사를 만나고 있는가? 그들의 이름? 연락처 정보?
5. 가장 최근에 담당 제공자를 언제 방문했는가? 다음 방문 날짜는 언제인가?
6. 이전에 건강 제공자와 통증이나 우려사항에 대해 논의한 적이 있는가? 의사가 이에 대해 뭐라고 말했는가?
7. 임신 중 어느 시점에 의사가 합병증을 확인했는가?
8. 담당 의사가 임신 중 의학적 합병증이 발생할 위험이 낮거나 높다고 판단했는가? 그렇다면 그 이유는 무엇인

가?(상자 7.1 참고).

9. 출혈, 경련, 양수 누출, 부종, 고혈압, 급격한 체중 증가, 단백뇨 또는 기타 비정상적인 병리검사 결과, 시력 장애, 심한 오심/구토 또는 두통, 태아의 성장, 심장박동 또는 움직임, 고혈당, 우울증 또는 불안 중 어느 하나라도 경험했는가?(상자 7.2 참고)
10. 기저질환이 있는가?(상자 7.1 참고)
11. 모든 유형의 손상, 질병 또는 장애, 특히 감기나 기타 바이러스, 방광, 신장, 유방 또는 기타 감염, 피부염, 하지 정맥류 또는 거미정맥류를 앓고 있는가?
12. 위 질문의 질환에 대해 담당 의사가 어떤 변화, 조치, 제한 또는 치료법을 권장/처방했는가?
13. 현재의 활동 수준은 평소 활동 수준과 어떻게 비교되는가?
14. 불편한 증상으로 인해 일상생활에 어떤 제한을 받고 있는가?
15. 적절한 세션을 만들 때 고려했으면 하는 출산 계획이 있는가?
16. 나를 지칭할 때 어떤 대명사를 사용하길 원하는가? 그녀? 그들? 그? 기타?
17. 건강이나 생활 상황과 관련하여 우려되는 다른 측면이 있는가?

산후 고객의 경우:

1. 어떤 불편, 통증 또는 기타 요구 사항이 해결되기를 바라는가?
2. 어떤 활동이나 자세가 불편을 악화시키거나 완화시키는가?
3. 질 출산인가 제왕절개로 출산했는가? 언제쯤 출산했는가?
4. 분만과 출산 동안 합병증이 있었는가?
5. 출산 후 주산기 관리 제공자를 만났는가? 산후조리원에서 퇴원했는가?
6. 발열, 과다 출혈, 두통, 부종, 고혈압, 또는 우울증, 불안 또는 정신 질환의 징후가 있었는가(상자 7.2 참조)
7. 모유 수유를 하고 있는가? 수유에 어려움이 있는가?
8. 기저질환이 있는가?(상자 7.1 참고)
9. 모든 유형의 손상, 질병, 장애 또는 감염(특히 감기 또는 기타 바이러스, 방광, 유방(유선염), 흉터 또는 기타 감염, 피부 자극, 정맥류 또는 거미 정맥)을 경험하고 있는가?
10. 위 질문의 질환에 대해 담당 의사는 어떤 변화, 조치, 제한 또는 치료를 권장/처방했는가?
11. 불편한 증상으로 인해 일상생활에 어떤 제한을 받고 있는가?
12. 현재 활동 수준은 과거 평소 활동 수준과 어떻게 비교되는가?
13. 나를 지칭할 때 어떤 대명사를 사용하길 원하는가? 그녀? 그들? 그? 기타?
14. 건강이나 생활 상황과 관련해 우려되는 다른 측면이 있는가?

최소한 위에 나열된 정보를 수집하는 데 10–20분 정도 시간을 할애한다(양식 검사 예시는 온라인 리소스를 참고하기를 바란다). 이들 질문 중 일부는 처음 예약할 때 질문했던 내용을 반복하는 경우도 있지만, 담당자의 전문적인 세심함을 느끼기 시작하면 많은 정보를 공유하게 될 것이다. 또한 평소 고객에게 묻는 기본적인 질문도 모두 물어본다. 궁금한 것이 있다면 무엇이든 물어보고 세션(치료 회기)을 더 즐겁고 효과적으로 만들 수 있는 방법이 무엇인지 물어본다. 때로는 마사지를 받을 때까지 중요한 추가 정보가 나오지 않을 수도 있다. 이런 경우에는 건강 문제를 위해 세션을 재치 있게 변경하거나 이전에 보고되지 않은 요구 사항을 창의적으로 해결해야 할 경우도 있을 수 있다.

직무 고려사항: 만족스런 경력을 성장시킨다.

고객의 움직임, 자세, 호흡, 얼굴 표정, 전반적인 에너지 수준 등 관찰해야 할 것이 너무 많다. 고객이 접수 등록 과정을 거쳐 치료 회기로 이동하는 동안 이런 비공식적인 관찰을 수행한다. 많은 고객이 자신의 터치로 아픈 부위를 알려준다.

우리는 지금까지는 언어적, 시각적 정보 수집에 중점을 두었지만, 촉각 검사도 똑같이 중요한 역할을 한다. 환자가 아픈 부위를 가리키면 만져봐도 되는지 물어보고 촉각적 정보를 얻는다. 고객이 호소하는 "엉덩이" 통증이 실제로 고관절인지, 아니면 천장관절인지 손으로 직접 만져보면서 듣고 본 것을 확인하면 더욱 정확하게 확인할 수 있다!

촉진에 대한 전문 지식은 여러분의 성공을 위해 매우 중요하다. Leon Chaitow의 저서인 *Palpation and Assessment in Manual Therapy*, to enhance your tactile perception (Chaitow 2017)를 통해 여러분의 촉각 지각을 향상시키는 것도 좋다. 또한 이 책을 여러분은 체계적인 저항, 수동, 능동 및 기타 가동범위 검사와 신체 검사를 통해 고객의 기능 평가를 수행하는 능력을 향상시킬 수 있다. David Zulak의 "*Clinical Assessment for Massage Therapy*"도 사전 동의, 치료 계획, 목표 설정, 치료, 재평가, 의료/법적 보고서 및 차트 작성을 위한 기초를 제공한다(Zulak 2018).

정보를 구하는 것 외에도 정보를 제공해야 한다. 고객은 사무실, 접근 방식, 기대치 및 정책에 대한 오리엔테이션이 필요하다. 직접 설명할 수도 있고, 또 읽을 수 있는 자료를 제공할 수도 있는데, 이들 둘 중 적절한 방법을 선택한다. 서면 자료를 제공하면 나중에 정보를 참고할 수 있고, 다른 사람들을 교육하고 안심시킬 수 있다. 또한 잘못된 커뮤니케이션이 발생할 경우에는 두 사람 모두 참고할 수 있는 기록이 만들어진다. 고객이 스트레스를 받거나 졸려서 의도치 않게 관련 세부 정보를 누락할 수 있다는 점도 명심한다.

물론 고객을 치료할 때마다, 위의 정보를 짧게 업데이트해야 한다.

명심하자

임산부 고객에 대한 최신 정보를 완벽하게 파악할 수 있는 접수 양식 또는 방법론을 설계하고 사용한다.

당신은 어떻게 할 것인가?

당신은 치료 시 고객의 건강 상태와 산전 및 주산기 병력을 철저히 파악하는 데 익숙한 편이다. 그러나 스파 아르바이트를 할 때는 스케줄과 회사 정책상 마사지 회기가 시작되기 전에 이런 유형의 고객 정보를 수집하는 것이 쉽지 않았다. 이런 고객을 위해 안전하고 효과적인 세션을 설계하는 데 필요한 정보를 어떻게 확보할 수 있을까? 더 많은 정보를 수집하기 위해 스파에서 어떤 전략을 시도할 수 있는가?

비판적 사고 Critical Thinking

철저한 정보 수집과 필요한 평가가 완료되면, 가장 안전하고 효과적인 치료 계획을 만들 준비가 된 것이다. 올바른 임상의사 결정은 다음과 같은 중요한 범주의 정보를 고려해야 한다:

- 고객의 목표, 필요, 선호도 및 건강 상태, 산부인과 의사의 의견, 그리고 여러분이 수행한 모든 평가의 결과(접수 과정에서 얻은 정보)
- 최신 연구, 임신, 분만, 출산 및 산후에 적용되는 해부학적, 생리적 및 기능적 현실, 잠재적으로 효과적인 기법에 대한 지식 – 이전 장에서 설명한 내용 및 전문가의 직무 교육을 통해 습득한 내용
- 비슷한 고객과 경험 및 관련 패턴 – 실행, 반복, 적응, 학습을 통해 얻은 지혜 – 에 대한 여러분의 인식

제한된 시간 내에 이런 방대한 양의 세부 정보를 종합하는 것은 쉬운 일이 아니다. 일부 치료사들은 자신이 알고 있는 안전성과 효능에 대한 권장 사항과 접수 정보를 고려하여 시작하기도 한다. 다음은 근거에 기반하고 안전하며 효과적이고 개별화된 치료 계획을 수립하기 위해 생각을 정리하는 몇 가지 구체적인 방법이다.

알파벳 수프 *The Alphabet Soups*

비공식적이지만 생각을 정리하기 위해 만든 유용한 형식은 HERS라는 머리글자이다. 이런 머리글자는 섬세하고 복잡한 치료 설계를 수립하는 시간이 부족할 때 특히 효과적이다. 머리글자를 사용하는 추가적인 이점은 고객에 집중할 수 있다는 것이다. 여러분이 만들고자 하는 치료 업무는 고객을 위한 것이어야 한다.

- H = Highlights of intake: 고객, 여러분의 평가, 업무에 대한 고객의 목표 중 가장 관련성이 높은 세 가지 세부 사항이다.
- E = Essential safety: 고객과 아기의 안전을 보장하기 위한 자세, 압박, 부위별 주의사항, 산전 및 주산기 때 고려사항, 위험 및 합병증
- R = Relevant research and evidence: 현재 고객에게 구체적으로 적용할 수 있는 데이터, 해부학, 생리학 및 기능적 변수
- S = Session options/ideas: 원하는 결과를 만들어 낼 수 있는 자세, 모달리티, 기법/기타 교육 활동

임상 의사 결정의 HERS 방법에 대한 예시는 상자 8.2를 참고하기를 바란다.

상자 8.2
HERS 임상의사결정의 예시

H = Highlights of intake: 30주된 초산 임산부. 고위험군, 의료 보상 또는 질병 병력이 없음. 어린 시절 병력인 고관절 “소리”(어느 고관절인지 기억나지 않음) 및 반복적인 오른쪽 발목염좌. 오른쪽 허벅지 가쪽의 표층 둔감과 통증, 천골 통증의 이완을 원한다.

E = Essential safety: 누운 자세성 저혈압을 예방한다. 외측대퇴피부신경(LFCN)의 압박 가능성을 치료할 때는 장골 압박을 피한다. 고관절 가동범위(ROM) 및 기타 가동술을 적용할 때 정렬을 유지하고, 고관절 및 발목의 과도한 인대 이완, 발목의 섬유화를 확인한다. 마사지 속도를 조절하여 자율신경 진정을 통해 통증 수준을 조절한다.

R = Relevant research/evidence: LFCN의 신경병증 패턴. 릴렉신/프로게스테론의 효과. 혈전 가능성 증가. 고관절 및 발목 관절의 정상화. 현장 연구: 다리 통증과 허리 통증을 감소하는 것이다. 메타분석 통증 연구

S = Session options/ideas: 서혜인대 및 대퇴근막 시트에 최대한 접근하고, LFCN에 대한 압박을 줄일 수 있는 고관절의 회선 운동과 기타 가동술을 위한 반쯤 기댄 자세. 옆으로 누운 자세: 척추 흔들기, 요추 신장, 천장관절 이완, 척추 자벌레 기법, 등을 위한 스웨덴식 마사지, 자세 이완과 신장을 위한 고관절 무한대 가동술. 안정성과 섬유증 발견에 따라 오른쪽 발목을 치료한다. 수동 골반 경사와 후방 호흡 강조를 가르친다. 요추 신장기법을 마무리한다.

많은 치료사들은 마사지 치료 세션을 차트에 기록할 때 SOAP(주관적, 객관적, 평가, 계획) 방법을 사용한다(Thompson 2018). 이 방법은 사려 깊은 치료와 세션 계획 수립을 장려한다. 이런 기록 시스템을 선호하는 경우에는, 다음 개요를 따르고 상자 8.3의 예시를 참고한다.

상자 8.3
치료 회기 기록의 예시

고객 번호 1 5/7/19
S = 7일 후 고객의 두 번째 방문. 임신은 잘 진행되고 있음. 앉아있을 때 요통과 꼬리뼈 통증을 호소함. 또한 다리 통증, 관절 통증 및 불안감을 호소함. 저혈당증, 성대 낭종, 2003년에 위 우회술; 의사가 병원에 다음 주 출산 예정일; 초산 임산부

O = 신전근 긴장을 동반한 과도한 요추 전만증. 전반적으로 고객은 임신으로 인한 신체적 통증, 통증에 압도된 것 같다. 오른쪽 옆으로 누운 자세에서 30분/왼쪽 옆으로 누운 자세에서 30분간 마사지 치료. 골반/SI, 요방형근 및 고관절 운동에 중점을 둔 전신 마사지. 고객은 SI 관절 감압기법과 섬세한 흔들기 기법으로 큰 안도감을 얻었음. 불안증 때문에 침을 맞을 계획

A = 앉아서 일할 때, 특히 장시간 서서 일할 때 통증이 줄어들었다; 수면의 질이 좋아져 진통을 대비해 충분히 휴식할 수 있다.

P = 천골, 천장관절, 고관절, 요추 치료를 계속한다. 서 있는 자세의 구조적 균형과 호흡 패턴에 대한 교육을 강화한다. 과제: 매일 주기적으로 정렬과 호흡에 주의를 기울이고 개선한다. 남편이 집에서 SI 감압을 위해 무릎을 대고 앉는 방법과 L-S 감압을 수행하는 방법을 가르쳐 주었다. 출산예정에 출산하지 않으면, 출산 예정일에 다시 방문하기로 함

같은 고객 5/27/19
S = 5월 15일 질 분만, 양수가 터진 후 진통이 길어져 아기에게 발열/감염이 발생했다. 아기는 여전히 입원 중이다. 두통, 다리 부종, 오른쪽 다리 신경통으로 고객은 고생중이다. 마사지에 대한 의사의 승인서를 받았다.

O = 요추 전만증은 덜 뚜렷하지만 계속 지속되고 있다. 부종은 함몰 부종이 아니고, 양쪽 다리에만 국한되어 있다. 누운 자세를 취하고, 무릎과 종아리 밑에 볼스터를 배치하고 있다. 목과 상부 등에 깊은 스웨덴식 마사지를 적용하였다. 고객은 즉시 잠을 잘 수 있었다. 복부 니딩과 에플라지를 적용하고, 그 다음, 다리를 위해 서혜부 근막 기법과 표층 림프 배액기법을 적용했다. 오른쪽 둔부와 이상근의 깊은 압박 기법을 위해 고객은 왼쪽 옆으로 누운 자세를 취했다. 고관절 무한대 가동술을 적용했다. 치료 후, 두통과 오른쪽 다리 통증이 감소되었다.

A = 두통 감소. 체액 정상화

P = 부종이 해소될 때까지 앉아 있을 때 다리를 받쳐주는 것을 명심한다. 가동성을 유지하기 위해 매일 5-10분 걷는 것을 권장했다. 매일 스트레스 감소를 위해 호흡 인식 및 심호흡을 권장했다. 유대감 형성에 도움이 되는 유아 마사지 DVD를 대여하고. 아기와 함께 식탁에 앉는 방법에 대해 논의했다.

2번 고객 웰니스 차트 작성
병력 및 요구 사항: 35세 이상된 고객이지만, 다른 주목할 만한 건강 병력이나 합병증은 없었다. 의사가 구두로 마사지를 승낙했지만, 다음에 올 때 서명 동의서를 가져오겠다고 약속했다. 임신 21주, 임신에 문제 없음, 둘째 아기. 허리 피로와 가끔 두통이 있음. 깊은 마사지를 좋아함

치료: 30분간 반쯤 기댄 자세. 25분/25분간 왼쪽 옆으로 누운 자세와 오른쪽 옆으로 누운 자세. 반쯤 기댄 자세에서 트랩에 넓고 깊은 압박 기법. LS(극상근) 견인, 두피 및 후두근은 반쯤 기댄 자세로 마사지한다. 짧은 다리 운동이지만 철저한 발 부위 치료. 옆으로 누운 자세: 요청에 따라 척추 흔들기와 LS 감압으로 등과 엉덩이를 스웨덴식으로 여러 번 반복했다. 고객은 즉시 휴식을 취하고 약간의 수면을 취했다. 상부 등과 방척추근이 긴장되어 있지만, 치료에 반응이 있다.

허리 통증이 감소했다; 처음부터 두통은 없었고 변화도 없었다. 가동성 유지를 위해 보행과 수영의 중요성을 명심한다. 필요하거나 원할 때 마사지를 다시 받는다.

- S = 상담 중에 고객이 제공한 주관적인 정보를 말한다.
- O = 관찰, 촉진 및 검사한 내용은 객관적 범주의 일부를 제공하며, 여기에는 여러분의 비판적 사고, 치료 회기 업무와 치료 회기에 대한 고객의 즉각적인 반응의 결과를 포함한다.
- A = 여러분과 고객이 원하는 목표와 결과에 따라 지금까지의 마사지 치료 효과를 평가한다.
- P = 마지막으로, 다음 치료 회기와 고객의 재택 치료에서 여러분과 고객이 어떻게 앞으로 진행해 나갈지의 계획을 기록한다.

의사결정 트리 Decision Trees

정교한 양의 정보를 관리하는 또 다른 방법은 정보를 작은 단위로 나누고 그 단위를 시각적으로 배열하는 것이다. 존경받는 교육자이자 저자인 Tracy Walton은 마사지 치료를 위해 이런 방법을 만들었는데, 이것은 고객의 의학적 상태가 마사지 치료 지침과 어떻게 교차하는지 치료사에게 안내하는 의사 결정 트리 설계이다(Walton 2011).

아시다시피 임신과 산후는 의학적인 질환은 아니지만, 수많은 변화가 일어나기 때문에 각각의 발달과 그에 따른 업무의 변화를 고려해야 한다. 고위험 요인이 존재하고 합병증이 발생하면, 해야 할 일과 하지 말아야 할 일을 판단하는 데 도움이 되는 의사결정 트리가 유용할 것이다. 산전 및 주산기 마사지의 의사결정 트리는 아직 개발되지 않았지만, 지금부터 만들어보는 것도 좋을 것이다.

다른 책에서는 치료 계획 수립을 위한 추가 템플릿과 흐름도를 제공한다(Thompson과 Brooks 2016, Zulak 2018). 어떤 방법을 사용하든, 수집한 접수 등록 정보와 함께 모든 관련 안전성 및 효능의 권장 사항을 고려해야 한다.

치료 회기 만들기 Creating Sessions

철저한 정보와 사려 깊은 고려는 고객의 안전과 혜택을 보장하는 기본이다. 이전 장들의 특정 기법에 대한 전체 레퍼토리와 이들을 결합했다면 마사지 치료 회기를 구성할 준비가 된 것이다. 이 책에서 선호하는 루틴이나 "시그니처" 마사지 치료 회기를 소개하지 않는 이유는 무엇인가? 산모 마사지 치료 회기는 각각의 고유한 고객을 위해 특별히 개발되었을 때 가장 효과적이기 때문이다. 임신과 산모의 각 단계에서 변화하는 요구에 맞춰 각 치료 회기를 조정할 수 있는 무한한 가능성을 찾아보길 바란다. 고객의 독특하고 다양한 요구가 여러분의 창의력을 이끌어낼 수 있도록 노력해야 한다.

이에 대한 제안과 지침은 다음과 같다:

- 접수 등록과 평가 결과를 분석하고 요약하는 방법을 개발한다.
- 고객의 요구와 기대, 치료 회기 시간, 장비 및 기타 제약 조건에 따라 국소 치료 또는 전신 시퀀스 중 어떤 것이 가장 적합한지를 결정한다.
- 제한 사항, 선호도 및 원하는 결과를 촉진할 수 있는 자세를 결정한다. 3장의 지침에 따라 적절한 장비가 있는지를 확인한다.
- 적절한 기법을 선택한다. 앞의 장들에서 설명한 각 기법은 그 목적과 함께 시작되고, 각 기법의 기대 효과를 깊이 이해하면 고객의 요구 사항을 가장 잘 해결할 수 있는 기법을 선택할 수 있다.
- 여기서 다루지 않은 다른 기법으로 치료 회기를 보강하지만, 산전 적응에 관한 상자 2.4의 모든 질문을 신중하게 고려한 후에만 치료 회기를 보강한다.
- 마사지 치료 회기의 여러 궤적을 고려하여 일관성 있게 마사지 순서를 정한다: 평가–치료–후 평가; 표층 기법에서 심부 기법; 일반 기법–특정 기법–일반 기법; 윤활액 적용 전의 무 윤활액 마사지 적용; 근위 기법보다는 원위 기법(부종 완화가 원하는 결과인 경우)
- 특정 구조에 맞는 기법과 치료 회기를 전환하고 연결하며 일반적인 자율신경 진정을 만들기 위해 반복할 다른 기법을 포함한다.

- 이전 장에서 설명한 압박, 속도, 리듬, 적용 부위 및 기타 변수에 대한 적응이 필요하다는 점을 명심한다. 안전을 위해 각 기법의 주의사항을 반드시 준수한다.
- 천천히 신중하게 마사지를 한다. 잘 수행된 소수의 기법이 제대로 수행되지 않은 수많은 기법보다 더 효과적이고 높은 평가를 받는다. 각 기법의 효과를 높이는 생리적 현실을 명심한다(예를 들어, 근막 변화에는 대개 최소 30-60초가 필요하다).
- 고객이 필요로 하는 만큼 특정 구조에 집중하지만, 한 부위에 더 많은 시간과 주의가 필요한 경우에는 왼쪽/오른쪽, 위/아래, 앞/뒤 등 어느 정도 균형을 맞춰야 한다.
- 온열/냉 적용에서 허브 랩, 카이로프랙틱 또는 물리치료까지 고객이 받게 될 다른 치료 방식을 기법의 순서에 따라 어떻게 보완할 것인지를 고려한다. 간혹 중요한 정보를 수집하지 못하거나 고려할 수 없어 개별화된 치료 회기를 만들지 못하는 경우도 있다.

이런 바람직하지 않은 상황에서는 몇 가지 "루틴"이 도움이 될 수 있지만(예시는 온라인 리소스 참고), 철저한 고객 의견 수렴 없이 복잡한 기법이나 깊은 압박 기법, 혹은 주의 사항이 많은 기법은 피할 것을 적극 권장한다. 그 대신, 자율신경 진정 기법을 통한 이완을 우선시한다.

고객 기록 유지하기 Maintaining Client Records

산전 및 주산기 치료 회기의 기록 관리에는 다른 고객과 동일한 기록, 의사소통 및 성찰이 요구된다. 여러분이 익숙하거나 고용주가 사용하길 요구하는 치료 회기 노트의 형태를 사용한다. SOAP 및 웰니스 차트 작성 방법(상자 8.3 참고)이 좋은 선택이 될 수도 있고, 각 회기가 어떻게 진행되었는지를 기록할 때 구체화되지 않은 서술 형식을 선호할 수도 있다.

어떤 기록 형식을 사용하든 최소한 임신이나 산후의 몇주, 고객의 우려 사항, 그에 대한 회기의 대응을 반드시 기록해야 한다. 또한 조산사나 의사가 실시한 모든 검사나 진단에 대한 내용도 포함해야 한다.

또한 출산 계획(5장 참고)을 확인하거나 선호하는 분만 방식이 있는지를 알아볼 수도 있다. 분만 중 마사지를 하든 안하든, 산모의 현재 요구 사항과 분만 및 출산의 목표에 맞게 치료 회기를 조정하는 데 도움이 되며, 산후 우려사항에 대한 힌트를 제공할 수도 있다.

분만 마사지의 고유한 변수에는, 일반적인 회기 노트 형식이 적절하지 않을 수 있다. 중요한 세부 사항과 진행 상황을 빨리 기록할 수 있는 포켓 형식의 노트를 사용한다. 각 회기마다 어려운 점, 진행 상황, 중재 및 사용된 기법을 빠르게 기록한다. 분만 후 몇 시간 이내에 부족한 부분을 채우고, 분만과 출산에 대한 체계적인 "이야기"를 구성한다. 이렇게 하면 기록을 완성하는 데 도움이 되고, 미처 해결하지 못한 감정이나 문제를 기록하면서 힘들었던 점과 승리했던 점을 되돌아볼 수 있다. 또한 고객이 산후 치료 회기에 참석해야 하는 분만 이벤트를 기록한다. 일부 치료사는 앞으로 가족의 베이비북에 포함될 아기의 출산 이야기를 자신의 버전으로 만들어 제공하기도 한다.

다른 건강 제공자와 의사소통하기
Communicating with Other Providers

고객의 산부인과 의사와 기타 의료 전문 서비스 제공자와의 연결에는 치료 혜택과 비즈니스 혜택이 모두 존재한다(상자 8.4). 이들 전문가로는 조산사, 의사, 전문간호사, 간호사, 물리치료사, 정신건강 임상의, 카이로프랙터 등이 포함될 수 있으며, 출산 교육자, 수유 컨설턴트, 산전 및 산후 둘라, 운동 트레이너, 요가 강사 등도 포함될 수 있다. 고객의 요구 사항과 이런 커뮤니케이션을 통해 치료나 비즈니스에서 이점이 있는지를 고려한다. 전체 상담을 요청할지, 간단한 구두 확인을 요청할지 또는 그 중간 정도의 상담을 요청할지를 결정할 수 있다.

특히 합병증이 발생하거나 고위험 질환이 있는 경우, 고객의 담당 의사나 조산사에게 그들의 풍부한 지식과 통찰력을 구하는 것이 좋다(상자 8.1 참고). 고객에게 마사지를 시작해야 할지 계속해야 할지가 확실하지 않은 경우에는, 고객의 서면 동의를 구하여 건강 제공자와 의사소통을 나누어야 한다. 그런 다

상자 8.4
다른 건강 제공자와 의사소통하기

효율적인 이점

- 추가 정보를 제공한다.
- 의료 문제에 대한 지침을 확보한다.
- 예방 조치 및 지침을 보다 개별적으로 적용한다.
- 치료의 효율성과 고객 만족도를 향상시킨다.

비즈니스 혜택

- 의학적 필요성, 기능적 결과 및 비용 효율성을 입증한다.
- 부분적으로는 치료의 마케팅과 네트워킹의 역할을 한다.
- 산전 및 주산기 마사지 치료에 대한 정보를 건강제공자에게 제공한다.
- 책임 문제가 발생할 경우에는 책임에 대한 근거를 제공한다.

음, 상담을 요청하여 고객의 산전 관리나 산후 관리에 마사지가 어떻게 적용되어야 하는지를 논의한다. 주기적으로 치료 회기의 진행 상황에 대해 고객의 건강관리 제공자에게 업데이트해 준다. 상대를 존중하는 태도와 모든 업무에서 업무 범위와 직업 윤리 강령을 유지함으로써 동료 관계를 구축한다.

모든 의료진과 상담하고 협력을 구축할 때 전문적인 고객/환자 기밀 유지 기준을 준수한다. 여러분이 의료정보보호법(HIPAA) 규정의 적용을 받는지를 확인해야 한다(지침은 Thompson 2018 참고).

책임 Liability

특히 산전 및 주산기 마사지와 관련된 법적 위험을 최소화한다. 많은 고객이 걸을 때 발을 보는 데 어려움을 겪을 수 있고, 불균형이 발생하여 실수하거나 넘어지기 쉬우며, 평소보다 몸이 훨씬 무거워질 수 있다. 치료실과 대기실 또는 로비를 변화시켜 위험, 장비 고장 및 기타 낙상 위험 문제를 최소화하고, 신체적, 의료적 또는 손실 책임의 가능성을 감소시킨다. 만약 어느 누군가가 비즈니스 목적으로 치료실을 방문하다가 손상을 당한 경우에는, 자택 소유자 보험은 책임을 보상하지 않는다는 점을 명심한다(Sohnen-Moe 2016).

상자 2.3에서 설명한 대로, 업무상 책임에 대한 본인 및 고용주의 위험 감수 수준을 고려하고, 불법 행위 혐의에 연루될 가능성을 최소화하는 방법을 생각해 본다.

90년간의 산전 마사지 치료 직무와 5,000명 이상의 치료사를 양성한 경험을 바탕으로 여러분과 고객이 법적 문제를 피할 수 있을 것이라고 생각한다:

- 항상 윤리적이고 전문적인 방식으로 운영한다.
- 포괄적이고 직무적이며, 근거에 기반한 산전 및 주산기 마사지 치료 교육을 통해 지속적으로 지식을 확장한다.
- 질병의 출산 영향에 대한 새로운 데이터와 산과학, 조산 및 조기 양육의 일반적인 발전, 특히 미국 산부인과 대학의 현재 권고 사항에 따라 최신 상태를 유지한다.
- 이 책의 전반에 설명된 안전 지침과 예방 조치를 준수한다.
- 보수적으로, 신중하게, 그리고 여러분의 보살핌에서 각 고객의 개별 현실에 최대한 주의를 기울여 업무를 수행한다.
- 정책, 절차, 동의서, 접수 및 치료 회기 노트에 대한 서면 치료 기록을 유지한다.

물론 적절한 의료 과실 책임 보험을 유지하는 것도 필요하다. 이런 보험은 스스로를 보호하기 위해 가입할 수 있는 유형이다. 또한 산모 마사지 서비스에 대한 보험 환급을 원하고 받을 수 있는지도 고려해야 하는데, 이것은 본 교재의 범위를 벗어나는 복잡한 문제이지만 본 장의 참고문헌에 있는 여러 책에서 잘 다루고 있다.

여러분의 비즈니스 확장하기
Expanding Your Business

비즈니스를 성장시키다 보면 방해가 될 수 있는 장애물이 많이 존재한다. 이런 장애물 중의 일부는 잠재적 고객과 고객에 대한 인식에서 비롯되기도 한다. 일부는 여러분으로부터 비롯되기도 한다. 어떤 경우든 우리는 여러분과 관련된 장애물을 관리할 수 있는 통찰력을 가지고 있다.

재정적 장애물 Financial Obstacles

새로운 가족 구성원이 생기면, 당연히 재정적 스트레스가 증가한다. 치료 회기를 보다 저렴하게 이용할 수 있는 방법은 다음과 같다:

- 유연한 가격 책정과 패키지 할인(상자 8.5)
- 출산 이전에 함께 떠나는 여행인 “베이비문”을 계획하는 커플을 위한 상품권이나 특별 혜택 제공
- 추가 무료 미니 마사지나 파트너 마사지가 포함된 패키지 시리즈
- 다양한 결제 방법 옵션(Bowers 2018)

상자 8.5
가격 책정과 패키지 상품

임산부 고객에게는 산전 치료 회기에 대한 추가 요금이 부과되어서는 안 된다고 생각하며, 이것은 이 고객층을 마사지하는 것이 다소 부담스럽다는 의미이기도 하다. 그러나 임산부 고객을 대상으로 하는 전문가는 추가적인 전문 지식과 출산에 도움이 되는 환경을 제공한다는 이유로 비전문가보다 높은 요금을 청구하는 경우가 많다. 전반적인 경험과 출산 전문성, 학력, **목표 시장**, 지리적 변수, 현재 경제 환경, 해당 시장의 평균 수수료 등 다양한 요소를 고려하여 가격을 책정한다.

많은 사람들은 서비스 패키지가 경제적으로 건전하고 양질의 고객 관리를 위해 효과적이라고 생각한다. 패키지 상품을 사용하면 고객은 일반적으로 치료 회기 묶음에 대해 처음에 전액을 지불한 다음, 결과적으로 할인을 받는다. 다음은 몇 가지 패키지에 대한 생각이다:

- 3개의 치료 회기를 각각 5% 할인된 가격으로 3회에 걸쳐 분산하여 제공한다.
- 3개 치료 회기 - 마지막 삼분기에 예정된 첫 번째 치료 회기, 한 시간의 분만 마사지 또는 분만 마사지 교육, 마지막 산후 치료 회기 - 5% 할인
- 5회 회기 - 각 임신 삼분기에 한 번씩, 1시간 분만 마사지, 분만 마사지 교육 혹은 파트너 회기, 그리고 산후 회기 - 10% 할인
- 5회 회기 - 산전의 3회 회기, 산후 회기, 그리고 유아 마사지 레슨 - 10% 할인
- 구입후 1년 이내에 필요에 따라 예약 가능한 10회 회기, 마지막 2회는 “무료”로서 8회 가격 또는 20% 할인된 가격
- 5회 회기, 각 회기때 정상 가격으로 지불한 후, 6번째 회기를 무료로 제공

분만 마사지의 경우, 대부분의 치료사는 최대 8-10시간까지 시간당 요금을 청구한다. 고객이 미리 정해진 시간 동안 또는 전체 분만 시간 동안 마사지할 수 있도록 미리 예약할 수 있다. 이런 계약을 체결하면, 추가 치료 시간(출산 후 고객이 더 이상 필요하지 않을 때까지 함께 있어야 함을 명심한다)에 대해서는 추가 비용이 발생하지 않는다. 일부 치료사는 현지 산모 관리 표준에 따라 수수료를 책정하는 것을 선호한다. 먼저 타겟 시장에 서비스를 제공하는 산부인과 의사와 조산사를 조사하여 수수료를 결정한다. 일반적으로 산전 및 주산기 방문에 필요한 모든 비용을 정액 요금에 포함한다는 점을 고려하여 교육 수준에 따라 이런 의료 서비스 제공자 평균의 4분의 1 또는 3분의 1을 청구한다. 이 비용은 산모와 함께 머무는 기간에 관계없이 총 비용이 된다. 또는 해당 지역의 출산 도우미가 제공하는 범위 내에서 비용을 청구하는 곳도 있다.

일정의 어려움 Scheduling Difficulties

임신 초기, 몸이 불편할 때 또는 출산 후에 고객과 약속 일정을 잡는 것은 어려울 수 있다. 이들 생각을 시도해 본다:

- 메스꺼움이나 피곤함이 덜한 시간, 육아 중이거나 휴가를 낼 수 있는 시간을 제안한다.
- 어려움을 겪고 있는 고객(침상안정 중이거나 산후 초기 휴식 중인 고객)에게 집으로 전화를 걸어 안부를 묻는다.
- 고객의 첫 산후 치료 회기를 출장비 없이 가정 방문으로 예약한다.
- 소득 제한이 있는 신뢰할 수 있는 사람을 찾아 사무실에서 유아 보육을 제공하고 치료 회기 할인을 통해 보상한다.
- 테이블, 여러분의 치료실 및 비즈니스 전반에 걸쳐 산모-아기의 양자 관계를 조정한다(그림 6.2와 그림 6.3 참고).

치료실로부터

출산 후 고객을 잃지 않는 방법은 다음과 같다. 나는 패키지 상품을 제공했다: 마사지 4회 구매 시 산후 마사지 1회를 무료로 제공했다. 출산 초기에 고객을 확보하면, 산후 마사지를 여러 번 받을 수 있다. 나는 아기가 태어난 후 자기 관리의 중요성을 강조했다. 또한 모유 수유 지원과 함께 산후 가정 방문 서비스를 제공했다(나는 기본적인 모유 수유 지원 강좌를 들었다). 일단 고객들이 당신을 임신 마사지와 연관시키는 것을 멈추면, 그들은 산후 스케줄을 잡을 가능성이 더 높다.

– **Rebecca Leary**, 치료사

명심하자

유연성을 극대화하여 잠재적 고객의 재정적, 편의적 장애물을 줄여 준다.

마사지 치료에 대한 무시 Ignorance about Massage Therapy

소비자 설문조사에 따르면, 특히 비약물적 통증 완화 및 기타 의학적 이유로 마사지 치료에 대한 의학적 수용과 권고가 지속적으로 증가하고 있는 것으로 나타났다(AMTA 2019). 이런 인식의 증가에도 불구하고, 산모와 아기의 안전에 대한 우려로 인해 여성과 산모, 의료진은 산전 및 주산기 마사지 치료에 대해 주저한다. 또한 일부 사람들은 이것을 경솔한 방종으로 간주하기도 한다.

최근 발표된 한 질적 연구에서는 마사지를 받는 임산부가 안전하다고 느끼는 요인을 조사했다. 다섯 가지 주요 주제가 도출되었다:

1. 자주성 – 나의 필요를 말하고 들을 수 있다.
2. 임신 마사지는 단순한 마사지 그 이상이다.
3. 경험이 풍부하고 자격을 갖춘 치료사가 있으면 더 안전하다고 느낀다.
4. 마사지의 안전성에 대한 마사지 업계의 지속적인 메시지 전달
5. 마사지 안전에 관한 의사결정(Fogarty 등 2020)

이런 연구 결과와 수십 년간의 경험을 바탕으로 무지를 극복하고 안전성을 보장하기 위한 제안을 소개한다:

- 산전 및 주산기 마사지 치료에 대한 포괄적인 직무 교육을 이수한다. 테스트를 통해 지식과 기술을 검증받고 자격증을 취득한다.
- 인쇄물, 블로그, 웹사이트 등 다양한 출처에 여러분의 지식과 전문성을 전달한다(Fogarty 등 2020).
- 산모 마사지 치료의 이점에 대해 이야기하고 글을 쓰는 능력을 연마하고, 적절한 연구 조사를 인용하여 자신의 주장을 기록하고 더 많은 데이터가 필요한 부분을 인정한다.
- 산모, 의사 및 조산사 등의 후기를 고객과 공유한다.

- 여러분 자신을 소개하고, 지역 주산기 전문가에게 유익한 자료 패킷을 보낸다.
- 안전을 위해서는 보수적으로 수행하고, 효과를 위해서는 과감하게 수행한다. 업무를 홍보할 때 이런 기준을 전달한다.
- 고객을 철저히 평가하고, 특히 고객과의 경험에 대한 피드백을 요청하고 활용함으로써 치료 회기에 대한 결정에 고객을 참여시킨다(Fulton 2015).
- 고객의 의사와 조산사와 상담하여 고객에 대한 전문 지식과 정보를 얻고, 의사에게 필요한 양식과 함께 브로셔를 보내준다.
- 임산부 고객에게 산후 마사지의 가치에 대해 알려준다. 마지막 산전 회기 때 첫 산후 회기의 일정을 잡는다.
- 출산 예정일이 지난 고객에게 전화하거나 카드를 보내 산후 마사지 치료가 산모에게 어떤 도움이 되는지를 상기시켜 준다.

명심하자

산전 및 주산기 마사지의 잠재적 이점과 이런 이점을 안전하게 제공할 수 있는 능력과 자격에 대해 의사, 조산사 및 고객에게 가르쳐 준다.

내적 태도 Internal Attitudes

성공의 마지막이자 가장 복잡한 장애물은 바로 여러분 자신이다. 우리 모두는 인생 전반에 대한 신념과 편견을 가지고 있으며, 특히 모성과 관련해서도 각자의 신념과 편견을 갖고 있다. 우리가 엄마가 아니더라도, 우리 모두는 엄마를 가지고 있다. 다음 질문에 답하면서 여러분의 자신을 돌아본다:

- 아이를 가질 수 없거나 갖고 싶지 않다면, 자신이 부적절하다고 느끼는가? 화가 나는가? 슬픈가? 기쁜가? 중립적인가?
- 여러분 자신의 임신과 육아로 인해 감정적, 정신적 "짐"을 치료실로 가져온 적이 있는가?
- 두려움, 분노 또는 슬픔을 남긴 충격적인 출산을 목격했는가?
- 의사를 불신하는가? 조산사의 자격이 부족하다고 생각하는가?
- 병원을 두려워하거나 좋아하는가? 집에서의 출산이 위험하거나 최고라고 생각하는가? 모든 의료 중재를 혐오하거나 원하는가?
- 미혼모에 대해 어떤 판단을 가지고 있는가? 혼혈 커플에 대해 어떻게 생각하는가? 성별에 맞지 않는 부모? 동성 커플을 어떻게 생각하는가? 아니면, 좀 더 전통적인 커플에 대해서는 어떻게 생각하는가?
- 다른 고객보다 덩치가 큰 고객에 대해 익숙하거나 준비되어 있는가?
- 주산기 손상이나 사망의 가능성에 어떻게 대처할 수 있는가?
- 고객의 불편이나 우려에 대해 준비가 되어 있지 않거나 정보가 부족하다고 자주 느끼는가?
- 산모 건강 관리에 대한 지식이 낡았거나 젊은 세대와의 관계가 부적절한가?
- 고객의 복잡한 요구사항에 대해 "감당하기 힘들다"고 느끼거나 충분한 교육을 받지 못했는가?

이런 모든 태도와 감정은 어떤 식으로든 치료실에서 나타난다. 업무에 미치는 부정적인 영향을 줄일 수 있는 방법은 상자 8.6을 참고하기를 바란다.

상자 8.6
여러분의 장애물 극복하기

무엇이 방해가 되는지를 파악했다면, 장애물을 장점으로 바꾸는 방법은 다음과 같다.

가정해서는 안된다. 자신의 경험을 고객에게 강요하지 않도록 주의한다. 출산을 경험했다고 해서 고객의 기분을 다 안다고 가정해서는 안된다. 고객의 고유성을 존중하면서 공감해야 한다.

자신의 무지를 인정한다. 부모가 될 수 없거나 하고 싶지 않다면, 그 부족한 경험을 강점으로 활용한다. 고객이 겪고 있는 일을 다 안다고 가정하지 않고, 각 고객의 구체적인 요구 사항에 대해 배우려는 "초보자의 마음"으로 각 고객에게 다가간다.

질문을 요청한다. 교육은 각 고객의 정확한 요구사항에 적용할 때만 유용한다. 질문을 하는 것은 여러분이 관심을 갖고 있고, 도움이 되는 방식으로 지식을 적용하고 있다는 것을 보여준다.

호흡을 활용한다. 마사저를 할 때는 느리고 편안한 호흡으로 침착함과 집중력을 유지한다. 산만한 생각이나 감정이 떠오르더라도 이를 부정하거나 판단하지 않는다. 그 대신 떠오른 것을 인정한 뒤, 다시 호흡에 집중하고 고객에게로 주의를 돌린다.

스스로 해결한다. 더 많은 교육을 받거나 상담사 또는 심리학자와 상담하거나 친구나 실습 감독자와 문제를 논의한다. 바디워크 커뮤니티에서 멘토링 또는 직무 감독을 찾아 복잡하고 간과하기 쉬운 문제를 해결하는 데 도움을 받는다.

목적에 맞게 비즈니스를 조정한다. 개인적, 직업적 목표를 비즈니스 활동에 맞추는 인식 활동, 자기 성찰, 비즈니스 코칭 및 멘토링 등에 참여한다(Sohnen-Moe 2016, Bowers 2018).

더 많이 배운다. 우리 업무의 윤리 기준을 숙지한다(NCBTMB 2019). 관할 지역에 적용되는 법률과 소속된 전문 조직의 규정을 숙지한다.

그리고 그 이상. 전문 고객층을 위한 가장 포괄적인 최고 수준의 직무 교육을 찾아 최신 정보를 얻고 지식을 쌓는 것을 잊지 않는다.

(장애물을 극복하는 방법에 대한 자세한 내용은 온라인 리소스를 참고한다)

윤리 Ethics

산전 및 주산기 업무의 강도는 많은 윤리의 회색 지대를 만들 수 있다. 고객이 마사지 치료에 대한 조언을 요청할 때 여러분 자신의 업무 범위를 벗어나기 쉽다. 매우 도움이 절실한 사람이 고객이 되거나 분만 마사지의 강도가 유동적일 때는 경계가 모호해질 수 있다. 우리의 관계에 내재된 힘의 불균형은 고객의 필요가 증가할수록 더 커질 수 있으며, 이전 가족 관계에서 비롯된 고객의 전이와 치료사의 역전이 가능성도 높아질 수 있다. 기대하는 사람들의 쉬운 동지애로 인해 기밀 유지 문제를 실수할 수 있다. 또한 윤리적 지침과 법적 변수의 건조한 표현은 고객의 정당한 출산 요구와 충돌할 수 있다.

여러분 자신의 업무에서 이런 회색 지대를 발견하면, 적극적인 조치를 취하여 명확성을 찾아야 한다. 상자 8.6에 나열된 아이디어나 상자 8.7의 Benjamin/Sohnen-Moe 윤리 일치성 체크리스트가 도움이 될 수 있다. 또한 동료, 상담사 또는 다른 전문가에게 비밀이 보장되는 전문적인 도움을 구할 것을 강력히 권장한다. 고객의 상황이 힘들거나 자신의 개인적인 경험을 떠올릴 수 있는 정기적인 미팅 일정을 잡는다. 이것은 특히 고객이 힘든 출산이나 임신 또는 산후 상실을 겪은 후에 긴급히 필요하다.

직무 감독도 고객과의 직업적 경계를 유지해야 하는 의무를 지키는 데 도움이 될 수 있다. 고객의 마사지는 고객과 공유하기에 적절하지 않은 감정을 불러일으킬 수 있다. 어떤 자원을 선택하든, 자신의 치유를 도울 수 있는 사람에게 그런 감정을 털어놓음으로써 자신의 경험을 존중한다.

상자 8.7
윤리 일치성 체크리스트

자기 책임을 실천할 때, 우리는 각 상황에 적용되는 윤리적 가치와 조화를 이루는 결정을 내리기 위해, 즉 윤리적 일치성을 위해 노력해야 한다. 의심스러운 행동(또는 행동하지 않음)을 고민할 때마다 다음 질문을 사용하여 윤리적 일치성 여부를 검사할 수 있다. 스스로에게 물어보자:

- 직감은 무엇을 말하는가?
- 그 문제에 대해 생각만 해도 가슴이 두근거리는가?
- 의심이 생기는가?
- 개인적 또는 직업적 가치를 희생해야 하는가?
- 법, 정책 또는 직업 윤리 강령에 위배되는가?
- 단기적으로나 장기적으로 모든 관련 당사자에게 공정한가?
- 모든 세부 사항이 공개된다면 조사를 어떻게 견뎌낼 수 있는가?
- 존경하는 사람들이 여러분의 결정을 알게 된다면 기분이 어떠한가?
- 여러분의 결정이 지역 신문의 헤드라인에 실린다면 기분이 어떠할 것 같은가?
- 모든 일이 끝났을 때 자신에 대해 어떻게 느껴지겠는가?

답변 중 윤리적 갈등에 직면하고 있음을 시사하는 것이 있다면, 이들 정보를 단서로 삼아 한 발 물러서서 선택 사항을 다시 평가해 본다.

출처: Benjamin B, Sohnen-Moe C(2014) The Ethics of Touch, 2nd edn. Tucson: Sohnen-Moe Associates.

치료실로부터

첫 상담을 진행하는 도중에 임산부 고객이 "임신과 아기에 대해 많이 아는가!"라고 말하는 것은 피할 수 없는 일이다. 아이가 몇 살이에요?" 나는 10년 동안 이들에게 같은 대답을 해 왔다: "나는 사실 임신한 적이 없다. 나는 놀랍고 광범위한 교육을 받고 산전, 산후 및 분만 마사지 치료사 자격증을 취득했으며, 그 경험을 바탕으로 각 마사지를 개별 고객의 필요에 맞게 조정할 수 있다."

많은 치료사가 임신했을 때 임신 마사지를 배우기로 결심하지만, 나는 다른 길을 택했다. 나는 정형외과 치료적 마사지와 인생의 전환기를 겪는 고객을 돕는 일에 열정을 가지고 있으며, 많은 사람들에게 부모가 되는 것만큼 큰 인생의 전환은 없다! 겉으로 보기에는 나의 개인적 경험이 방해가 된다고 생각할 수도 있지만, 나는 그렇게 보지 않는다. 그런 논리라면, 정형외과 환자를 치료하려면 내가 직접 고관절 수술을 받아야 한단 말인가?

– **Faith Davis**, 치료사

당신은 어떻게 할 것인가?

본 장에서 논의한 산전 및 주산기 시장에서의 성공 장애물을 검토해 본다. 여러분과 관련된 장애물이 무엇인지 파악한다. 이런 장애물을 잠재적으로 해소하기 위해 어떤 전략을 개발할 수 있는가? 전략 중에서 가장 먼저 취할 수 있는 3가지 단계는 무엇인가?

남성 치료사 Male Therapists

산전 및 주산기 고객을 마사지하는 남성 치료사는 또 다른 장애물처럼 느껴질 수 있다. 일부 임산부 고객은 비임신 고객과 마찬가지로 항상 여성 치료사를 선호한다. 이를 받아들여야 한다. 어떤 사람들은 남성 치료사가 부적절할까 봐, "남자답게" 일할까 봐, 너무 깊이 파고들까 봐, 또는 과거에 부정적인 경험을 했기 때문에 남성 치료사의 마사지를 주저한다. 이런 인식에 맞서 싸우는 것은 매우 중요하다. 남성도 훌륭한 산모 치료사가 될 수 있다는 것을 증명하는 방법은 다음과 같다:

- 모든 상호작용에서 흠잡을 데 없이 프로답게 행동한다.
- 잠재적 고객의 말을 주의깊게 듣고 잠재적 고객의 문제점을 알고 있거나 문제를 해결하는 방법을 알고 있다고 가정하지 않는다.
- 자신이 얼마나 강한 사람인지, 얼마나 깊이 있게 일을 할 수 있는지를 증명하려고 노력해서는 안된다. 그 대신, 각 고객을 고유한 존재로 여기고 그들의 특별한 요구와 선호도에 맞춰 대응한다.
- 여러분의 태도와 마찬가지로, 치료실도 따뜻하고 임상적인 느낌을 주도록 한다.
- 출산 관련 추세를 잘 읽고 최신 정보를 파악한다. 임신 중일 수는 없지만 고객이 우려할 수 있는 사항들을 알고 있어야 한다.
- 파트너에게 임신, 출산, 산후 기간 동안 간단한 마사지 기법을 가르쳐 준다. 여기에는 출산과 산모 치료를 함께 하는 파트너도 포함되며, 이런 수업은 파트너가 여러분에 대해 가질 수 있는 우려를 완화하는 데 도움이 될 수 있다.
- 고객이 미혼이거나 파트너와의 관계에 어려움을 겪고 있는 경우에는 윤리적으로 모호한 부분이 있을 수 있기 때문에 주의한다. 대체 파트너처럼 행동하지 않고, 전문적이고 양육적이며 치료적인 관리를 제공한다.

여러분의 비즈니스 유지하기
Sustaining Your Business

가장 성공적인 산전 및 주산기 마사지 치료사 중 일부는 다른 형태의 산모 관리 분야에서 이중, 삼중으로 인증된 전문가이다. 이런 추가적인 기술, 교육 및 자격 증명은 예비 고객과 전문가 모두에게 안심할 수 있다. 마사지 치료 고객과 구축한 신뢰 관계는 다른 서비스에도 도움이 된다. 예를 들어, 고객이 수유 컨설턴트가 필요할 때 여러분은 확실한 선택이 될 수 있다. 마사지와 함께, 다른 기술을 함께 마케팅하여 다양한 방식으로 고객을 도울 수 있다.

고려해야 할 영역

- 출산 또는 산후 둘라
- 유아 마사지 강사
- 소아 마사지 치료사
- 임신 전 마사지 치료사
- 수유 컨설턴트
- 산전 및 주산기 요가 강사
- 출산 교육자
- 초음파 테크니션
- 벨리 캐스터(임산부의 복부와 가슴에 석고 모형을 만드는 사람)
- 태아 사진 작가
- 조산사 또는 조산사 보조원
- 간호사

개별 치료사들은 종종 이런 다른 산모 중심 서비스 제공자와 직접 협력하여 사업을 확장함으로써 추가적인 성공을 거두기도 한다. 일부 치료사들은 산모 마사지 치료와 여성 웰니스 센터를 설립하기도 한다. 다른 사람들은 병원 중심의 산전 및 주산기 마사지 치료 서비스를 만들고, 직원을 고용하고, 공동으로 운영한다(Kolakowski 2018)(본 장의 프로필과 병원에서 일하는 방법에 대한 지침은 온라인 리소스를 참고하기를 바란다).

출산 전후 경력을 오래 유지하려면, 번아웃을 예방하고 스스로 자신을 관리한다. 시간을 적절하게 관리하고 계획한다. 적절한 장비를 갖추고, 3장의 신체역학을 익히고, 관절과 연부조직에 마모와 파열의 첫 징후가 나타나면 도움을 받는다. 5장에서 장시간의 고강도 분만과 출산에 따른 몇 가지 중요한 문제를 다시 한 번 살펴본다. 전문적인 직무 감독, 멘토링 및 지속적인 교육 및 개발을 위한 출처를 찾는다.

치료실로부터

나는 새로운 고객에게 보여지는 내 "이미지"에 대해 많이 생각하며, 무엇을 언제 공유할지, 고객의 요구에 어떻게 대응할지 등 배려와 참여, 집중, "전문적인" 행동 사이의 균형을 찾으려고 노력했다. 특히 산후 관리가 필요한 분들을 위해 특별한 관심을 기울이는 경우가 있는데, 할머니 자원봉사자가 와서 아기를 안아주거나 토요일에 추가 약속을 잡는 것이 내게 맞는 것 같아서 그렇게 하기도 했다. 내가 사는 도시의 현실은 돈이나 혜택을 받는 임산부들이 대부분 일을 하고 있다는 것이다. 이 시장을 유치하려면, 그들이 일할 수 있는 시간에 맞춰 서비스를 제공해야 한다. 출산 예정일이 가까워지고 출산 휴가가 시작되면, 평일 낮 시간대에도 마사지가 가능하겠지만, 처음에는 중간중간 만나서 치료를 해야 한다. 나는 "마을이 필요하다"는 말을 믿고 마을에 동참하게 된 것을 자랑스럽고 기쁘게 생각했다. 피곤할 때나 예약이 몰릴 때, 혹은 휴가가 필요할 때 큰 도움이 된다. 이 일이 중요하다는 사실을 기억하면, 나이가 들어서도 지속 가능한 일을 하기 위해 노력하는 데 도움이 된다.

– **Linda Hickey**, 치료사

건강한 산모 마사지 치료 비즈니스를 개발하려면, 철저한 이론 및 직무 교육과 지속적인 홍보가 필요하다. 적극적인 마케팅은 고객과 탄탄한 추천 네트워크에서 여러분의 비즈니스 성장을 지원할 수 있는 적절한 사람들을 모을 수 있다. 건전한 업무 관리, 섬세한 비판적 사고와 치료 회기 설계, 고객과 더 넓은 커뮤니티를 교육하는 활동 등 다방면에 초점을 맞추면 여러분과 산전 및 주산기 비즈니스의 정상적이고 건강한 발전을 촉진할 수 있다.

성공한 치료사의 스토리
Stories of Successful Therapists

이 책의 학습을 마치면서 이 모든 지식과 기술이 현장에서 어떻게 결합되는지에 대해 궁금해할 것이다. 다음은 여러분의 커리어를 성장시키는 데 영감을 주고 정보를 제공할 수 있는 이야기들이다. 이들 이야기는 열정, 목적, 결단력, 호기심, 창의성, 좌절과 성공으로 가득 찬 치료실에서 직접 들을 수 있는 이야기들이다. 이 이야기들은 우리와 현재 산전 및 산전 마사지 치료사로 일하고 있는 뛰어난 치료사들의 이야기이다. 또한 우리 모두는 이런 지식의 공인된 교육 팀을 구성한다(우리에 대한 자세한 내용과 다른 사람들의 추가 사례는 온라인 리소스를 참고하기를 바란다). 우리는 마사지를 최소 10년 이상, 많게는 20년 이상, 그리고 한 사람은 47년 중 39년 동안 실무에 종사했다!

산전 및 주산기 교육을 막 시작했거나 임산부 마사지 경력이 몇 년 밖에 되지 않았다면 이 직업의 미래가 다소 불투명할 수 있다. 이상과 야망, 열정이 넘치지만, 특히 이 일을 시작한 지 10년이 지나면 앞길이 막막할 수 있다. 모든 치료사의 길은 각기 다르지만, 우리는 경험이 풍부한 치료사로서 여러분의 이야기를 통해 여러분이 나아갈 방향을 엿볼 수 있을 것이라고 생각한다.

Margi Hadorn의 치료실로부터
From the Treatment Room of Margi Hadorn

마사지 치료사가 되기 위한 훈련을 받을 때 산전 바디워크는 내가 배우고 싶었던 기술 중의 하나였다. 자원과 시간을 확보하고 심도 있는 과정을 찾는 데까지 약 10년이 걸렸다. 산전 및 주산기 마사지 치료교실에서 보낸 4일은 20년을 이어온 여정의 시작점이 되었다.

마케팅이 내 특기는 아니었지만, 열정과 새로 얻은 지식을 바탕으로 내가 일하던 마사지실 근처의 산부인과 의사들을 찾아갔다. 특히 의사의 주요 관심 영역에서 벗어난 문제에 대해 마사지가 임신에 미치는 놀라운 이점을 준다는 이메일을 보내고 편지를 썼다. 그 환자들의 불만 중 상당수는 내가 산전 및 주산기 마사지 치료 워크샵에서 배운 기법과 동일한 것들이었다. 나는 의사, 조산사, 전문간호사 등 임산부에게 서비스를 제공하는 전문가들과 관계를 맺길 바라는 마음으로 소정의 할인 혜택을 제공하는 명함을 동봉했다. 나는 그들의 사무실에서 점심시간에 만나자고 제안하여 친분을 쌓고 산전 마사지가 정확히 무엇인지에 대한 질문에 답변을 했다. 이 전문 분야에서는 같은 생각을 가진 전문가들과 인맥을 쌓는 것이 도움이 되기 때문에 동료들에게 마케팅 아이디어를 요청했다. 한 동료가 고객 추천에 좋은 인맥을 가진 조산사의 이름을 알려주었고, 그 조산사는 자신이 일하던 세 곳의 사무실에서 광고를 할 수 있도록 허락해 주었다.

또한 파트너에게 분만 준비를 어떻게 가르칠지에 대한 아이디어를 발전시켜 유아 마사지 수업을 들었다. 임산부 고객이 치료를 받으러 오면, 나는 고객들이 자신의 몸에 자신감을 갖고 분만과 출산을 기대할 수 있는 새로운 방법을 소개할 기회를 가졌다. 곧 연결고리가 겹치기 시작했고, 이것은 나에게 매우 흥미로웠다! 조산사와의 인연을 맺은 환자들이 산전 요가 수업에 내 이름을 공유했다. 임신하지 않은 나의 고객들에게도 산전, 산후 또는 유아 마사지를 받을 수 있는 상품권이 얼마나 좋은지에 대해 이야기했다.

나의 치료실은 작은 편이었다. 6명의 다른 치료사와 함께 일하지만, 그들과는 독립적으로 일하고 있었다. 나는 항상 다양한 유형의 고객을 마사지하는 업무를 유지하고 있었다. 이것은 마사지 치료의 여러 측면에서 나에게 활력을 불어넣어 준다고 생각한다. 나는 치료한 모든 고객과 그 과정에서 만난 전문가들로부터 배운 것에 대해 항상 감사하게 생각한다. 임산부 고객을 효과적이고 안전하게 마사지하는 방법을 배운 이후로, 나는 비임신 고객에게 더 나은 치료사가 되었다. 수년이 지난 지금도 고객, 의료 전문가, 학생들로부터 배울 것이 너무 많다.

Pam Guldi의 치료실로부터
From the Treatment Room of Pam Guldi

마사지 치료사 자격증을 취득한 지 1년 만에 룸메이트 중 한 명인 조산학과 학생이 나를 둘라 트레이닝 미니 코스에 초대했다. 전에는 한 번도 생각해 본 적이 없었지만, 호기심이 생겨 참석했고 매 순간이 즐거웠다. 얼마 지나지 않아 나의 단골 마사지 고객 중 한 명이 임신을 하게 되었고, 출산에 참석해 달라는 요청을 받았다. 산모의 진통을 지켜보는 것이 처음에는 긴장되었지만, 진통 사이에 마사지를 받고 얼마나 안도감을 느끼는 것을 보니 힘이 났다. 나는 금세 그녀를 격려하고 남편에게 더블 힙 스퀴즈를 도와주는 방법을 알려주게 되었다. 출산은 마법과도 같았다! 나는 경외감을 느끼며 임신, 출산, 산후 기간 동안 산모의 심리적, 생리적 필요에 대해 깊은 생각을 하게 되었다.

1년 만에 첫 임신을 했다. 아들의 수중 출산은 나를 "출산 중독자"로 만들었고, 더 많은 것을 원한다는 것을 알았다.

둘째 아이가 태어난 후 나는 지역 공공 도서관에서 무료로 유아 마사지를 가르치기 시작했다. 덕분에 다른 성인들과 함께 나들이를 하며 마사지를 홍보할 수 있었다(참고: 아기를 데모에 데려오는 것은 장단점이 있다. 잘 아는 아이에게 기술을 시연하는 것은 좋지만, 아기가 협조하지 않거나 다른 요구 사항이 있을 때는 실망스러울 수도 있다). 이 수업은 모든 것이 완벽할 필요는 없으며, 혼자가 아니라는 확신이 필요한 초보 엄마들에게 엄마 노릇을 정상화할 수 있는 좋은 기회가 되었다.

산전 고객을 위해 더 많은 교육을 받고 싶었던 나는 2001년에 처음으로 산전 및 주산기 마사지 치료 전문 교육에 참석했다. 그 후 DONA를 통해 공인 둘라 자격증을 취득했다.

내 치료실에서 더 많은 여성들을 만나기 시작했다. 종종 나는 임신 기간 동안 여성을 마사지하고 출산에도 참석했고, 부모에게 유아 마사지를 가르쳤다. 나중에 나는 Birthing From Within childbirth education을 통해 자격증을 취득하고, 산모와 부부에게 수업을 제공했다.

대부분의 여성과 마찬가지로, 나도 일과 어린 자녀를 키우는 것은 끊임없는 저글링이라는 것을 깨달았다. 아이들이 아주 어렸을 때는 출산을 위해 아이를 맡기는 동안 믿을 만한 보육 기관을 찾기가 어려웠다. 나는 점차 둘라 고객을 줄이면서 여성 돌봄에 대한 교육을 더 많이 받으려고 노력했다. 2014년에는 벨리즈(Belize)에 있는 Rosita Arvigo(Maya Abdominal Therapy)에서 공부를 했고, 2015년에는 인도 케랄라로 가서 아유르베다를 공부했다. 현재 나는 산전 마사지에서부터 산후 마사지와 유아 마사지에 대한 교육, 생애 주기 전반에 걸친 여성의 생식 및 소화 건강, 노년기까지 여성 건강 전반에 중점을 두고 마사지를 수행해 왔다.

산전 및 주산기 교육은 내가 여성을 돌보는 일을 시작하게 된 계기가 되었으며, 이후 많은 배움의 토대가 되었다. 가장 큰 영향은 치료사로서의 지식과 자신감이었다. 치료사로서 28년째인 지금은 개인 마사지 고객으로 제한하고 있지만, 산모와 그 가족을 마사지하는 것에 대한 열정은 계속 유지하고 있다. 나는 다른 치료사들에게 숙련된 촉진의 뉘앙스, 심신 연결, 출산에 기여하고 통제하지 않는 데 필요한 유연성과 힘에 대해 가르치고 있다. 그리고 치료사와 고객 간의 역동적인 관계를 가르치고 있다.

Marjeanne Estes의 치료실로부터

From the Treatment Room of Marjeanne Estes

나는 20년 넘게 마사지 치료를 해 왔다. 마사지 경력을 쌓기 전에는 약사였다. 수년 동안 마사지 치료를 가르치며 학생들이 자신의 길을 찾고, 신체와 연결되며 해부학, 근막 및 효율적인 신체역학이 어떻게 경력 수명을 보존하는지 진정으로 이해하도록 돕는 일을 정말로 좋아했다. 나는 또한 병원의 통합 웰니스 센터에서 일하고 있다. 나의 약사 배경은 이 시설에서 마사지 업무를 하는 데 큰 도움이 되었다.

우리의 센터는 일반인에게 개방되어 있으며, 환자가 예약을 원할 경우에는 마사지 치료를 받을 수 있다. 나는 다양한 신체적 문제뿐만 아니라 건강 문제를 겪고 있는 다양한 고객들을 만나고 있다. 새로운 것에 끊임없이 도전할 수 있다는 점에서 나는 이곳에서 일하는 것을 좋아한다. 고객이 제시하는 복잡한 문제를 파악하기 위해 비판적 사고력을 발휘해야 할 때도 많고, 제가 잘 알지 못하는 문제를 해결해야 할 때도 많다. 마사지를 해온 지 20년이 지났지만, 여전히 배우고 있고, 나는 그 점을 좋아한다.

나의 전문 분야 중 하나는 산전 및 주산기 마사지 치료이기 때문에 산부인과 병원에서 침상안정을 취하는 환자를 치료하는 경우가 많다. 이런 환자들은 며칠에서 몇 달 동안 입원할 수 있는데, 이는 육체적으로나 정신적으로 매우 힘든 일이다. 약속을 잡으러 방에 들어갔는데, 전화 통화 중이거나 집안일을 처리하고 있을 때가 많았고, 엄마가 왜 집에 오지 못하는지 이해하지 못하는 어린 자녀들이 방문하기도 했다. 그리고 병원에서 계속 치료를 받아야 한다는 스트레스도 있다. 이들의 스트레스 수준은 일반적으로 높았다. 다음은 병원 침대에 누워 있어야 하는 신체적 불편이다. 나는 그들의 신체적, 정서적 필요를 충족시킬 수 있는 기술과 훈련의 보고가 있다는 것에 감사하고 있다. 그들은 가장 고마운 고객인 경우가 많기 때문에, 한 시간 동안의 안도감과 편안함에 감사한다.

3개월 동안 병원에 입원해 있던 쌍둥이를 임신한 고객을 마사지 치료를 한 적이 있다. 그녀는 매주 마사지를 받았다. 그녀의 의사는 31주 정도에 제왕절개를 해야 한다고 생각했다. 그러나 의사는 33주에 퇴원을 허락했고, 그녀는 36주에 아기를 낳았다. 이것이 바로 마사지의 힘이자 우리가 하는 일이다.

Sparrow Harrington의 치료실로부터

From the Treatment Room of Sparrow Harrington

나는 2014년에 임신에서부터 산후까지 숙련된 바디워크를 새로운 가족에게 제공하겠다는 특별한 의도로 Sparrow's Nest를 시작했다. 우리는 5명의 산전 및 주산기 인증 치료사로 구성된 팀으로, 고객의 약 80%가 임신 중이거나 갓 산후에 접어든 산모들이다. 우리는 커뮤니티의 의견을 경청하고 특히 산모 관리 분야에서 충족되지 않은 요구가 있는 서비스를 추가하기 위해 노력하고 있다.

나는 처음부터 이 비즈니스를 시작했는데, 결코 쉽지 않은 일이었다. 기업가인 나의 가족은 내가 겪은 많은 어려움을 이해하지 못했다. 나는 일반 건설업자였던 내 어머니가 사업가로서 지독할 정도로 긴 시간 일하고, 몇 달 동안 불확실성을 안고 살며, 고점과 저점의 파도를 타다가 번창하는 사업으로 반대편에서 나오는 것을 보았다. 이제 30년 이상의 경력을 쌓은 어머니는 내가 길을 잃었다고 느낄 때면 미소를 지으며 "그냥 계속 가라고 말하곤 했다. 그만한 가치가 있다는 말과 함께."

원래 나는 산모 마사지 치료가 진정으로 원하는 조산사가 되기 위한 디딤돌이 될 것이라고 생각했다. 둘라로서 출산에 참석하고 조산 보조원으로 수습을 받았지만 궁극적으로는 산모 마사지 치료가 나에게 가장 깊은 목적 의식과 보람을 주었다. 나는 조산사 공부를 그만두었지만, 그 경험을 통해 출산과 산전 관리에 대한 귀중한 통찰력을 얻게 되어 감사하게 생각한다.

나는 견습생으로 일하던 출산 센터에서 일을 시작했다. 비교적 빨리 개인 치료실이 꽉 차게 되었고, 결국 팀을 만들어서 내 손을 여러 번 늘려야겠다고 생각했다. 2년 반 만에 그 꿈은 현실이 되었다. 그 단계에서 가장 큰 어려움은 고객들이 우리를 집단 직무로 인식하는 것을 주저하는 것이었다. 한동안 고객들은 입소문으로만 나를 만나고 싶어 했다. 그런 저항은 거의 2년 동안 지속되었지만, 마침내 고객들은 우리 팀의 훌륭한 치료사들을 쉽게 받아들이고 포용하고 있다. 나는 우리의 팀을 사랑한다. 동료애를 유지하는 방법 중 하나는 매달 4시간씩 모여 기술을 연마하고, 독특하거나 어려운 사례에 대해 이야기하며, 이 일에 대한 우리의 비전과 공동의 목적을 다시 한 번 되새기는 것이다.

여러 가지 요인이 성공을 거두는 데 도움이 되었다. 의심할 여지 없이 나는 선생님들과의 멘토링과 비즈니스 코치와의 정기적인 만남에 투자한 것이 큰 도움이 되었다. 유명 고객과 인플루언서들이 이 업무의 이점에 대한 사회적 증거를 기꺼이 제공해 주었다. 또한 소셜 미디어를 활용하여 교육적인 게시물을 제공하고, 질문에 답하고, 샘플 세션의 비디오 클립을 보여주기도 했다. 또한 추천을 위한 개인적인 신뢰를 쌓기 위해 현지의 의사, 조산사, 둘라, 카이로프랙터, 물리치료사 등과 티 타임을 많이 가졌다. 또한 Breastfeed LA, 유색인종 학생 조산사를 지원하는 NARM "점프 스타트" 프로그램, 여러 지역 엄마 ahdla 등 지역 자선단체에 치료 회기를 기부하고 있다. 이러한 상호적인 관계들은 신뢰를 강화하고 입소문 추천을 높이는 데 도움이 된다.

임대계약 시기를 놓쳐버린 불성실한 비즈니스 파트너, 까다로운 임대인, 비즈니스 모방자, 노골적인 웹사이트 표절 등 지금까지 이 여정에서 나 역시 많은 어려움과 시련을 겪었다. 어느 정도는 다른 비즈니스와 마찬가지로 당연한 일이다. 나는 우리가 구축한 모든 것이 자랑스럽지만, 여전히 성장해야 할 부분이 많다고 생각한다. 현재 내 개인적인 가장 큰 도전은 신생아를 돌보기 위해 잠시 자리를 비우면서, 비즈니스가 지속 가능하다는 것을 믿고 탐색하는 방법을 배우는 것이다. 초보 엄마가 된 것은 이미 이 일에 대한 나의 지속적인 헌신과 Sparrow's Nest의 미래에 깊은 영향을 미쳤다.

David M Lobenstine의 치료실로부터

From the Treatment Room of David M Lobenstine

나는 오랫동안 아빠가 되고 싶다는 생각을 해 왔다. Swedish Institute를 졸업한 직후 산전 및 주산기 마사지 치료 전문 워크숍을 수강했다. 임신 과정에 좀 더 참여하고 싶다는 호기심에 등록한 것이 대부분이었다. 그 워크샵이 나의 마사지 경력을 얼마나 깊게 확장하고 변화시킬지 전혀 몰랐다. 나는 15년 동안 웰빙 센터, 셀 수 없을 정도로 많은 스파, US 오픈 테니스 토너먼트, 호스피스, 그리고 지금은 개인 클리닉에서 마사지를 해 오고 있다. 그리고 거의 같은 기간 동안 나만의 평생 교육 과정을 개발하고 가르치고 있다.

그동안 나는 의도적으로 가르치는 일이나 마사지를 전문적으로 하지 않았다. 나는 내 테이블과 강의실에서 다양한 사람들이 모이는 것을 좋아했다. 나는 내가 가르칠 수 있는 주제의 다양성과 고객과 함께 변화를 이끌어낼 수 있는 방법을 좋아한다.

그러나 임산부 고객의 마사지는 내가 하는 모든 업무에 영향을 미친다. 임신 과정은 인간의 능력을 특히 심오하게 표현하는 것 같고, 임산부 고객의 마사지는 마사지의 능력을 특히 심오하게 표현하는 것이기 때문이다. 우리의 몸은 일생 동안 아름답기도 하고 힘들기도 한 방식으로 항상 변화하고 있다. 임신 만큼 큰 변화는 없다. 그리고 치료사로서 우리의 가장 큰 가능성은 끝없는 삶의 전환을 통해 고객을 돕는 것이다.

임산부를 마사지할 때 우리의 터치는 얼마나 많은 것을 성취할 수 있는지, 그리고 변화에 영향을 미칠 수 있는 능력의 진정한 한계를 끊임없이 상기하게 된다. 우리의 특별한 산전 기법은 임신의 무수한 어려움에 큰 변화를 가져올 수 있다. 마찬가지로 중요한 것은, 우리의 세심한 관리가 특히 우리가 할 수 있는 일을 제한하는 심각한 질환을 가진 고객들을 진정시키고 이완시키는데 도움이 될 수 있다는 점이다. 동시에 임산부를 마사지하는 것은 겸허한 일이다. 임신이 진행됨에 따라 통증과 부담이 재발하거나 더 심해질 수 있다는 것을 알기 때문이다. 상담을 진행하면서 내가 고객을 "고칠 수 없다"는 사실을 깨닫게 된다. 그들의 문제를 없앨 수는 없다. 그 대신 이런 놀라운 변화 속에서 신체가 할 수 있는 모든 것을 촉진하기 위해 노력할 수는 있다.

남성 치료사가 된다는 것은 우리가 할 수 있는 일과 할 수 없는 일을 모두 결정할 뿐이다. 커지는 배가 늑곽을 압박하면서 숨이 가빠지는 것을 느끼지 못할 것이다. 나는 진통의 썰물을 결코 알지 못하다. 나는 외부인이고 더 나은 치료사가 되기 위해 그 위치를 이용하려고 노력한다. 내 고객은 항상 그녀의 몸에 대한 전문가이다. 나는 고객의 말을 잘 듣고 필요한 모든 질문을 하고 제안을 하려고 노력한다. 그러나 가장 중요한 것은 각 고객에게 중립으로 돌아올 수 있는 공간을 제공하려고 노력한다. 즉, 고객이 준비되었을 때 놓아주고, 가능하면 편안함을 찾을 수 있도록 노력한다.

그리고 그 공간에서, 각 치료 세션에서 나는 변화의 끊임없는 가능성을 보여주려고 노력한다. 나는 기법을 통해 모든 고객에게 고통 속에서도 편안함은 언제나 가능하다는 것을 상기시킨다. 임신이 요구하는 만큼 몸이 강해질 수 있고, 분만이 요구하는 만큼 유연해질 수 있다는 것을 상기시킨다. 그리고 임신 기간 내내, 그리고 어쩌면 더 중요한 것은 부모가 되는 새롭고 아름다운 어려움 속에서도 고객이 필요로 하는 만큼, 그리고 필요한 기간 동안 마사지할 수 있다는 것을 상기한다.

Michele Kolakowski의 치료실로부터

From the Treatment Room of Michele Kolakowski

나는 열정을 따르고 임산부와 영유아를 위해 봉사할 수 있는 다양한 기회를 가질 수 있는 큰 축복을 받았다. 나는 1992년 전문 사무실에서 개인 클리닉 마사지를 시작했고, 성장하는 가족의 필요에 따라 집으로, 또 다른 전문 사무실로, 그리고 다시 집으로 옮겼다. 개인 클리닉 외에도, 나는 산모와 가족 지원 단체, 사회서비스 기관, 스파, 마사지 치료 학교에서 산모와 유아 마사지를 가르칠 수 있는 다양한 기회를 찾았다.

내 고객들은 나를 가르치면서 배려, 숙련된 터치, 경청하는 귀, 스스로 답을 찾고 직관을 활용하기 위한 내적 질문 등 자신에게 필요한 필수 치유 요소를 끊임없이 상기시켜 준다. 출산과 육아에 관해서는 엄청난 양의 정보와 조언(때로는 원치 않는 조언!)이 쏟아져 나와 압도적일 수 있다. 나는 여성과 아기(그리고 저 자신!)를 위한 안식처를 만들려고 노력한다.

12년 동안 Longmont United Hospital의 출산 마사지 치료 팀에 소속된 것은 행운이었다. 개인 마사지와 교육에서 나는 주로 건강한 여성과 아기를 대상으로 일했다. 나는 비슷한 건강한 사람들과 아기들, 그리고 현실 세계의 나머지 부분들, 즉 내가 부르는 것처럼 출산 경험의 "하복부"를 본다. 여기는 아래와 같은 환자들이 포함된다:

- 산전 관리 경험이 거의 또는 전혀 없는 여성
- 급성 고위험 질환 및 합병증이 있는 환자
- 근친상간을 포함해 강간을 당한 후 첫 아기를 출산하는 10대 청소년
- 금단 중인 마약 중독자
- 수감 중이지만, 분만과 출산을 하기 위해 감옥에서 나온 수감 여성
- 가정 폭력으로 인해 학대를 당하고 아기를 사회 복지 시설에 맡겨야 하는 여성
- 가난한 사람들
- 사산한 여성

이들 상황은 고통스럽지만, 우리의 돌봄이 절실히 필요한 상황이기도 하다. 편견을 갖지 않는 좋은 업무일 뿐만 아니라, 이

사람들과 그들의 아기들에게 동일한 동정심과 기술을 제공해야 할 필요성을 깨달아야 하고, 나 자신을 더 잘 돌봐야겠다는 동기 부여가 되었다. 나는 자연속에서 요가를 하고, 정원을 가꾸고, 가족들과 즐거운 시간을 보내는 것을 좋아한다. 여러분도 지역사회의 "소외된 이웃"을 찾아 그 여성과 아이들을 돌보고, 자신을 키우고 지탱하는 자기 관리 실천에 정기적으로 참여할 것을 권장한다.

나는 경력이 20년, 30년이 되어도 여성 건강 마사지 치료 평생 교육, 출산 및 산후 둘라, 수유 컨설턴트가 되기 위해 관련 분야를 공부하며 기술과 서비스에 호기심과 헌신을 이어가고 있다. 내가 운영하는 산후 둘라 그룹인 Sanctuary Doulas와 자매 비영리단체인 Postpartum Abundance Project와 함께 현재 나는 산후 마사지를 더 많은 신생아 출산 가정 방문 서비스에 통합하는 것을 목표로 하고 있다. 나는 이 비즈니스 모델을 지역사회를 넘어 전국으로 확장하고 싶다.

Carole Osborne의 치료실로부터

From the Treatment Room of Carole Osborne

산전 및 주산기 마사지 치료의 내 경력은 약 40년 전 나의 첫 임신과 임산부 고객과 친구들의 참여로 촉발되었다. 임신이 마사지 치료를 금기시하던 1980년대 초에 이런 관심은 대담한 시도였다. 나의 호기심과 욕구는 동료 및 주산기 전문가들과의 광범위한 협업을 이끌어냈다. 이런 탐색을 통해 나는 출산의 신체적, 정서적 필요를 충족시키기 위한 나만의 시스템을 개발했다. 이 책은 그 시스템의 지속적인 성숙 과정을 담고 있다.

나의 산전 및 주산기 마사지 치료는 가족과 함께 성장했다. 두 아이가 모두 초등학교에 다닐 무렵, 나는 신체-정서적 통합에 대한 나의 헌신과 산모 중심의 마사지 치료가 분리되어 있지만, 서로 밀접하게 얽혀 있는 두 가지 전문 분야를 하나로 만들었다. 열정, 지식, 예술성이 나의 업무에 힘을 실어주었기 때문에 나는 항상 개인 클리닉의 자유로움 속에서 번창할 수 있었다. 또한 오스테오패쓰 병원에서 수년간 일했고, 짧게는 여성 병원이나 웰니스 센터에서 일했다. 그리고 정신건강 전문가와 긴밀히 협력하면서 나의 경력을 폭넓게 성장시켰다.

나의 임산부 고객들은 주로 복잡한 산전 또는 산후의 고민을 가진 사람들이었다. 나는 치료 테이블 옆에 많은 마사지 수강생들을 앉혔다. 좀 더 최근에는 내 첫 번째 유아 마사지 수업의 학생이 나의 고객이었던 아기의 엄마였고, 또 다른 손자를 임신하고 안개가 자욱했던 산후 초기인 내 아들의 파트너였으며, 몇 달 전에는 첫 손녀를 품에 안은 나의 딸도 있었다. 아직 내 손 아래에서 뱃속에 있던 아기를 낳은 산모와 함께 일해 본 적은 없지만, 내 고객 중에는 아들을 낳은 분들이 더 많은 듯 하다. 그러나 언젠가는 그런 경험도 하게 될지 모르겠다. 모든 고객은 계속해서 나에게 영감을 주고 겸손과 깊은 존경심을 일깨워 준다.

나는 이런 깨달음과 함께 최상의 직무를 성공으로 이끌었다:

- 존재감이 중요하다. 나는 정답을 가지고 있지는 않지만, 고객이 스스로 최선의 선택을 할 수 있도록 도움을 줄 수 있다.
- 내가 가진 기술, 지식, 인식을 제공한다면, 고객들은 어떤 상황에서도 최상의 결과를 얻고 출산 경험을 최대한 즐길 수 있다.
- 임신, 분만, 출산, 육아에는 삶 자체와 마찬가지로 변화라는 단 하나의 상수가 있다. 현실을 직시하고, 유연하게 대처하고, 현명하게 판단하고, 교육받은 자세를 유지해야 모든 일이 잘 풀릴 수 있다.
- 산전 및 주산기 마사지 치료 경력에서 가장 중요한 점은 내가 터치하는 모든 산모가 자신의 아이를 더 온전히 만질 수 있다는 것을 아는 것이다. 이런 초기 경험은 끊을 수 없는 유대감, 아이와 가족 간의 깊은 유대감을 형성하고, 이런 유대감은 지역사회로 확장될 것이다. 가족 간 건강한 접촉이 충분하다면 인류라는 더 큰 가족도 더욱 평화롭게 연결된다. 사회가 점점 더 분열되고 폭력적으로 보일 때, 그리고 우리 자녀와 손주들이 그런 미래를 살아갈 때 나는 큰 위안을 얻는다. 지난 수십 년을 되돌아보고 앞으로 10년 안에 나의 직업 생활이 마무리될 것을 예상하면서 나는 나의 커리어에 깊은 만족감을 느낀다.

직무 고려사항: 만족스런 경력을 성장시킨다.

본장 요약 Chapter Summary

이들 이야기를 끝으로 본 책은 거의 끝이 났다. 마무리하기 전에 잠시 시간을 내어 이들 이야기에 담긴 지혜의 말씀을 다시 한 번 살펴보자. 많은 장소에서 우리의 직업적 열정과 헌신을 느껴보자. 우리가 서비스를 제공한 수천 명의 사람들을 생각하며 편안한 마음을 갖도록 하자. 그런 다음, 여러분 자신의 생각과 마음을 들여다 보자. 심호흡을 하고, 우리의 비전을 위해 노력하자.

여러분은 가장 일하고 싶은 시설의 마사지실 안에 있다. 마사지실은 휴식을 취하고 지혜와 역량을 발산하며 우리의 업무를 지원하기 위해 모든 것을 갖추고 있다. 여러분은 고객의 에너지가 여러분과 마사지실을 따뜻하게 해주는 사랑스런 고객과 함께 테이블 옆에 위치한다. 고객은 편안하고 수용적인 자세로 포근한 옷을 입고 안정된 자세로 누워 있는다. 여러분은 고객이 편안하고 안정감을 느끼도록 고객의 몸을 정렬시킨다. 여러분의 손은 강력하면서도 부드러워서 고객을 효과적으로 진정시키고, 격려하고, 이완과 고통 없는 웰빙으로 안내한다. 여러분의 마음은 열려 있고, 연민과 공감의 마음을 가지고 있으며, 고객의 기쁨을 북돋아주고 어려움을 들어주는 등 고객을 위한 마음과 의미에 귀를 기울인다. 방해 요소, 걱정, 충고, 기타 수다를 떨지 않아도 된다. 안전하고 효과적인 간호를 위해 필요한 모든 정보를 관찰하고, 평가하고, 직관하고, 접근한다.

연결과 의미에 대한 감각이 두 사람을 감싸기 시작한다. 산모와 아기의 탄생을 돌보고 있다는 사실을 깨닫게 된다. 이제 여러분은 산전 및 주산기 마사지 치료사가 되었다.

잘 생각해 보자

여러분의 지식을 심화하려면, 온라인 리소스로 이동하여 본 장의 테스트 질문에 답하고 더 많이 자세히 살펴본다.

참고문헌과 추천 문헌

Allen L (2016) Nina McIntosh's The Educated Heart, 4th edn. Philadelphia: Lippincott, Williams & Wilkins.

AMTA (American Massage Therapy Association) (2019) State of the Massage Therapy Profession: 2019 Fact Sheet. Available at: https://www.amtamassage.org/globalassets/documents/src/2019-pdf.pdf [accessed July 13, 2020].

Andrade C (2013) Outcome-Based Massage: From Evidence to Practice, 3rd edn. Baltimore: Lippincott, Williams & Wilkins.

Benjamin B, Sohnen-Moe C (2014) The Ethics of Touch, 2nd edn. Tucson: Sohnen-Moe Associates.

Bowers K (2018) The Accidental Business Owner. Edinburgh: Handspring.

Chaitow L (2017) Palpation and Assessment in Manual Therapy, 4th edn. Edinburgh: Handspring.

Fogarty S, Barnett R, Hay P (2020) Safety and pregnancy massage: a qualitative thematic analysis. Int J Ther Massage Bodywork. 13(1):4–12.

Fulton B (2015) The Placebo Effect in Manual Therapy. Edinburgh: Handspring.

Gilbert E, Harmon J (2003) Manual of High-risk Pregnancy and Delivery, 3rd edn. St. Louis: Mosby.

Kolakowski M (2018) This is How to Start a Hospital-based Massage Program. Massage Magazine. Business tips, Online exclusives 267. Available at: https://www.massagemag.com/hospital-based-massage-therapy-90116/ [accessed July 2, 2020].

Massage Business Blueprint. Available at: https://www.massagebusinessblueprint.com/ [accessed March 1, 2020].

NCBTMB (National Certification Board for Therapeutic Massage and Bodywork) (2019) Code of Ethics. Available at: https://www.ncbtmb.org/code-of-ethics/ [accessed November 15, 2019].

Osborne C (2009) Pre- and Perinatal Massage Therapy: Survey of Massage Therapists. Available at: https://bodytherapyeducation.com/recommended-products-services-resources/graduates-survey/ [accessed January 1, 2020].

Osborne C (2011) How to network with fertility experts in the medical realm 31 Oct. Available at: https://bodytherapyeducation.com/how-to-network-with-fertility-experts-in-the-medical-realm/ [accessed January 1, 2020].

Osborne C (2013) Maternity Massage: The Benefits of Prenatal and Perinatal Touch. Available at: https://bodytherapyeducation.com/maternity-massage-of-prenatal-and-perinatal-touch/ [accessed July 2, 2020].

Sefton JM, Shea M, Hines C (2011) Developing, maintaining, and using a body of knowledge for the massage therapy profession. Int J Ther Massage Bodywork. 4(3):1–12. Available at: https://doi.org/10.3822/ijtmb.v4i3.141 [accessed July 15, 2020].

Sohnen-Moe C (2016) Business Mastery, 5th edn. Tucson: Sohnen-Moe Associates.

Thompson D (2018) Hands Heal, 5th edn. Baltimore: Lippincott, Williams & Wilkins.

Thompson D, Brooks M (2016) Integrative Pain Management: Massage, Movement and Mindfulness Based Approaches. Edinburgh: Handspring.

Turgeon R (2008) Massage Therapy on Trial: Dealing with the Legal System. Presentation to the AMTA National Convention, Phoenix, September 18.

Walton T (2011) Medical Conditions and Massage Therapy: A Decision Tree Approach. Baltimore: Lippincott, Williams & Wilkins.

Zulak D (2018) Clinical Assessment for Massage Therapy: A Practical Guide. Edinburgh: Handspring.

용어해설

활동성 진통
자궁경부가 6-10cm까지 완전히 확장되는 분만 1단계의 두 번째 단계

적극적 경청
다른 사람의 말을 듣는 데 도움이 되는 방식으로 경청하고, 들은 내용을 피드백하여 이해의 정확성을 확인하고 더 많은 공유와 자기 탐색을 장려한다.

지압
특정 경혈에 압박을 가하여 긴장을 풀고 약점을 강화하며, 일반적인 질병을 완화하고, 건강 장애를 예방하며, 신체의 생명력을 회복하기 위한 한의학 이론에 이론적 뿌리를 둔 아시아 바디워크의 한 형태

양수
양막 안에서 태아가 떠다니는 액체로, 98%의 물과 2%의 기타 유기물로 구성되며, 임신 중 태아가 배설하는 액체이다.

Apgar 점수
출산 후 1분과 5분에서 측정하는 활동성, 맥박, 찡그린 얼굴, 외모, 호흡 등 신생아의 건강 상태를 측정하는 시스템

유륜
젖을 빨 때 체액을 공급하고 보호하는 작은 피지선이 있는 여성 유방의 유두를 둘러싸고 있는 분홍색 혹은 갈색 부위

아로마테라피스트
개인의 건강, 기분 또는 인지 기능을 개선하기 위해 에센셜 오일이라고도 하는 휘발성 식물 물질을 사용하는 훈련을 받은 건강관리 제공자

구속된 진통
진통성 난산이라고도 하며, 진통이 진행되는 동안 자궁경부 확장이 멈추거나 아기의 하강이 매우 길어지거나 진통의 두 번째 단계에서 멈추는 경우

보조 생식 기술(ART)
인공 생식 기술이라고도 하며, 난자 또는 배아의 도움을 받는 모든 불임 치료를 포함하며, 여성의 난소에서 난자를 외과적으로 제거하고 실험실에서 정자와 결합하여 고객 또는 대리모에게 돌려주거나 다른 사람에게 난자를 기증하는 것을 포함하며, 정자만 다루는 치료(예: 자궁 내 수정) 또는 난자를 외과적으로 채취할 의도 없이 여성이 약물을 복용하여 난자 생산을 촉진하는 시술은 포함되지 않는다.

Aston 패터닝
Judith Aston이 개인의 자연스러운 정렬과 역동적인 웰빙을 회복하기 위해 고안한 바디워크, 인체공학적 분석 및 움직임 코칭 시스템이다.

부동고정식 프레젠테이션(asynclytic presentation)
분만 시 태아의 머리가 비스듬히 있는 상태로 질 진찰 중에 발견되며, 통증 증가, 분만 진행 지연 또는 제왕절개 출산의 원인이 될 수 있다.

애착
유대감이라고도 하며, 인간을 관계 속에서 하나로 묶어주고 시간과 접촉에 따라 발전하는 연결감과 애정이다.

베이비 블루
출산 후 첫 2주간 일시적으로 정상적인 정서적 적응을 하지 못하는 상태로, 산모는 불안, 짜증, 감정 과민, 불규칙하고 압도적인 감정을 느끼며 정상적인 수면과 식사에 어려움을 겪을 수 있다.

배너 광고
웹사이트의 측면(보통 상단 또는 우측)으로 확장되는 광고

침상 안정
에너지 절약 및 감소를 위해 활동을 부분적으로 또는 전체적으로 제한하는 것

출산 둘라
고객이 정의한 대로 가장 만족스러운 출산 경험을 할 수 있도록 지속적인 비의료적, 신체적, 정서적 지원을 제공하는 숙련되고 경험이 풍부한 도우미이며, 다른 종류의 도우미로써 산후 관리를 제공하는 산후 둘라가 있다.

출산 계획
분만 및 출산 시 산모의 우선순위, 우려 사항 및 선호 사항을 요약하여 스스로 명확히 하고 제공자와 명확하게 소통하기 위해 작성한다.

출산 풀 혹은 출산 욕조
분만 중인 여성이 몸을 담글 수 있는 충분한 깊이의 가볍게 설치된 욕조로, 긴장을 완화하고 통증을 줄여준다.

Bishop 점수
성공적인 유도 분만을 할 가능성이 가장 높은 사람을 식별하는 데 도움이 되며, 산부인과 의료진의 골반 검사를 통해 다음 5가지 측정 — 자궁경부 위치, 일관성, 확장, 소실 및 골반 정착점 — 에 대해 평가한다.

혈흔 쇼(bloody show)
진통이 시작되기 전과 진통 중에 자궁경부의 작은 모세혈관에서 분비되는 옅은 핏빛의 질 분비물로, 소실과 확장 과정에서 자궁경부의 작은 모세혈관에서 나온다.

bodyCushion™
네 가지 주요 섹션으로 구성된 포지셔닝 시스템으로, 각 섹션은 다양한 위치에서 몸에 밀착되고 몸을 받쳐주는 폼 층으로 구성되어 있다.

신체역학
업무를 수행하기 위한 신체 에너지와 구조의 조직 및 사용

결합(bonding)
애착이라고도 하며, 인간을 관계 속에서 하나로 묶어주고 시간과 접촉에 따라 발전하는 연결감과 애정이다.

궁수 자세
한 발을 앞으로 내밀고 어깨너비와 발 사이를 2-3피트 정도 벌린 상태에서 무릎과 엉덩이를 구부린 자세로, 태극권을 마사지와 바디워크를 위해 변형한 자세

Braxton Hicks 수축
진성 진통 이전에 발생하는 자궁 수축으로, 길이와 빈도가 불규칙하다는 점에서 진성 진통과 구별된다.

유방 크롤링
다리와 팔을 움직여 아기를 엄마의 복부에서 가슴으로 밀어내는 신생아의 타고난 반사 신경으로, 머리를 움직이고 입을 벌리면 아기가 스스로 젖을 물고 모유 수유를 시작하게 된다.

둔위 자세
태아의 엉덩이 또는 발(머리가 아닌)이 산모의 골반에 먼저 나타나는 경우로, 프랭크 둔위(자궁경부에서 엉덩이), 완전 둔위(엉덩이와 발 모두 내려감), 풋링 둔위(한쪽 또는 양쪽 발만 내려감)를 포함한다.

대량 우편물
대량의 우편물을 저렴한 우편 요금으로 발송할 수 있도록 준비된 우편물

수근관 증후군
엄지, 검지, 중지 및 약지 절반의 통증, 저림, 무감각 또는 약화; 임신과 산후에 정중 신경의 자극으로 인해 발생하며, 주로 부종으로 인해 발생한다.

카테콜아민
아드레날린(에피네프린), 노르아드레날린(노르에피네프린), 코르티솔 등의 스트레스 호르몬은 분만과 출산 중 옥시토신과 엔도르핀의 효과를 상쇄한다.

천장쪽
옆으로 누운 고객의 신체 중에 천장쪽에 가까운 신체 부위

뇌성마비
일반적으로 산전이나 주산기 또는 유아기에 발생하는 다양한 중추신경계 손상으로, 근육의 과긴장 및 긴장 저하, 협응력 저하, 불수의적 움직임이 나타난다.

자궁경부 기능장애
자궁경부가 약하거나 짧거나 구조적으로 결함이 있는 경우로, 수축이 없는 상태에서 임신 기간 전에 자연적으로 확장되어 임신 손실을 초래할 수 있다.

자궁경부순
태아의 머리 위로 수축되지 않은 완전히 확장된 자궁경부의 한 부분으로, 일반적으로 자궁경부의 앞쪽 부분

자궁경부 점액 플러그
임신 중 자궁경부 입구를 채워 박테리아 및 기타 물질이 자궁으로 들어가는 것을 방지하기 위해 자궁경부를 채우는 두꺼워진 점액으로, 분만 이전 또는 초기 진통 단계 때 자궁경부에서 방출된다.

제왕절개 출산
출산 시 태아가 질을 통과하지 않고, 자궁에서 제거될 수 있도록 하복벽과 자궁을 통한 외과적 수술로 출산하는 경우

출산 교육
임산부에게 출산 준비를 위한 정보, 기술 및 체험 활동을 제공하는 과정

기미
임산부의 코, 이마, 뺨에 마스크 모양으로 나타나는 에스트로겐에 의한 갈색 또는 짙은 색소 침착

융모양막염
태아를 둘러싸고 있는 막인 융모막과 양막의 염증으로, 보통 박테리아 감염과 관련이 있다.

만성 고혈압
임신 전에 발생하거나 임신 20주 이전에 발병하는 임신성 고혈압 장애

미골통
딱딱한 표면에 앉을 때 발생할 수 있는 꼬리뼈와 관련된 통증으로 출산 중 골반에 높은 압박이 가해지거나 미골이 부러졌을 때 발생할 수 있다.

초유
임신 후반기에 생성되며 성숙하고 더 많은 양의 모유가 나오기 전까지 산후 첫 며칠 동안 나오는 농축된 황금색이고, 단백질이 풍부하고 면역학적으로 풍부한 첫 모유이다.

합병증
임신, 분만 또는 산후에 발생하는 의학적 상태로 산모와 아기 또는 둘 모두에게 부정적인 결과를 초래할 수 있다.

기밀성
고객의 정보, 세션 진행 상황, 건강 및 기타 정보에 대한 프라이버시 보장 및 보호

코르티솔
스트레스와 불안에 반응하여 생성되는 부신 호르몬으로 단백질 대사에 영향을 미치고 혈압과 혈당을 높이고, 면역 체계를 저하시킨다.

역전이
고객의 감정적 태도 또는 과거력에 대한 치료사의 투사

횡섬유 마찰
근복, 근건 접합부, 힘줄, 건-골막 접합부 또는 인대의 특정 병변을 가로질러 엄지나 손가락으로 근섬유의 축을 가로질러 깊은 압박을 가하는 것으로, James Cyriax, MD에 의해 창안되고, Ben Benjamin 등에 의해 개발되었다.

청색증
혈액 순환 장애 또는 불충분한 산소 공급으로 인해 피부가 푸르스름하게 변색되는 현상이다.

거대세포 바이러스
체액에서 발견되는 바이러스로, 접촉과 체액 교환을 통해 전파되며 많은 산전 합병증을 유발할 수 있으며 가장 흔한 선천성 및 주산기 바이러스 감염이다.

심부조직 마사지
엄지, 손가락 또는 팔꿈치로 근막 평면과 근육을 천천히 특정 방향으로 쓰다듬거나 압박하여 근막 조직의 습관적인 유지 패턴을 풀어주는 마사지이다; 압박 기법, 구조적 균형 및 통합, 피부 롤링 및 Ida P Rolf의 원칙에 기반한 기타 요법을 포함한다.

심부정맥 혈전증(DVT)
심부정맥, 일반적으로 장골정맥, 대퇴정맥 또는 심복재정맥에 혈전(혈전)이 형성되거나 존재하는 상태이다.

드 쿠르뱅 증후군
엄지손가락 힘줄의 통증성 염증으로 엄지손가락, 손목, 때로는 팔뚝에 통증을 유발하는 외전근과 신전근의 과도한 사용과 손상으로 인해 발생한다.

발한
땀 발생

복직근 이개
복직근의 중앙선이 세 손가락 너비 또는 좌우 근육 배 사이의 더 넓은 간격으로 분리되는 현상으로, 호르몬의 영향과 자궁 압력이 증가함에 따른 구조적 스트레스 및 활동으로 인한 긴장으로 인해 발생한다.

디에틸스틸베스트롤 증후군
유산을 예방하기 위해 사용된 약물로 인해 생식 기관 기형 및 임신과 출산을 복잡하게 만들 수 있는 질병을 가진 자손의 비율이 높은 증후군으로, 디에틸스틸베스트롤이 기형 유발 물질로 인식되면서 1971년 미국에서 광범위한 사용이 중단되었다.

자궁경부 확장
출산 시 태아가 질로 통과할 수 있도록 자궁경부가 10cm까지 열리는 현상

파종성 혈관 내 응고 병증
태아와 산모의 생명을 위협하는 복잡한 출혈성 및 조직 파괴 상태

이뇨
소변 배출량 증가

용어해설 — 계속

이란성 임신
이란성 쌍둥이라고도 하며, 두 개의 개별 난자에서 파생된 다중 태다 임신을 설명하는 데 사용되며, 각 태아는 자신만의 태반, 양막 및 융모막을 가지고 있다.

배뇨 장애
소변 배출이 어렵거나 고통스러운 상태

초기 진통(잠복기)
진통의 첫 단계의 시작 단계로, 자궁경부가 6cm까지 확장될 때까지 지속된다.

자간증
임신성 고혈압 장애로 자간전증 여성에서 발작이 시작되는 임신성 고혈압 질환

자궁외 임신
임신 초기에 출혈의 더 위험한 원인 중 하나로, 나팔관, 난소, 자궁경부 또는 복부의 자궁 밖에서 접합체가 발달하기 시작한다.

부종
과도한 체액 저류 및 부종; 다리와 발, 팔과 손에 의존적으로, 정상적으로 축적될 수 있으며, 전신적으로 또는 전신에 걸쳐 나타나거나 조직이 눌린 후 몇 초에서 몇 분 동안 함몰 및 창백해지는 패팅이 발생할 수 있다.

소실(effacement)
자궁경부가 짧아지고 편평해지는 임신 마지막 주 또는 초기 및 활동성 진통의 자궁경부 변화

전자 광고
일반적으로 배너 광고, 이메일, 소셜 미디어(예: 트위터 또는 페이스북)의 형태로 웹사이트를 통해 이루어지는 프로모션

전자 태아 모니터링
자궁수축 중 태아의 건강 상태를 평가하기 위해 태아의 심장 박동을 지속적으로 또는 간헐적으로 감지하고, 다양한 유형의 의료 장비가 이런 수치를 측정, 기록 및 표시하며, 때로는 복부에 외부 모니터를 부착하거나 태아의 두피에 내부 모니터를 부착하여 수행하기도 한다.

이메일 블래스트
공지 사항, 이벤트 또는 변경 사항을 알리기 위해 여러 수신자에게 보내는 이메일 메시지

자궁내막염
자궁의 자궁내막, 탈락막 및 인접한 근막에서의 감염

인게이지먼트(engagement)
가벼워짐 또는 하강감이라고도 하며, 태아 머리의 가장 넓은 부분 또는 자궁경부에 가장 가까운 태아의 다른 신체 부위가 골반으로 내려오는 분만 준비의 징후

울혈
혈액 및 림프 순환과 모유 생산 증가로 인한 유방의 고통스러운 팽창으로, 일반적으로 산후 초기에 모유 생산과 아기의 요구가 일치할 때까지 발생한다.

경막외
척추의 경막외 공간에 마취제를 투여하여 하체로 이어지는 감각 및 운동 신경을 마비시키는 것으로, 분만과 출산을 위한 가장 일반적인 약물 통증 관리

에피네프린
아드레날린이라고도 하며, 스트레스에 대한 도피, 공포 또는 도피 반응과 분만 2, 3단계와 같은 힘든 상황에 대한 힘과 체력을 증가시키는 부신 호르몬

외음 절개술
회음부 절개를 통해 질 입구를 확대하는 수술

에센셜 오일
향기로운 식물의 고농축 에센스

출산 예정일
자연 분만이 시작될 것으로 예상되는 날짜; 마지막 생리 기간의 첫날에 280일(9개월 7일)을 더하여 추정; 정확도는 산모의 정확한 기억에 따라 달라지며, 28일 주기를 규칙적으로 가정하고, 주기 14일째에 배란과 임신이 발생한다고 가정한다.

에스트로겐
유방과 자궁의 성장을 촉진하는 생식호르몬으로, 임신과 출산 시 혈관을 증가시키고, 잇몸과 기타 점막을 부풀리며 피부 색소 변화를 일으키는 등 시너지 효과를 발휘한다.

익스팬션 밸런스
Michael Nebadon이 창안하고 Ed Maupin이 개발한 운동 개념으로, 수직 및 수평 관절 확장에 대한 순환 인식을 통해 공간의 모든 방향으로 골격이 자유롭게 확장되는 운동 개념이다.

가족 중심의 제왕절개 출산 관행
산모가 아기의 탄생을 볼 수 있는 투명한 멸균 드레이프, 수술실에서의 피부 접촉 및 모유 수유 등 진화하는 관행

대퇴정맥압
다리의 대퇴정맥벽에 가해지는 혈액의 압력

태아가사(fetal distress)
태아의 심박수 또는 활동 수준 문제

태아 위치
태아 누운 자세라고도 하며, 자궁경부 및 골반의 내적 개방에 대한 태아의 방향, 가장 일반적인 위치는 후두부 전방 자세와 후두부 후방 자세이다.

섬유소 용해
응고되어 혈전을 형성하는 혈액 단백질인 피브린이 용해되는 과정

섬유증
만성 울혈, 근육 수축, 근막 비후 및 섬유 조직 형성 증가와 관련된 연부 조직의 변화; 일반적으로 만져지고 통증이 있으며 통증을 유발할 수 있는 부위가 생길 수 있다.

분만(진통)의 1단계
자궁경부가 10cm까지 완전히 확장되는 시기로, 초기(잠복기), 활동기, 전환기의 세 단계로 나누어진다.

겸자
분만 2단계에서 태아의 하강을 돕기 위해 때때로 사용되는 산과용 집게와 같은 기구

분만(진통)의 4단계
"골든 아워"라고도 하는 진통의 마지막 단계로서, 산후 첫 1-2시간 동안 눈과 피부 접촉과 첫 모유 수유를 통해 사랑과 애착을 느낄 수 있는 시기이다.

자궁저
나팔관 사이의 자궁 상부 부분

위 역류
속쓰림이라고도 하며 위(위)산이 식도 점막을 손상시키고 염증을 일으켜 발생하는 작열감과 통증

통증의 관문조절설
촉각, 압박 및 온도를 감지하는 신경을 자극하면 이런 감각이 통증을 감지하는 신경보다 더 빨리 발화되는 신경을 따라 이동하기 때문에 뇌에서 감지되는 고통스러운 자극의 양을 억제할 수 있다는 개념

생식기 탈장
바이러스 감염으로 성기, 허벅지, 엉덩이 또는 천골에 주기적으로 나타나는 붉은 바탕 주위에 통증이 있는 물집이 생기는 질환

임신
임신 및 자궁 내에서 아기의 발달

임신성 당뇨병
임신 24주 이내에 시작되어 임신 중에 처음 발견되고 신생아 합병증과 관련된 포도당 불내성

임신성 고혈압 질환
임신, 출산 또는 산후에 발생하는 고혈압을 특징으로 하는 고혈압 질환 그룹으로, 경증에서 중증으로 진행되어 생명을 위협하는 중증으로 발전할 수 있다.

임신성 영양막 질환
정상적인 태반으로 발달해야 할 영양막 세포가 비정상적으로 과증식하여 태반에서 발생하는 질환으로, 가장 흔한 두 가지 유형은 기태임신과 임신융모질환이다.

다출산자
이전에 5회 이상 임신한 적이 있는 여성의 상태, 고위험 요인

임산부
임신, 태아 또는 태아를 안고 있는 상태

임신 경력(gravidity)
임신한 횟수; 임신 경력과 출산 경험은 높은 상관관계가 있다(예: "임신 경력 3, 파라(para) 2"로 표시된 여성은 24주 이후 세 번의 임신과 두 번의 출산을 경험한 경우).

HELLP 증후군
용혈, 간 효소 수치 상승 및 낮은 혈소판 수의 약자로, 생명을 위협하는 전자간증/자간증 증후군의 변형이다.

헤모글로빈 병증
비정상적이거나 변형된 형태의 혈색소를 가지거나 혈색소 생산이 감소하는 유전성 혈액 질환으로, 임신과 출산을 크게 복잡하게 만들고 영아 사망 위험을 높인다.

출혈
임신, 출산 및 산후 기간에 정상보다 많은 질 출혈이 있거나, 출산 3기 동안 2컵 이상의 출혈이 발생하거나, 산후 대하가 한 시간에 한 개 이상의 패드를 적실 정도로 많거나, 계란 크기 이상의 혈전이 생기는 경우로, 산모와 아기의 생명을 위협할 수 있는 경우

치질
항문 조직의 확장된 정맥이 아프고 부어오르는 덩어리로, 외음부 정맥류로 알려져 있으며 질에서도 발생할 수 있다.

고차 다중 태아 임신
세 명 이상의 아기를 임신한 다중 태아 임신

고위험 요인
여성이 현재 가지고 있거나 임신, 출산 또는 산후에 발생할 가능성이 높은 생물학적 및 심리사회적 문제로 인해 산모 또는 아기의 이환율과 사망률이 높아지는 경우

기마자세
족관절 슬관절 및 고관절을 굴곡한 상태에서 발을 평행하게 어깨너비로 벌리고 서로 나란하게 정렬한 서기 자세

인간 융모성 성선 자극 호르몬
착상 후 태반에서 생성되는 호르몬으로, 일부 임신 검사에서 검출되며 임신 1 삼분기 동안 프로게스테론을 분비하는 황체를 유지한다.

인간 태반 락토겐
포도당, 탄수화물 및 기타 영양소의 대사 처리를 담당하는 호르몬으로, 수유를 위해 유선을 준비한다.

과다 충혈
임신 20주 이후에도 지속적이고 조절할 수 없는 메스꺼움과 구토를 동반하는 임신 합병증

자궁 절제술
자궁의 외과적 제거

착상 출혈
수정 후 6-12일에 수정란이 자궁내막에 부착되어 발생하는 가벼운 질 출혈로, 여성은 착상 출혈을 정상 생리로 오인하는 경우가 많으며, 이로 인해 예정일을 잘못 예측할 수 있다.

불임
남성 또는 여성의 정상적인 무피임 성관계 후 1년이 지나도 임신이 되지 않거나 임신 기간을 채우지 못하는 상태를 말한다.

접수 등록
고객에 대한 기본적인 사실을 수집 또는 기록하는 절차 또는 양식으로, 첫 방문 시 작성하고 이후 각 세션에서 업데이트한다.

자궁 내 성장 제한
태아가 자궁 내에서 정상 속도 이하로 성장하는 경우, 가장 흔한 원인은 태반 기능장애이며 태아는 저체중, 낮은 Apga 점수, 산소 및 당 수치 감소, 태변 흡인 증후군, 질 출산 및 출산 후 체온 유지 문제, 사산의 위험에 처할 수 있다.

자궁 내압
자궁 내 내용물, 양수, 태반 및 태아가 자궁 내벽에 가해지는 힘

체외 수정
가장 일반적인 보조 생식 기술로, 고객의 난자를 추출하고 실험실에서 난자를 수정한 후 결과 배아를 고객 또는 대리모의 자궁에 이식하는 과정

자궁수복
자궁이 임신 이전의 크기와 골반 내 위치로 수축하고, 임신 이전의 기능을 회복하는 산후 과정

근운동감각 인식
자신의 내면 상태에 주의를 기울이고, 움직임을 조정하며(마사지 기술 등), 시간과 공간에서 자신이 어디에 있는지에 대한 인식을 유지할 수 있는 능력

불안정
끊임없이 변화하고 불안정한 감정 상태

진통(분만)
자궁 근육 수축으로 자궁경부가 얇아지고 확장되어 태아와 태반이 질 안팎으로 이동하는 과정으로, 4단계로 진행된다.

분만 증강
진통이 시작된 후 비효율적인 자궁 수축을 유지하고 강화하기 위한 의학적 중재

진통성 난산
진통 정지, 기능 장애 진통 또는 진행 실패라고도 하며, 분만 중 진통이 어렵거나 진행되지 않는 상태

분만 유도
자궁수축이 자연적으로 시작되기 전에 의학적 또는 외과적 개입을 사용하여 자궁수축을 자극하는 것

수유
유아에게 젖을 먹이기 위해 유방에서 분비되는 모유

재태 연령 대비 거대아(LGA)
거대아라고도 하며, 임신 기간에 비해 과잉 성장이 가속화되어 출산 시 체중이 성장 차트에서 90번째 백분위수 이상이고, 만삭 시 체중이 8파운드 13온스(4kg) 이상인 신생아를 설명하는 데 사용되며, 산모와 태아의 부상을 피하기 위해 제왕절개로 태어나는 경우가 많다.

마지막 생리 기간 날짜
예정일을 계산하는 데 사용되는 시작일 - 자연 진통이 시작될 것으로 예상되는 날짜; 예정일은 마지막 생리 기간의 첫날에 280일(9개월 7일)을 더하여 추정할 수 있다.

옆으로 누운 자세
좌우 한쪽으로 옆으로 누운 자세

리프트 테이블
유압 또는 전기 동력으로 다양한 높이로 조절되는 마사지 테이블

하강감
태아 머리의 가장 넓은 부분 또는 자궁경부에 가장 가까운 태아의 다른 신체 부위가 분만 준비를 위해 골반으로 내려오는 분만 준비의 징후

흑색 선
임신 후반기에 임신한 복부의 흉골 또는 배꼽에서 치골까지 정중앙에 나타나는 어두운 피부 색소 침착으로 이루어진 선이며, 아기가 유방으로 가는 길목이다.

오로
출산 후 혈액, 점액 및 조직으로 구성된 정상적인 질 분비물

전만증
요추의 전방 만곡이 증가한 것

저체중 출산
임신 연령에 비해 작은 체중이라고도 하며, 조산아, 만삭아 또는 만삭 후 체중이 일반적으로 표준 성장 차트에서 5½ 파운드(2.5㎏) 미만이거나 10번째 백분위수 미만인 경우

거대아
재태 연령에 비해 크다고도 하며, 출생 시 체중이 성장 차트에서 90번째 백분위수 이상이고 임신 기간에 비해 과잉 성장이 가속화되어 만기 시 체중이 8파운드 13온스(4kg) 이상인 신생아를 말한다.

유방염
유방 조직의 염증, 산후 첫 3주 동안 가장 흔하지만, 수유 중 언제든 발생할 수 있으며, 증상으로는 유방 발적, 압통 및 열감, 독감과 유사한 증상, 유방의 배액 부족으로 인한 젖의 정체, 젖의 과잉 공급, 잘 맞지 않는 브래지어로 인한 유방 압박, 유관 막힘, 수유 누락, 유두 균열로 인한 유두 파괴 또는 물집, 이유가 빨라진다.

태변
초기 영아 대변, 타르처럼 두껍고 끈적끈적하며 짙은 올리브 녹색이고 냄새는 거의 없음, 이후 대변과 달리 태변은 영아가 자궁 내에서 섭취

하는 물질로 구성됨, 태변 흡인은 자궁에서 통과한 대변을 흡입하는 것으로 태아에게 추가적인 손상을 초래할 수 있음

대퇴신경 감각이상증
허벅지 전외측의 국소적인 작열감, 통증 또는 무감각을 특징으로 하는 신경학적 장애

조산사
조산사는 산전 관리, 출산 참석, 산모와 아기의 지속적인 관리 제공에 중점을 둔 의료 전문직종으로, 공인 간호사 조산사 또는 직접 진입 조산사가 되기 위해 견습 과정, 정규 대학 프로그램 또는 조합을 통해 소정의 교육 과정을 이수한다.

유산
자연 유산이라고도 하며, 임신 20주 이전의 임신 초기 손실로 대개 자연적인 원인에 의해 발생하며, 임신 초기에 여성이 아직 알지 못하는 경우가 많고, 심한 출혈이 가장 흔한 징후이며 자궁 경련을 동반하는 경우가 많다.

기태 임신
임신성 영양막 질환 중 하나로, 수정란이 염색체 문제로 인해 비정상적인 종괴나 종양으로 성장하는 경우, 수정란이 생존하지 못하고 스스로 탈락하는 경우가 많으며 임신 초기의 출혈이 첫 증상이다.

일란성 임신
일란성 쌍둥이로 알려진 다중 태아 임신으로, 임신 후 첫 2주 동안 하나의 수정란이 분열할 때 발생하며 태아는 하나의 태반과 융모막, 보통 하나의 양막을 공유한다.

이환율
질병이 있거나 건강하지 않은 상태

입덧
임신 중 메스꺼움 또는 구토, 주로 임신 초기에 급격히 증가하는 호르몬 수치에 대한 반응이며 때로는 더 오래 지속되기도 한다.

사망
죽음

다중 태아 감소 절차
다중 태아 임신의 경우, 임신과 출산 후 산모와 태아의 합병증 위험을 최소화하기 위해 태아의 수를 줄이는 절차이다.

다산 여성(multigravidas)
둘 이상의 아기를 출산한 여성

다중 출산 여성(multiparous)
이전에 한 번 이상의 출산을 경험한 여성

다중 태아 임신(multiple gestations)
임신 중 자궁에 두 명 이상의 아기가 있는 경우

근에너지기법(METs)
근육을 신장하기 전에 고객이 치료사의 저항에 대항하여 최소한의 힘으로 근육 또는 그 길항제를 사용하도록 하여 근육의 이완을 유도하는 방법

근막 이완술
근막을 늘리고 부드럽게 하기 위한 비활주 근막 견인 및 신장을 포함하는 결합조직 기법으로, 때때로 다른 심부조직 및 오스테오패쓰 기법. John Barnes 등에 의해 개발됨

네트워킹
사업을 확장하고 더 광범위한 추천 및 커뮤니케이션 네트워크를 찾는데 사용되는 마케팅 방법으로, 커뮤니티 그룹(예: 샌디에이고 출생 네트워크)에서 직접 만나거나 소셜 미디어 네트워킹을 통해 웹사이트에서 더 많은 상호작용을 가능하게 하는 "그룹" 및 "친구 목록"을 통해 온라인 커뮤니티를 구축하고 웹 사용자 간의 연결 및 상호작용을 통해 같은 생각을 가진 또는 관련 비즈니스 사람들과 관계를 형성하여 만들어진다(예시: Facebook, Twitter와 LinkedIn).

신생아 집중 치료실(NICU)
특별한 치료와 장비가 필요한 미숙아 및 의학적으로 연약한 신생아를 위해 설계된 병원의 집중 치료실이다.

노르에피네프린
노르아드레날린이라고도 하며, 진통의 2단계 및 3단계와 같은 행동을 위해 뇌와 신체를 동원하는 투쟁, 공포 또는 도피 반응을 담당하는 스트레스 호르몬

산부인과
임신, 분만, 출산 및 산욕기 동안 여성을 돌보는 의학의 한 분야;

산부인과 의사는 산부인과를 진료하는 의사이다.

후두부 전방 자세
태아의 후두부가 산모의 치골을 향하는 태아의 자세

후두부 후방 자세
태아의 후두부가 산모의 천골을 향하는 태아의 자세

양수 과소증
임신 32-36주 사이에 양수의 양이 감소하여 아기가 소변을 만들지 못하거나 양막으로 들어가는 것을 막는 모든 질환으로 인해 발생한다.

온사이트 마사지 의자(on-site massage chair)
다양한 업무, 의료, 치료 또는 레크리에이션 시설에서 고객이 앉은 상태에서 마사지를 수행할 수 있는 접이식 조절가능한 특수 의자

옥시토신
자궁 수축, 유관으로의 젖 분비, 양육 감정을 자극하는 사랑과 치유의 뇌하수체 호르몬으로, 합성 버전은 피토신이라고 한다.

기이호흡
들숨으로 복부가 수축하고 날숨으로 복부가 팽창하는 상황으로, 정상적인 호흡 역학과는 반대이다.

자율신경의 부교감신경 분지
심박수를 늦추고 장과 선의 활동을 증가시키며 괄약근을 이완시키는 신경계의 일부로, 심박수를 가속하고 혈관을 수축시키며 혈압을 높이는 교감 신경계와 함께, 자율신경계를 구성한다.

출산 경험
아이가 살아서 태어났는지 사산했는지 여부에 관계없이 임신 주수가 24주 이상인 아기를 출산한 횟수; 24주 이상 임신한 적이 없는 여성은 무산부 또는 파라 0; 출산 경험과 임신은 높은 상관관계가 있다.

수동운동
고객의 몸을 부드럽게 움직이거나 특정 관절을 움직이기 위해 치료사가 수행하는 다양한 진폭, 강도 및 속도의 움직임으로 관절가동술, 신장, 견인, 율동적 심부조직 기법, 감각 재패턴화, Trager™, 스트레인-카운터스트레인 및 자세이완술 등이 포함된다.

골반저 운동
골반저 괄약근과 슬링 근육의 긴장과 이완을 유지하고 개선하기 위한 다양한 압박, 들어 올리기, 풀기 운동; 이런 근육의 강화를 측정하고 안내하는 바이오피드백 장치를 처음 설계한 외과의사의 이름을 따 케겔 운동이라고 한다.

골반 정착점
분만 진행 상황과 아기의 골반 통과를 측정하고, 양측 좌골 척추의 골반 표식점과 아기의 머리 정수리와의 관계를 측정한다.

천공정맥
깊은 근막을 가로질러 표재 정맥과 심부 정맥 사이에 연결 통로를 형성하여 표재 정맥에서 심부 정맥 및 근육 정맥으로 혈액을 운반하는 혈관

주산기
출산 전후의 기간, 특히 출산 전 마지막 5개월과 출산 직후 한 달을 말한다.

주산기 기분 및 불안 장애
가임기의 가장 흔한 합병증이자 산모 이환율과 사망률의 주요 원인; 우울증과 불안에서 정신병에 이르는 다양한 정신 건강 문제

회음부
여성 신체에서 외음부와 항문 사이의 골반저 외측 표면

산후 심근증
심장 근육에 영향을 미치는 질병으로 산후 사망의 23%를 차지하는 산모 이환율의 주요 원인이며, 징후와 증상으로는 흉통과 호흡 곤란 또는 힘을 쓰지 않아도 호흡이 곤란한 호흡 곤란이 있다.

생리적 진통과 출산
여성과 아기의 타고난 능력에 의해 이루어지는 자연스러운 과정

이상근 증후군
만성 이상근 긴장으로 인해 좌골신경을 압박하여 둔부 및 뒷다리 부위에 통증, 저림 또는 따끔거림이 나타나는 증상

피토신
자궁수축을 자극하여 분만을 유도하거나 촉진하는 데 사용되는

옥시토신의 합성 형태이다.

태반
임신 초기 배아 7일 동안 발달하기 시작하는 막성 및 혈관성 기관으로 자궁내벽에 부착되어 탯줄을 통해 성장하는 아기에게 영양을 공급하고 노폐물을 제거하며 많은 임신 및 분만 호르몬을 생성하며 만삭 시 하루에 약 100갤런의 혈액을 이동하고 무게는 2파운드(0.9㎏) 정도이다.

태반조기박리
임신 20주 이후 출산 전에 정상적으로 착상된 태반이 조기에 분리된 후 은폐되거나 명백한 경증, 중등도 또는 중증 출혈이 동반되는 경우

유착 태반, 감입 태반, 침윤 태반
태반의 혈관 부착에 결함이 있어 태반이 가장 안쪽 자궁내막에만 부착되지 않고 직접 또는 자궁근육을 통해 부착되는 경우, 출혈과 자궁 파열 또는 역류의 위험이 커진다.

전치태반
태반이 자궁 위나 자궁저에 가까운 정상 위치가 아닌 자궁 아래를 덮거나 자궁경부 개구부(OS) 근처에 착상하는 출혈 합병증으로, 말 그대로 "출산 후 먼저" 발생하는 출혈이다.

양수 과다증
32-36주 사이에 양수가 너무 많이 태아를 둘러싸는 경우로, 태아의 발달 및 염색체 이상과 관련이 있다.

산후
아기가 태어난 후 첫 6-8주의 광범위한 적응 기간인 산욕기를 포함하여 출산 후의 시간이며, 일부 기간에는 더 연장되기도 한다.

산후 둘라
산후 산모와 가족을 가정에서 돌보도록 훈련받은 사람

후-기간(post-term)
만기를 넘긴 임신을 설명하는 데 사용된다.

직무 감독
경험 많은 실무자나 강사 또는 소규모 동료 그룹과 함께 토론하고 탐구하여 고객의 결과와 실무자의 자기 인식 및 개발을 개선하는 데 도움을 주는 활동

급격한 진통(precipitous labor)
3시간 이내에 발생하는 진통 및 출산

전자간증
고혈압, 부종 및 단백뇨를 특징으로 하는 임신성 고혈압 장애, 내피 세포 기능 장애로 인한 다발성 임신 유발 증후군

임신과 관련된 골반대 통증
임신 또는 산후에 양쪽 천장관절 및 치골결합의 3개 골반 관절 중 하나에 통증, 불안정 및 가동성 및 기능 제한을 유발하는 불편; 임신 중 또는 출생 후 첫 3개월 이내에 시작되는 골반 부위의 통증을 가리키는 주산기 골반 통증 증후군(PPPS). 골반 통증은 임신 중 또는 출생 후 첫 3개월 이내에 시작된다.

양막 조기 파열
진통이 시작되기 전에 양막이 자발적으로 열리거나 파열되는 경우

산전
임신에서부터 임신 37-42주까지 태아가 발달하고 성장하는 기간

선진부(presenting part)
자궁경부에 가장 가까운 태아 부위 또는 제왕절개로 먼저 태어난 태아 부위

조기 진통
조기 진통/출산이라고도 하며, 임신 20-37주 사이에 일찍 시작되는 진통

1차 제왕절개 출산
이전에 제왕절개 출산을 한 적이 없는 여성의 제왕절개 출산

초산
첫 출산

프로게스테론
"임신을 위한"이라는 뜻의 생식 호르몬으로 수정란 착상을 위해 자궁내막을 준비 및 유지하고 지속적인 발달을 지원하며 유방과 자궁경부 조직 및 기타 평활근에 영향을 미치고, 릴렉신 및 에스트로겐과 상승 작용하여 결합조직을 부드럽게 하는 호르몬

프로락틴
촉각적 유방 자극에 반응하여 모유 생산을 촉발하고 지속시키는 뇌하수체 호르몬

엎드린 자세
엎드린 자세

프로스타글란딘
자궁 평활근, 혈관 확장 및 수축에 영향을 미치는 호르몬으로 분만을 준비하기 위해 자궁경부를 숙성하는 호르몬

단백뇨
소변에 비정상적인 양의 단백질이 포함되어 있는 전자간증과 자간증의 징후; 여과 기능이 손상되어 혈액에서 소변으로 단백질이 누출되는 신장 기능장애의 징후이다.

장기간의 진통
분만의 첫 단계가 활발하게 진행되는 동안 정상적인 자궁경부 확장보다 느리다.

산욕기
태반이 탄생한 후부터 산후 6주까지의 기간

레보조
임신, 출산 및 산후에 편안함과 분만 지원을 제공하기 위해 자주 사용되는 중남미 전통 숄

반사 요법
전신적인 변화 또는 멀리 떨어진 "관련" 부위의 국소적인 변화를 일으키기 위해 피부 또는 신경학적 관련 부위에 대한 마사지 기법으로, 가벼운 압박에서부터 매우 깊은 압박까지 다양하며, 많은 아시아 바디워크, 결합조직 마사지(Bindegewebsmassage 마사지), 반사 치료 또는 발 또는 손의 영역 요법, 통증유발점(신경근) 기법 등이 여기에 포함된다.

발반사 치료
발반사 영역 기법이라고도 하며 발의 미세한 에너지에 접근하는 고대 자연 요법에서 유래한 반사 마사지의 일종으로 엄지나 손가락 끝을 사용하여 피부의 미분화된 신경을 특정 부위의 뼈에 압박하여 멀리 떨어진 특정 효과를 만들어 건강과 웰빙을 향한 신체 균형과 조화를 이룬다. 손에도 시행된다.

릴렉신
프로게스테론과 함께 작용하여 임신을 유지하는 태반 호르몬으로, 에스트로겐 및 프로게스테론과 시너지 효과를 발휘하여 결합조직을 부드럽게 한다.

하지 불안 증후군
다리를 움직이고 싶은 충동을 유발하고 당김, 당기기, 기어가기, 벌레가 기어가는 것 같은 불편하거나 불쾌한 감각, 따끔거림, 핀과 바늘, 찌르는 듯한 느낌과 관련된 운동 장애이며 때로는 갑작스러운 근육 경련도 발생할 수 있다.

Rh 비호환성
항원-항체 반응을 일으키는 산모와 태아의 혈액 Rh(적혈구) 인자가 상충하여 발생하는 혈액 질환

풍진
독일 홍역이라고도 하는 바이러스 감염으로 임신 초기에 산모가 감염되면, 발열, 땀샘 부종, 발진 및 태아의 선천성 결함을 초래할 수 있다.

검색 엔진 최적화
더 많은 방문자를 유치하기 위해 인터넷 데이터 분석 시스템에서 웹사이트 순위를 높이는 다양한 기술

분만 2단계
골반 위치로 측정한 자궁경부가 완전히 확장된 후 태아가 골반을 통해 내려올 때까지의 시간으로, 산모의 적극적인 힘주기와 수동 하강 또는 중력, 골반 개방 및 휴식을 위한 자세를 사용하여 아기의 통과를 용이하게 하는 진통이 특징이다.

반쯤 기댄 자세
일반 마사지 테이블에 틸트 테이블 또는 기타 장비가 있는 마사지 테이블에 부분적으로 앉히거나 눕힌 자세, 임신 중에는 고객의 엉덩이에서 머리까지 45-75°의 각도로 자세를 취한다. 세션 중 아기를 안거나 수유할 때 이상적인 산후 자세이다.

옆으로 누운 자세
측면으로 기댄 자세라고도 하며, 테이블 위에서 왼쪽 또는 오른쪽으로 눕는 고객의 자세이다.

Side Lying Positioning 시스템
옆으로 누운 고객을 인체공학적으로 지지하도록 특별히 설계된 6가지 쿠션 그룹으로, 반쯤 기댄 자세에도 적용할 수 있다.

임신 연령에 비해 작은 신생아(SGA)
조산아, 만삭아 또는 만삭 후 체중이 보통 5½ 파운드(2.5㎏) 미만이거나 표준 성장 차트에서 10번째 백분위수 미만인 경우, SGA는 호흡기가 발달한 경우가 많지만 글리코겐 저장량이 충분하지 않아 저혈당 여부를 자주 관찰해야 하므로 수유를 자주 해야 하는 경우가 많다.

체성 기법
터치 또는 움직임을 통해 전신을 다루고, 종종 정서적 연결에도 주의를 기울이는 교육적이고 건강을 증진하는 마사지 및 치료적 바디워크 기법

거미정맥
거미혈관종 또는 모세혈관 확장증 또는 혈관 모반이라고도 하며, 주로 다리나 작은 혈관에 나타나며, 목, 흉부, 얼굴, 팔에 표면적으로 나타나는 거미모양의 물결 모양을 가진 작고 눈에 보이는 모세혈관으로 출산 후에는 대개 사라진다.

자연 유산
유산이라고도 하며, 일반적으로 임신 20주 이전에 자연적인 원인에 의해 발생하는 임신 초기의 유산

사산
자궁 내 태아 사망이라고도 하며, 임신 20주 이후부터 분만 및 출산까지 태아가 사망하는 것을 말한다.

스트레인-카운터스트레인 기법
고객을 최대한 편안한 자세로 유지하여 연부조직의 "압통점"을 완화하는 오스테오패쓰 수동 운동의 한 유형으로, Lawrence Jones, DO가 창안하고 개발했다.

복압성 요실금
신체 활동, 기침, 재채기 또는 아기를 들어 올리는 등의 복압 증가, 골반저괄약근 기능의 부적절로 인해 소변이나 대변이 불수의적으로 새는 경우, 임신 중 및 출산 후 회음부 외상으로 인해 발생하며 사회적 또는 위생 문제를 포함하여 삶의 질에 영향을 미칠 정도로 심각할 수 있으며 전문 치료를 위해 여성 건강 물리치료에 의뢰하는 것이 도움이 될 수 있다.

임신선
자궁의 성장과 기저 조직의 확장으로 인해 피부의 구성 요소가 늘어나거나 찢어진 붉거나 어두운 선. 특히 복부, 엉덩이 또는 유방에 흔하게 발생한다.

융모막하 출혈
자궁과 융모막 사이에 혈액이 모이는 임신 및 출산 합병증으로, 임신 초기에 발생할 수 있지만 임신 후반기에 더 흔하며, 산모와 아기 모두에게 좋지 않은 결과를 초래할 수 있다.

누운 자세
얼굴을 위로 향하게 똑바로 누운 자세

누운 자세성 저혈압 증후군
자궁이 하대정맥을 충분히 압박하여 정맥 복귀를 감소시켜 발생하는 혈압 저하로, 누웠을 때 불안, 현기증, 쇠약, 메스꺼움, 호흡 곤란 또는 기타 불편한 증상이 나타나지만, 일부는 증상이 없다.

대리모
임신 보균 사람이라고도 하며, 남은 임신 기간 동안 다른 사람의 자궁으로 옮겨지는 배아의 실험실 수정이다.

자율신경의 교감신경
심박수를 증가시키고 내장 및 피부로의 혈류를 수축시키는 동시에 골격근의 혈류를 증가시키는 신경망으로, 스트레스 호르몬인 에피네프린과 노르에피네프린의 생성을 촉진한다.

치골결합 기능장애
치골결합 분리증이라고도 하며, 치골 앞쪽 두개 절반 부위의 이음부가 불안정하거나 정렬 불량인 경우를 말한다.

테이블쪽
고객이 옆으로 누웠을 때 테이블에 닿는 신체 부위

태극권
움직임, 자세, 에너지의 극성을 바탕으로 한 무술이자 운동 및 명상 시스템으로, 고대 중국에서 시작되어 다양한 교육 및 수련 학교의 많은 현대 거장들에 의해 발전했다.

타겟 시장
비슷한 특성(연령, 위치, 관심사 등)을 가진 잠재 고객 그룹을 정의하고

이들에게 홍보 활동을 집중할 수 있다.

족근관 증후군
족저신경이 발목을 지나갈 때 과도한 체액으로 인한 압박을 받아 발 통증 또는 저림을 유발하는 질환

티 서기 자세(tee stance)
발을 어깨너비로 벌리고 체중이 실리지 않은 한쪽 발을 체중이 실린 다른 발보다 약 1피트 정도 앞쪽으로 내딛는 서 있는 자세

기형 유발 물질
자궁 내 태아 결함을 유발할 수 있는 물질

임신기간(term)
만기라고도 하며, 아기가 이상적으로 태어나는 임신 37-42주까지의 정상적인 임신 기간

분만 3단계
아기가 태어날 때부터 태반이 나올 때까지의 시간

흉곽출구 증후군
상완신경총의 압박으로 손 전체와 팔에 통증, 무감각 또는 저림이 나타난다.

혈전
혈병; 단일 혈병은 혈전이다.

혈전성 색전
발생 부위에서 순환을 통해 운반된 혈전에 의한 혈관이 폐쇄되는 경우; 종종 폐로 이동하여 폐색전증을 유발한다.

혈소판감소증
자연적으로 발생하는 혈액 응고 단백질 또는 응고 인자의 불균형을 특징으로 하는 혈액 장애로 혈전의 발생 위험이 증가한다. 임신과 출산에 나쁜 영향을 주고, 산모와 영아 사망률을 높인다.

혈전성 정맥염
혈관내 혈전(혈전)으로 인한 혈관 염증

1회 호흡량
호흡 주기마다 교환되는 공기의 양

틸트 탑 테이블
대부분의 표준 테이블의 평평한 라인에서 다양한 각도와 높이로 수동 또는 전기적으로 조절할 수 있는 마사지 테이블

톡소플라즈마증
고양이 배설물, 오염된 토양 또는 덜 익힌 고기를 통해 전파되는 기생충 감염으로 태아에게 감염되어 선천성 손상 등을 유발할 가능성이 높다. 다른 합병증을 유발한다.

Trager™
리드미컬한 능동 및 수동 운동을 이용한 움직임 교육 접근법과 심신 통합을 통해 신체적, 정신적 깊숙이 자리 잡은 패턴을 풀어주고 깊은 이완, 신체 가동성 향상 및 정신적 명료성을 촉진한다.

전이
고객이 중요한 상대에 대한 생각, 감정 또는 행동을 치료사에게 전가하는 심리적 반응

전환기
분만의 세 번째이자 마지막 단계로 자궁경부가 8-10cm로 확장되는 첫 번째 단계

통증유발점
골격근의 팽팽한 밴드와 결절에서 가장 자주 발견되는 과민성 지점, 압박하면 특징적인 패턴으로 국소 및 원거리 통증을 유발하는 경우가 많으며, 이런 지점을 다루는 다양한 기법들은 Janet Travell과 David Simons의 연구에서 유래되었다.

임신
임신 40주, 각 13-14주씩 3단계로 나뉘며, 임신 1기 1-13주, 임신 2기 14-27주, 임신 3기 28-40주 이상이다.

세쌍둥이 임신
세 개의 개별 난자에서 파생된 고차 다중 태아 임신으로, 각 태아마다 태반, 양막, 융모막이 있다.

난관 결찰
임신을 방지하기 위해 나팔관을 외과적으로 절단하고 묶는 수술

쌍둥이간 수혈 증후군
한 쌍둥이에서 다른 쌍둥이로 혈액을 수혈하는 다중 태아 임신의 합병증

탯줄 탈출증
출산 시 탯줄이 아기보다 먼저 산도로 튀어나와 탯줄 압박을 일으켜 아기에게 혈액과 산소 공급을 방해할 때 발생하며 양막 조기 파열, 조산, 양수 다한증, 둔위 출산, 다중 태아 임신 또는 비정상적으로 긴 탯줄이 있는 경우에 발생할 가능성이 더 높다.

자궁 무력증
과도한 주산기 출혈과 산후 출혈을 유발할 수 있는 자궁 근육의 긴장도 부족 상태

자궁 능력
임신을 유지하고 아기를 출산하기 위한 자궁의 정상적인 구조와 기능

자궁 인대
자궁, 나팔관 및 난소를 골반 내에서 지지하고 위치시키며, 직장 및 방광과 연결하는 자궁을 둘러싼 결합조직의 두꺼워진 부분으로 각 인대마다 고유한 통증 패턴이 있다.

자궁 파열
자궁벽이 찢어지는 것으로, 보통 이전 수술 흉터 부위이거나 유착태반(유착·근층침투·천공형 placenta accreta, increta, percreta)에서 발생하며 산모와 아기 모두에게 생명을 위협할 수 있다.

진공 분만
분만 2기 동안 태아의 하강을 돕기 위해 때때로 사용되는 산과적 중재

정맥류
정맥의 판막이 약해져 혈액이 고이는 부위

혈관 확장
혈관을 확장하여 해당 부위의 혈류를 증가시킨다.

반사영역 치료
반사 요법이라고도 하며 발의 미세한 에너지에 접근하는 고대 자연 요법의 반사 마사지 유형으로, 엄지나 손가락 끝을 사용하여 특정 부위의 뼈에 피부의 미분화된 신경을 압박하여 멀리 떨어진 특정 효과를 만들고 건강과 웰빙을 위해 신체의 균형과 조화를 이루며 손에도 시행한다.

찾아보기

| 국문색인 |

ㅇ

찾아보기 — 계속

ㅋ

ㅌ

ㅍ

ㅎ

찾아보기 — 계속

| 영문색인 |

A

B

D

H

R

S